골퍼를 위한 해부학과 스트레칭 및 트레이닝

가장 효과적인 연습을 위한
단계별 가이드

옮긴이 이 준 화 외

Anatomy, Stretching & Training for Golf

A Step-by-Step Guide to Getting
the Most from Your Exercise

Phil Striano

영 문 출 판 사

■ **대표역자**

이준화

- ㈜ BM 교육이사
- 골프 트레이닝 가이드 대표저자
- 골프 필라테스, 동작분석과 트레이닝전략 대표강사
- https://www.instagram.com/bodymechanic_anatomy/

■ **공동역자** (가나다 순)

- 김세진 (한국열린사이버대 특임교수)
- 김영웅 (바디메카닉 교육 강사)
- 김지훈 (BM 필라테스&PT 서울대입구점 대표)
- 문기범 (LPGA 김세영 프로 전담 트레이너)
- 문성용 (BM필라테스&PT 문래점 대표)
- 박상윤 (국제재활코어필라테스협회 대표 강사)
- 박주형 (국제재활코어필라테스협회 대표)
- 백형진 (대한예방운동협회 협회장)
- 선종협 (팀글로리어스 대표 선종협)
- 양지혜 (KBS스포츠예술과학원 외래교수)
- 오수지 (국제재활코어필라테스협회 교육 강사)
- 이서진 (오운 프라이빗 스튜디오 대표)
- 조승현 (팔머메디스포츠&필라테스 대표)
- 주신형 (한의사, 다사요양병원 한방원장)
- 차범걸 (BM 필라테스&PT 부산점 대표)
- 최승준 (The Bodymechanic Specialist)
- 홍희연 (한의사, 주식회사 닥터홍 대표이사)

Anatomy, Stretching & Training for Golf

by Phil Striano

골퍼를 위한 해부학과
스트레칭 및 트레이닝

2020년 12월 22일 초판인쇄
2020년 12월 29일 초판발행

지은이 : Phil Striano
옮긴이 : 이준화 외
발행인 : 박병조
발행처 : 도서출판 영문출판사
등　록 : 1987년 12월21일 제2-419호
주　소 : 서울시 강남구 삼성동 69-1
전　화 : (02) 514-5590, 776-5590
팩　스 : (02) 756-8943
홈페이지 : www.ymsbook.net
E-mail : yeongmunsa@empas.com
정　가 : 25,000원
ISBN 978-89-7224-492-9

※ 파본은 교환해 드립니다.

목차 Contents

목차 Contents

목차 Contents

역자 서문 Reverse Letter Preface

골프를 처음 접하고 10여 년 넘게 하면서 트레이닝을 전공하며, TPI를 공부하고, 많은 골프 선수들을 지도하고, 골프를 잘하기 위한 피트니스와 필라테스 운동법을 강의하면서 많은 고민이 있었다. 그 과정속에서 골프 트레이닝과 관련된 저서를 출간하기도 하였지만, 항상 부족함과 아쉬움이 남아 있었는데 이 책을 대표 역자로 번역하게 되면서 그 아쉬움과 부족함을 채워 줄 수 있다고 생각한다.

골프를 잘 수행하기 위해서는 근력, 근지구력, 균형 능력, 협응력, 체력, 스윙 시 타이밍 등 고민해야 할 것들과 변수들이 너무 많다. 이러한 능력은 골프를 오래 한다고만 해서 얻을 수 있는 능력들은 아님을 골프를 해본 사람이라면 잘 알 수 있다. 아마추어 선수 혹은 일반인들은 골프를 더 잘하기 위해서 수십만 원 혹은 수백만 원을 골프 드라이버를 사는데 비용을 지불하고, 더 좋은 프로에게 높은 레슨비를 주고 배우는 것도 서슴지 않게 생각하고 실행하지만, 골프를 진짜 잘하기 위해서는 골프를 하면서 우리 몸을 어떻게 잘 활용 할 수 있을까에 대해 고민을 해보는 것이 사실은 가장 기본적이며, 필수적인 부분임을 깨달아야 한다. 이 책은 그런 고민을 시작하는 가장 기초적이며 필수적인 서적이 될 것이다.

또한 이 책은 골프를 잘하기 위해 우리 몸을 어떻게 단련시킬 것인지, 어떤 움직임의 훈련이 도움이 될지에 대해서 알려주는 전공 서적의 성격이 될 것이다. 또한 각 운동들이 주는 효과와 언제 이 운동들이 동반이 되어야 하는지 또한 알게 될 것이며, 더 쉽게는 운동 비 전문가들이어도 쉽게 운동에 대한 이해를 할 수 있도록 도와줄 서적이 될 것임을 확신한다.

골프를 하면서 이 운동들을 시작해도 좋고, 골프에 입문하기 전 이 운동들을 사전에 진행해도 좋다. 목적성에 맞게 이 책을 잘 활용하길 바란다. 끝으로, 마지막까지 함께 참여해 번역해주신 골프와 트레이닝 전문가이신 공동 역자분들에게 감사의 인사를 전한다.

대표역자 **이준화**

전신 해부학 FULL-BODY ANATOMY

전면 (FRONT)

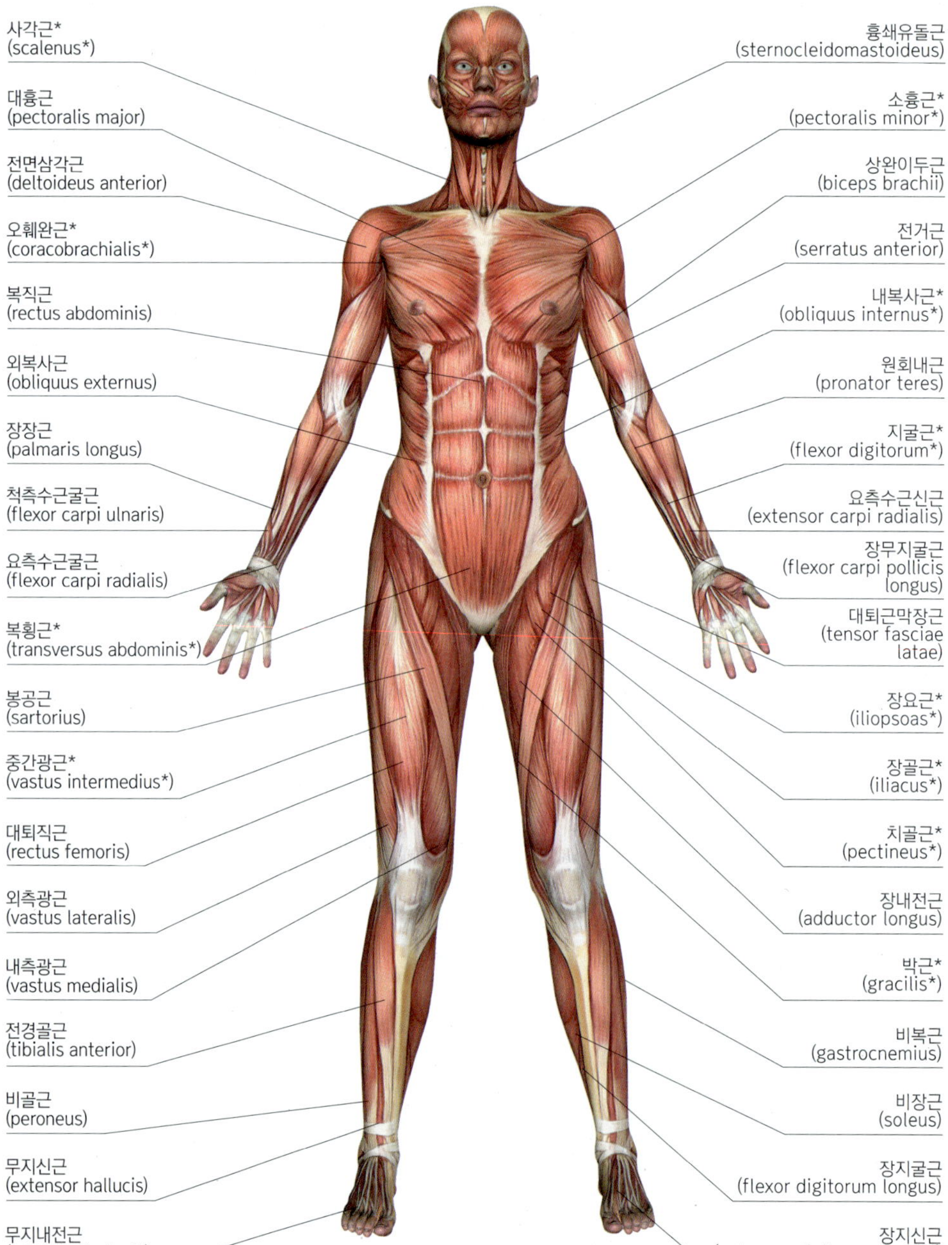

주석설명

* 심부근육을 나타낸다

후면 (BACK)

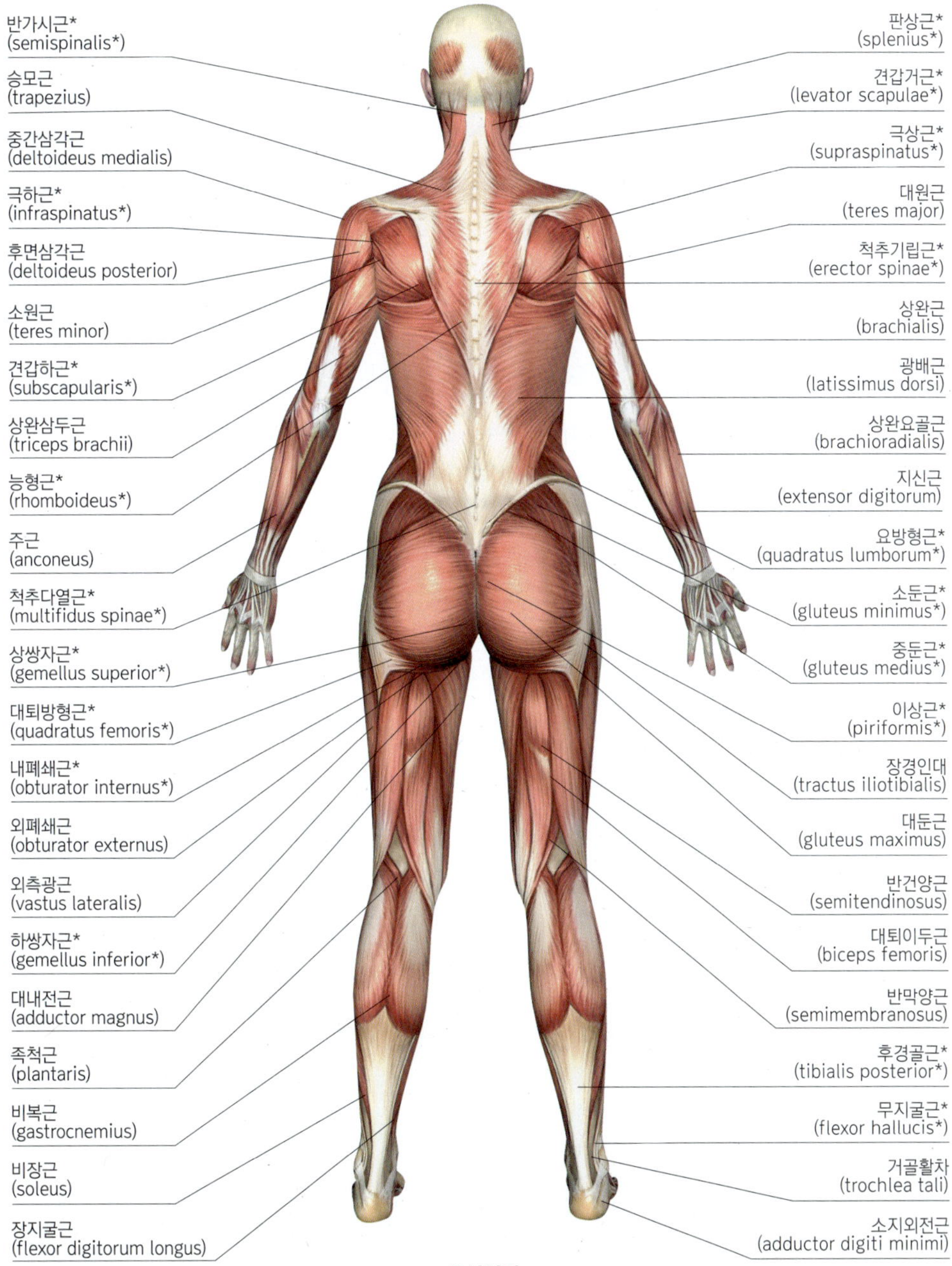

주석설명

* 심부근육을 나타낸다

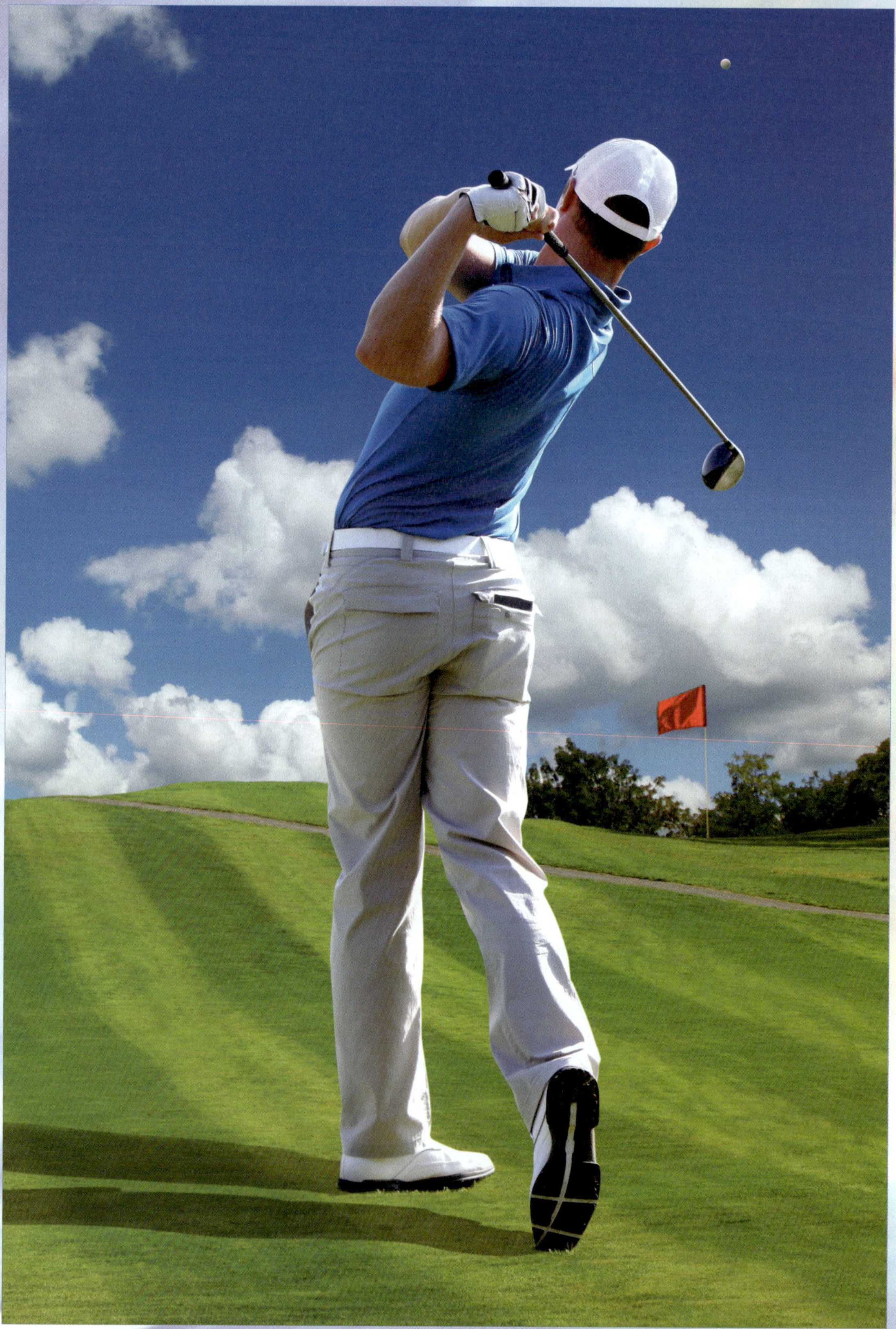

서론 : 골프를 왜 하는가?
INTRODUCTION: WHY GOLF?

골퍼라면 다들 경기할 때 느낄 수 있는 즐거움을 알고 있을 것이다. 태양 아래에서 신선한 공기를 마시면서 친구들과 시합하면서 보내는 시간 또는 코스 자체를 즐긴다. 긴 드라이브를 쳐서 한가운데에 떨어뜨리거나 어프로치 샷을 가깝게 붙이는 것은 골퍼로 하여금 경기에 열광하게 만들고 경기력을 향상시키기 위해 더욱 노력하게 만드는 즐거움이다.

골프를 치는 대부분의 사람들은 PGA 공인 골프 프로, 동반 선수, 잡지 및 인터넷을 통해 스윙을 향상시키기 위한 레슨을 받고 있다. 이러한 레슨의 대부분은 스윙 자체의 역학에 중점을 둔다. 이 책의 목적은 골프 스윙 역학이 몸의 생체역학과 어떤 관계인지에 대한 이해를 돕는 것이다. 즉, 골프 스윙 자체에 관련된 근육과 근육군에 대한 이해를 도우려 한다. 여러 단계로 이루어지는 골프 스윙을 하는 동안 몸을 어떻게 움직여야 하는지를 더 잘 이해할수록 인생 최고의 골프를 위한 훈련과 준비를 더 잘할 수 있다.

모든 골퍼가 알고 있듯이, 잘 치면 행복해지고 자신감이 생기지만, 기대한 것보다 못 치게 되면 좌절과 자기 의심이 뒤따른다.

이 책의 목적은 스윙 동작을 하는 당신의 몸을 더 정확하게 이해하고, 골프를 일관성 있게 더 잘 할 수 있게 하는데 있다. 초보자부터 경험 많은 베테랑까지 뭉친 근육을 풀어주는 스트레칭과 하체 중심부의 움직임을 단련하는 것과 자세를 개선하고 골프를 잘 치기 위해서 결정적인 균형 감각을 연마하는 연습으로부터 혜택을 볼 수 있다. 여기에서 소개되는 연습은 골프할 때 움직이는 광범위한 근육을 적절하게 활용하기 위한 것이다. 거실이나 사무실에서도 할 수 있기 때문에 꾸준히 노력한다면 당신의 인생 최소 타수를 달성할 수 있을 것이다.

골프의 기본 GOLF BASICS

골프는 다양한 수준의 기술, 연령 및 성별의 경기자들이 같은 코스에서 서로 시합할 수 있는 독특한 스포츠이다. 또한 체형과 체격이 각기 다른 사람들이 골프 시합을 할 수 있을 뿐만 아니라 오히려 뛰어날 수도 있다는 점에서 대부분의 스포츠와는 다른 점이다. 골프 클럽이 있다고 해서 모두가 프로 골프 대회에서 우승할 수는 없겠지만, 누구나 자신감 있게, 재현할 수 있게, 통증 없이 그리고 즐겁게 운동할 수 있는 것이 골프이다. 골프는 사교를 위한 것이든, 즐거움을 위한 것이든 또는 시합을 위한 것이든 다양할 수 있으며, 골프를 하는 목적은 전적으로 개인에 따라 다르다.

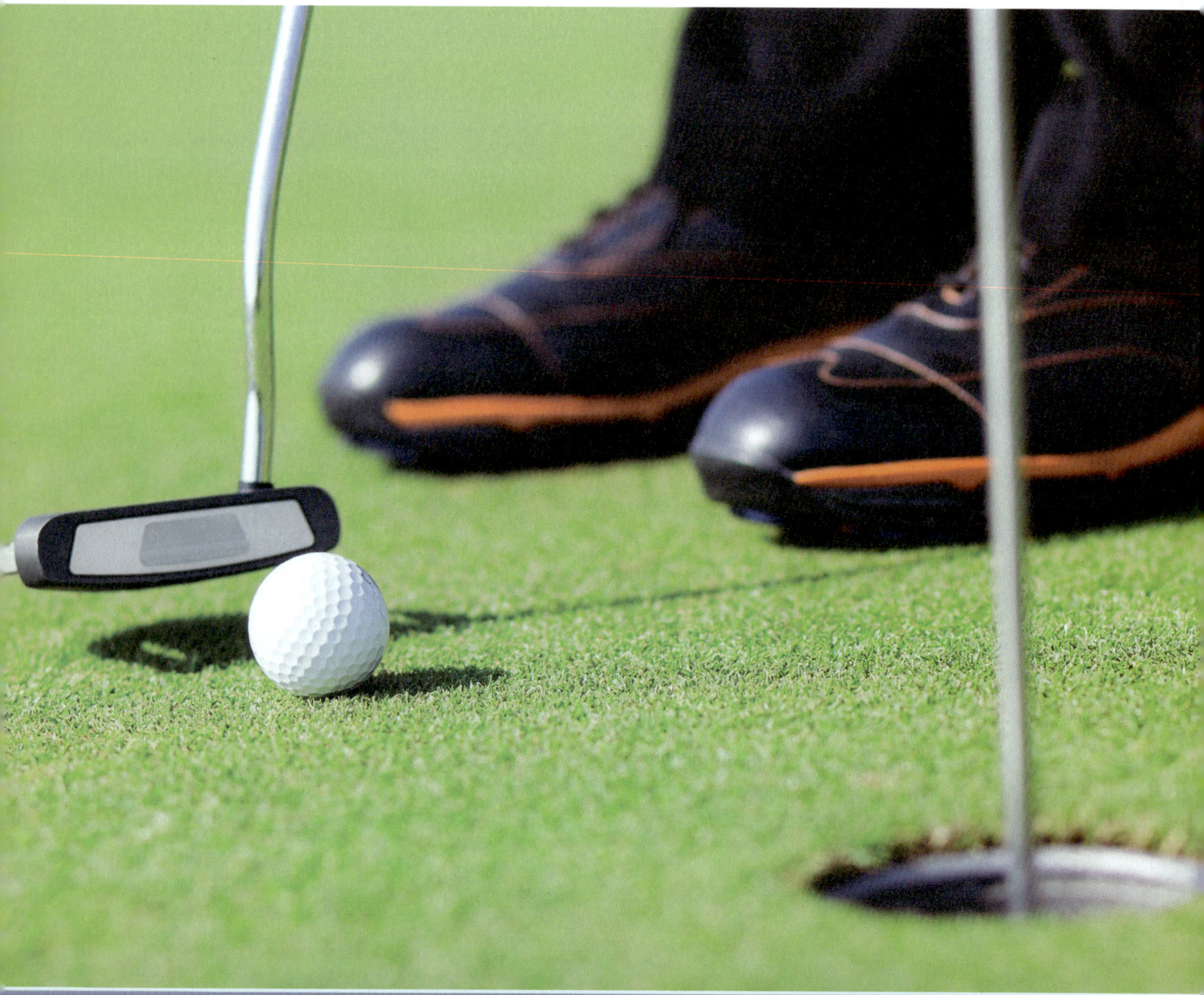

골프의 건강상 혜택 GOLF HEALTH BENEFITS

놀랍게도 골프를 하면 신체적으로 좋은 점이 있다. 18홀을 직접 골프 백을 메고 다니면서 하든 카트를 타고 다니면서 하든 골프를 하면 칼로리가 소비된다. 일반적인 체격의 사람이 18홀 동안 직접 골프 백을 메고 다니면서 경기할 경우 약 1,400 칼로리 이상을 소비한다. 캐디와 함께 18홀을 걷다 보면 약 1,200 칼로리를 소비하고 카트를 타면 약 800 칼로리를 소비한다. 휴게소에서 먹고 마시는 것만 조심하면서 골프를 자주 하면 체중 감량과 체형 유지가 가능하다.

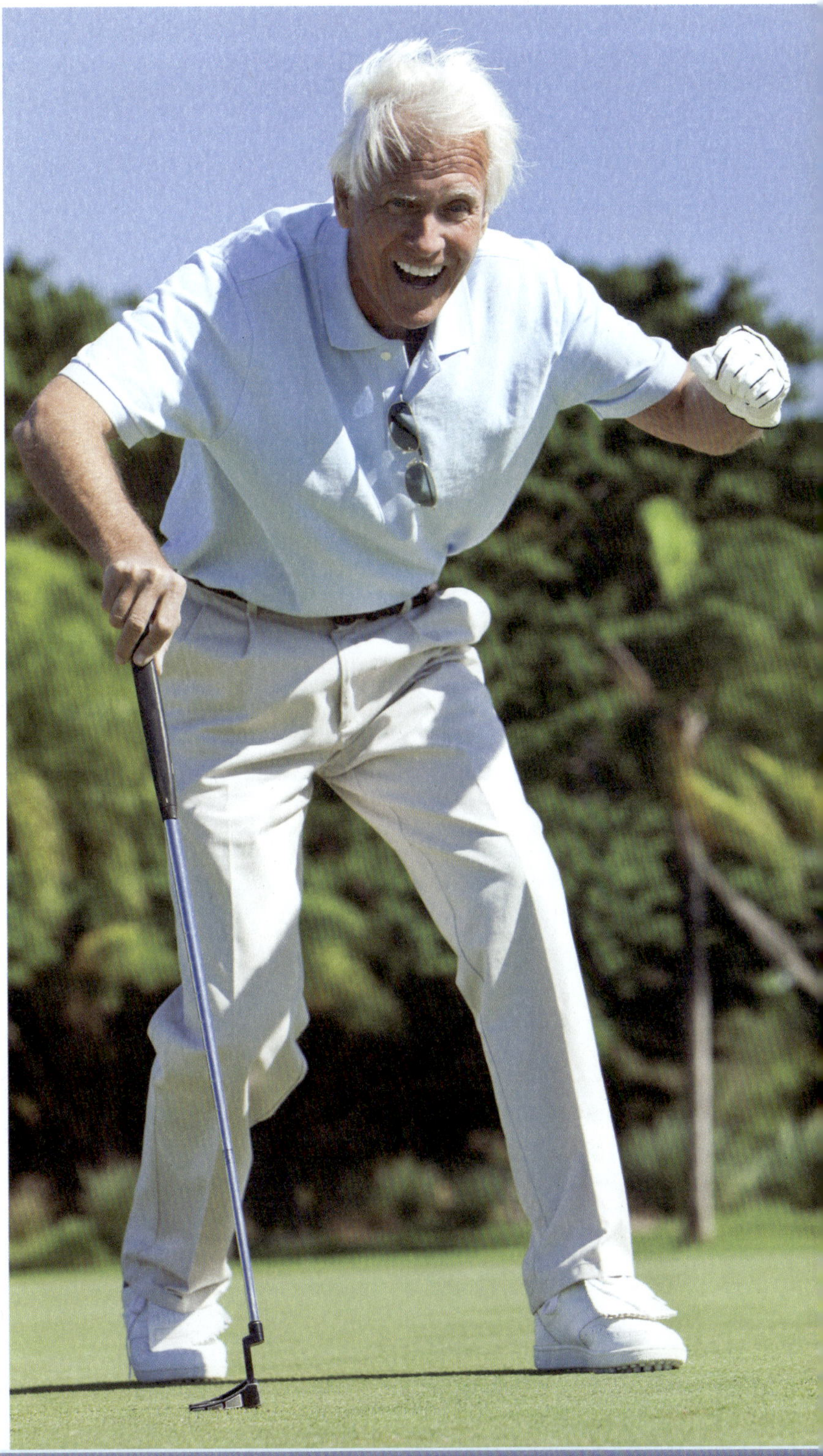

경기 전 준비 GETTING READY TO PLAY

안전이 우선이다! 이러한 안전 관련 조언은 경험 많은 대부분의 경기자에게는 상식에 속하지만, 초보자라면 자신과 다른 골퍼의 부상 방지를 위해 반드시 이러한 간단한 규칙을 준수해야 한다. 레인지에서 준비 운동을 하거나 또는 코스에서 경기하는 도중에는 다른 사람들과의 거리를 반드시 염두에 두어야 한다. 레인지에서 공을 치는 경우에는 앞으로 최소한 1.2m의 거리를 유지하고 뒤로는 1.2m가 비어 있어야 한다. 이는 우발적으로 다른 사람이 클럽에 맞아서 심각한 부상을 당하는 것을 방지하기 위한 것이다. 공을 조준하고 있는 다른 골퍼 앞으로 절대 걸어가지 않아야 한다. 경기자가 조준하고 있는 동안에는 아래를 쳐다보기 때문에 앞에 있는 사람을 보지 못한다.

항상 주변을 살펴야 한다. 전방에 있는 그룹을 주시해야 한다. 클럽을 휘두르는 범위 내에 아무도 없다는 것이 확인할 때까지는 샷을 치지 않아야 한다. 우발적으로 앞 또는 옆에 있는 그룹 쪽으로 치게 될 경우, 그들을 향해 “FORE(포어)”라고 빨리 그리고 크게

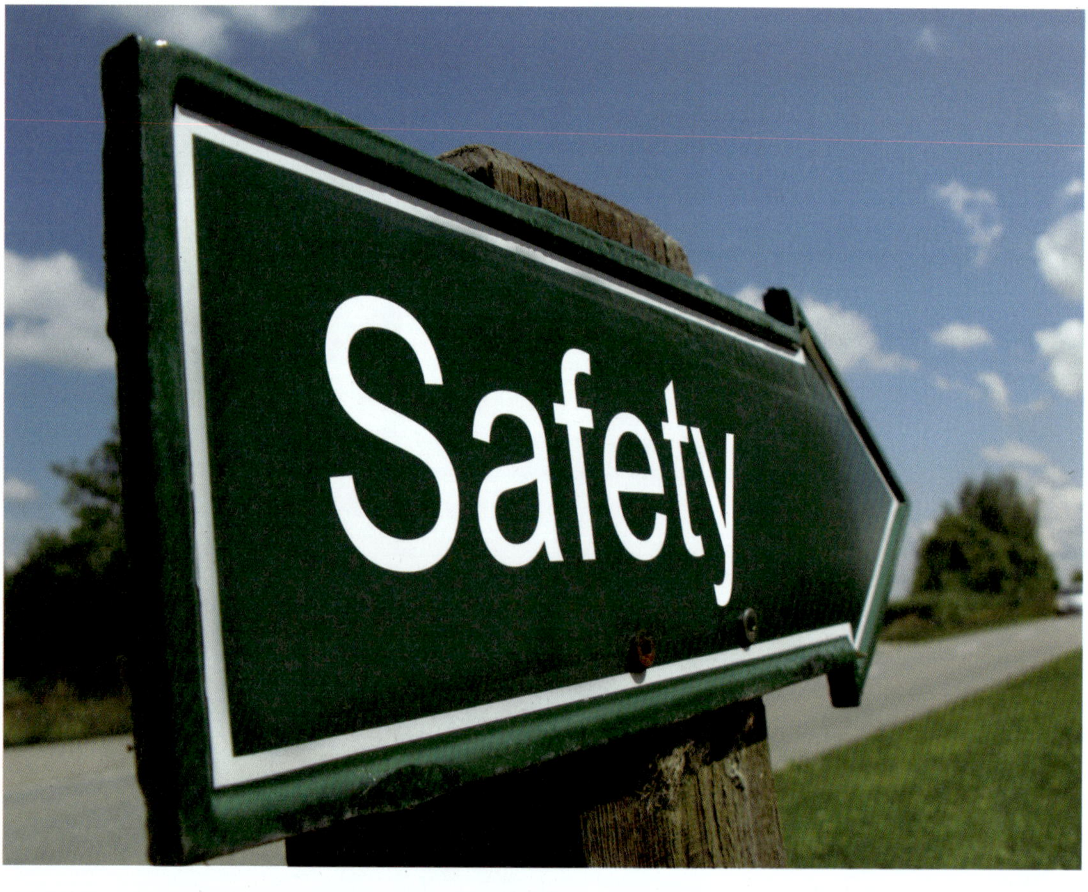

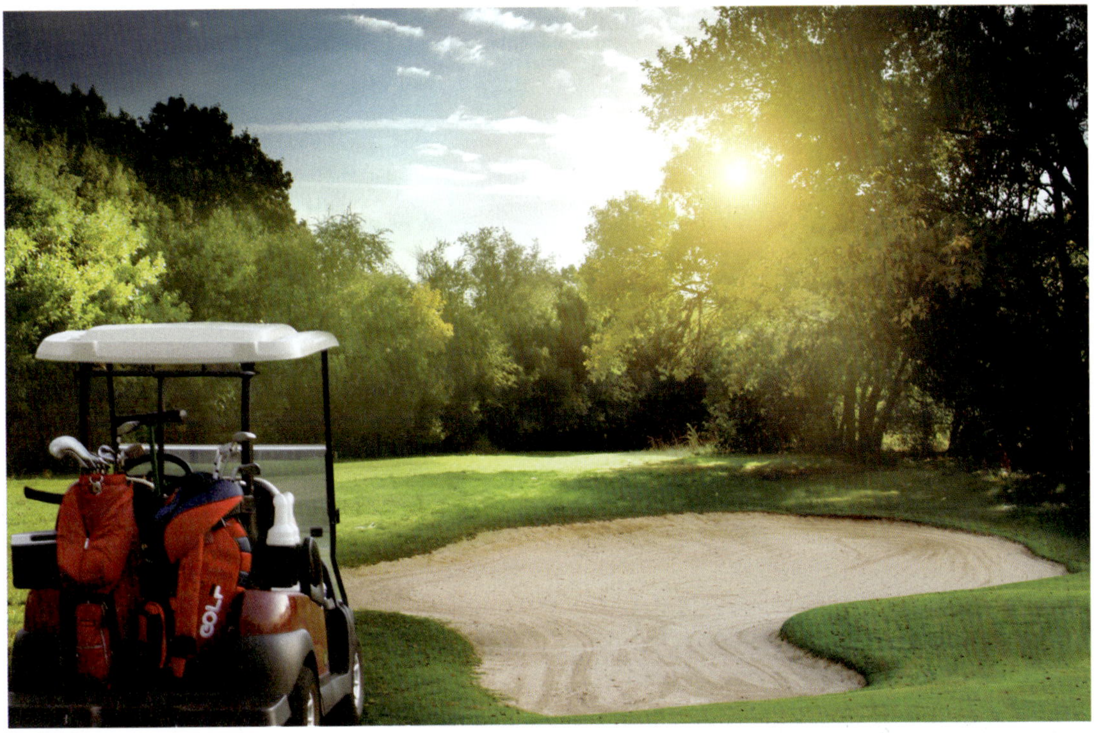
GOLF

외쳐서 볼이 날아간다는 것을 알려 그들을 보호해야 한다. 반대로 다른 그룹으로부터 "포어"라는 말을 듣게 되는 경우에는 공에 맞을 가능성이 있으므로 지형을 이용하여 숨어서 자신을 보호해야 한다. 뒤에 있는 그룹에 대해서도 조심해야 한다. 뒤 그룹의 골퍼가 다음 샷을 치는데 너무 오랫동안 기다릴 경우에는 화가 나서 여러분을 향해 칠 가능성도 있다. 그러므로 최선의 안전을 위해서는 앞과 뒤 주변을 살펴야 한다.

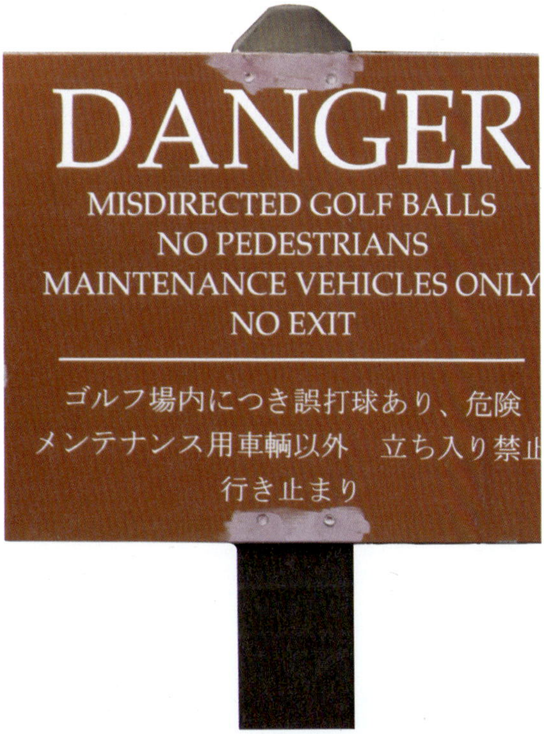
DANGER
MISDIRECTED GOLF BALLS
NO PEDESTRIANS
MAINTENANCE VEHICLES ONLY
NO EXIT
ゴルフ場内につき誤打球あり、危険
メンテナンス用車輌以外　立ち入り禁止
行き止まり

기상 조건 WEATHER CONDITIONS

골프는 혹서, 혹한을 포함하여 다양한 기상 조건 하에서 치러질 수 있다. 이러한 다양한 조건은 건강상 안전과 골프 성적에 큰 영향을 미칠 수 있다.

골퍼가 겪을 수 있는 가장 위험하고 예측 불가한 기상 조건은 번개다. 천둥소리를 듣거나 번개를 보자마자 피난처를 찾아야 한다. 피난처가 없을 경우에는 번개가 내리칠 수 있는 나무, 금속 및 금속 구조물을 피해야 한다. 현재 대부분의 골프 코스에는 조기 경보 사이렌이 설치되어 있다. 이러한 경고 신호를 준수하고 피난처를 찾아야 한다. 혹서 및 작렬하는 태양은 또 다른 안전 위험요인이다. 혹서기 동안에는 라운드 전, 동안 및 후에 충분한 수분을 섭취하거나, 심지어 가장 더운 시간에는 골프 경기 자체를 피하는 것이 매우 중요하다. 특히 피부가 하얀 사람들의 경우 햇볕에 의한 자극과 통증을 피하려면 선크림도 발라야 한다. 탈수는 현기증과 급격한 피로를 초래하여 성적 부진은 물론 메스꺼움을 유발할 수 있다. 비가 올 때에는 미끄러지지 않도록 조심해야 한다. 골프 스파이크가 부드러우면 풀 위에서 마찰력은 커질 수 있으나 일반적인 신발보다 젖은 표면에서 쉽게 미끄러질 수 있다.

바람이 많이 불면 나무와 나뭇가지를 쓰러뜨릴 수 있으므로, 이러한 바람에 취약한 나무 아래 또는 주변에서 걸을 때에는 조심해야 한다.

혹한에서 경기 할 경우에는 옷을 여러 겹 입고 방한용 골프 장갑을 착용하여 동상을 방지해야 한다.

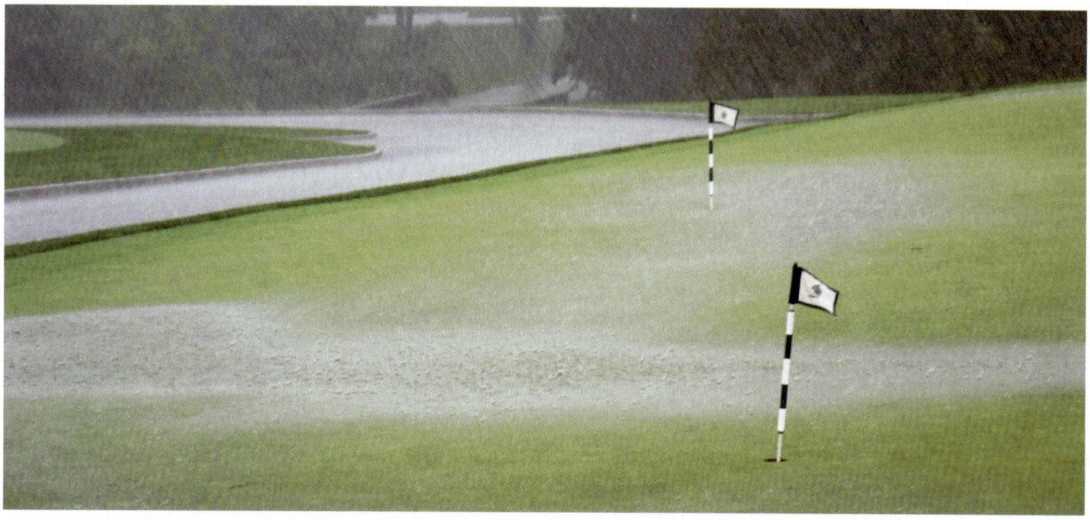

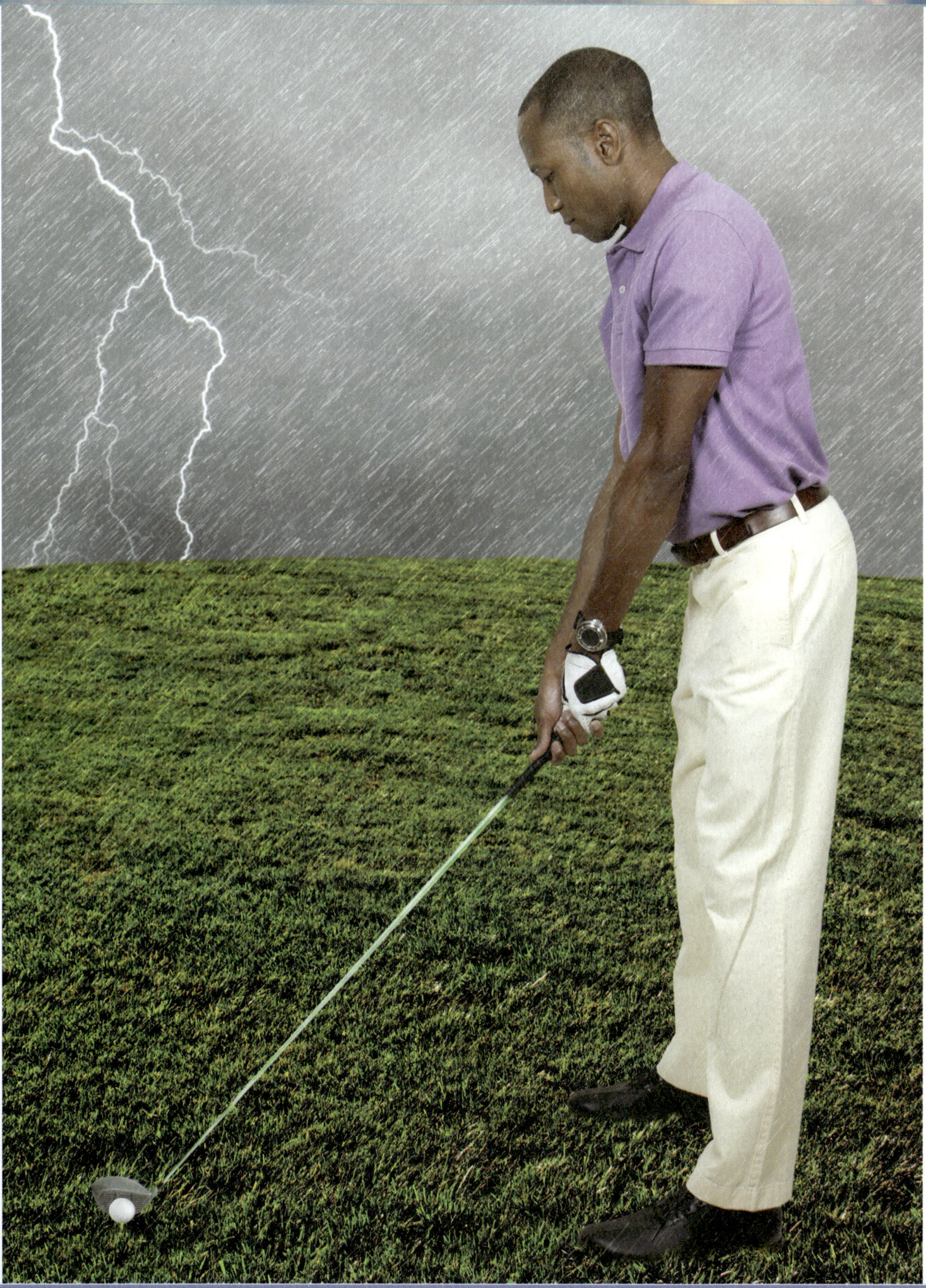

올바른 클럽 선택 SELECTING THE CORRECT CLUBS

올바른 장비를 선택하는 일은 초보자나 투어 프로 모두에게 좋은 성적을 내기 위한 필수 조건이다.

경기에 막 입문하는 경기자는 물려받은 클럽을 사용하거나 또는 중고 클럽을 빌리거나 구매하여 시작할 수 있지만 우드, 몇 개의 아이언 및 퍼터를 갖고 있어야 한다. 현지의 드라이빙 레인지에 가서 볼 몇 바구니를 쳐보는 것이 1단계이다.

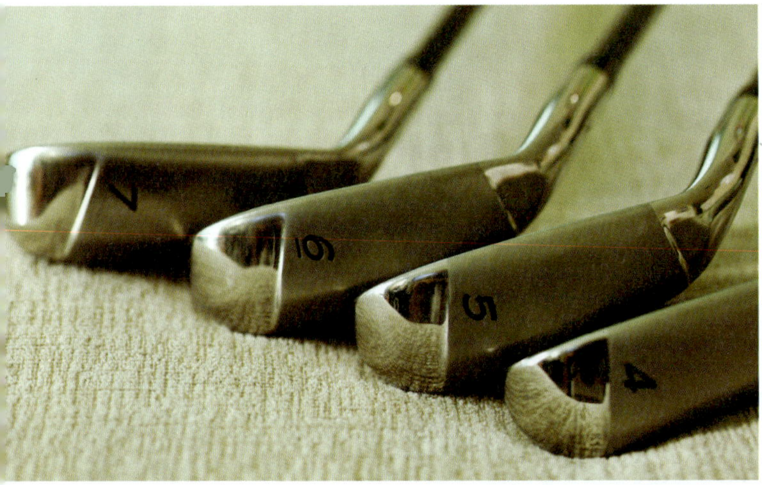

볼과 컨택이 잘 된다는 확신이 들 때가 코스에 나갈 수 있는 적기이다. 처음에는 9홀로 시작하다가 나중에는 18홀을 쳐본다. 이 단계에서는 점수에 연연하지 말고, 실력이 향상되고 코스에서 즐거운 시간을 보내는 것에 집중한다.

홀을 몇 라운드 쳐보고 클럽을 부러뜨리거나 클럽을 나무 위로 잘못 쳐서 잃어버리지 않게 되면 중고 풀 세트를 장만할 적기이다. 일반적으로 전체 클럽 세트는 3개의 우드, 9개의 아이언, 샌드 웨지 그리고 퍼터로 구성된다. 토너먼트 경기의 경우 골프 백에 넣을 수 있게 허용되는 최대 클럽은 14개이다.

이 시점에서 공인 티칭 프로로부터 몇 번의 레슨을 받아야 한다. 어느 정도 기술 수준에 도달하여 세트를 다룰 수 있는 것으로 여러분과 여러분의 티칭 프로가 느끼게 될 경우에는, 부족한 경기력을 보완하기 위해 다양한 로프트의 일부 하이브리드 클럽 그리고/또는 웨지를 추가하고 대신 일부 아이언을 제거할 수 있다.

장비 관련한 중요한 다음 단계는 경기력을 한 단계 더 향상시키고 싶을 때 다가온다. 점수를 꾸준히 내고 핸디캡을 몇 스트로크 줄이려고 한다면, 전문 골프 피터(골퍼들의 클럽 피팅 및 스윙 자세를 교정해주는 전문가)를 찾아가야 한다. 전문 골프 피칭은 복잡한 과학을 바탕으로 한 것으로 여기서 심층 조사는 하지 않겠지만, 골프 피터가 클럽에 대해 수행하는 일 가운데 일부를 간략하게나마 설명할 것이다. 볼이 날아가는 높이 조절을 위한 클럽 길이, 클럽 라이 앵글, 샤프트 강도 및 킥 포인트가 평가될 것이다. 미세 조정은 여러분에게 놀라움을 선사할 것이며, 전문 클럽 피터는 몇 가지 장비 변화로 스윙을 조정해 줄 수 있다. 그 결과는 점수로 증명될 것이다.

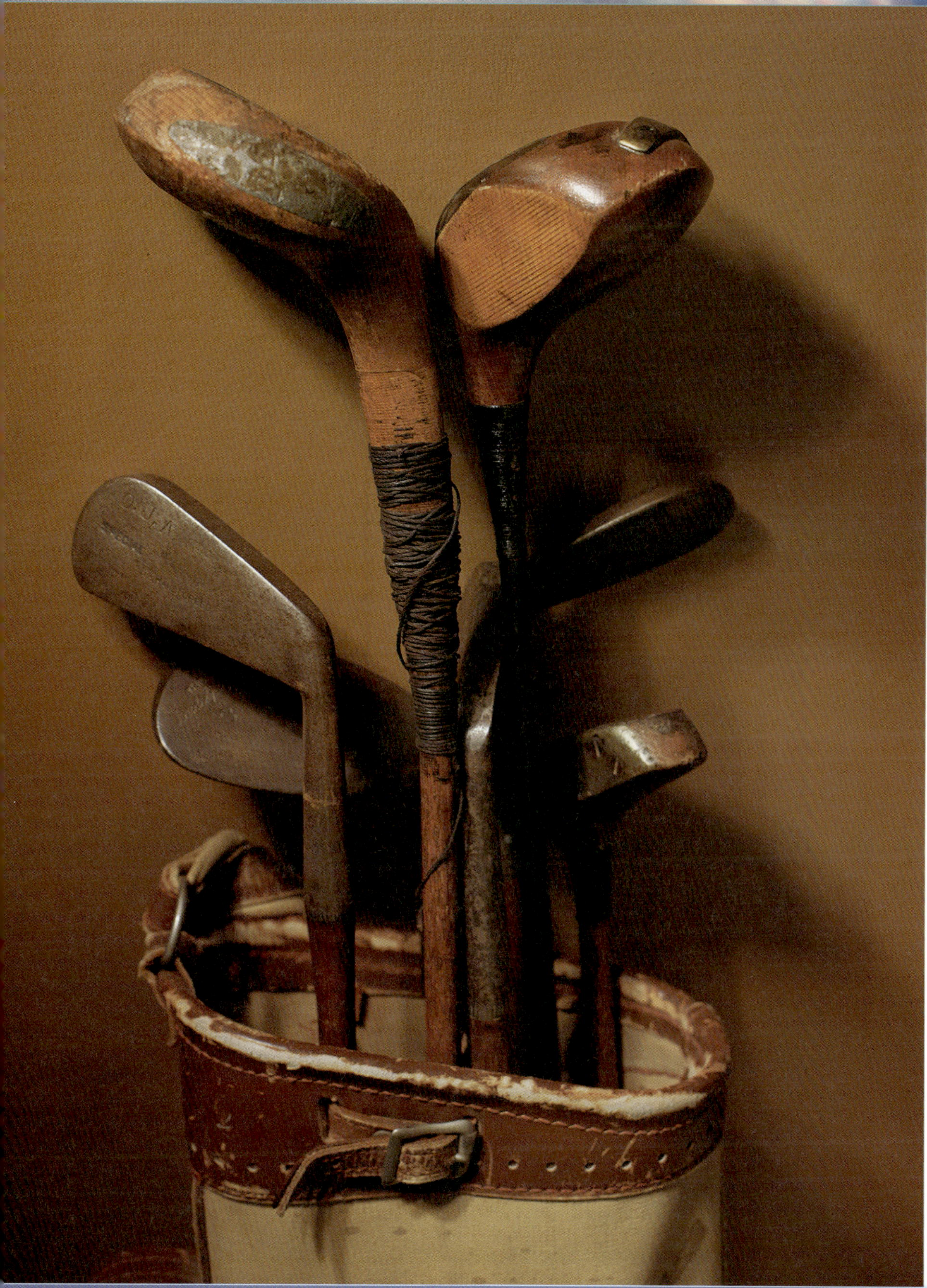

올바른 강사 선택 CHOOSING THE RIGHT TEACHER

폭발적인 골프 인기에 힘입어 공인 티칭 프로도 찾기 쉬워졌다. 문제는 최대한의 도움을 줄 수 있는 올바른 티칭 프로를 고르는 방법이다. 이렇게 하려면 자기 성찰이 필요하다. 자기 자신이 듣거나 보면서 더 배울 수 있는 유형인지 알아야 한다. 강사마다 스타일이 다르다. 자신의 학습 스타일과 맞는 티칭 프로를 만나야 한다. 자신이 시각적 학습자에 가깝다면, 비디오 캡쳐와 재생을 활용하는 프로가 더 도움이 된다. 반대로 청각적 학습자에 가깝다면 여러분이 해야 하는 것과 포지션 또는 셋 포인트 또는 다운 스윙에서 릴리스 포인트를 설명해주는 프로가 좋을 것이다. 경기력을 향상시키는데 소비되는 시간, 돈 그리고 노력을 최적화하면서 최선의 것을 "보거나" "들려줄" 수 있는 프로를 발견하기까지 2-3명의 프로로부터 레슨을 몇 번 받아보는 것이 바람직하다.

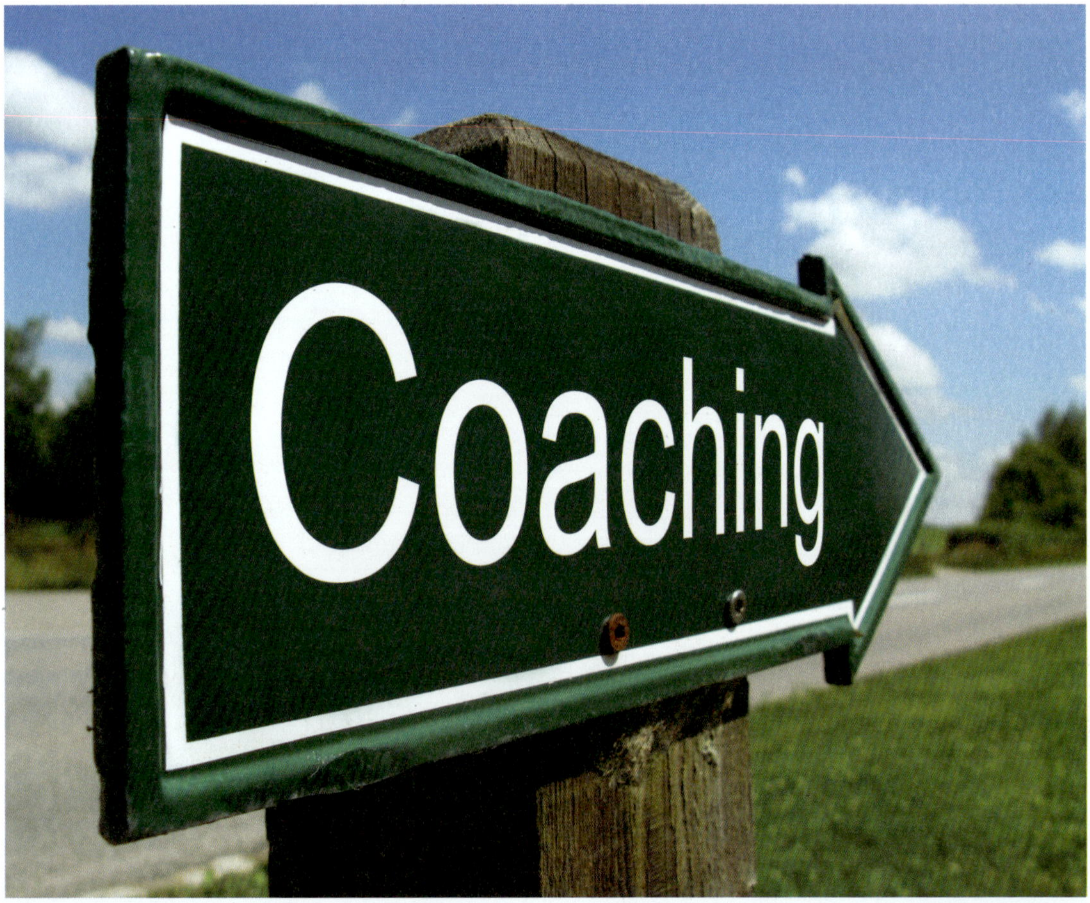

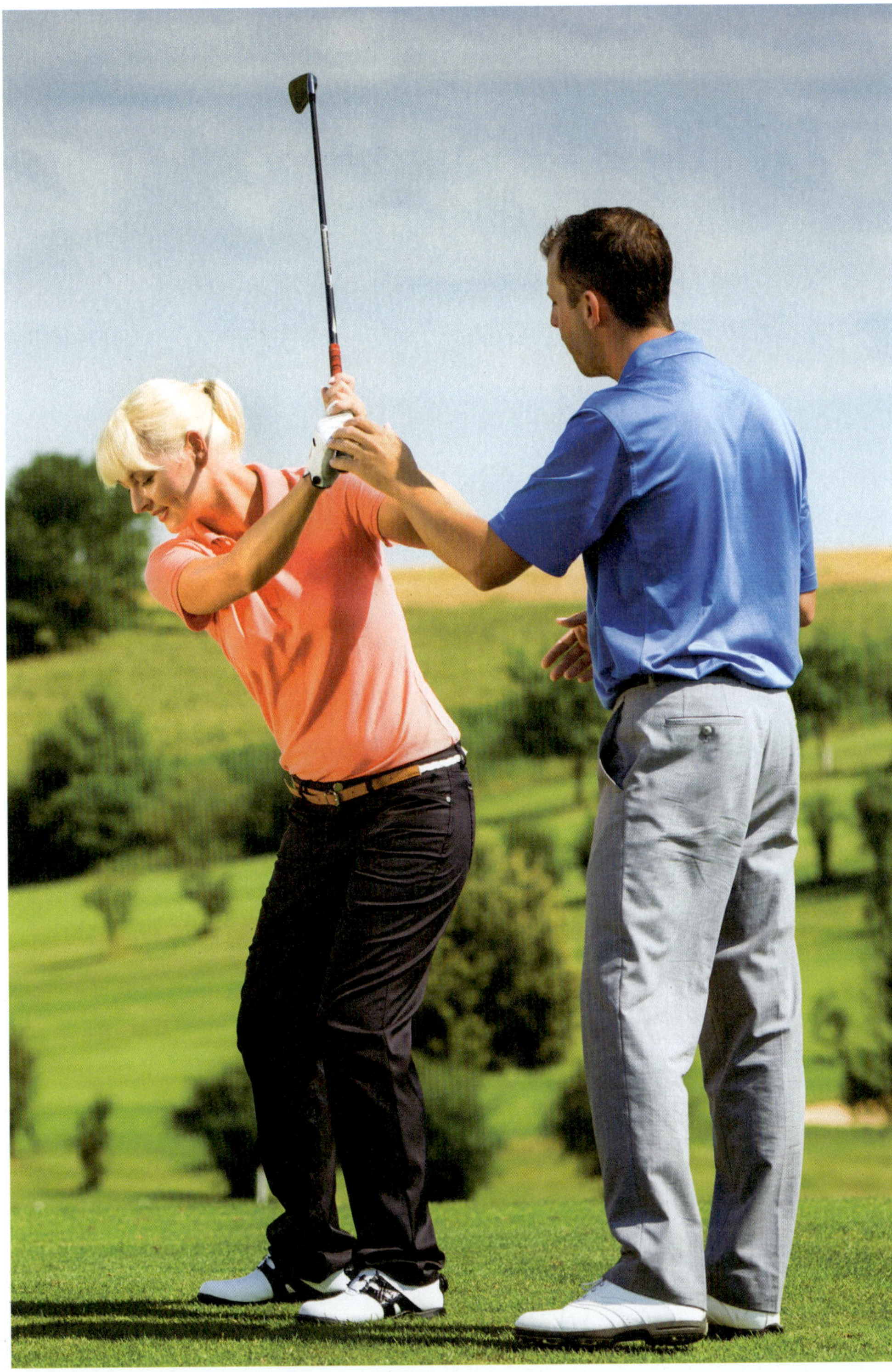

경기 전 준비 GETTING YOUR BODY READY

골프를 처음 치는 초보자이거나 우승을 노리는 노련한 베테랑이거나 상관없이 코스에 나가기 앞서 신체적 조건을 준비하는데 시간을 투자해야 한다. 골프는 스포츠 가운데 신체적으로 가장 힘든 종목은 아니지만, 부상이 발생하며 많은 경우에 예방할 수 있다.

부상 예방을 위해서는 시즌 전 골프 훈련이 중요하며, 여기에는 심혈관 운동, 근력 운동, 스트레칭 및 고유수용성(균형) 훈련이 포함된다.

심혈관 운동:

골프는 일반적인 라운드의 경우 최소 4시간

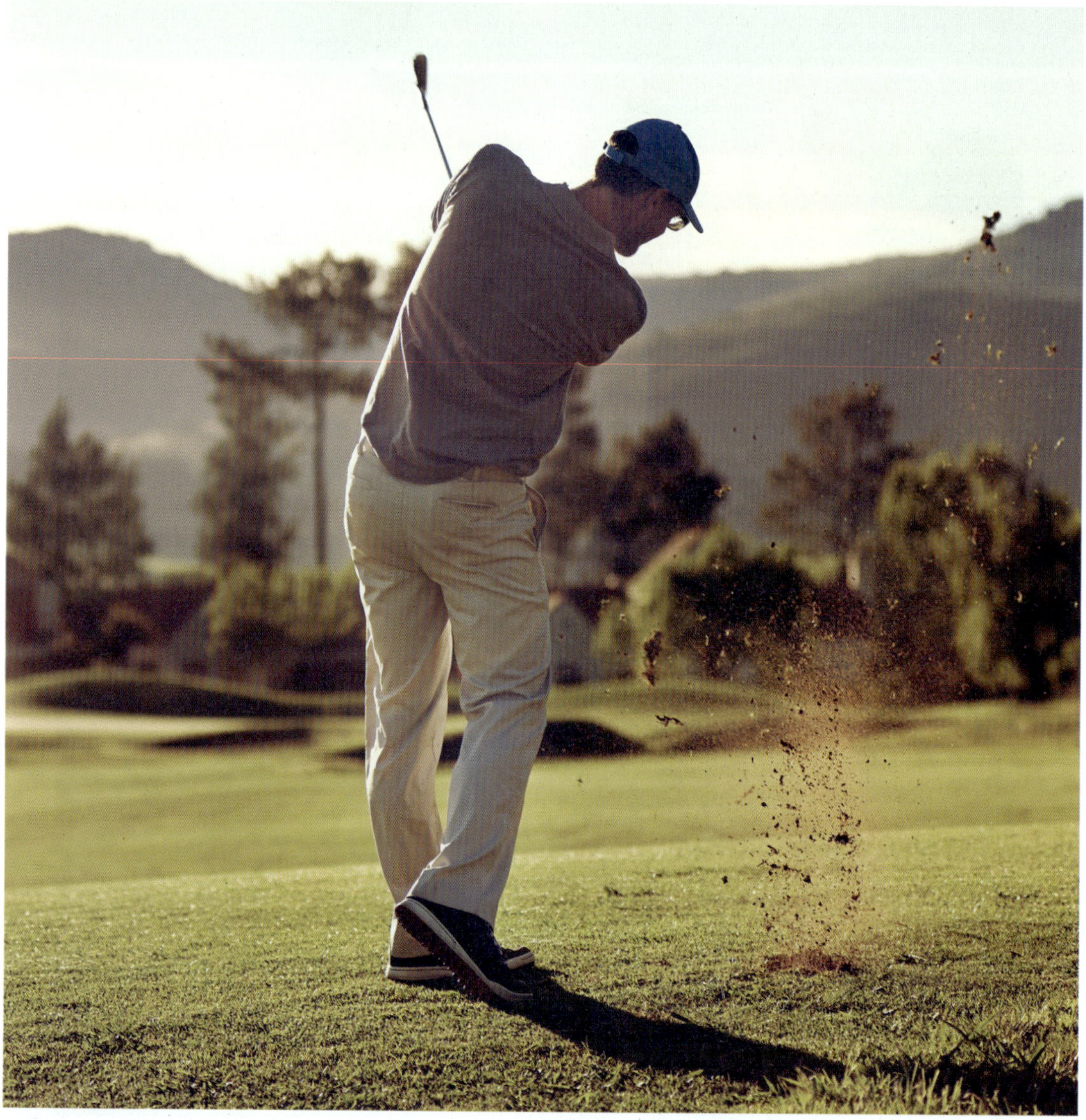

그리고 경기 라운드의 경우에는 훨씬 더 길게 소요되는 장시간 스포츠이기 때문에, 마지막 샷도 처음 샷과 동일하게 스윙할 수 있을 정도의 체력을 갖추어야 한다. 피곤하면 골프 스윙하는데 신체적으로나 정신적으로 부정적인 영향을 받을 수 있다.

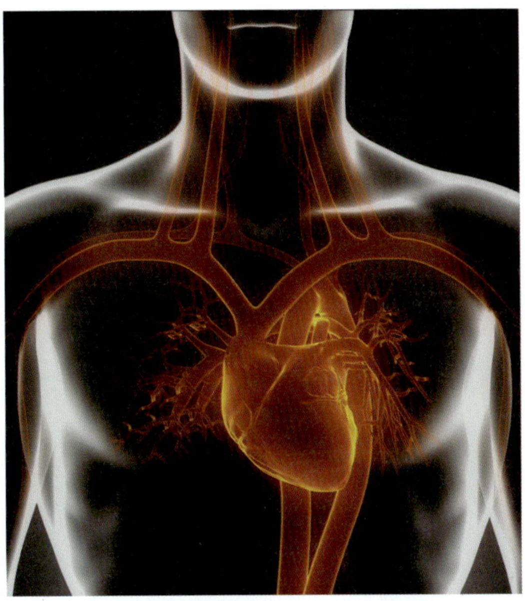

1) 근력 및 조정력 상실. 피곤하면 신체가 에너지 보존 모드로 바뀐다. 근육군이 클수록 신체에서 공급된 그만큼의 에너지를 갖지 못한다. 골프 스윙의 경우, 라운드가 진행되면서 라운드 초반과 동일한 조정 동작에도 불구하고 균형을 유지하고 공을 날리는데 필요한 만큼의 힘이 다리에 없다. 스윙할 때 상체와 팔로만 하게 된다. 뒤땅이나 탑핑은 모두 피곤해서 생긴다.

2) 집중력 상실. 집중력이 떨어져서 평상시에 할 수 있었던 쉬운 퍼트나 숏게임 샷을 미스하게 된다. 피곤해진 골퍼가 평범한 샷을 미스하면 낙담하게 된다. 피곤해질 경우, 추수릴 수 있는 능력이 떨어진다. 이 시점에서는, 한 템포 쉬어가면서 재정비하는 것이 좋다!

18홀을 걸어가는데 평균 거리는 약 8km이다. 잘못 친 샷을 추가하고, 코스가 더 길게 설계되어 있는 점까지 고려한다면, 라운드 당 약 10km를 걷게 된다. 현재의 건강 상태에 다르긴 하지만, 일반적인 속도로 8km를 걷게 될 경우 18홀을 걷는 동안 피곤해질 가능성이 매우 높다. 그렇다면, 걷기를 어떻게 시작할까? 피곤하지 않게 골프를 치려면 꾸준한 달리기 연습이 필요하다.

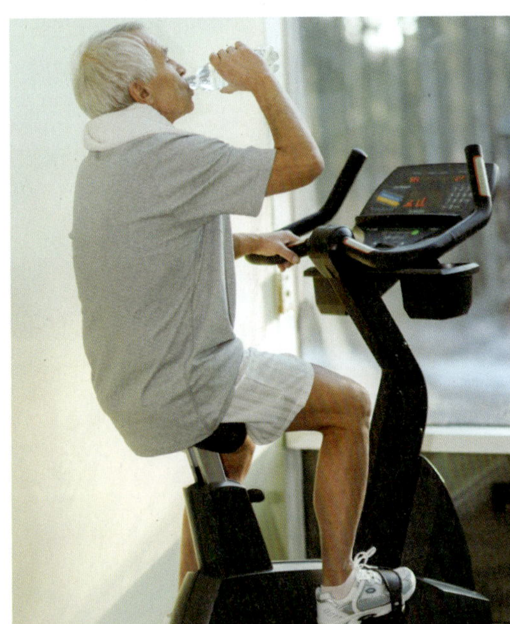

경기 전 준비 GETTING YOUR BODY READY (계속)

스트레칭

PGA에서 볼 수 있는 아름답고, 길며, 리드미컬한 스윙은 놀라울 뿐이다. 선수들이 이러한 스윙을 보여줄 수 있는 주요 이유 중 하나는 유연성이다. 톱 선수들은 스윙을 개선하기 위해 근력 및 유연성 코치와 함께 노력한다. 시즌 전 훌륭한 스트레칭 루틴을 통해 스윙을 개선한다면 골프를 통증 없이 더 잘할 수 있을 것이다.

선수가 근육이 뭉치고 관절이 뻣뻣할 경우 신체적으로 적절한 포지션을 갖기가 어려워 훌륭한 스윙을 할 수 없다. 근육이 뭉치고 관절이 뻣뻣해지면 슬라이딩, 스웨잉, 디핑 및 리프팅 업과 같은 스윙 오류가 발생한다.

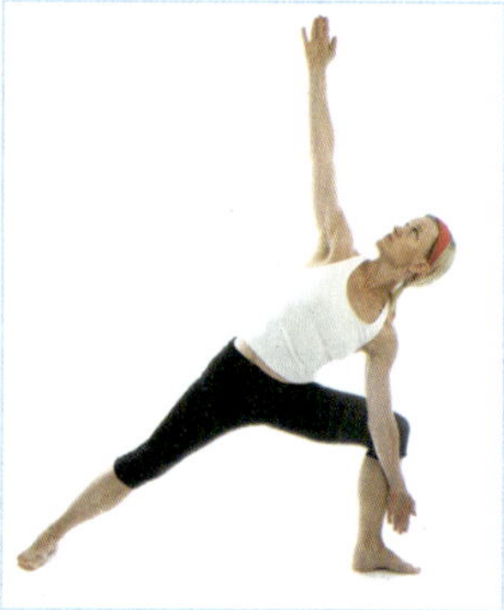

성과를 내고 부상을 방지하기 위한 스트레칭에는 몇 가지 기본 규칙이 있다. 스트레칭 전에는 항상 근육을 천천히 푼다. 대부분 사람들은 근섬유가 미세 손상되어 있다. 활성화 또는 워밍업 되고 혈액이 흐르는 근육과 비교하여 준비되지 않은 근육을 스트레칭할 경우,

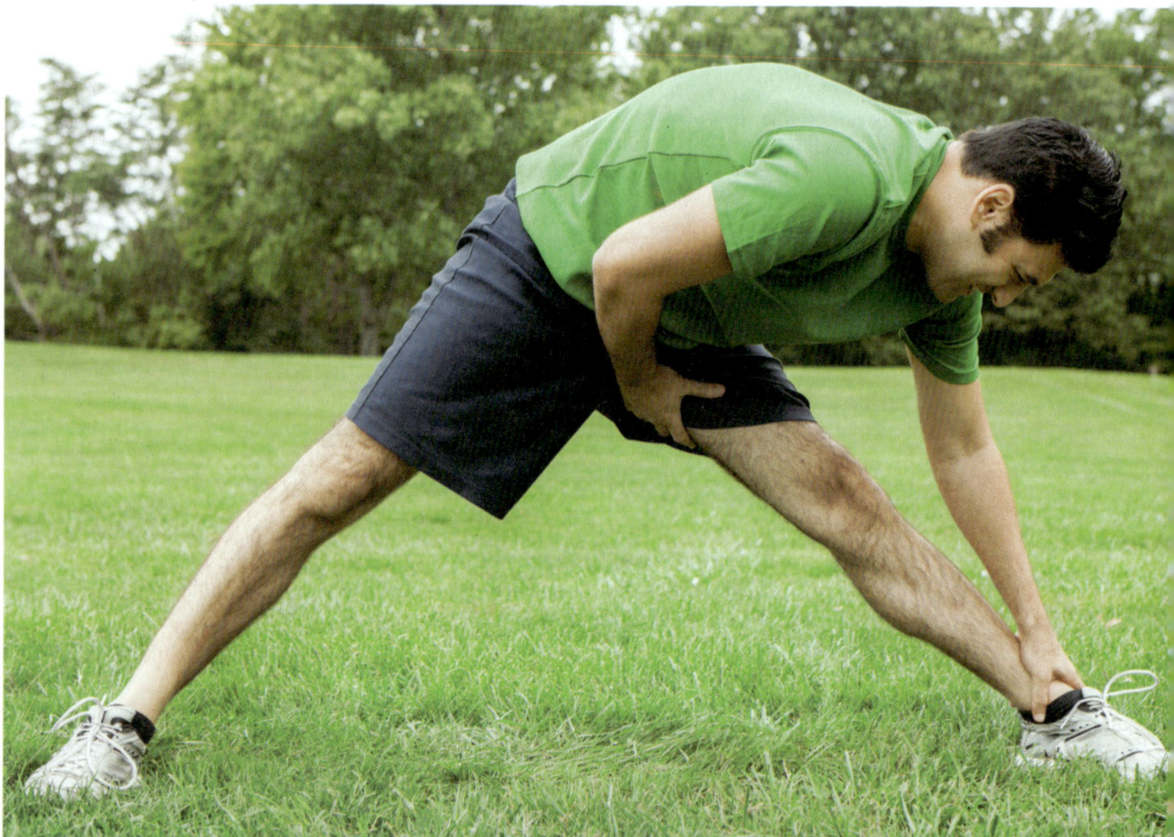

이러한 손상이 악화될 가능성이 높다.

스트레칭을 위해 근육을 준비시키는 몇 가지 방법으로는 뜨거운 물에 샤워하기, 짧은 시간 동안 걷기 및 달리기가 있다. 스트레칭 할 때 사용하는 기법 또한 부상을 방지하고 최대한의 성과를 위해 중요하다. 스트레칭은 길고 부드럽게 점진적이어야 한다. 짧고, 빠른 반동 동작은 절대 금물이다.

근력운동

처음 시작하거나 기존의 골프 근력운동 프로그램을 변경할 때에는, 적절한 목표를 수립하는 것이 매우 중요하다. 올바른 균형 상태에서 근력운동, 지구력 및 유연성은 경기력을 향상시킨다. 거의 예외 없이, 세계 최고 선수들은 개인 트레이너와 함께 거의 매일 운동하지만 과도하게 크고, 뻣뻣한 근육이 없다. 보디빌더나 NFL 풋볼 선수들에서 볼 수 있는 과도하게 발달된 근육은 골프 성적을 위해 마이너스가 될 수 있다. 이는 근육이 크다 보면 최적의 골프를 위해 필요한 유연성, 동작 범위 및 체력이 떨어지기 때문이다. 더 가벼운 하중 운동과 연습 동안 전체 범위의 동작을 하는 것과 세트 당 반복을 통한 훈련으로 방지할 수 있다.

골프는 18홀 동안 치러지기 때문에 3개 세트에 걸쳐 18회 반복하면 힘을 비축할 수 있고, 근육을 안정화시키면서 동작 범위와 신체를 사용하는 능력을 향상시킬 뿐만 아니라 근육 내구성도 향상시킬 수 있다. 18회 반복은 훈련에 집중하고 최고 성적을 내는 데에도 도움이 된다!

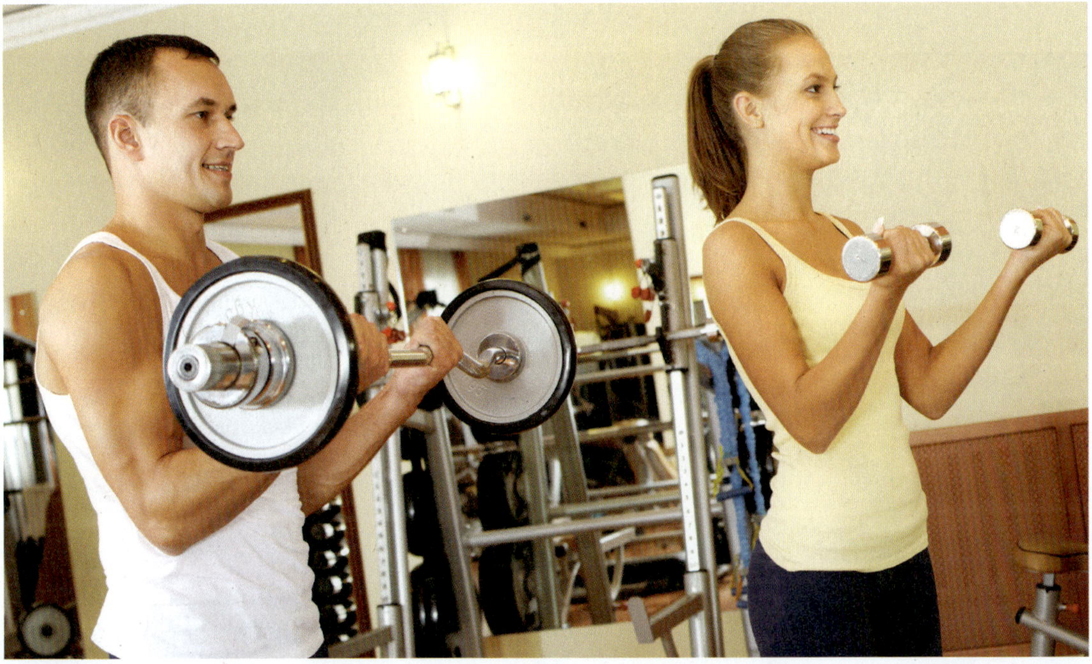

영양 NUTRITION

목표로 설정한 스포츠 성적을 내려면, 신체가 최적으로 기능하는데 필요한 영양이 필수적이다. 음식 외에도, 활동 – 이 경우에서는 골프 라운딩 – 과 관련된 시간을 올바르게 조정하여 신체가 음식으로부터 얻는 영양이 사용될 수 있도록 해야 한다.

식사를 소화하는 데에는 약 3-4시간이 걸린다. 따라서, 경기하기 약 4시간 전에 먹는 것이 좋다. 하지만 이렇게 하기가 항상 가능한 것은 아니기 때문에 – 예를 들어, 아침에 차 한잔 하다보면 식사가 늦어지기도 한다. – 빨리 소화될 수 있게 적은 양의 식사를 하는 것이 바람직하다.

섭취한 음식은 간과 근육에 글리코겐(장시간 신체 활동 동안 방출)으로서 저장되는데 필요한 탄수화물을 신체에 공급하는 것이다. 탄수화물의 훌륭한 공급처는 곡물, 열매, 파스타 및 채소이다. 신체의 탄수화물 농도를 보충하기 위해서 일부 스포츠 영양 음료도 사용할 수 있다.

골프 라운드 전과 동안 수분 섭취의 중요성은 매우 중요하다. 골프 치기 2시간 전에 그리고 티 오프 30분 전에 다시 수분을 섭취해야 한다. 물이나 전해질 용해 스포츠 음료를 라운드 내내 주기적으로 섭취해야 한다. 특히 뜨겁거나 습한 날일 경우에는 수분 섭취를 더 자주 해야 한다.

탈수될 경우, 피로, 현기증, 균형 상실 및 근육 경련이 발생하여 성적이 떨어질 가능성이 매우 높다. 한번 탈수가 발생하면 라운드 동안에는 원상태로 돌아가기가 쉽지 않다.

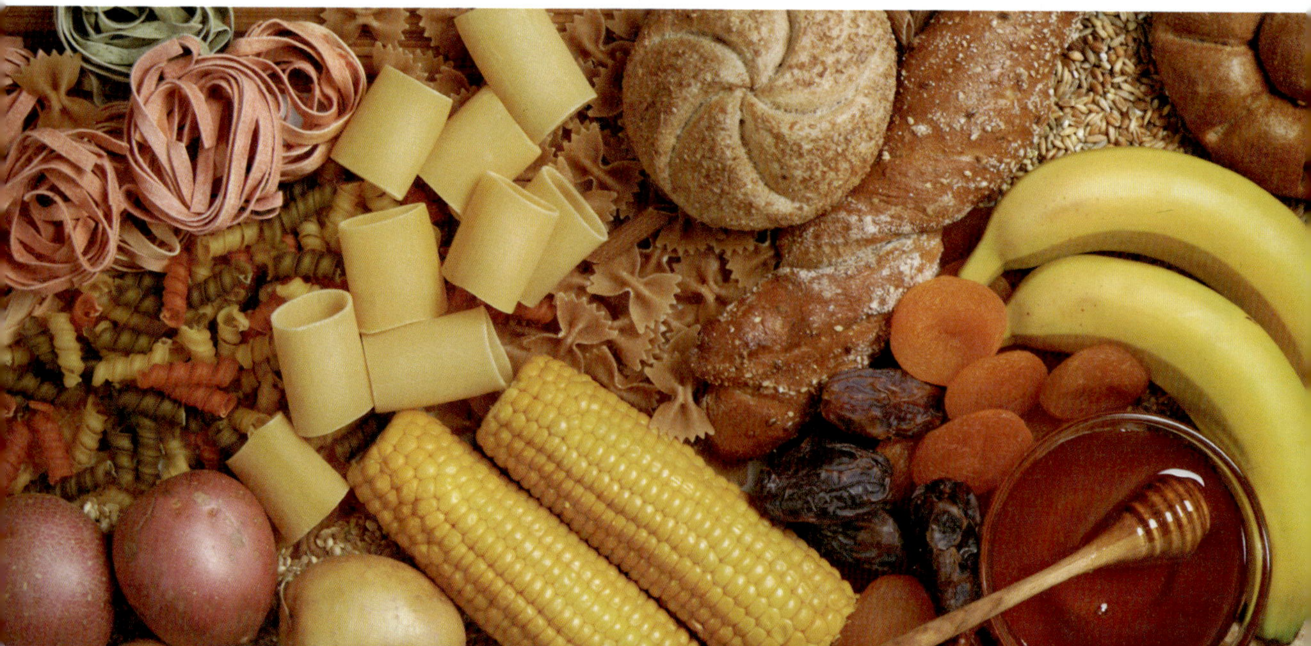

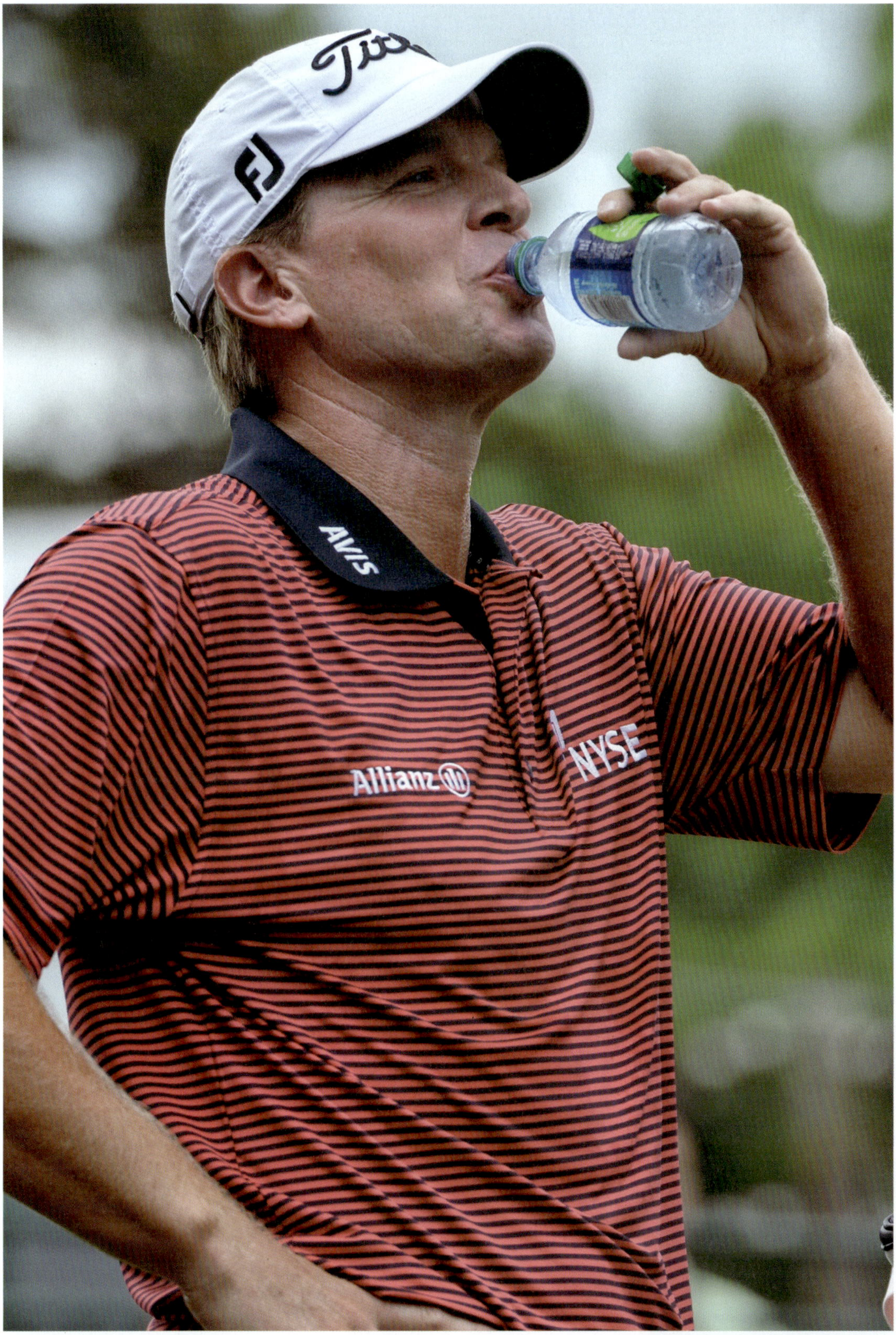
AVIS
Allianz
NYSE

일반적인 골프 부상 MOST COMMON GOLF INJURIES

훌륭한 골퍼가 되기 위해서는 상당한 시간과 연습이 필요하다. 골프 스윙의 반복적이고 폭발적인 특성은 신체의 근육, 인대 및 관절에 엄청난 스트레스를 준다. 경기 전 적절한 워밍업과 근육 및 관절 스트레칭을 통해 대부분의 부상을 예방할 수 있다. 신체가 보내는 경고 신호를 알아채는 것 또한 중요하다. 골프를 잠시 못하게 만들 수 있는 작은 부상이 큰 부상으로 악화되지 않도록 해야 한다. 방치하면 몇 개월 또는 전체 시즌 동안 골프를 못할 수도 있다. 통증, 불편 및 쓰라림은 모두 어떤 부위의 부상 신호이다. 신체가 보내는 신호에 귀를 기울이고, 통증을 안고 경기하면 부상이 악화될 것인지 여부를 결정해야 한다. 통증이 지속될 경우, 자격이 있는 건강관리 전문가를 찾아가 적절하게 평가, 진단 및 치료 받아야 한다.

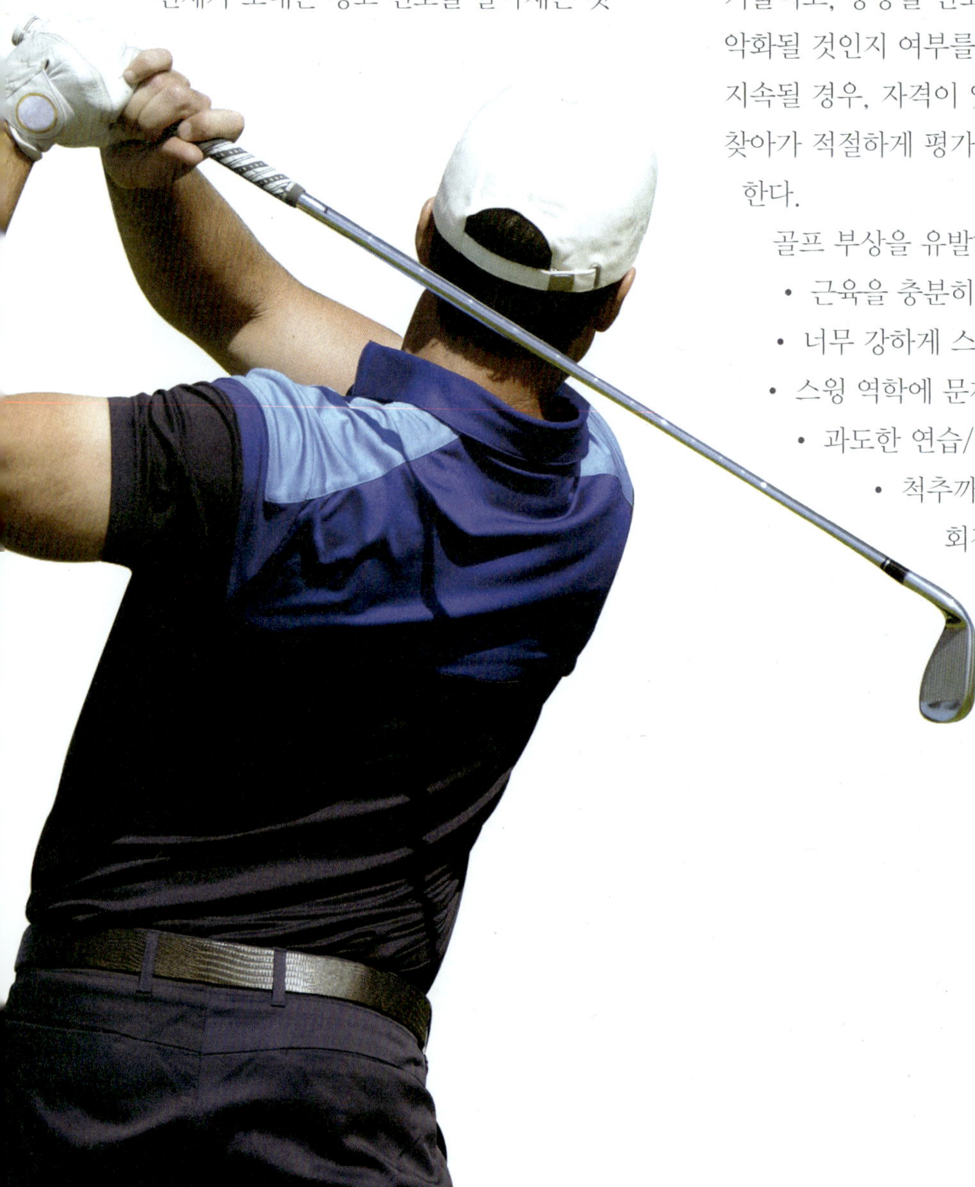

골프 부상을 유발하는 일반적 요인

- 근육을 충분히 풀지 않는다
- 너무 강하게 스윙한다
- 스윙 역학에 문제가 있다
- 과도한 연습/너무 스윙을 많이 한다
- 척추까지 미치는 반복적인 회전력
- 클럽이 땅을 치거나 "뒤 땅"을 침으로 인한 충격력

허리 통증 LOWER BACK PAIN

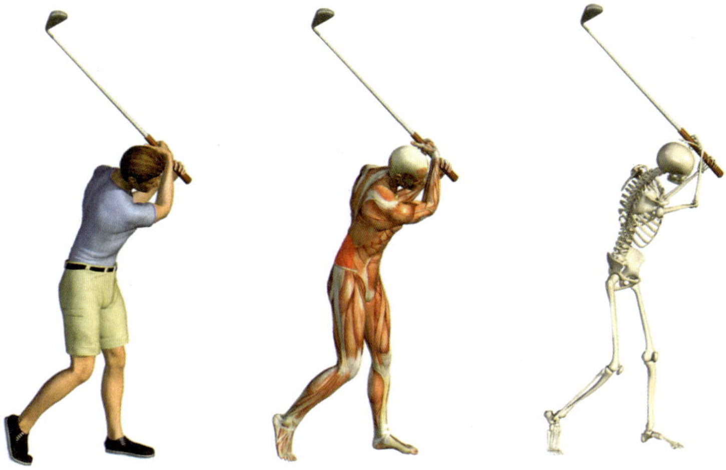

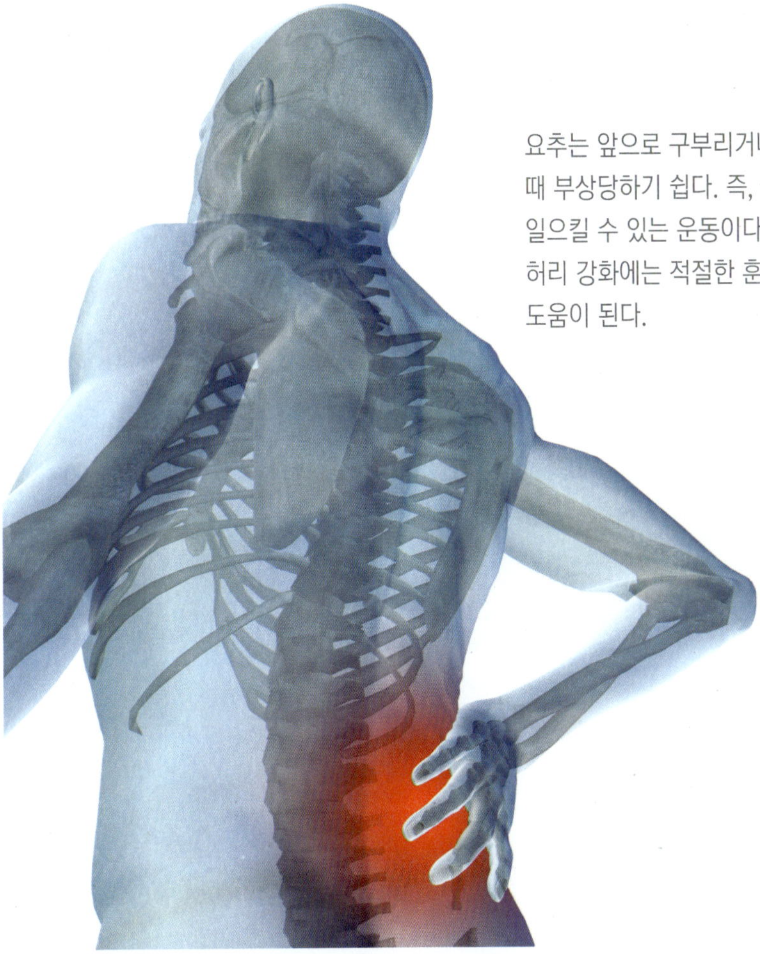

요추는 앞으로 구부리거나 회전력이 가해질 때 부상당하기 쉽다. 즉, 골프는 허리 문제를 일으킬 수 있는 운동이다. 부상 방지를 위한 허리 강화에는 적절한 훈련과 스트레칭이 도움이 된다.

팔꿈치 통증 ELBOW PAIN

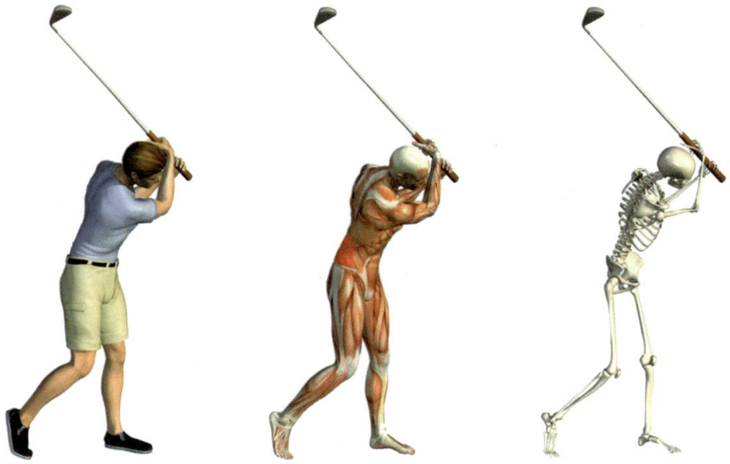

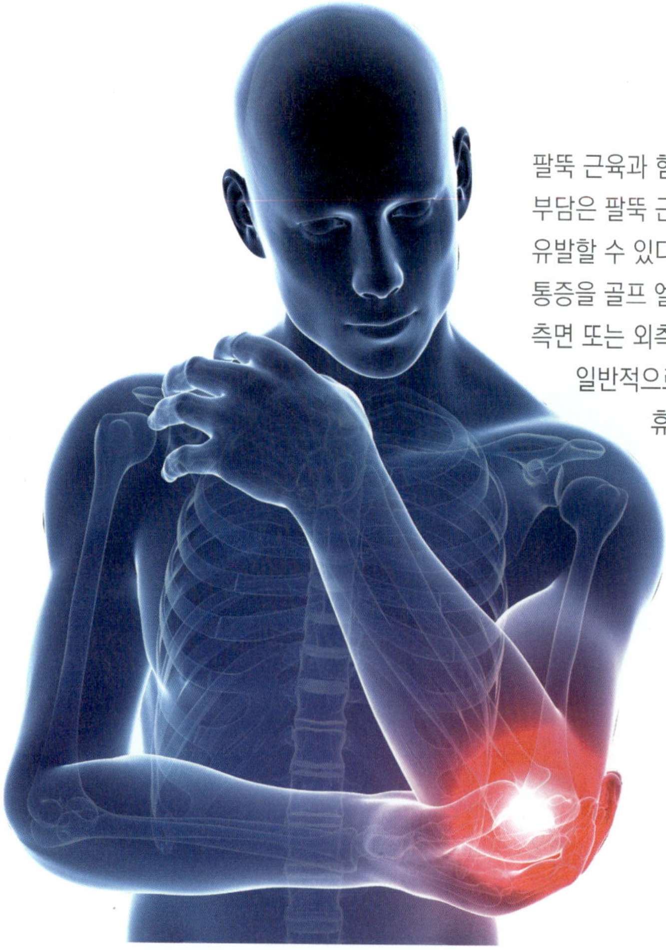

팔뚝 근육과 힘줄에 가해지는 반복적인 부담은 팔뚝 근육과 힘줄에 염증과 자극을 유발할 수 있다. 팔꿈치의 내측 뻣뻣함, 통증을 골프 엘보우라고 한다. 팔꿈치 측면 또는 외측 통증은 테니스 엘보우다. 일반적으로 이러한 부상을 해결하려면 휴식, 아이싱 및 스트레칭이 도움이 될 수 있다.

무릎 통증 KNEE PAIN

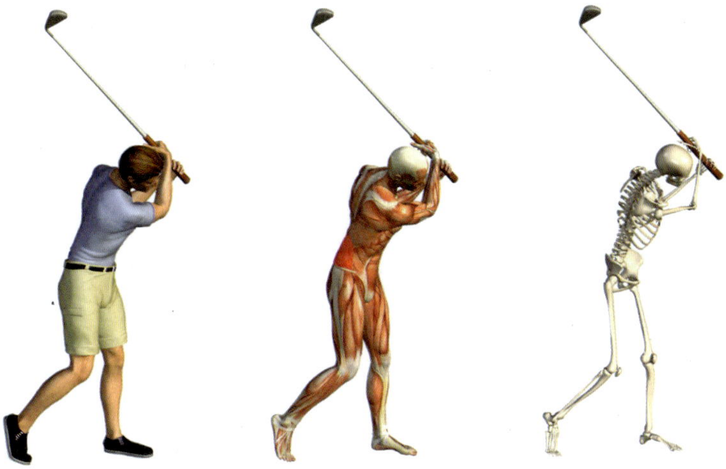

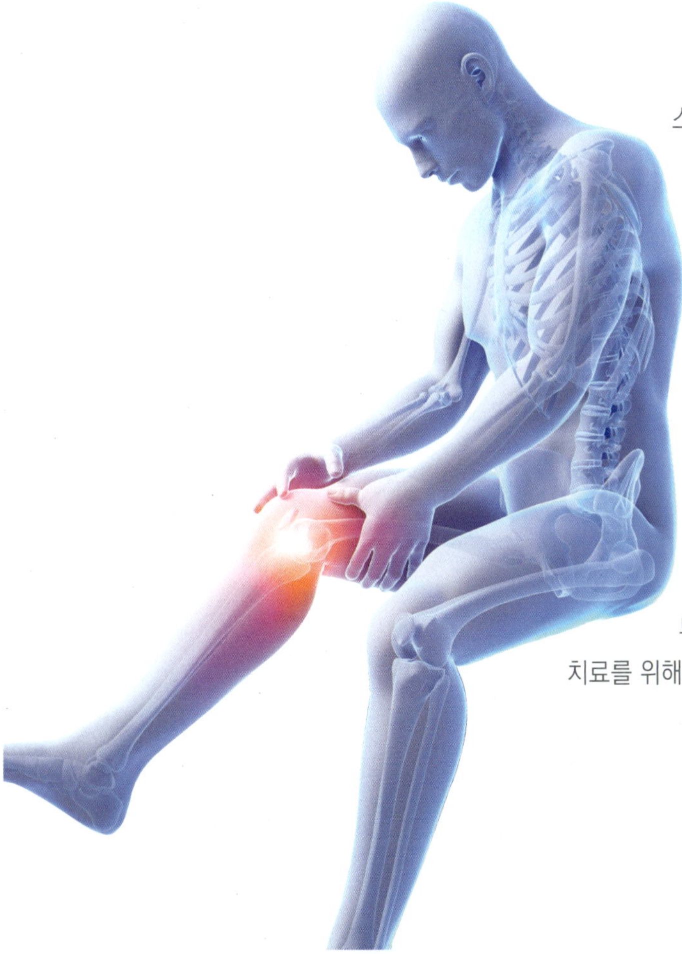

스윙 동안에 엄청난 힘이 앞쪽 무릎에 가해진다. 다운 스윙 동안 앞쪽 무릎은 상체 회전을 위해 하체를 지탱하는 데 사용되며, 이 과정에서 스윙 시 힘이 생기게 된다. 무릎에 가해지는 압박력과 회전력은 관절염, 연골 부상 및 인대 손상과 같은 부상을 초래할 수 있다. 이러한 부상의 경우, 검사, 진단 및 치료를 위해 의사와 상담해야 한다.

팔목 부상 WRIST INJURIES

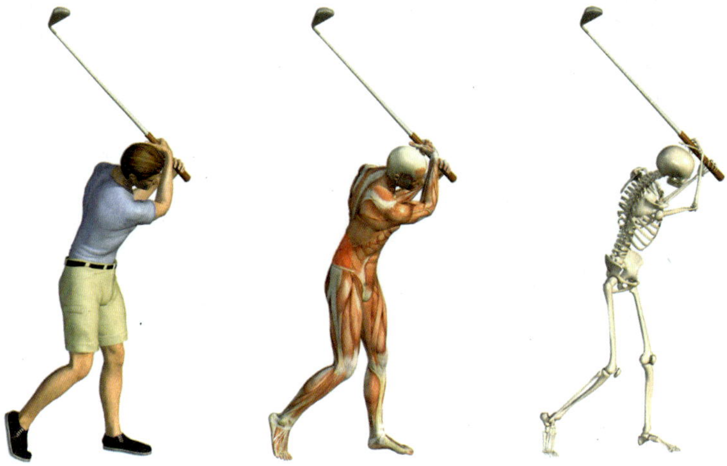

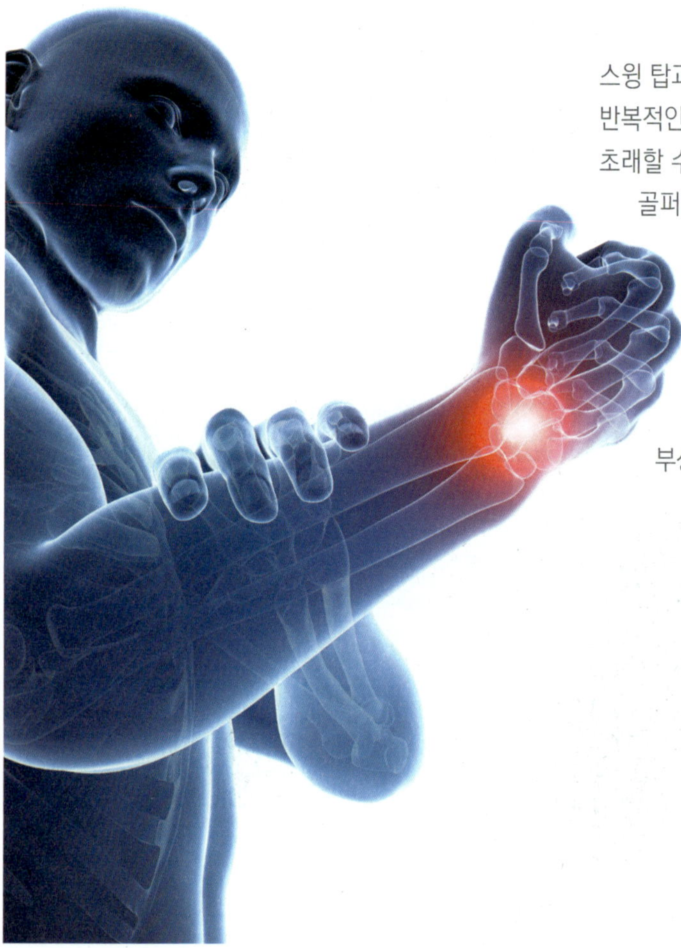

스윙 탑과 임팩트 시에 팔목에 가해지는 반복적인 부담은 힘줄과 인대 부상을 초래할 수 있다. 디봇을 자주 깊게 파는 골퍼가 이 부상을 당하기 쉽다. 이 부상과 관련된 증상으로는 통증, 동작 범위 감소 및 부기이다. 임팩트 시에 클럽이 바위나 나무 뿌리와 같은 딱딱하고 굳은 물체를 칠 경우, 팔목에 외상성 부상을 일으킬 수 있다.

어깨 부상 SHOULDER INJURIES

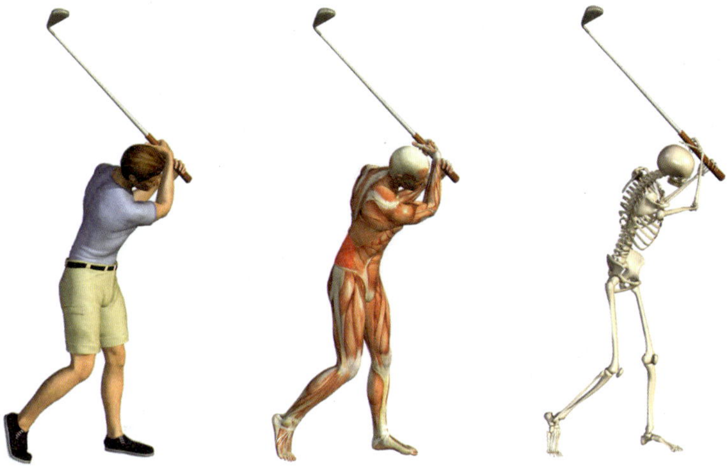

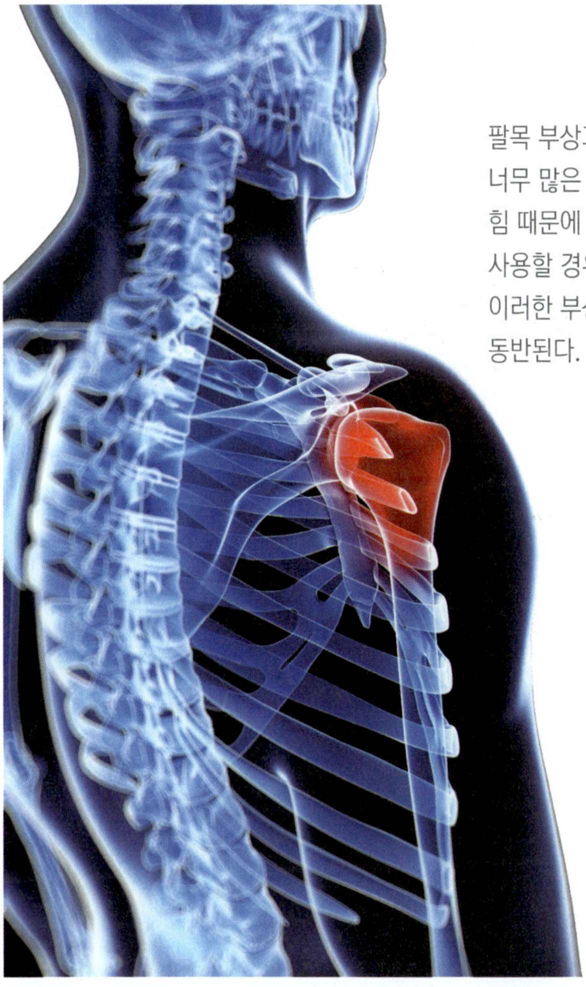

팔목 부상과 아주 흡사하게, 어깨 부상도 주로 너무 많은 반복, 불량한 스윙 역학 및 과도한 힘 때문에 발생한다. 어깨 회전근은 과도하게 사용할 경우 건염과 손상이 발생할 수 있다. 이러한 부상의 경우, 통증과 동작 범위 감소가 동반된다.

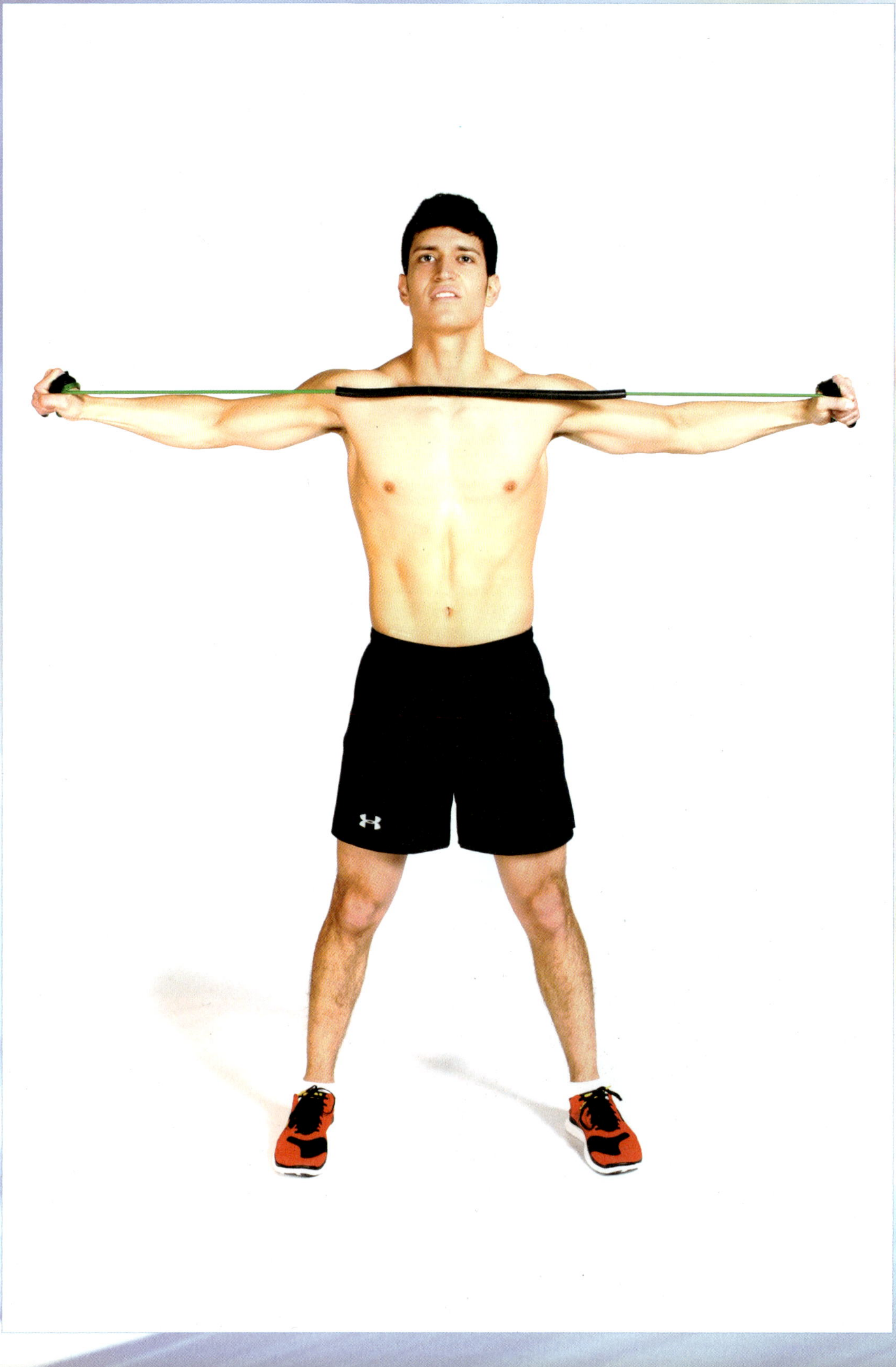

팔, 어깨 및 가슴
ARMS, SHOULDERS AND CHEST

스윙 속도를 높이려면 일상 골프 운동에 대한 가장 중요한 부분의 하나로 어깨 근력을 강화해야 한다! 적절한 골프 스윙을 위해서는 강력한 어깨 근육이 필수적이다. 팔꿈치 부상은 가장 일반적인 골프 관련 부상 가운데 하나이다. 이 부위를 강화시키는 것이 매우 중요하다. 팔뚝근육은 팔꿈치나 팔목 부상을 방지시키기 때문에 근력 강화에 집중해야 하는 중요 부위이다. 다운 스윙 동안 힘의 생성을 위해 주로 삼두근이 사용되기 때문에, 안정성을 위해서는 이두근을 운동해야 한다.

삼두근 스트레칭 TRICEPS STRETCH

스트레칭

상완 뒤에 위치한 근육인 삼두근은 특히 훌륭한 스윙을 위해 필수적이고 이 책에서 많은 연습에서 사용되기 때문에 느슨하게 풀려 있어야 한다.

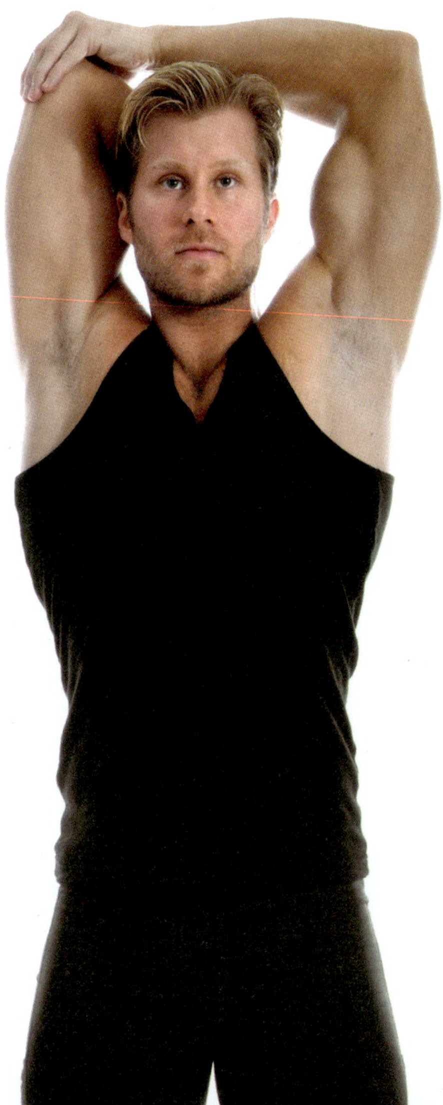

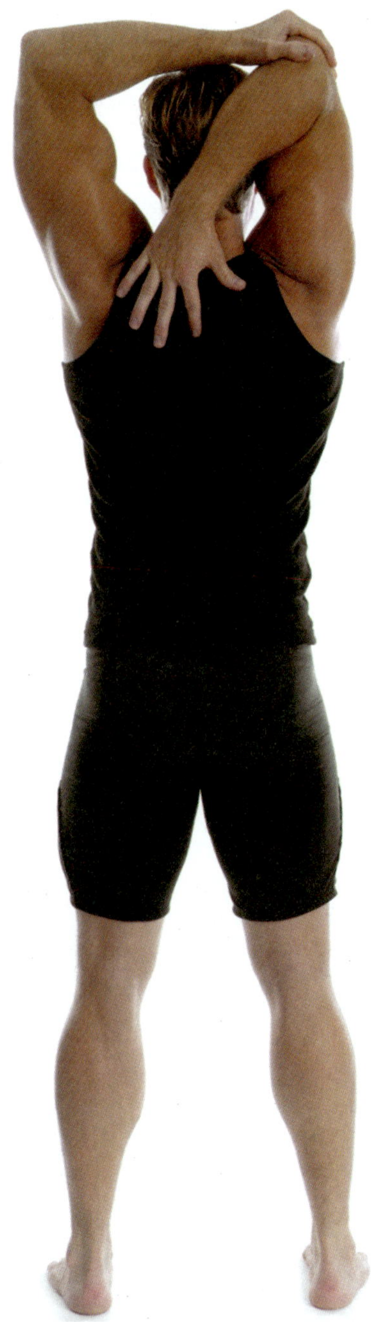

방법 HOW TO DO IT

1 양 다리와 발이 서로 평행이 되게 하고 어깨 너비로 벌린 채로 서 있는다. 무릎을 아주 약간 구부리고 골반을 약간 앞으로 집어 넣고 가슴을 들어 올리고 어깨를 아래 방향으로 뒤에서 누른다.

2 오른 팔이 머리 뒤에 오게 올리고, 오른 팔을 팔꿈치에서부터 구부려 팔꿈치가 머리 뒤 중간에 향하도록 한다. 오른 손은 견갑골 사이에 위치해야 한다.

3 왼손으로 오른 쪽 팔꿈치를 잡고 부드럽게 당겨서 팔꿈치를 가만히 둔 채 스트레칭을 강화한다.

4 팔꿈치를 풀고 다른 쪽에서 반복한다.

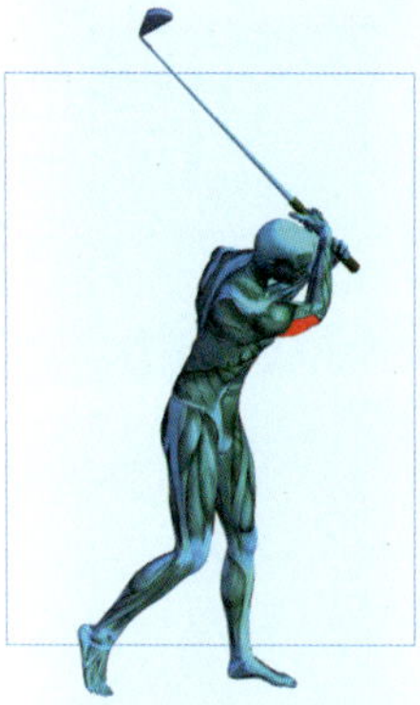

주요 대상
- 상완삼두근

주요 운동 목적
- 상완

주의사항
- 머리 또는 목을 앞으로 숙이면 척추 정렬이 위험해진다.
- 호흡을 멈추지 않는다.

자세 완성하기
- 어깨를 귀와 떨어지게 해서 아래쪽 뒤로 누른다.
- 중간 부위를 견고하고 안정되게 유지하고, 골반을 약간 집어 넣은 채로 유지한다.

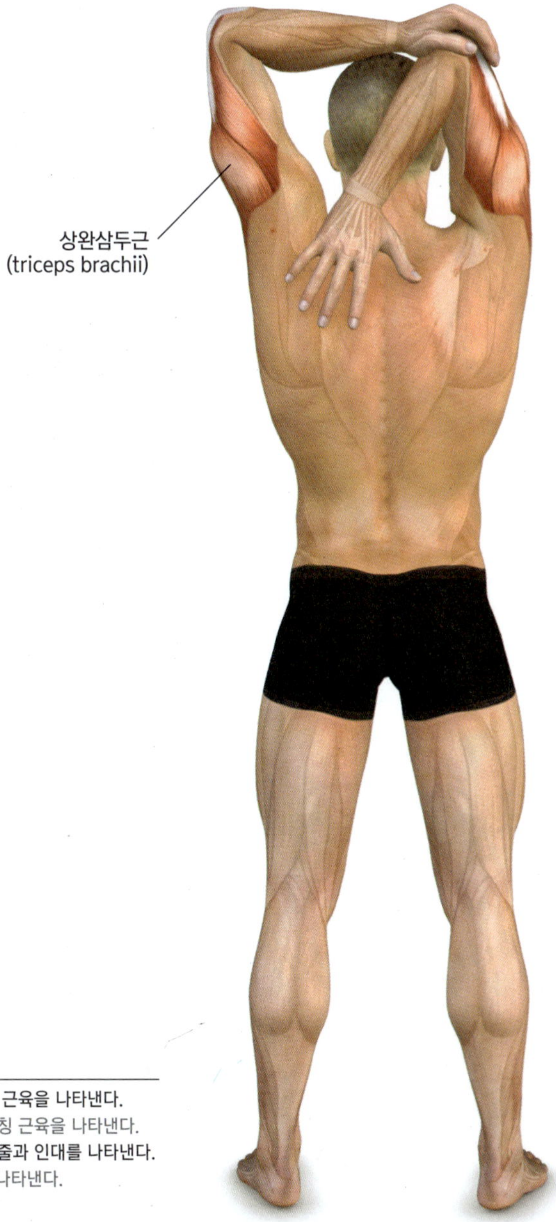

주석설명

검은색 텍스트는 강화 근육을 나타낸다.
회색 텍스트는 스트레칭 근육을 나타낸다.
이탤릭체 텍스트는 힘줄과 인대를 나타낸다.
........*는 심부근육을 나타낸다.

이두근 스트레칭 BICEPS STRETCH

스트레칭

이두근 스트레칭은 이두근의 유연성을 향상시키기 위해 고안된 것이다. 이 스트레칭을 하는 동안 등을 똑바로 유지하고 가슴을 활용한다. 대부분의 운동과 마찬가지로 대상 근육 외 다른 근육도 작동한다.

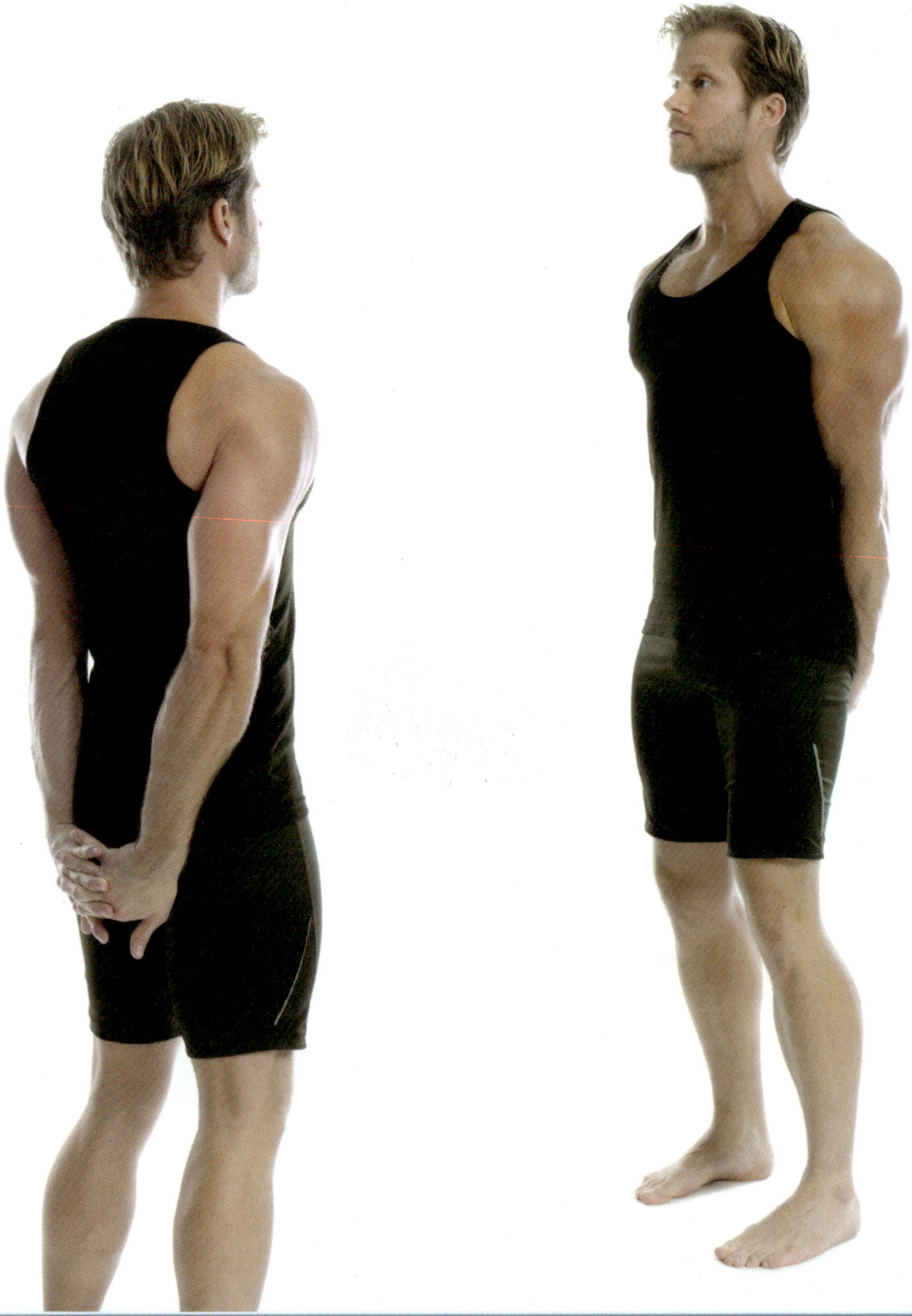

방법 HOW TO DO IT

1 다리와 발을 평행이 되게 하고 어깨 너비로 벌린 채로 서 있는다. 무릎을 아주 약간 구부리고 골반을 약간 앞으로 집어 넣고 가슴을 들어 올리고 어깨를 아래 방향으로 뒤에서 누른다.

2 두 손바닥으로 등 뒤에서 두 손을 움켜잡고, 팔목을 안쪽으로 비틀어 손바닥이 엉덩이에 닿게 한다.

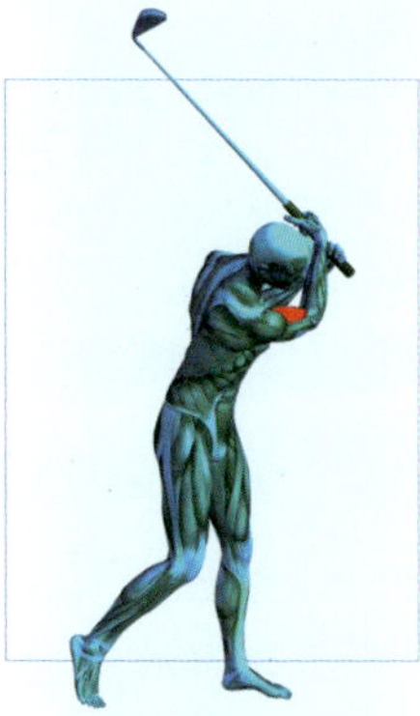

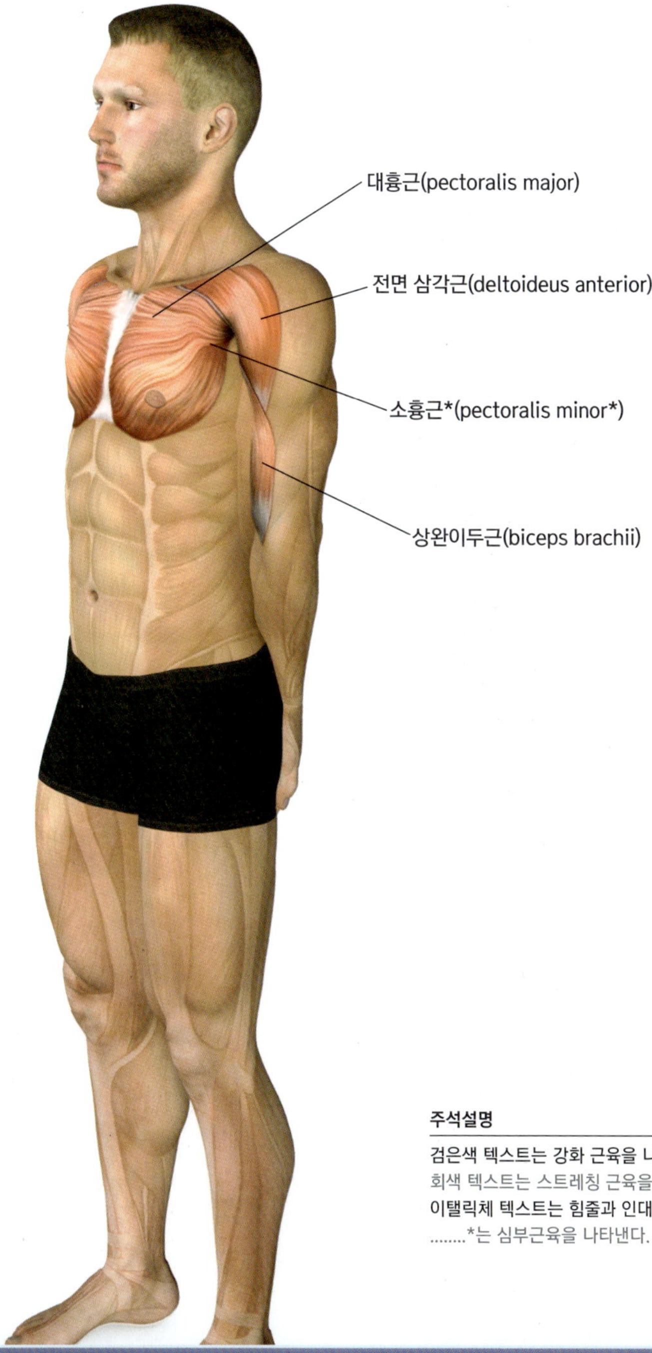

주요 대상
- 상완 이두근
- 전면삼각근
- 대흉근
- 소흉근

주요 운동 부위
- 상완
- 어깨
- 가슴

주의사항
- 가슴을 앞으로 숙이지 않는다.

자세 완성하기
- 어깨를 귀와 떨어지게 해서 아래쪽 뒤로 누른다.

주석설명

검은색 텍스트는 강화 근육을 나타낸다.
회색 텍스트는 스트레칭 근육을 나타낸다.
이탤릭체 텍스트는 힘줄과 인대를 나타낸다.
........*는 심부근육을 나타낸다.

벽 이용 가슴 스트레칭 WALL-ASSISTED CHEST STRETCH

스트레칭

이 스트레칭이 훌륭한 이유는 한 번에 한 쪽에 집중할 수 있을 뿐만 아니라 벽이나 기둥이 있는 곳이라면 어느 곳에서도 할 수 있기 때문이다. 하루 중 대부분을 앉아있거나 장시간 통근하는 경우에, 이것은 훌륭한 가슴 펴기 스트레칭이다.

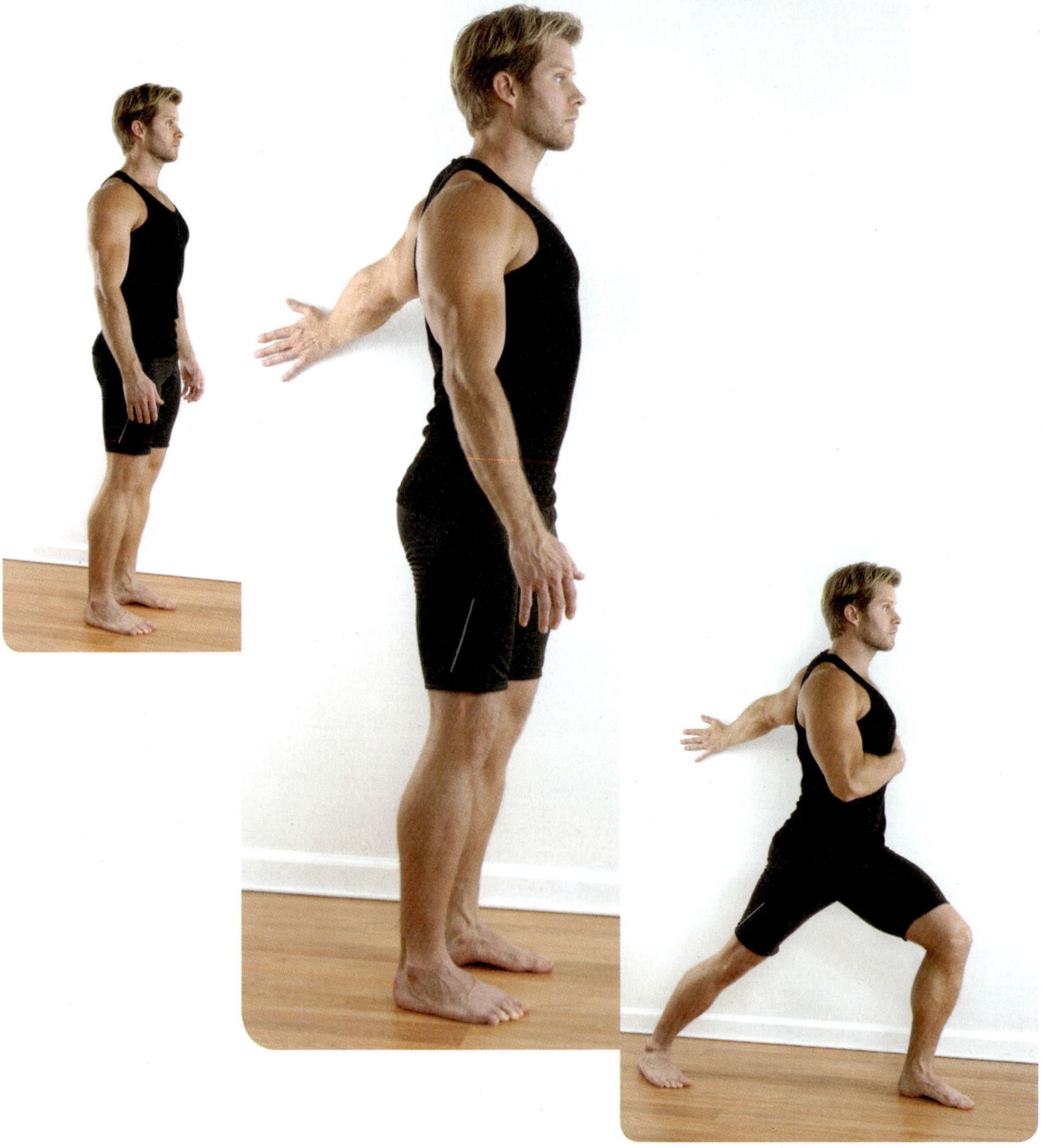

방법 HOW TO DO IT

1 벽을 왼쪽에 둔 채로 벽에 평행하게 선다.

2 왼팔을 벽 뒤로 뻗고 손바닥을 벽에 평평하게 한다.

3 왼발을 이용하여 앞으로 런지자세를 취한다.

4 스트레칭 하는 동안 전방을 주시한다. 회전하는 몸통의 움직임을 인식하기 위해 오른 손은 왼쪽 가슴 바로 아래에 두고 손가락은 흉곽에 둔다.

5 처음 자세로 되돌아오고 돌아서서 벽을 오른쪽에 두고 반복한다.

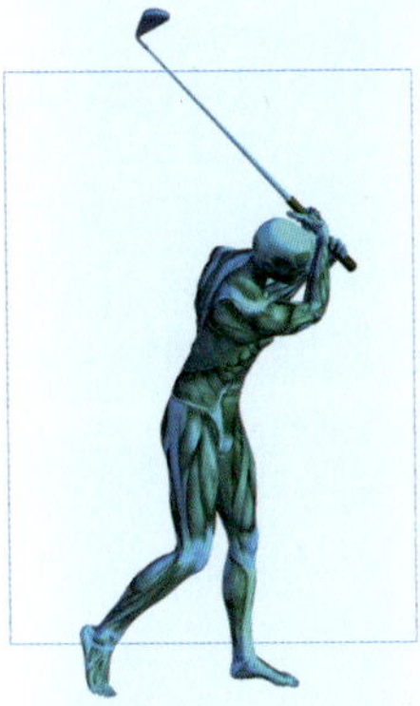

주요 대상
- 전면삼각근
- 대흉근
- 소흉근

주요 운동 목적
- 가슴
- 어깨
- 허리, 가슴 및 엉덩이를 스트레칭한다.

주의사항
- 런지할 때에는 가슴 또는 몸통을 벽 쪽으로 회전하지 않도록 한다. 대신 전방을 주시한다.

자세 완성하기
- 어깨가 귀와 멀어지게 아래쪽 뒤로 누른다.
- 팔을 벽에 대고 팔꿈치를 어깨보다 약간 낮게 하고 팔목이 팔꿈치보다 약간 아래에 오게 한다.

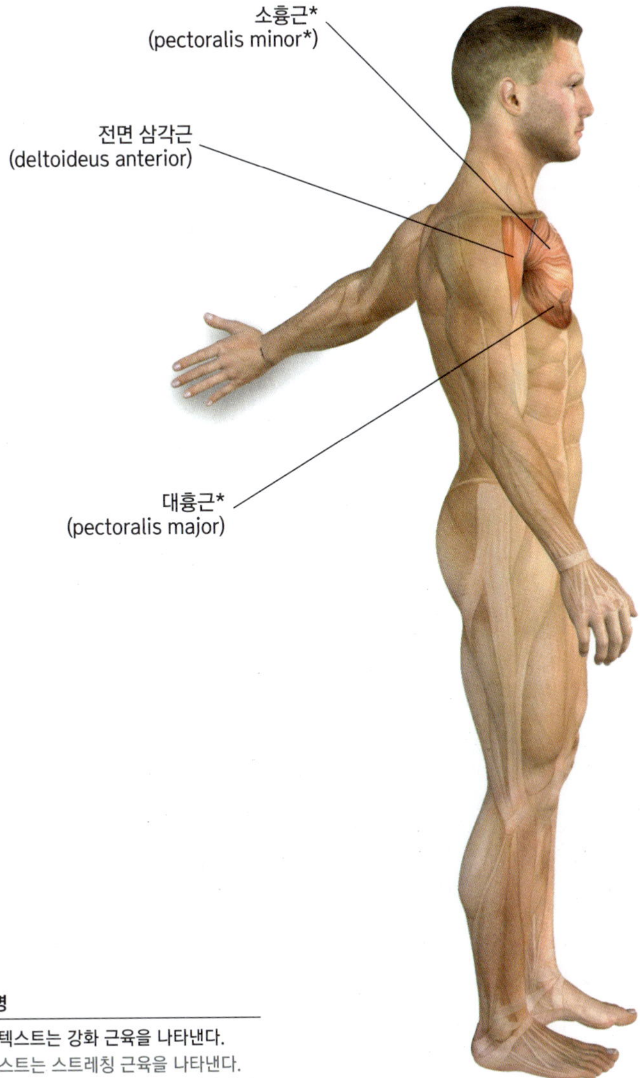

주석설명

검은색 텍스트는 강화 근육을 나타낸다.
회색 텍스트는 스트레칭 근육을 나타낸다.
이탤릭체 텍스트는 힘줄과 인대를 나타낸다.
........*는 심부근육을 나타낸다.

전면 삼각근 수건 스트레칭 FRONT DELTOID TOWEL STRETCH

스트레칭

이 스트레칭은 어깨 전체에 걸쳐 효과가 있으나 특히 삼각근 전면 스트레칭에 해당된다. 물론 수건만 사용할 필요는 없으며, T 셔츠나 로프도 효과적이다.

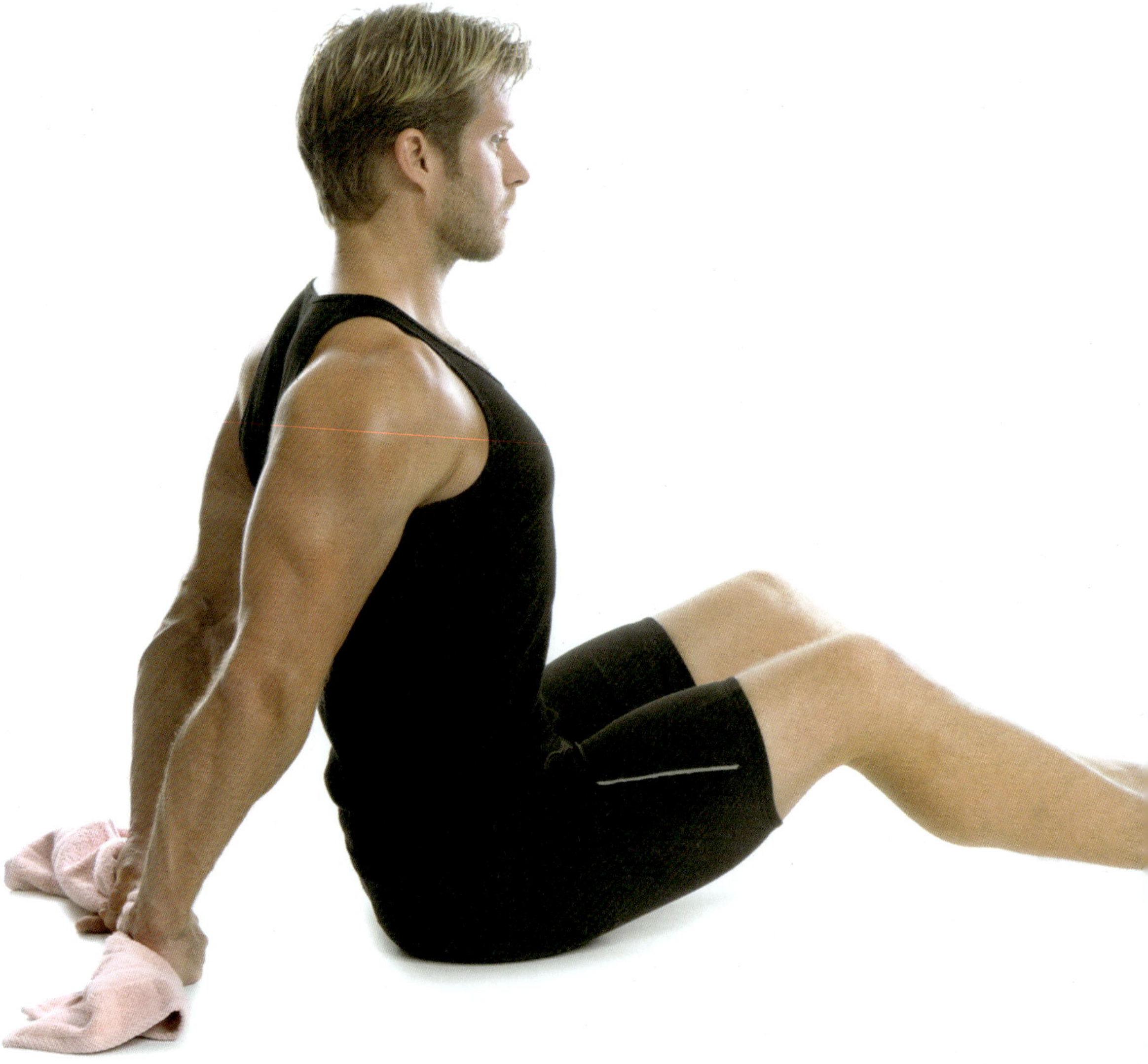

방법 HOW TO DO IT

1 다리를 병행하게 뻗은 채 바닥에 앉고, 무릎을 약간 구부리고, 바닥에 발뒤꿈치를 댄다.

2 전면 삼각근에서 편안한 스트레칭이 이루어질 때까지 바닥을 따라 궁둥이를 부드럽게 앞쪽으로 미끄러지게 한다. 처음 자세로 되돌아와 원할 경우 반복한다.

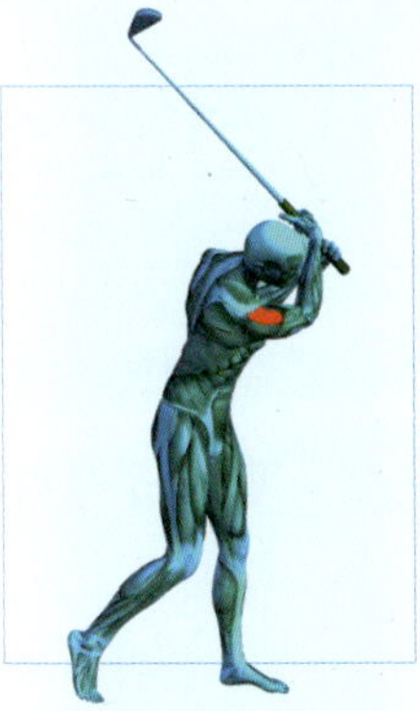

주요 대상
- 소흉근
- 전면 삼각근
- 대흉근

주요 운동 목적
- 어깨

주의사항
- 머리를 앞으로 숙이지 않고 몸과 나란하게 유지시킨다.

자세 완성하기
- 수건을 잡은 채 손을 모은다.

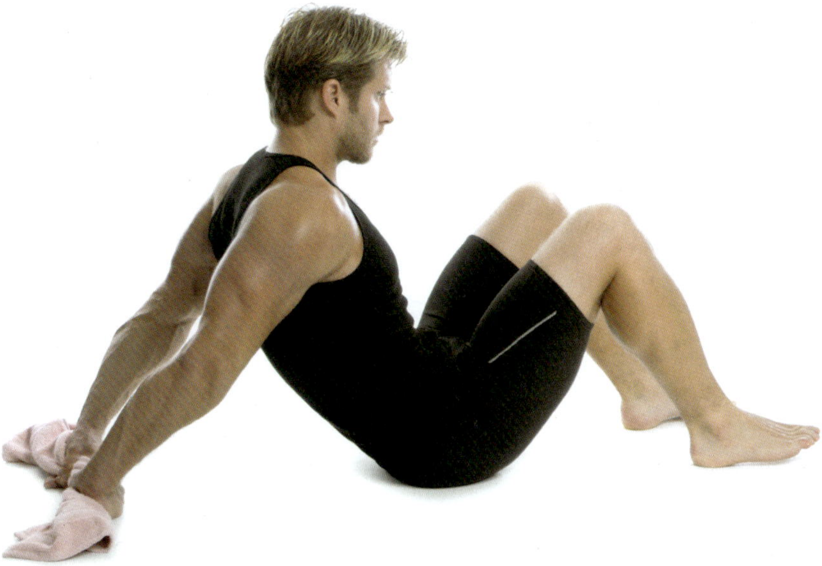

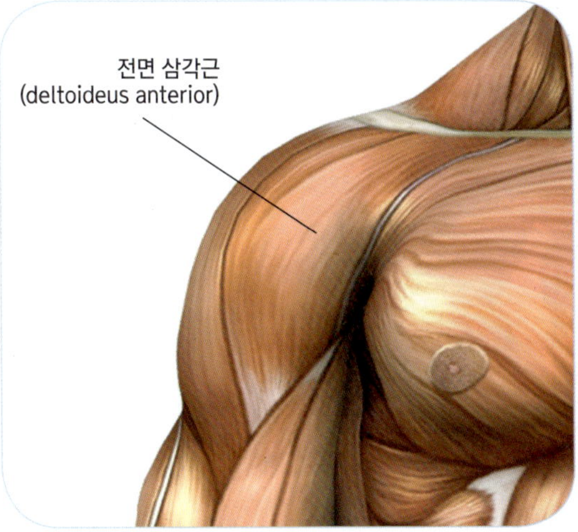

주석설명

검은색 텍스트는 강화 근육을 나타낸다.
회색 텍스트는 스트레칭 근육을 나타낸다.
이탤릭체 텍스트는 힘줄과 인대를 나타낸다.
........*는 심부근육을 나타낸다.

전완 스트레칭 FOREARM STRETCHES

스트레칭

팔목 구부리기

장시간 전화 통화나 괴로운 통근 후에 그리고 물론 골프 라운딩 전에 손과 팔뚝의 긴장을 풀기 위해 이 스트레칭을 수행한다.

팔목 뻗기

양 겨드랑이 사이에 지우개가 달린 연필의 지우개쪽을 끼고 있다고 상상한다. 상상의 연필을 쥐기 위해 겨드랑이 주변의 근육을 사용한다. 이 과정에서 어깨는 완벽한 자세를 유지한다.

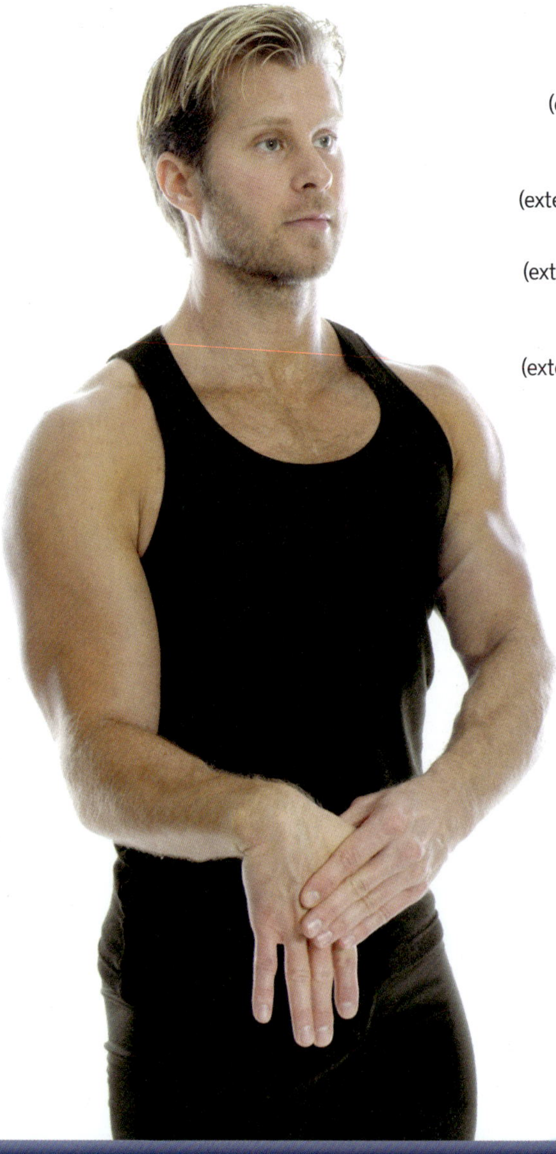

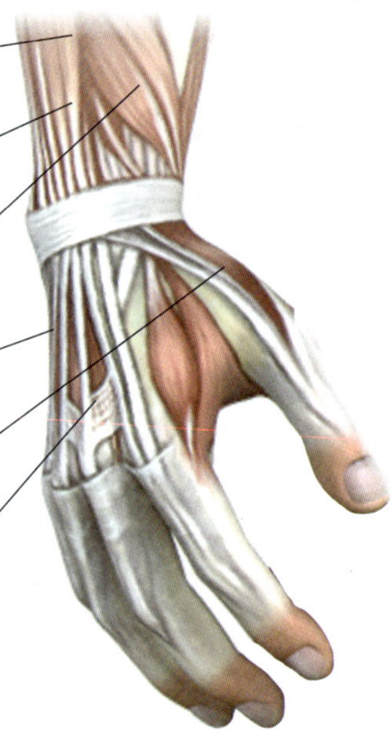

방법 HOW TO DO IT

1 팔을 편안히 늘어뜨린 채 서거나 앉는다.

2 오른쪽 팔뚝을 팔꿈치에서부터 위로 구부려 90° 굽힌다. 손바닥은 바닥을 향해야 한다.

3 오른쪽 손목을 아래로 굽혀 손바닥이 안쪽으로 향하게 한다.

4 왼쪽 손가락들을 오른쪽 손등 뒤를 감싸고, 왼쪽 엄지손가락은 손바닥 가운데에 있게 하여 오른쪽 엄지손가락 근육을 잡는다.

5 왼쪽 손가락으로 오른쪽 손 뒤를 부드럽게 눌러 오른쪽 손목이 60-90° 앞쪽으로 돌리면서 왼쪽 엄지로 몸 바깥쪽을 향하는 손바닥을 압박하여 스트레칭을 더 강화시킨다.

6 풀고, 손을 바꾸어, 반대쪽에서 반복한다.

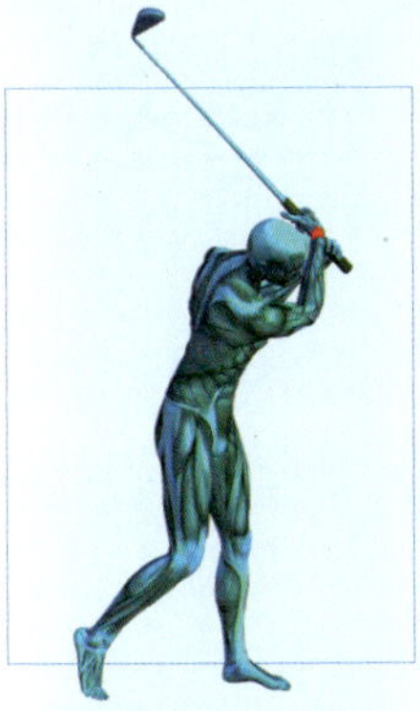

주요 대상
- 요측수근신근
- 척추수근신근
- 소지신근
- 지신근
- 시지신근
- 무지신근

주요 운동 목적
- 팔목
- 손
- 팔뚝

주의사항
- 어깨를 들어올리거나 긴장시키지 않는다.

자세 완성하기
- 엄지로 엄지에 붙은 손바닥이 두꺼운 부분을 압박하여 팔뚝과 팔목 스트레칭을 강화한다.

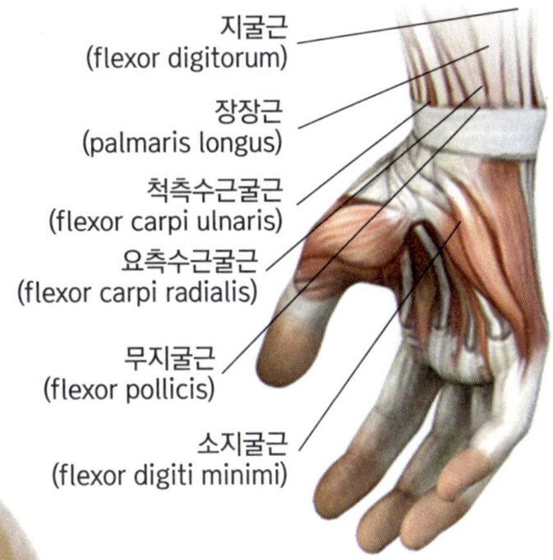

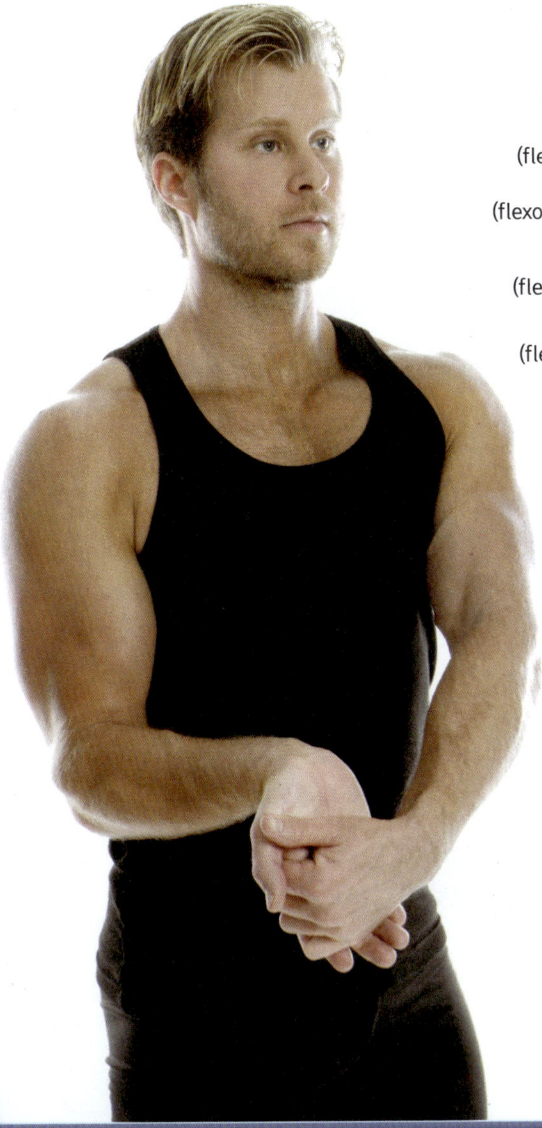

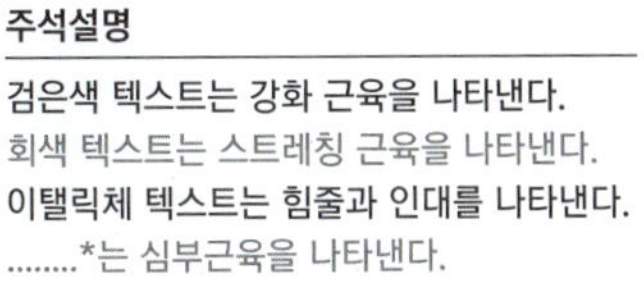

딥스 DIPS

초보자

수직 딥스는 삼두근을 훌륭하게 강화시켜준다. 또한 전체 상반신에도 효과적이다. 활동적인 동작인 수직 딥스는 연습하는 사람에게 커다란 효과를 가져다 주는 확실한 운동이다.

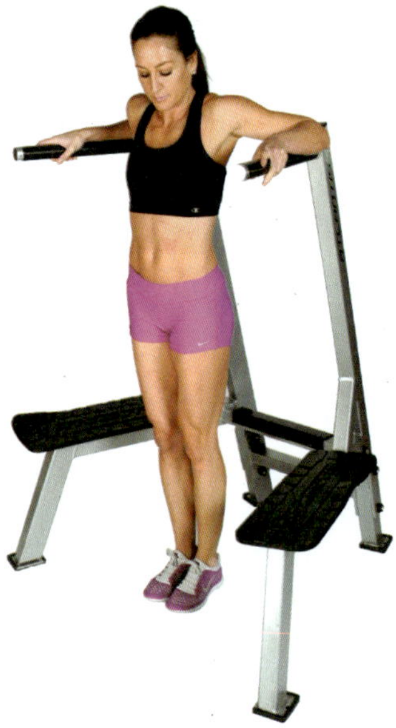

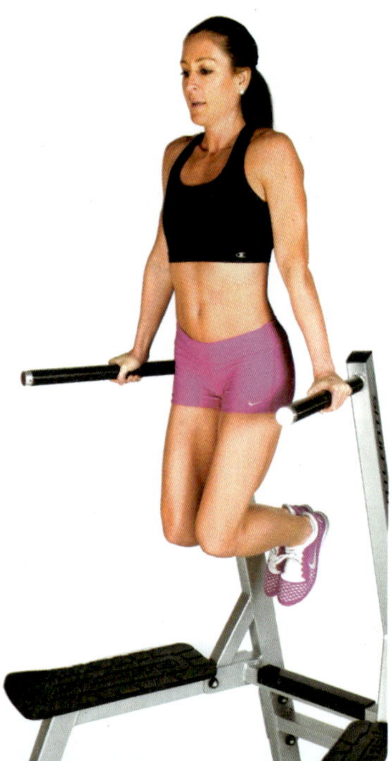

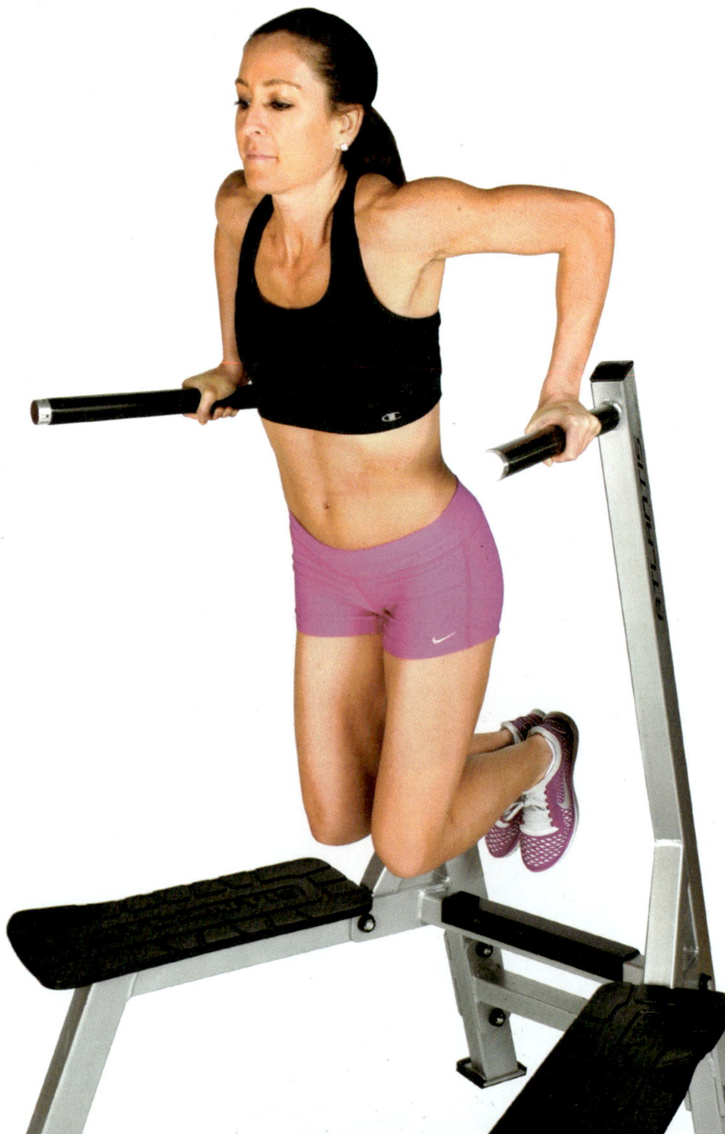

방법 HOW TO DO IT

1 딥 스테이션 또는 평행봉 정면에 서 있는다.

2 각 바에 한 손을 두고 완전 락아웃(lockout)까지 팔을 밀어 뻗는다.

3 상완이 땅과 평행할 때까지 자신을 낮춘 다음, 최초 처음 자세까지 다시 민다. 8-10회 반복한다.

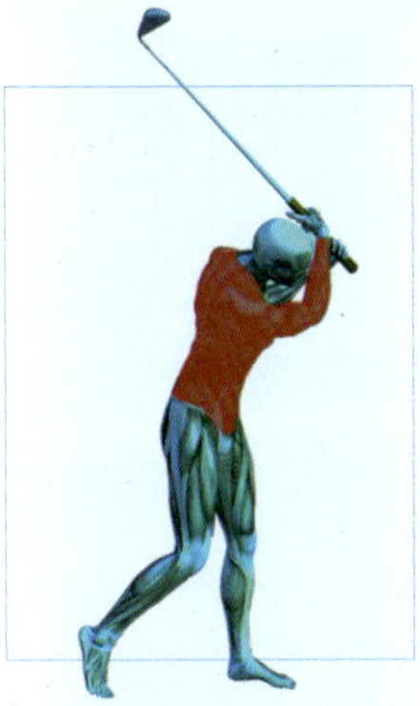

주요 대상
- 대흉근
- 소흉근
- 상완삼두근

주요 운동 목적
- 상체의 힘과 부피를 증가시킨다.

주의사항
- 지나치게 빠른 속도로 연습하지 않도록 한다.

자세 완성하기
- 항상 전체 범위의 동작을 수행한다.

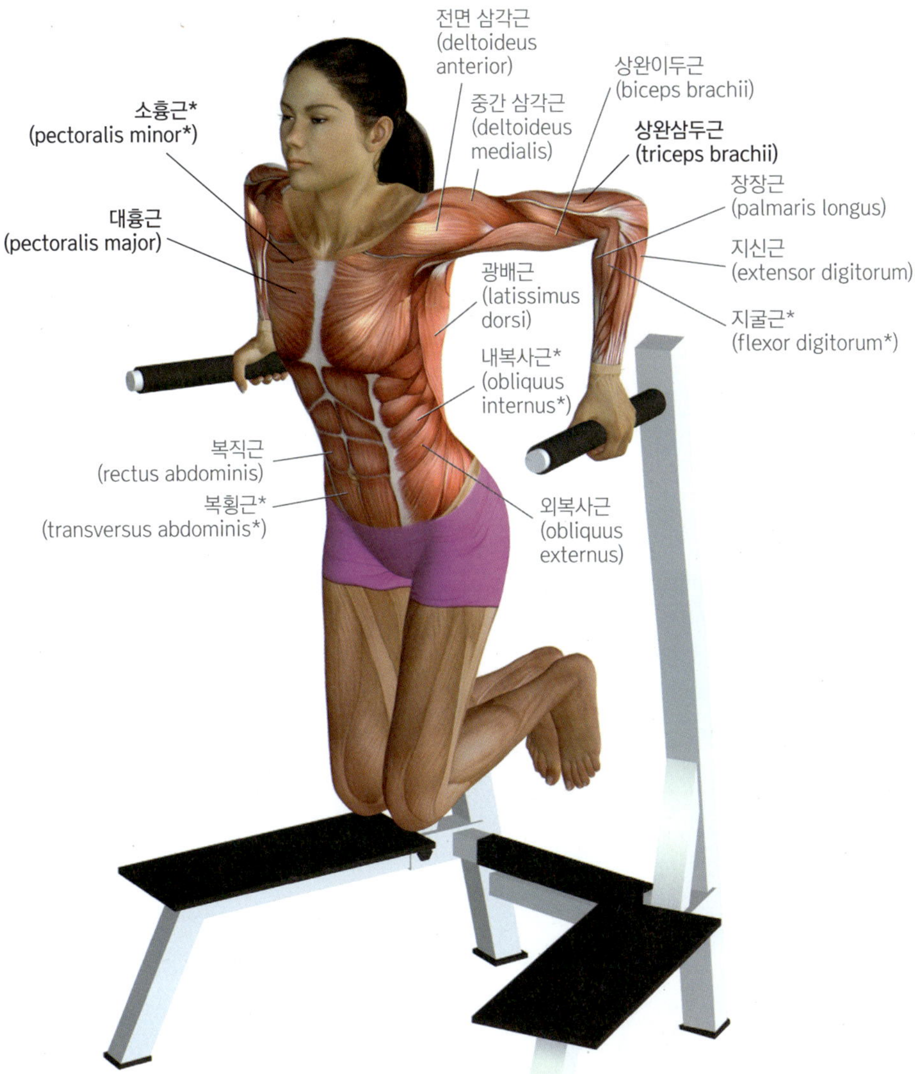

주석설명

검은색 텍스트는 강화 근육을 나타낸다.
회색 텍스트는 스트레칭 근육을 나타낸다.
이탤릭체 텍스트는 힘줄과 인대를 나타낸다.
........*는 심부근육을 나타낸다.

바텀 업 케틀벨 클린 BOTTOMS-UP KETTLEBELL CLEAN

초보자

바텀 업 케틀벨 클린은 팔뚝, 이두근 및 어깨의 힘을 증진시키는 간단한 방법이다. 발을 어깨 너비로 벌린 채 똑바로 서야 한다.

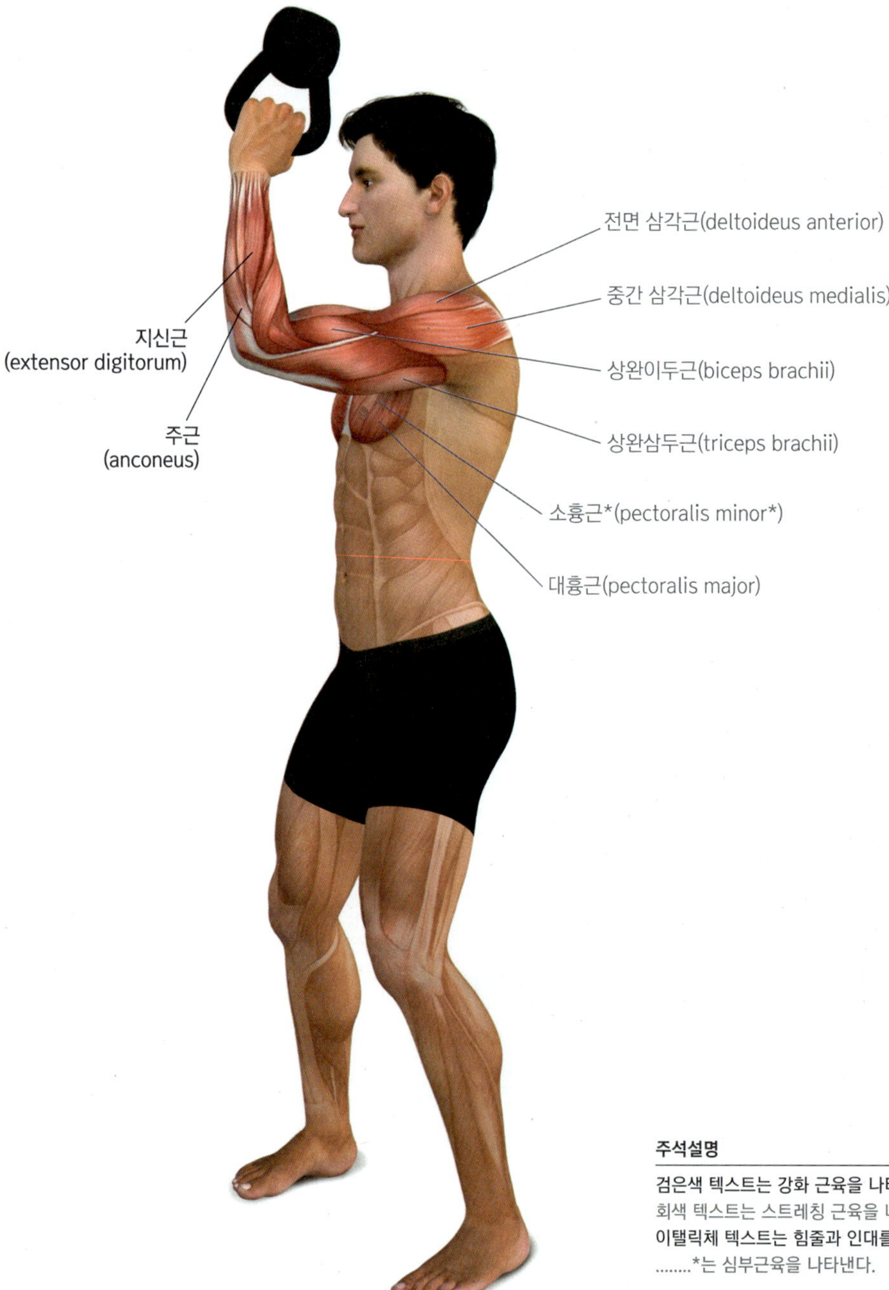

주석설명

검은색 텍스트는 강화 근육을 나타낸다.
회색 텍스트는 스트레칭 근육을 나타낸다.
이탤릭체 텍스트는 힘줄과 인대를 나타낸다.
........*는 심부근육을 나타낸다.

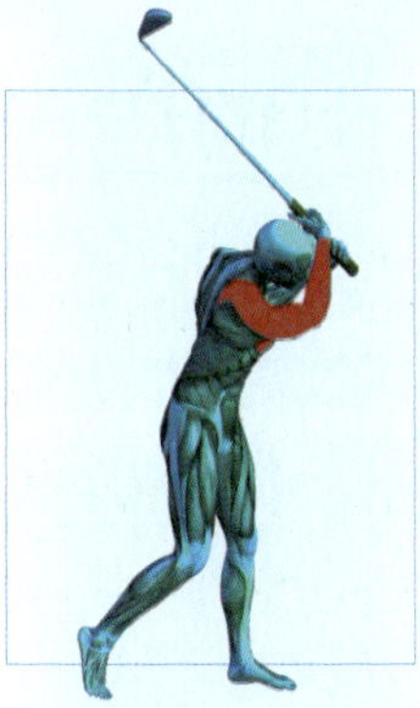

방법 HOW TO DO IT

1 발을 어깨 너비로 벌리고 똑바로 서서 왼손에 케틀벨을 잡는다. 케틀벨을 뒤로 흔들고 난 다음 전방으로 그리고 머리 위로 힘차게 가져온다. 이 과정에서 핸들을 꼭 쥔다.

2 상완이 바닥과 평행해지면, 위치를 고수한 다음에 다시 팔을 낮춘다. 8-10회 반복 후 다른 팔로 이동한다.

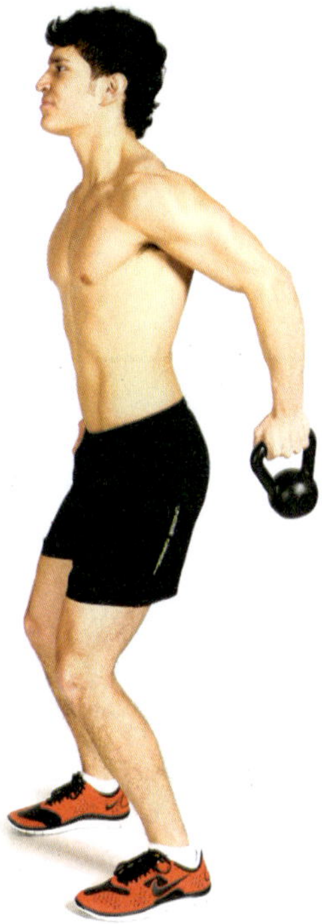

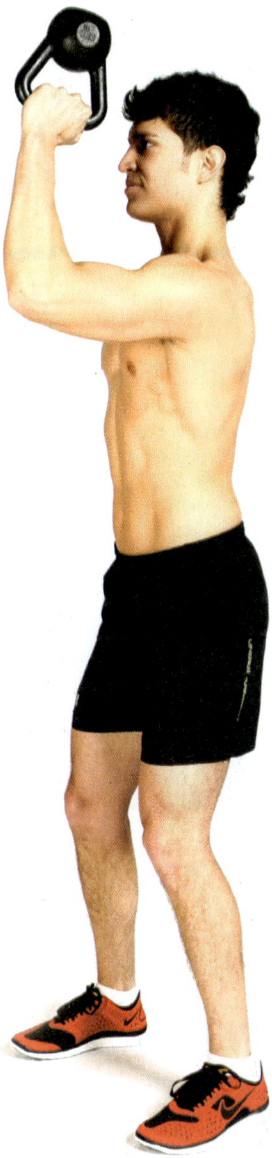

주요 대상
- 장장근
- 척측수근굴근
- 원회내근
- 지굴근
- 주근
- 지신근

주요 운동 목적
- 팔뚝
- 이두근
- 어깨

주의사항
- 느슨하게 잡지 않도록 한다.

자세 완성하기
- 동작 내내 등을 똑바로 유지한다.

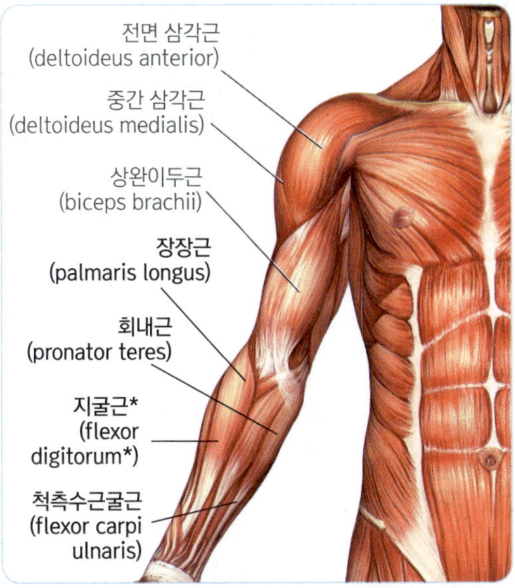

밴드 풀 어파트 BAND PULL-APART

초보자

밴드 풀 어파트는 등 중간, 승모근 및 어깨를 타겟으로 하는 간단한 운동이다. 어깨의 힘과 근매스를 증진시킬 수 있는 간단한 방법이다.

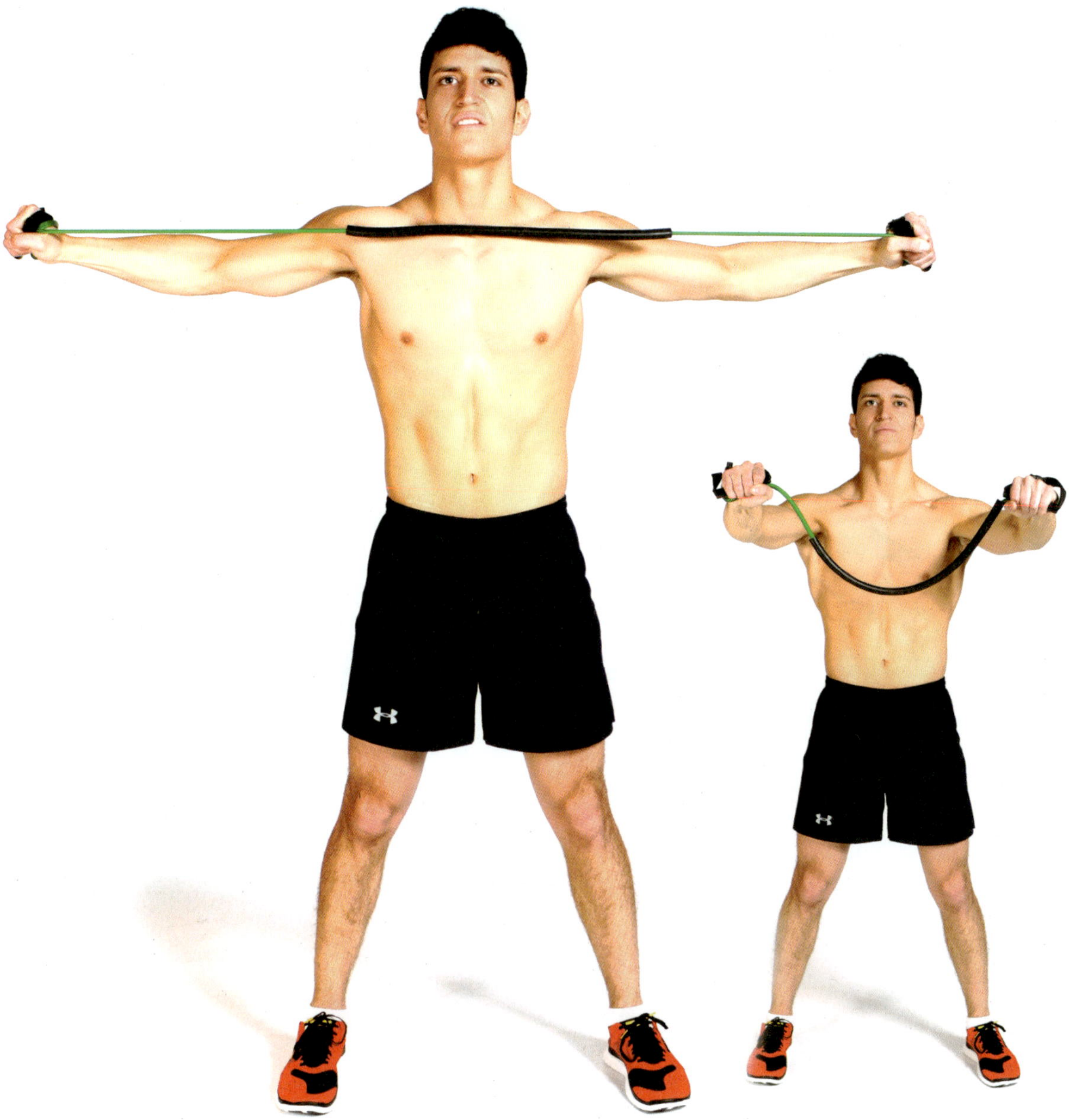

방법 HOW TO DO IT

1 발을 어깨 너비로 벌린 채 서서 정면에서 밴드를 똑바로 잡는다. 손 또한 어깨 너비로 벌려야 한다.

2 하늘을 나는 것 처럼 두 팔을 양 옆으로 쭉 뻗어 밴드를 가슴을 가로질러 옆으로 당기면서 손바닥은 아래를 향하게 유지한다. 잠시 멈춘 다음에 처음 자세로 되돌아온다. 10-15회 반복한다.

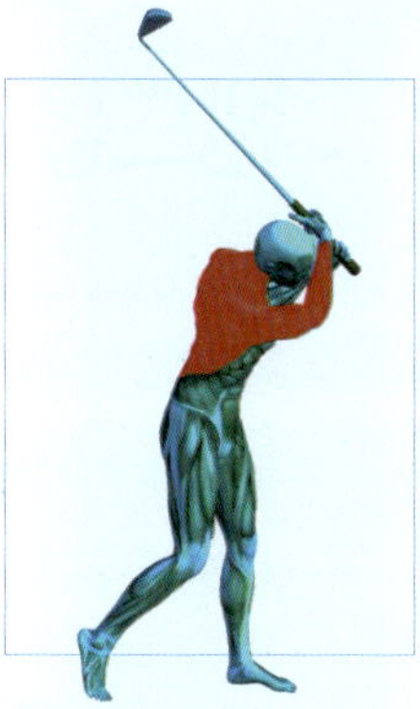

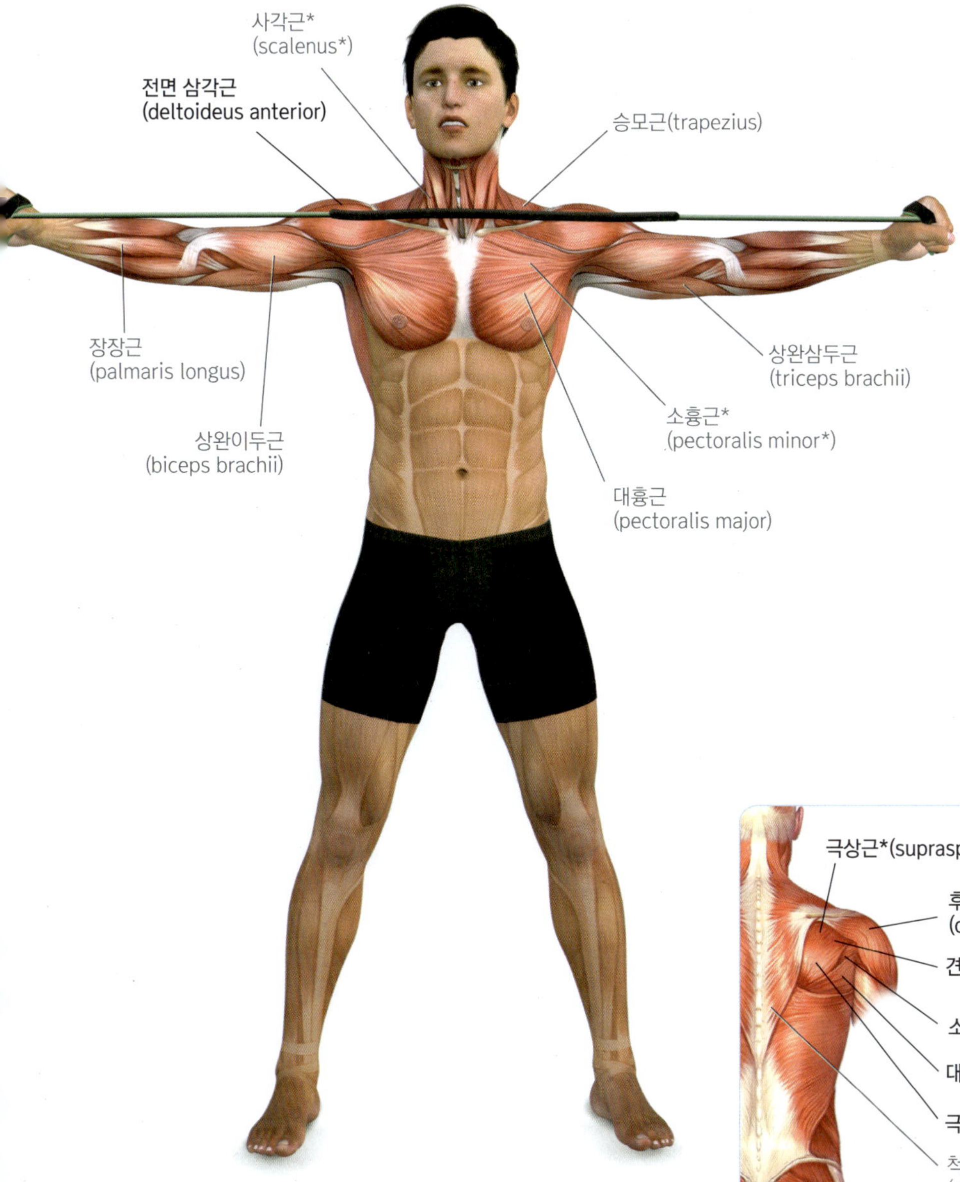

주요 대상
- 극상근
- 극하근
- 견갑하근
- 전면 삼각근
- 중간 삼각근
- 후면 삼각근
- 대원근
- 소원근

주요 운동 목적
- 어깨
- 등 중간
- 승모근

주의사항
- 반동으로 움직이지 않도록 한다.

자세 완성하기
- 어깨를 뒤에 놓는다.

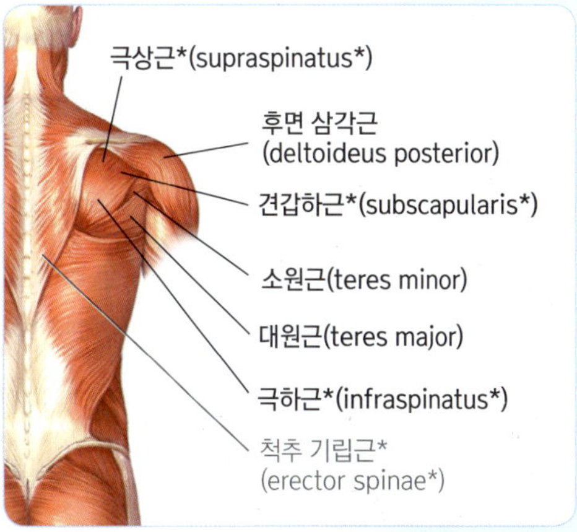

주석설명

검은색 텍스트는 강화 근육을 나타낸다.
회색 텍스트는 스트레칭 근육을 나타낸다.
이탤릭체 텍스트는 힘줄과 인대를 나타낸다.
........*는 심부근육을 나타낸다.

밴드를 이용한 외회전 운동 EXTERNAL ROTATION WITH BAND

초보자

밴드를 이용한 외회전 운동은 어깨 근육의 힘과 근력을 증진시킬 수 있는 간단한 방법이다. 또한 삼두근과 팔뚝 전체를 강화시키는 데에도 유용한다.

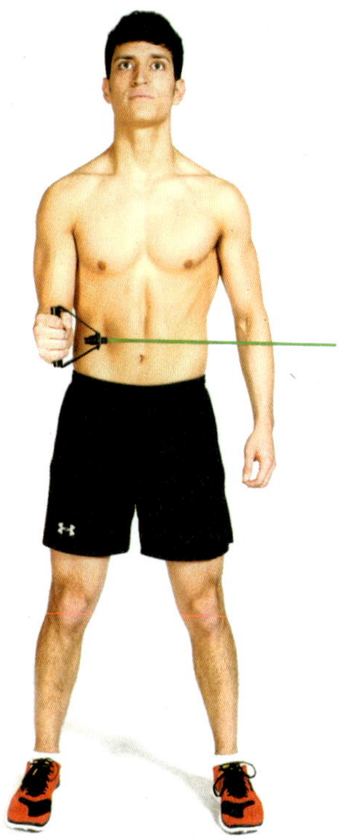

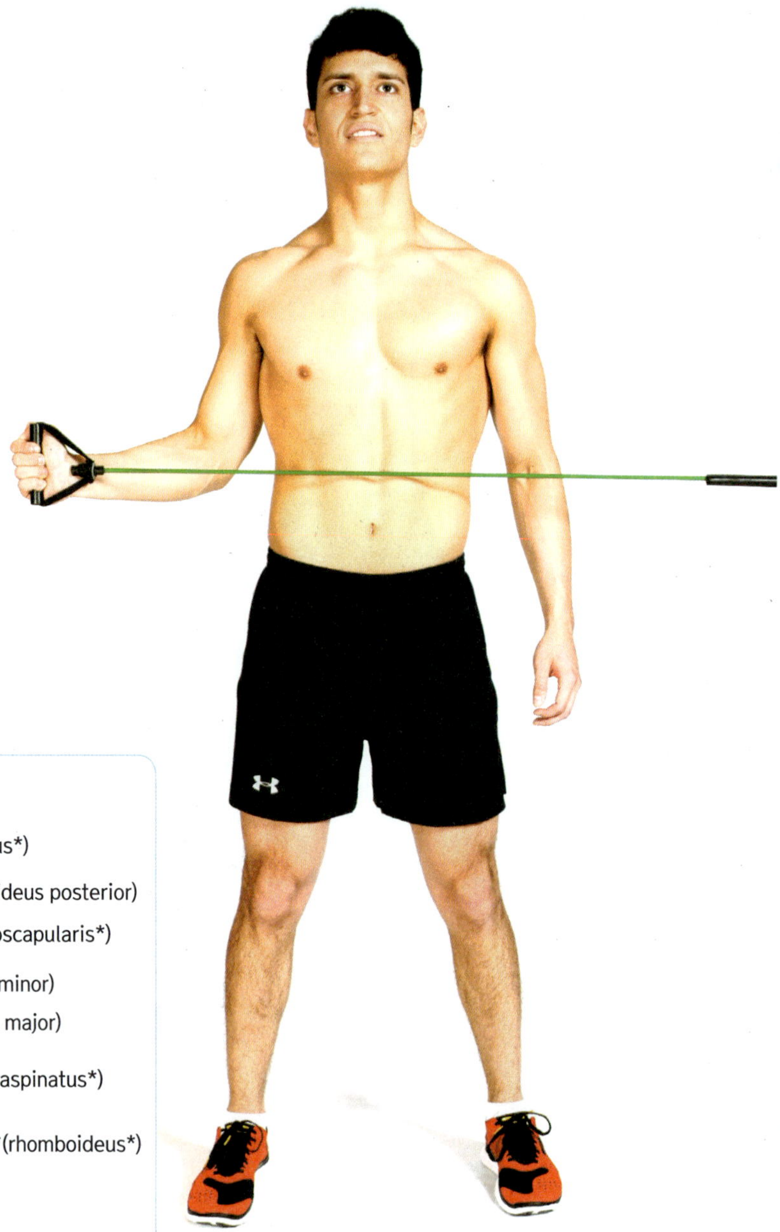

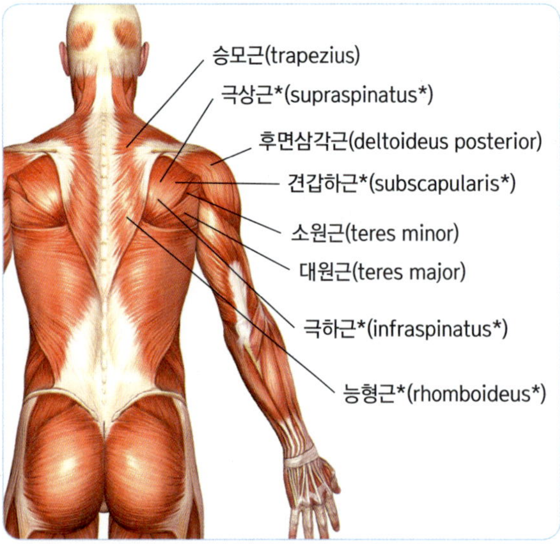

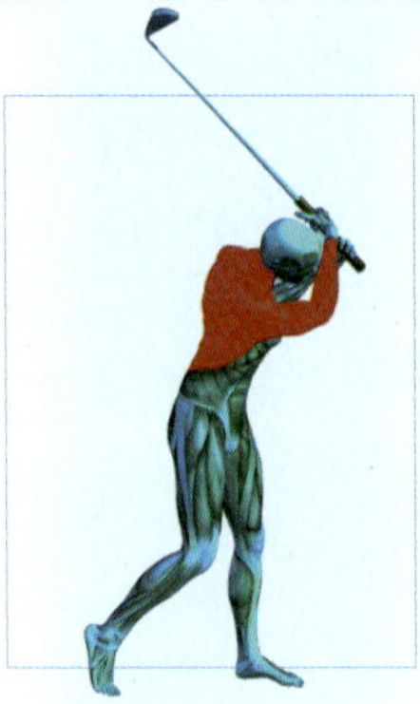

방법 HOW TO DO IT

1 기둥 주변에 밴드 한쪽 끝을 팔꿈치 높이로 맨다. 반대쪽 끝을 오른쪽 손으로 잡고 상완을 옆으로 당겨 유지하고 팔뚝은 땅과 평행하게 유지한다.

2 상완을 유지하고, 처음 자세로 복귀하기 전에 팔뚝을 최대한 옆으로 멀리 이동한다. 12–15회 반복하고 반대쪽 팔로 실시한다.

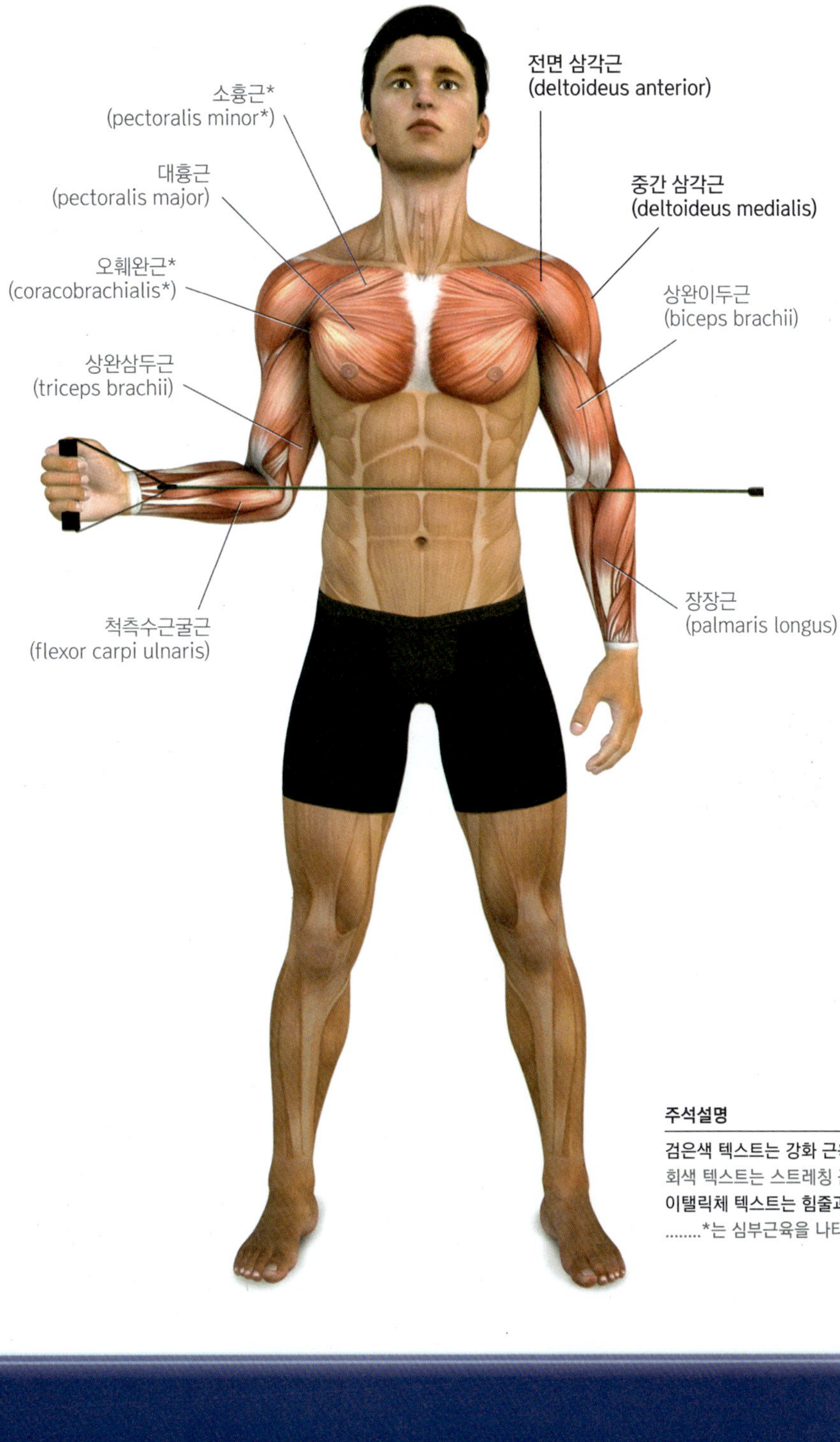

주요 대상
- 극상근
- 극하근
- 전면삼각근
- 중간삼각근
- 후면삼각근
- 대원근
- 소원근
- 승모근
- 능형근

주요 운동 목적
- 어깨

주의사항
- 지나치게 빠른 속도로 하지 않는다.

자세 완성하기
- 상완을 옆구리에 닿지 않게 유지한다.

주석설명

검은색 텍스트는 강화 근육을 나타낸다.
회색 텍스트는 스트레칭 근육을 나타낸다.
이탤릭체 텍스트는 힘줄과 인대를 나타낸다.
........*는 심부근육을 나타낸다.

오버헤드 프레스와 함께 뒤꿈치 들기
HEEL RAISE WITH OVERHEAD PRESS

초보자

오버헤드 프레스보다 벤치 프레스를 이용할 때 더 많은 무게를 들어올릴 수 있지만, 오버헤드 프레스는 벤치 프레스보다 많은 이점이 있다. 주요한 이점은 전신의 근육을 함께 활용할 수 있다는 것이다. 어깨, 위 가슴 및 팔이 머리 위 무게를 미는 동안 몸통과 다리가 무게를 안정적으로 지지한다.

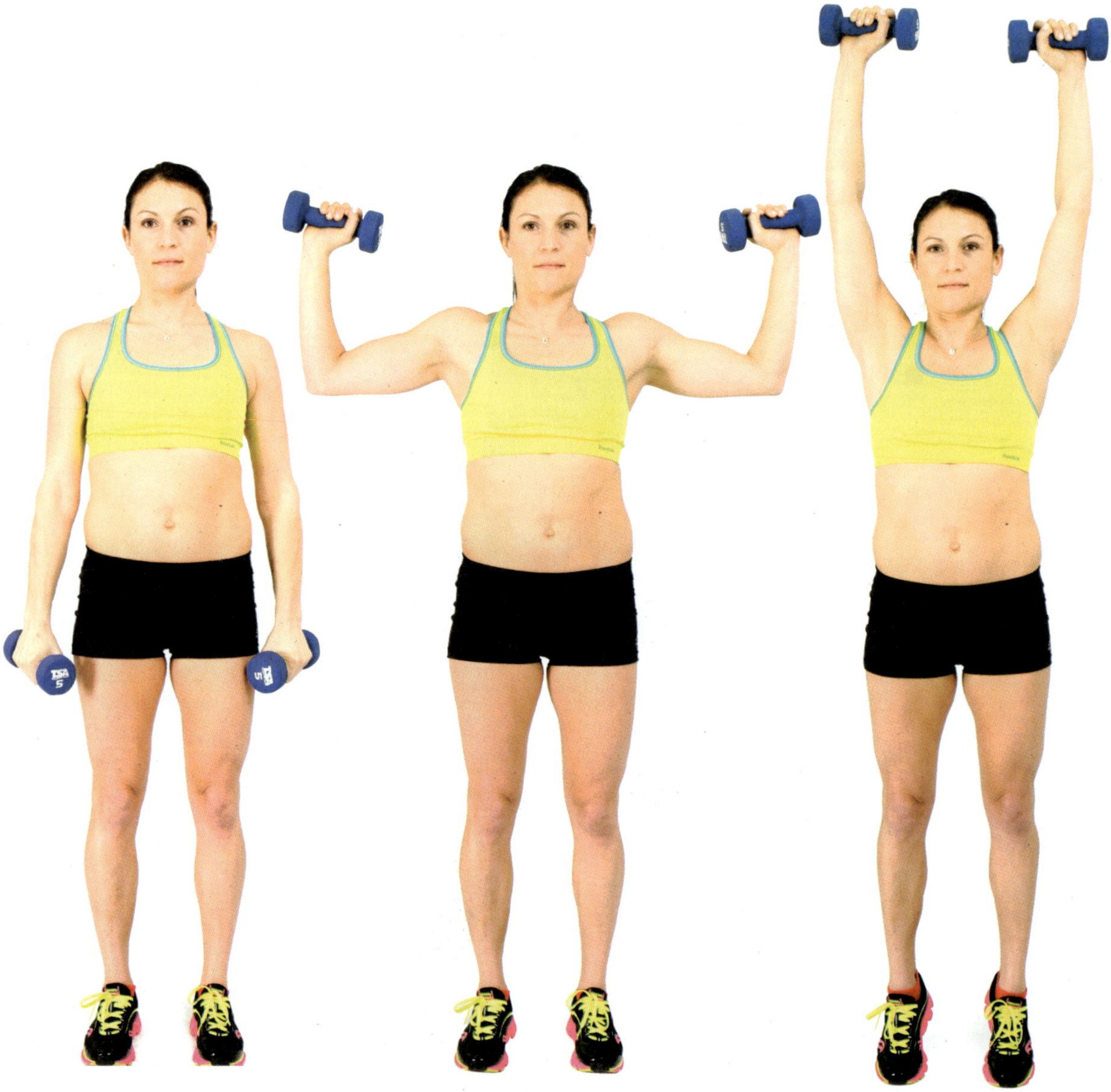

방법 HOW TO DO IT

1 발을 엉덩이 너비로 벌리고 각 손에 덤벨을 쥔 채 팔을 옆에 두고 선다.

2 팔을 올리고 팔꿈치를 굽혀 덤벨이 귀 높이에 도달할 때까지 올린다.

3 발꿈치를 들어올려 바닥에서 떼면서 무게를 머리 위로 가져가 발끝으로 선다. 원할 경우 몇 초간 균형을 유지한다.

4 발꿈치를 바닥에 닿게 하고 팔을 처음 자세로 가져간다. 좋은 자세를 유지하면서 15회를 목표로 반복한다.

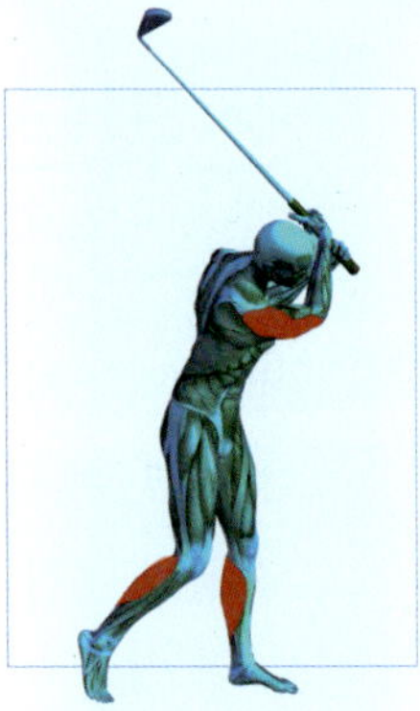

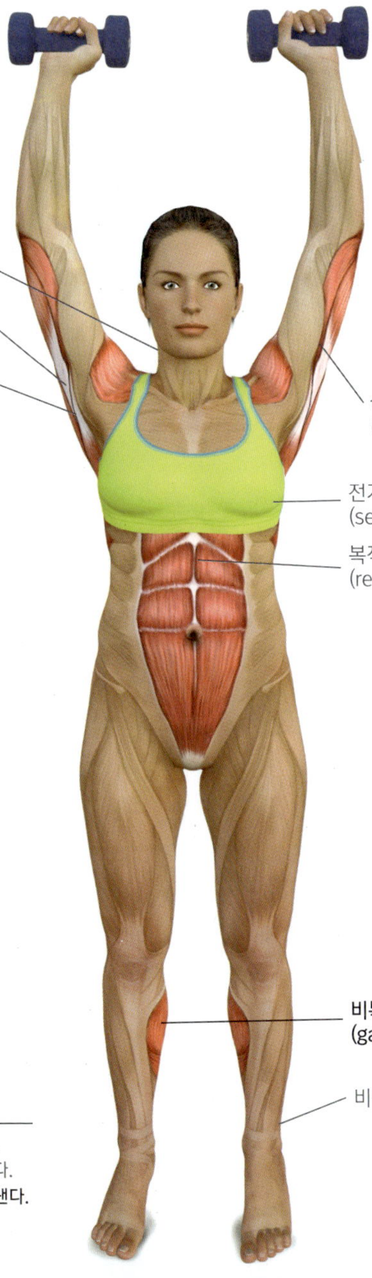

주요 대상
- 비복근
- 광배근
- 전면 삼각근

주요 운동 목적
- 어깨 및 장딴지를 강화하고 탄력 있게 만든다.

주의사항
- 몸통을 들어올리거나 비틀지 않는다.
- 어깨나 등을 웅크리거나 구부리지 않는다.
- 동작을 수행하는 동안 호흡을 멈추지 않는다.

자세 완성하기
- 몸통이 전방으로 향하게 한다.

주석설명

검은색 텍스트는 강화 근육을 나타낸다.
회색 텍스트는 스트레칭 근육을 나타낸다.
이탤릭체 텍스트는 힘줄과 인대를 나타낸다.
........*는 심부근육을 나타낸다.

스쿼트 앤 로우 SQUAT AND ROW

고급

스쿼트 앤 로우는 고급 전신 운동이다. 이것은 둔근, 대퇴사두근, 등 및 팔을 대상으로 하는 훌륭한 복합 운동으로서 모든 체력 수준에 적합하다.

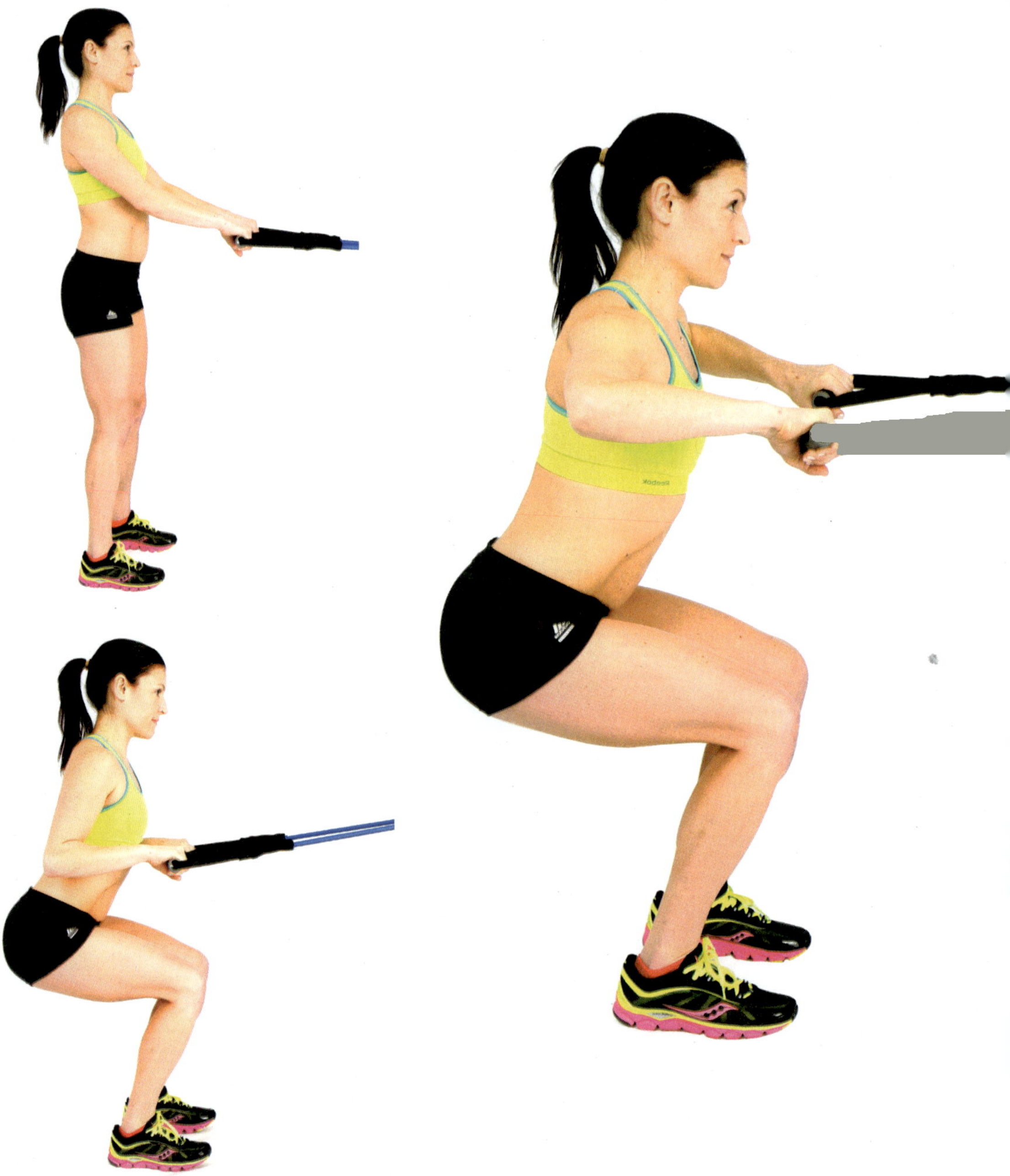

방법 HOW TO DO IT

1 똑 바로 서서 저항 밴드의 양 끝을 손으로 잡는다. 발은 엉덩이 너비로 벌리고 허리는 구부리거나 숙이지 않아야 한다. 전방을 응시한다.

2 부드러운 동작으로, 무릎을 구부리기 시작한다. 동시에 밴드 양 끝을 몸 쪽으로 잡아 당기면서 팔꿈치를 구부린다.

3 몸의 나머지를 안정되게 유지하고 복근을 활용한다. 양손을 사용하여 밴드를 몸 쪽으로 더 잡아당긴다.

4 부드럽게 처음 자세로 되돌아온다. 10회 반복으로 시작해서 20회까지 늘려간다.

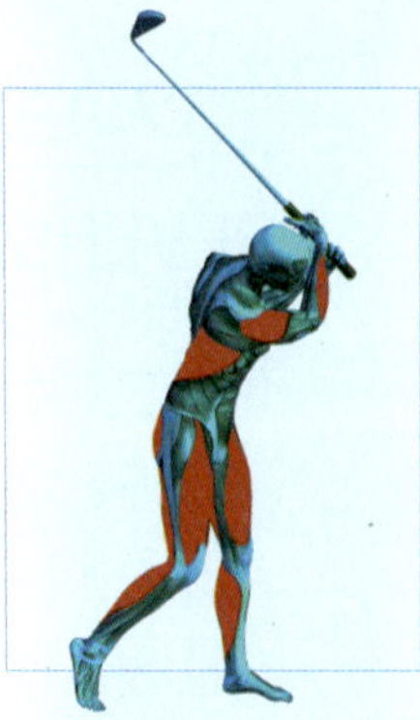

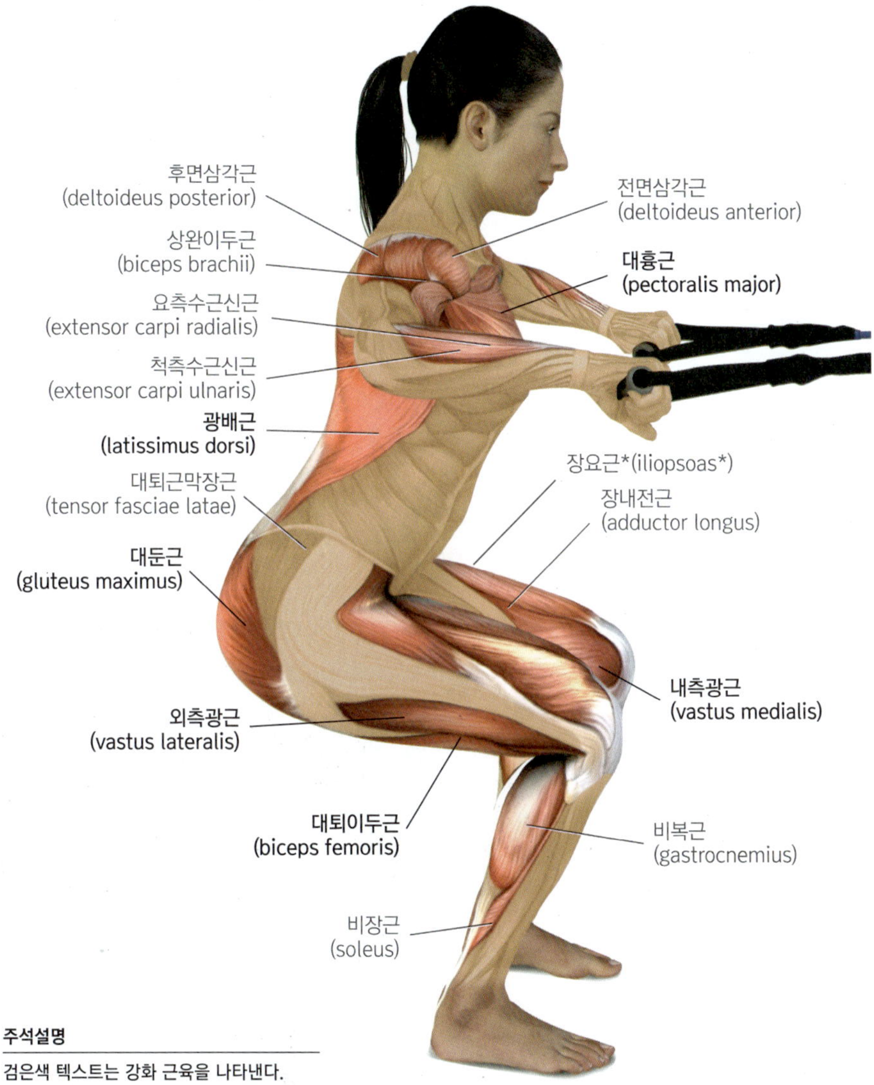

주석설명

검은색 텍스트는 강화 근육을 나타낸다.
회색 텍스트는 스트레칭 근육을 나타낸다.
이탤릭체 텍스트는 힘줄과 인대를 나타낸다.
........*는 심부근육을 나타낸다.

주요 대상
- 대둔근
- 대퇴직근
- 외측광근
- 중간광근
- 내측광근
- 대퇴이두근
- 반건양근
- 반막양근
- 광배근
- 대흉근

주요 운동 목적
- 다리, 엉덩이 및 어깨 근육을 강화시키고 탄력 있게 만든다.

주의사항
- 몸통을 회전하거나 등을 구부리는 것을 피해야 한다
- 턱을 숙이거나 목을 옆으로 비틀지 않아야 한다.
- 동작을 반동을 과도하게 해서는 안된다.

자세 완성하기
- 양 발을 바닥에 고정시킨다.
- 구부릴 때, 다리 각도를 올바르게 한다.
- 천천히 조심스럽게 움직인다.
- 배를 안쪽으로 당긴다.

체스트 프레스를 이용한 리버스 런지
REVERSE LUNGE WITH CHEST PRESS

중급

이 동작은 상반신, 특히 가슴 및 어깨와 하반신을 한 번에 운동하고자 하는 사람들에게 좋다. 케이블 또는 덤벨로 수행할 수 있다. 제어 가능한 무게나 저항을 선택하는 것이 중요하지만 어느 정도는 운동이 될 수 있도록 무게를 선택하자.

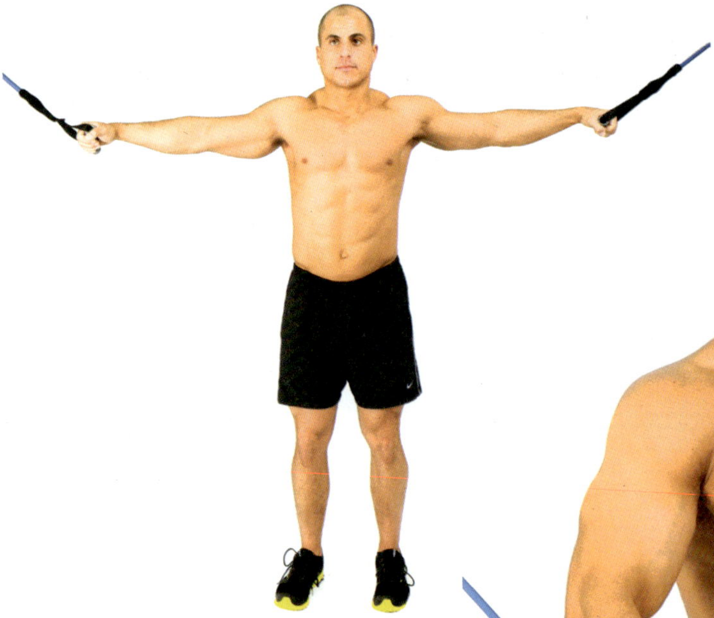

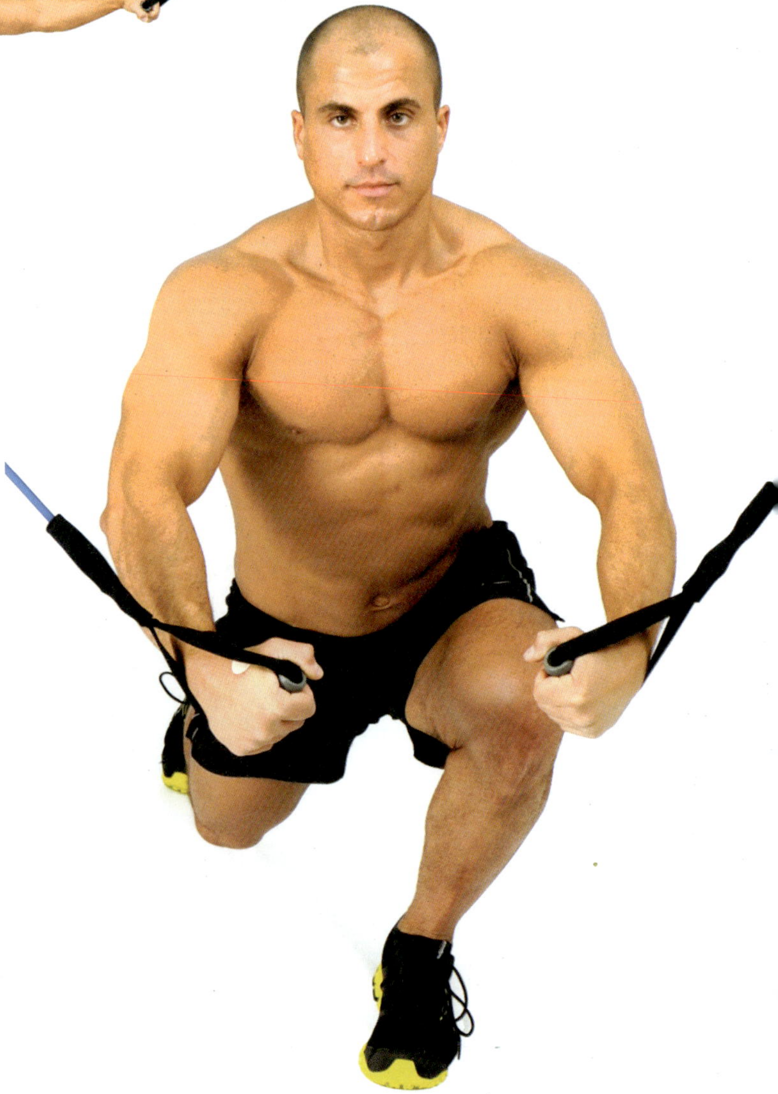

방법 HOW TO DO IT

1 발을 대략 엉덩이 너비로 벌린 채 똑바로 선다. 저항 밴드 핸들을 각 손으로 잡는다. 옆에 있는 웨이트 기계나 다른 안정된 물체에 양쪽 밴드의 나머지 핸들을 고정시킨다. 팔을 들어 몸과 수직이 되도록 양쪽 밴드를 잡고 약간 팽팽하게 한다.

2 왼쪽 다리를 한 발 뒤로 내딛는다.

3 양 무릎을 리버스 런지 위치로 구부린다. 동시에 밴드의 저항감을 느끼도록 양 팔을 낮춘다.

4 점차 다리를 곧게 하고 팔을 옆으로 올려 처음 자세로 복귀한다.

5 왼쪽 다리를 한 발 앞으로 내딛고 다른 쪽에서 반복한다. 교대로 하면서 양쪽에서 10회씩 반복한다.

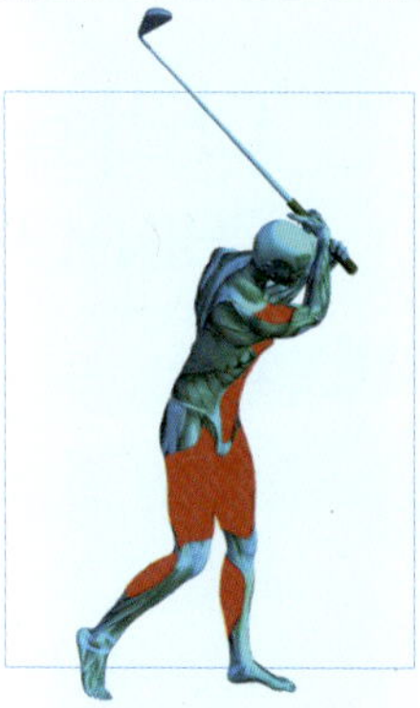

주요 대상
- 대퇴직근
- 외측광근
- 중간광근*
- 내측광근
- 대퇴이두근
- 반건양근
- 반막양근
- 대둔근
- 대흉근

주요 운동 목적
- 팔과 가슴 근육을 강화시키고 탄력 있게 만든다.
- 조정력을 향상시킨다.

주의사항
- 몸통을 어느 방향으로든 회전하지 않도록 한다.
- 어깨를 웅크리지 않는다.

자세 완성하기
- 몸통이 전방을 향하게 한다.

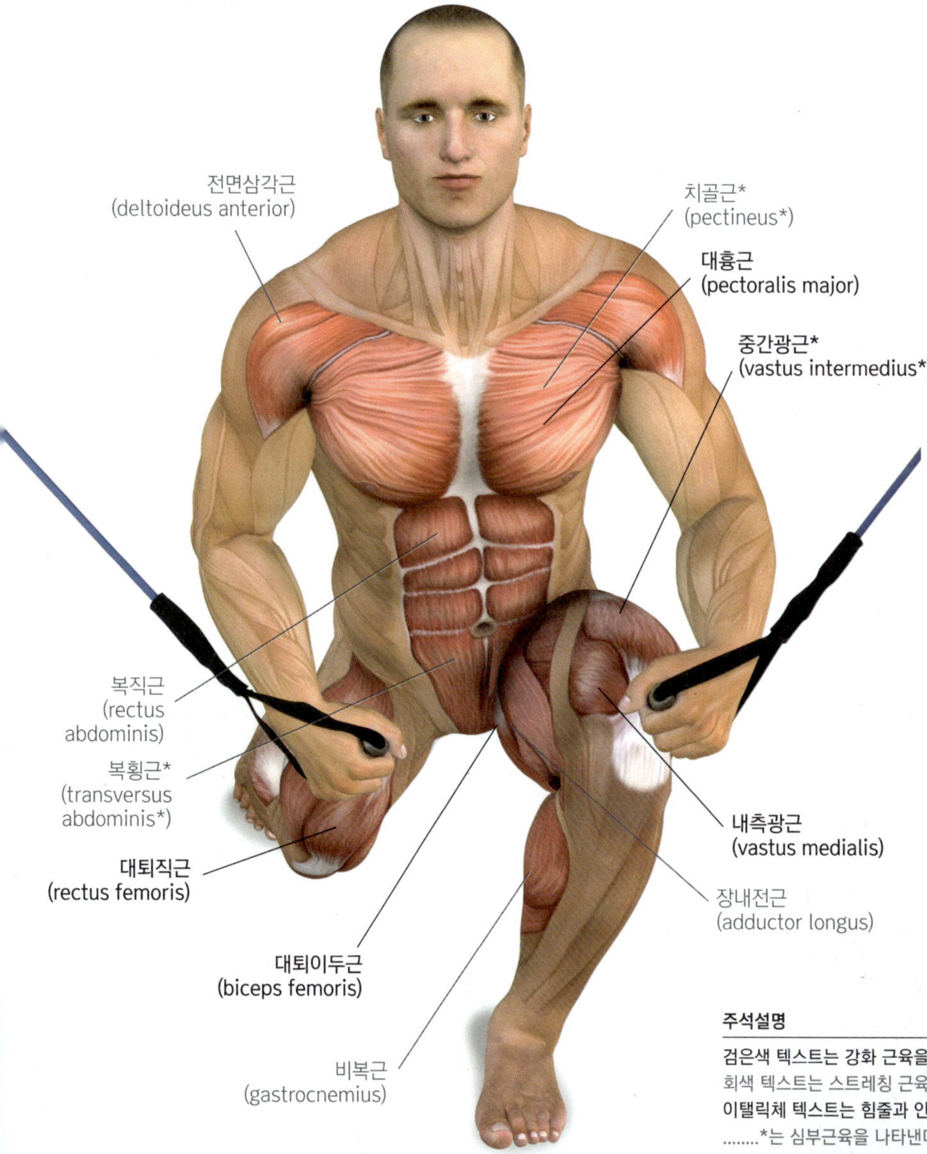

주석설명

검은색 텍스트는 강화 근육을 나타낸다.
회색 텍스트는 스트레칭 근육을 나타낸다.
이탤릭체 텍스트는 힘줄과 인대를 나타낸다.
........*는 심부근육을 나타낸다.

다리를 들고 매달린 채 턱걸이 하기
CHIN-UP WITH HANGING LEG RAISE

고급

이것은 한 동작으로 동시에 등 위쪽과 코어를 솟구치게 하는 놀랍고도 힘든 운동이다. 턱을 위로 들고 다리를 올린 채로 매달린다.

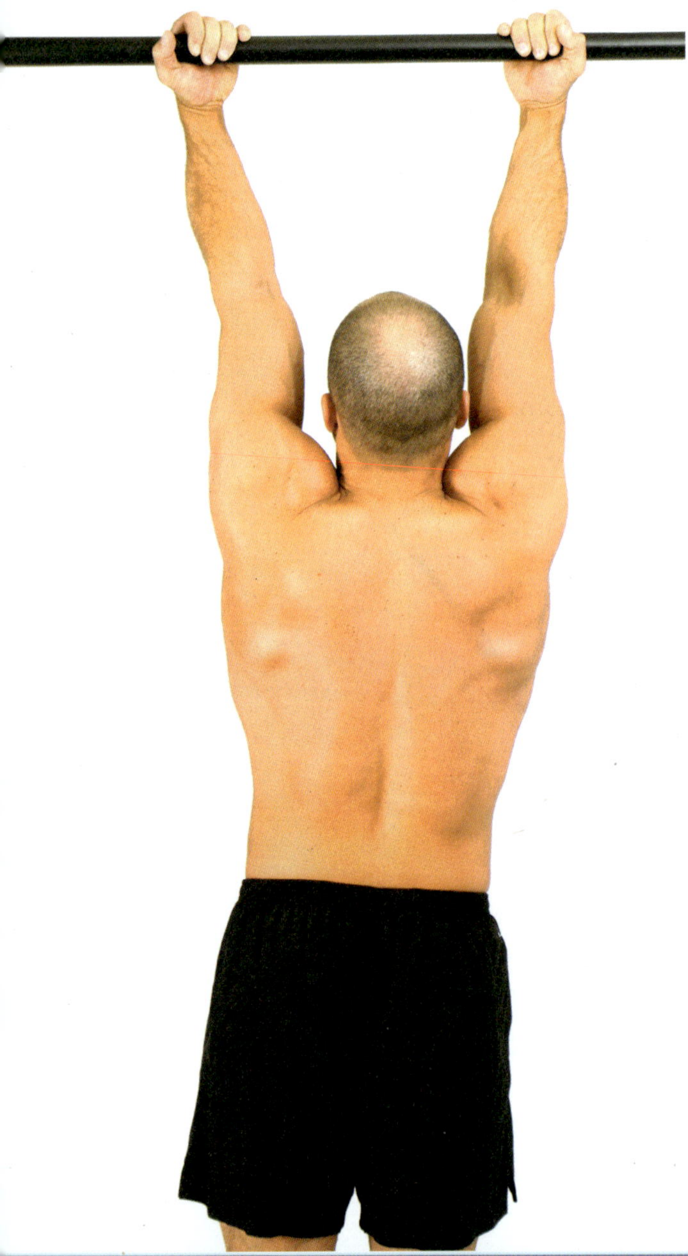

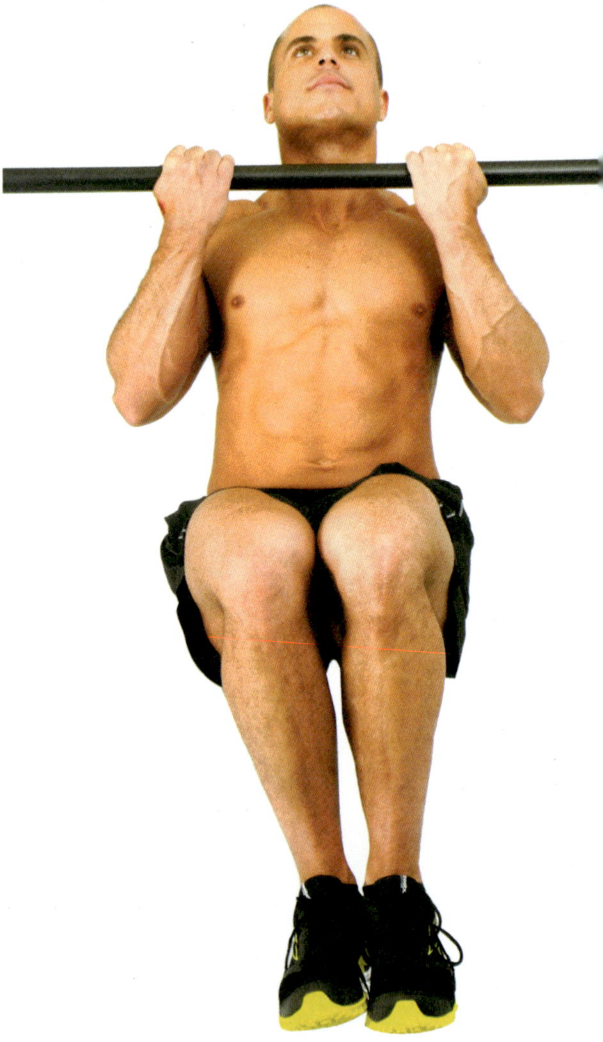

방법 HOW TO DO IT

1 양 손으로 철봉을 꽉 쥔 채로 매달린다.

2 팔 근육을 사용하여 몸을 들어올리고 턱은 철봉 위로 들어올린다.

3 복근에 힘을 주고 무릎을 올린다. 최대한 오래 유지한다.

4 천천히 다리를 뻗는다. 그런 다음, 팔을 곧게 하여 처음 자세로 되돌아온다.

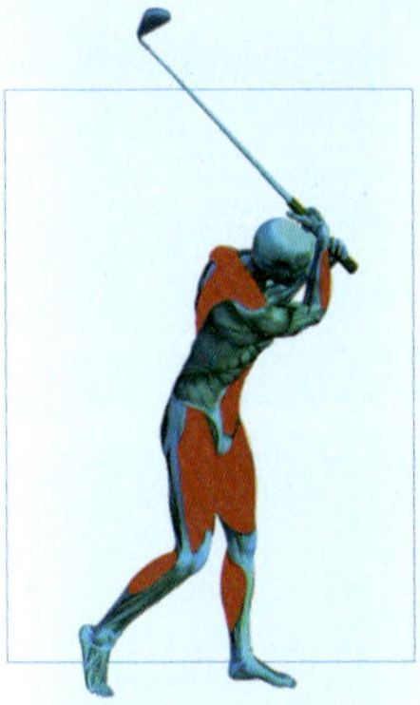

주요 대상
- 광배근
- 복직근
- 외복사근
- 복횡근*
- 내복사근*
- 전거근
- 상완삼두근

주요 운동 목적
- 팔과 코어를 강화시킨다.

주의사항
- 갑작스럽게 움직이지 않도록 한다.

자세 완성하기
- 이 어려운 운동 동안 코어 근육을 활용한다.

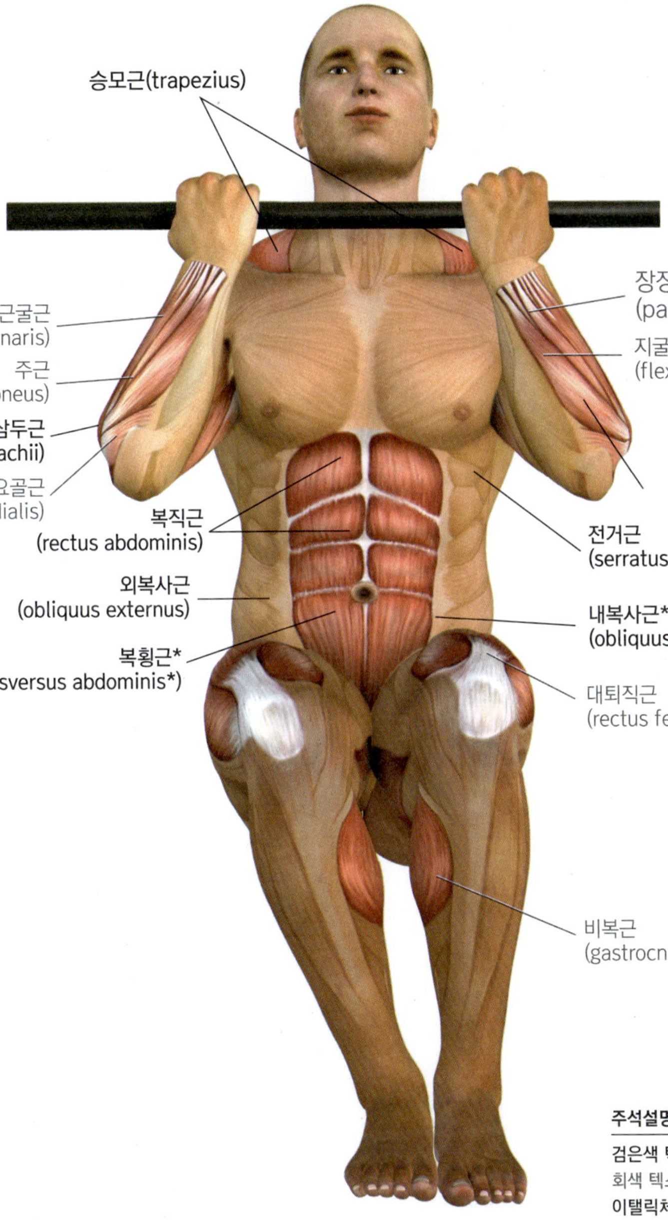

주석설명

검은색 텍스트는 강화 근육을 나타낸다.
회색 텍스트는 스트레칭 근육을 나타낸다.
이탤릭체 텍스트는 힘줄과 인대를 나타낸다.
........*는 심부근육을 나타낸다.

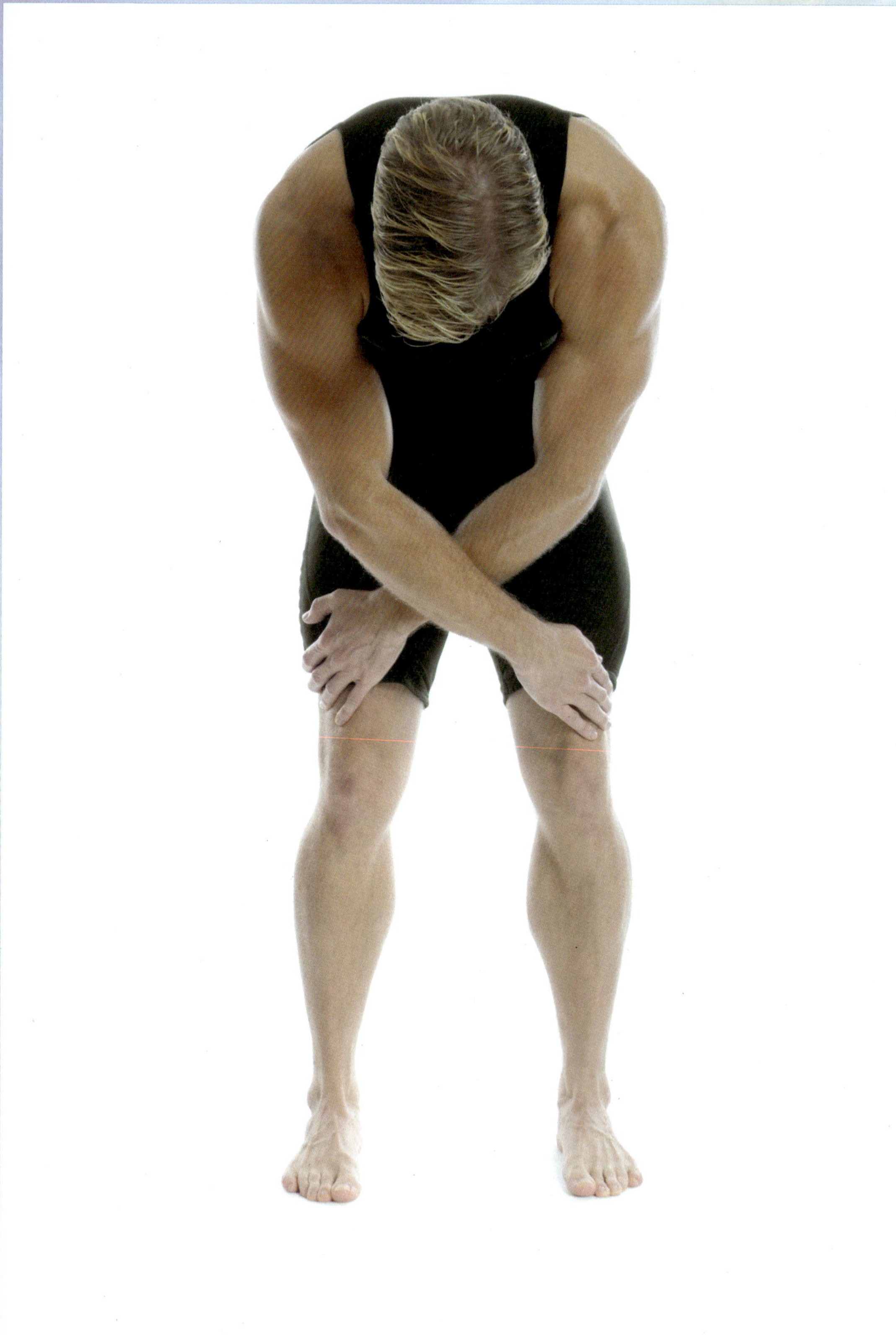

허리
BACK

골프 스윙은 허리에 무리를 줄 수 있다. 골퍼는 항상 허리가 뻣뻣하고 아프다. 그만큼 비틀기와 굽히기는 허리 통증이나 심지어 부상을 유발한다. 이러한 허리 연습은 허리 통증과 부상을 방지하고자 하는 골퍼를 위한 것이다. 일부 연습은 등 아래 부분에 또 일부 연습은 등 위 부분에 중점을 둔다. 통증을 최소화하기 위해 허리를 풀어주는 것뿐만 아니라 보다 훌륭한 백 스윙과 팔로우 스로우 동작을 가능하게 하는 다양한 스트레칭 운동도 있다. 이러한 연습을 통해 어느 클럽을 사용하더라도 힘과 거리가 늘어날 것이다.

목 스트레칭 NECK STRETCHES

스트레칭

목 스트레칭과 유연성 운동은 경추 부위의 동작 범위를 확대시키고 탄력성을 증가시켜 뻣뻣함과 통증을 완화할 수 있다. 통증이나 아픔을 느낄 정도로 과도하게 목 스트레칭을 해서는 안 된다.

목을 아래로 기울이기 DOWNWARD NECK TILT

방법 HOW TO DO IT

1 다리와 발이 평행이 되고 어깨 너비로 벌린 채 서 있는다. 무릎을 아주 약간만 구부린다.

2 골반을 전방으로 약 1/4인치 내밀고 바른 자세로 선다. 가슴은 약간 들어 올리고 어깨를 아래 뒤쪽으로 가볍게 늘어뜨려서 귀에서 떨어지게 한다.

3 머리를 오른쪽으로 천천히 기울이고 5초간 멈추어서 머리 무게가 이 방향으로 이동하는 것을 느낀다.

4 머리를 중앙으로 천천히 원위치 시키고, 5초간 쉬었다가, 반대쪽에서 반복한다.

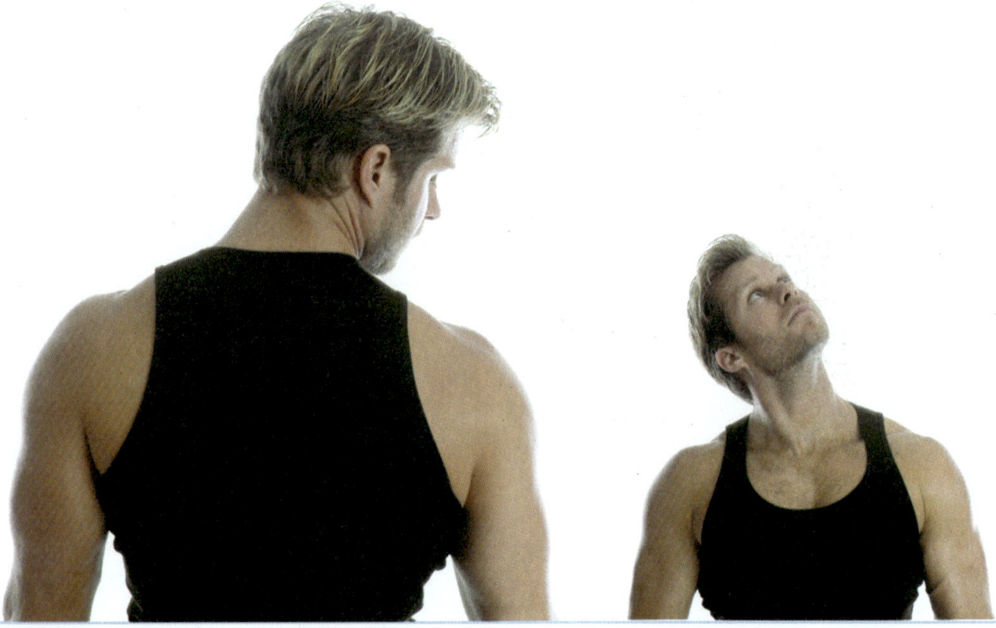

방법 HOW TO DO IT

1 손으로 머리 뒤를 움켜쥐고 손가락을 깍지 낀다. 부드럽게 머리를 전방으로 기울이고 5초 동안 멈춘다.

2 천천히 머리를 원위치 시키고 5초 동안 쉬었다가 반복한다.

수정 MODIFICATION

이 스트레칭을 강하게 하려면, 다시 한 손을 머리에 얹고 다른 손으로는 "열쇠를 줍는 자세를 취한다."

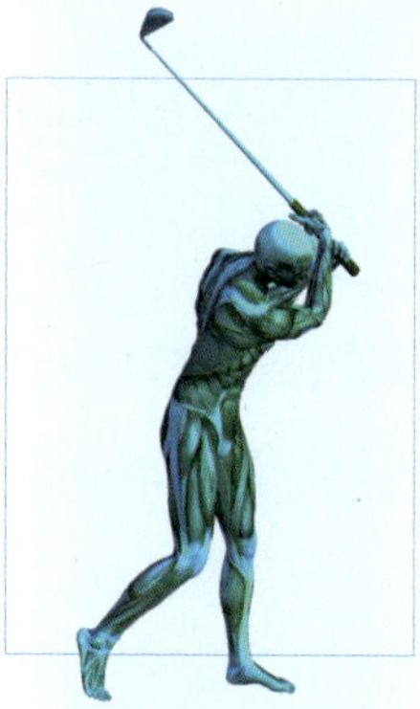

목 뒤 스트레칭 BACK-OF THE NECK STRETCH

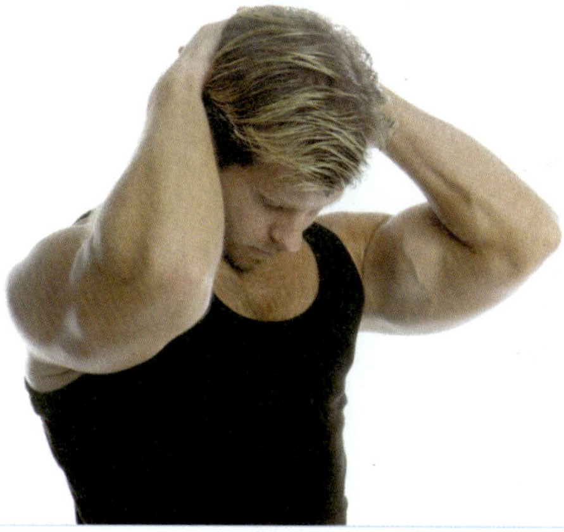

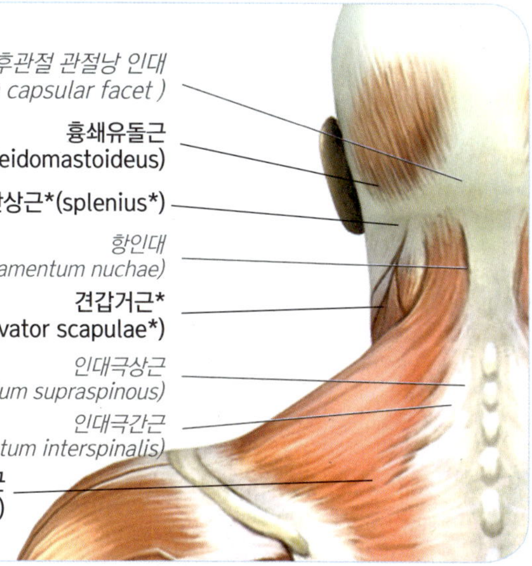

주요 대상
- 흉쇄유돌근
- 판상근
- 견갑거근
- 승모근
- 인대 극간근
- 척추 후관절 관절낭 인대

주요 운동 목적
- 목

주의사항
- 어깨를 들어올리거나 긴장되지 않게 한다.

자세 완성하기
- 모든 스트레칭 동안 쉽게 정상적으로 호흡한다.

주석설명

검은색 텍스트는 강화 근육을 나타낸다.
회색 텍스트는 스트레칭 근육을 나타낸다.
이탤릭체 텍스트는 힘줄과 인대를 나타낸다.
........*는 심부근육을 나타낸다.

스탠딩 백 롤 STANDING BACK ROLL

스트레칭

이 스트레칭은 등 윗부분과 중간 부분의 유연성을 증진한다. 등 근육은 종종 준비 운동 과정이나 운동 후 몸을 풀어줄 때 빠뜨리는 경우가 있지만, 스트레칭을 해주면 강렬한 운동 후의 근육통을 낮출 수 있다.

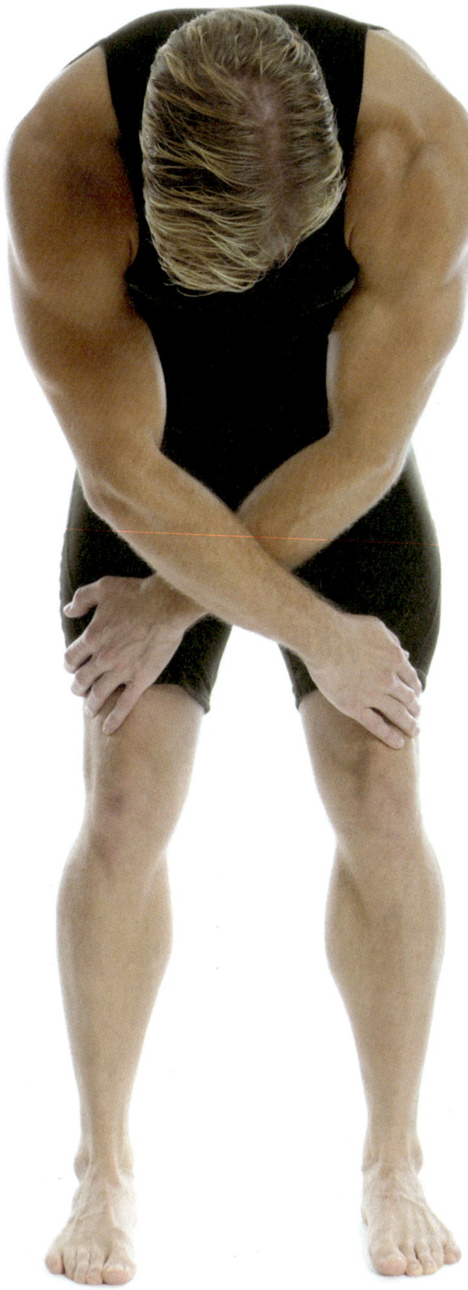

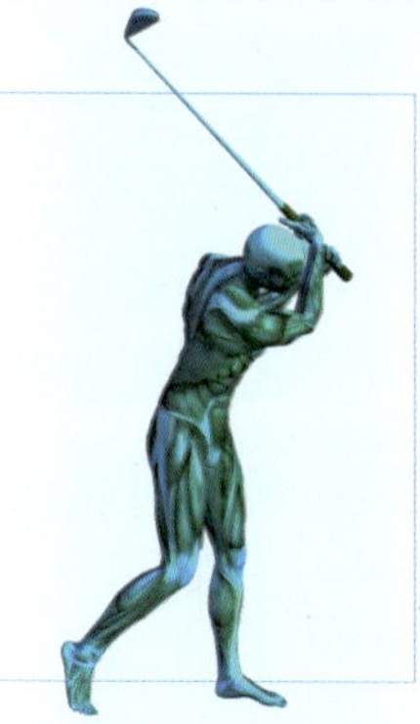

방법 HOW TO DO IT

1 '토 터치' 위치로부터 엉덩이와 넓적다리 위의 엉덩이를 느낄 수 있는 지점까지 천천히 절반을 굽힌다.

2 팔뚝을 교차시켜 반대쪽 넓적다리 위에 손을 얹어 어깨를 전방으로 둥글게 한다.

3 견갑골 사이의 등 위쪽 근육을 스트레칭 하면서 머리의 무게를 느끼도록 한다.

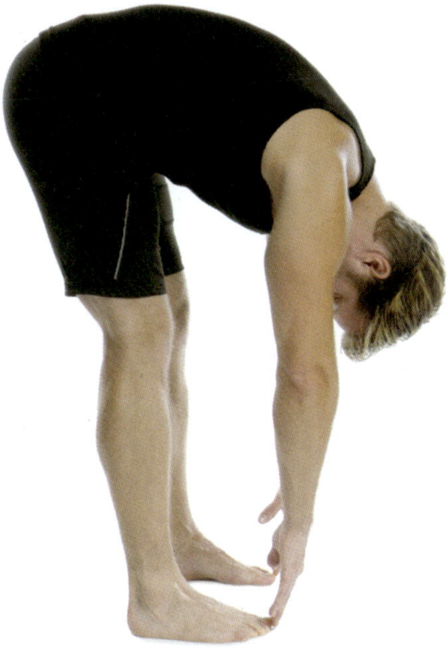

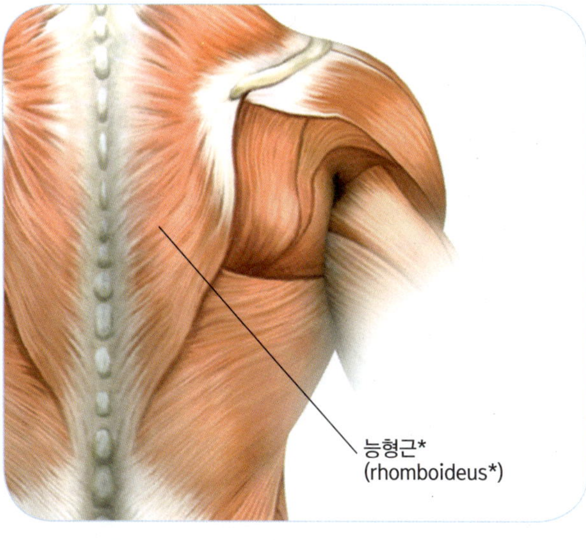

주요 대상
- 요측수근신근
- 척추수근신근
- 소지신근
- 지신근
- 시지신근
- 무지신근

주요 운동 목적
- 팔목
- 손
- 팔뚝

주의사항
- 어깨를 들어올리거나 긴장되지 않게 한다.

자세 완성하기
- 무릎이 구부러지지 않게 최대한 펼 수 있을 정도로만 내려간다
- 허리쪽에 통증이 심하게 느껴진다면 멈춘다

주석설명

검은색 텍스트는 강화 근육을 나타낸다.
회색 텍스트는 스트레칭 근육을 나타낸다.
이탤릭체 텍스트는 힘줄과 인대를 나타낸다.
........*는 심부근육을 나타낸다.

능형근을 빨리 들어올리기 SCOOP RHOMBOIDS

스트레칭

이 스트레칭은 허리 디스크에 산소를 전달하면서 허리와 척추 근육의 이동성을 향상시킨다. 전반적인 근육의 긴장도 완화시킨다.

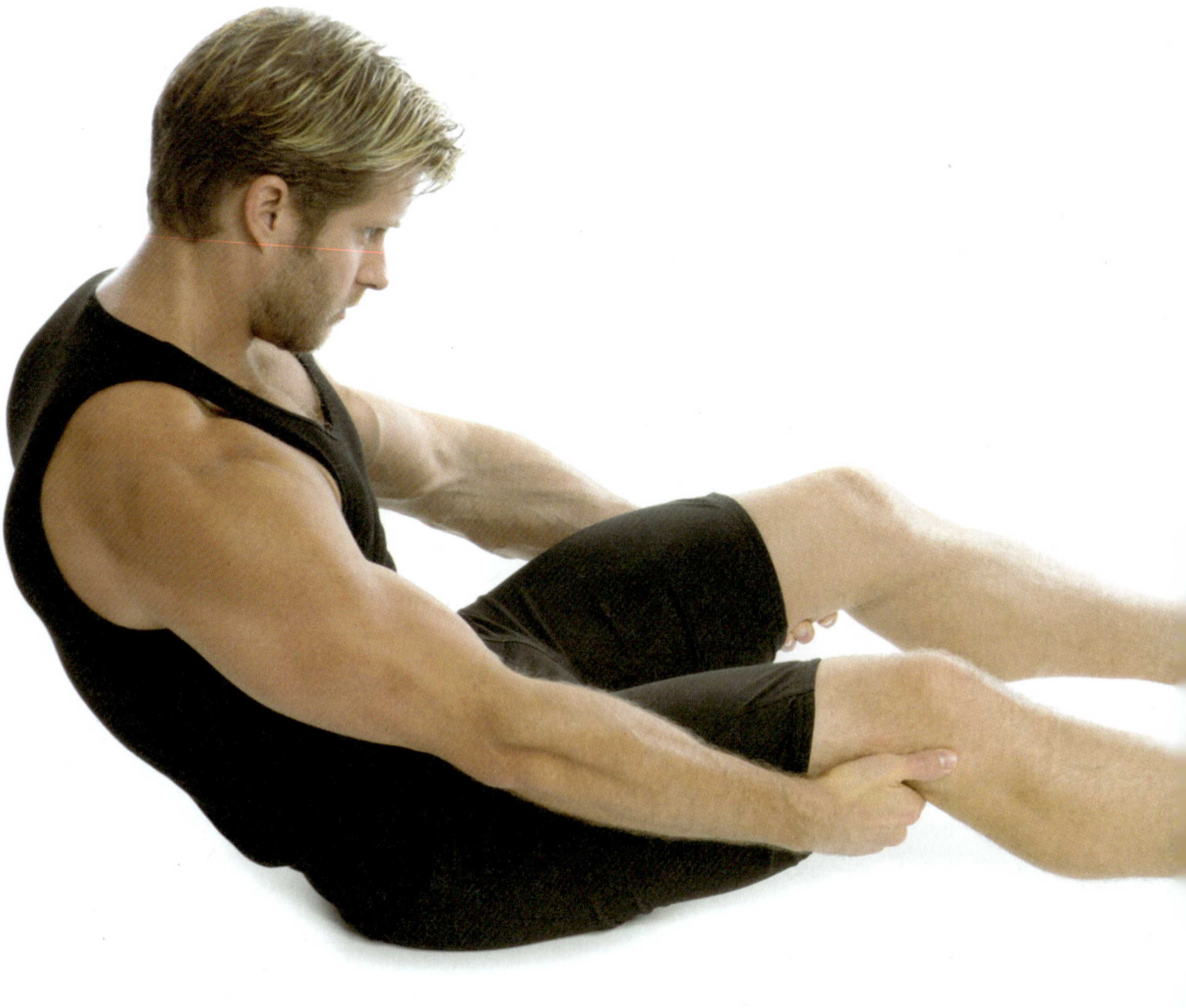

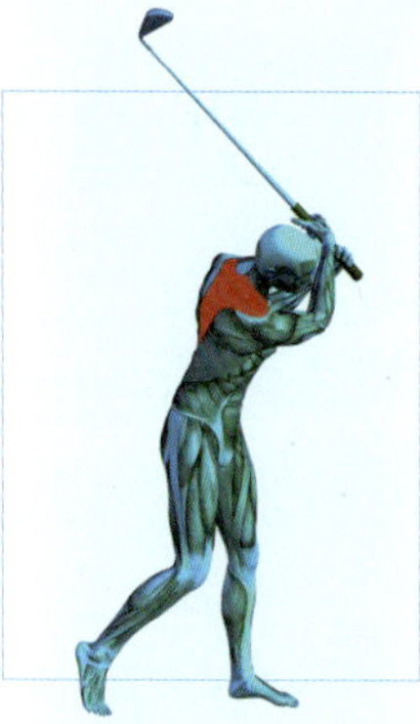

방법 HOW TO DO IT

1 바닥에 앉아서 다리를 평행하게 뻗는다. 무릎을 약간 구부리고 발꿈치가 바닥에 닿게 한다.

2 손으로 햄스트링 밑을 잡는다.

3 턱을 아래로 당기고 바닥에 뒤로 기대어 위쪽 등을 둥글게 한다. 10-15초 동안 유지한다.

4 천천히 처음 자세로 들어 올리고 원한다면 반복한다.

주요 대상
- 능형근

주요 운동 목적
- 등 위쪽

주의사항
- 호흡을 멈추지 않도록 한다.

자세 완성하기
- 등 위쪽을 둥글게 하고 뒤로 기대면서 내쉰다.

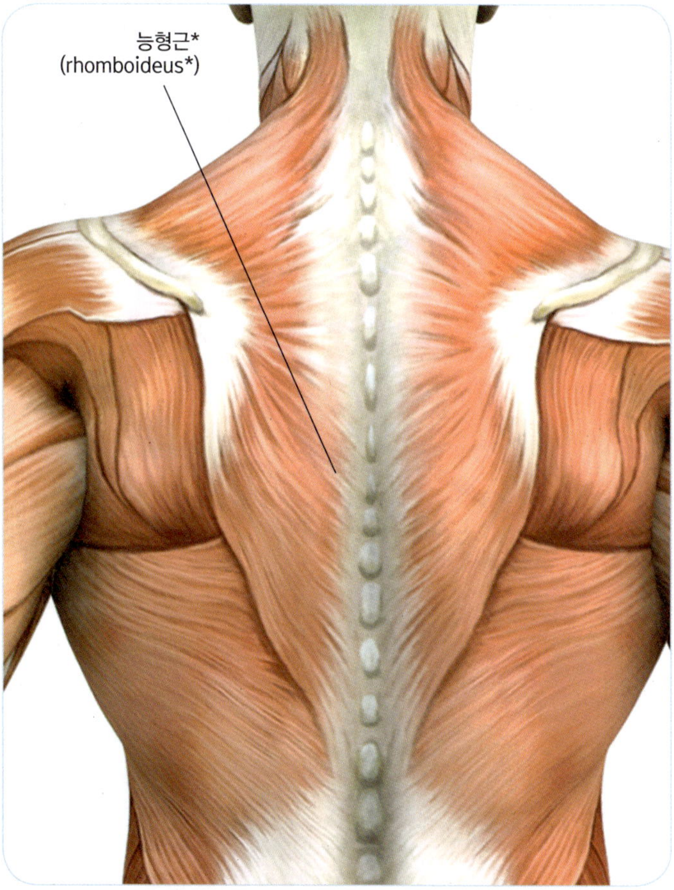

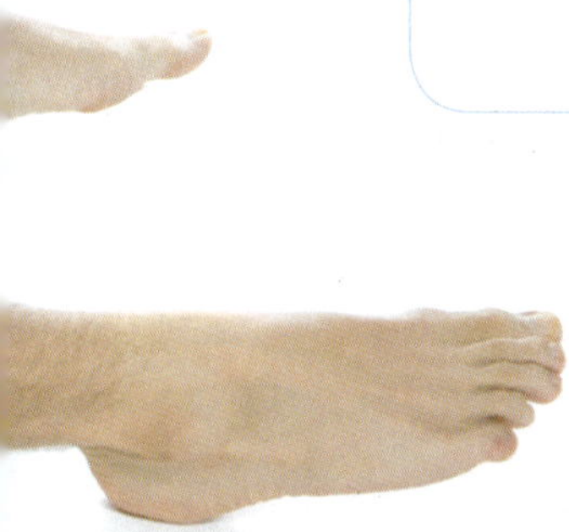

주석설명

검은색 텍스트는 강화 근육을 나타낸다.
회색 텍스트는 스트레칭 근육을 나타낸다.
이탤릭체 텍스트는 힘줄과 인대를 나타낸다.
........*는 심부근육을 나타낸다.

랫 풀 다운 LAT PULLDOWNS

초보자

랫 풀 다운은 광배근, 팔뚝 전체 및 이두근에 중점을 두어 허리 근육의 힘과 너비를 증가시킨다. 넓게 쥘수록 동작 범위가 줄기 때문에 더 쉬워지는 반면, 좁게 쥘수록 반대가 되어 더 어려워진다.

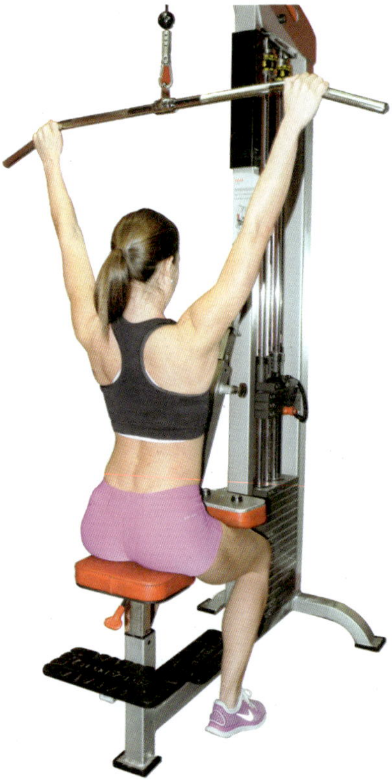

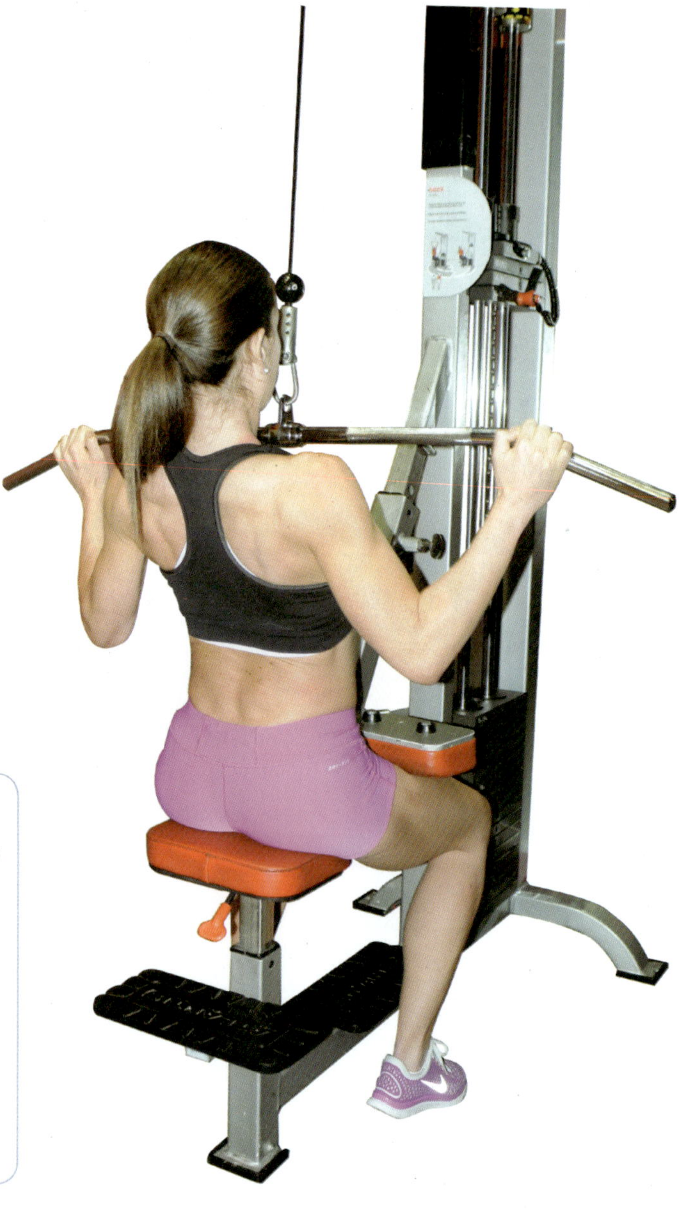

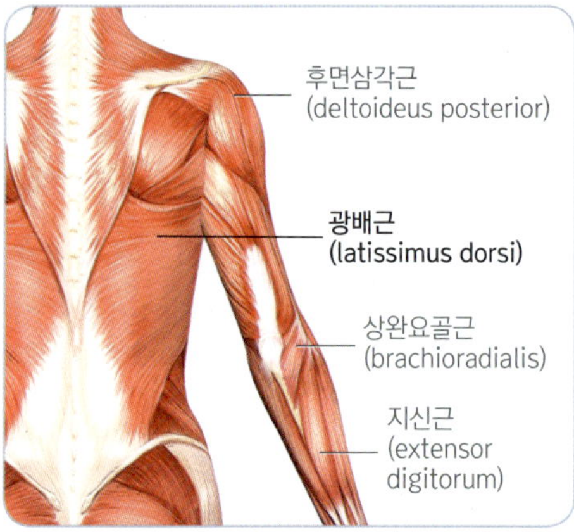

방법 HOW TO DO IT

1 풀다운 기구에서 앉은 자세로 시작한다. 어깨 너비보다 약간 더 넓은 오버헤드 그립으로 바를 잡는다.

2 가슴 바로 위로 바를 잡아 당긴다.

3 동작을 통제하면서 팔을 머리 위로 완전히 뻗는다. 8-10회 반복한다.

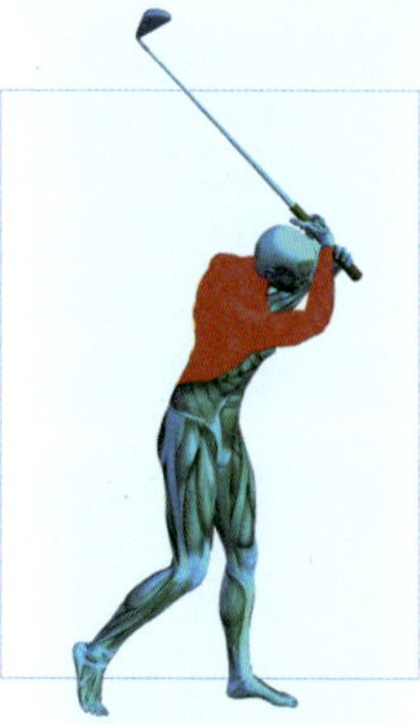

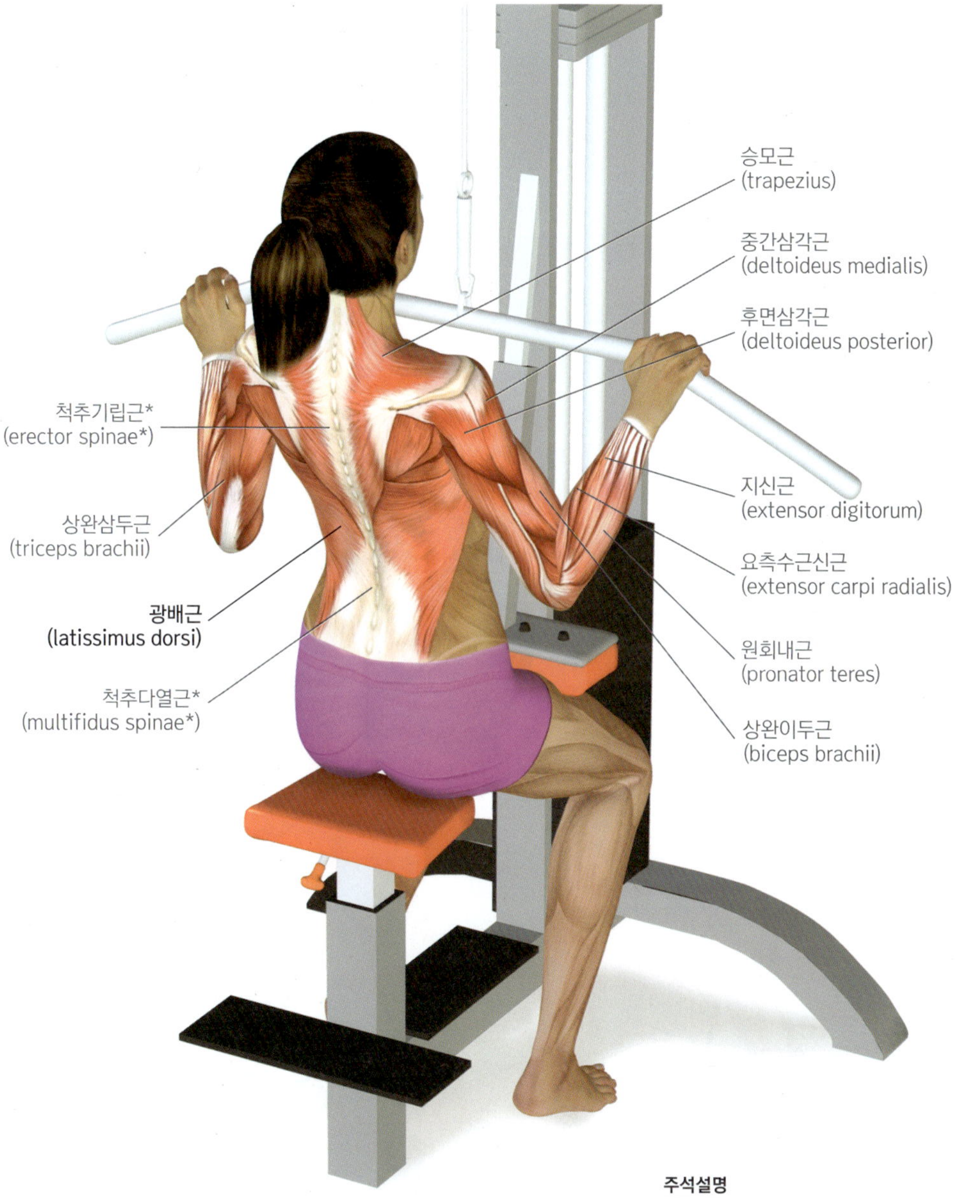

주요 대상
- 광배근

주요 운동 목적
- 팔뚝
- 이두근

주의사항
- 바를 목 뒤로 잡아당기지 않도록 한다.

자세 완성하기
- 항상 똑바로 앉아서 허리를 평평하게 유지한다.

주석설명

검은색 텍스트는 강화 근육을 나타낸다.
회색 텍스트는 스트레칭 근육을 나타낸다.
이탤릭체 텍스트는 힘줄과 인대를 나타낸다.
........*는 심부근육을 나타낸다.

얼터네이팅 케틀벨 로우 ALTERNATING KETTLEBELL ROW

초보자

얼터네이팅 케틀벨 로우는 허리 중간의 힘을 만들어낸다. 또한 이두근과 광배근에도 도움이 된다. 동시에 두 팔로 듦으로써 덜 힘들게, 또는 한 다리를 바닥과 떨어지게 들어올림으로써 더 어렵게 운동할 수 있다.

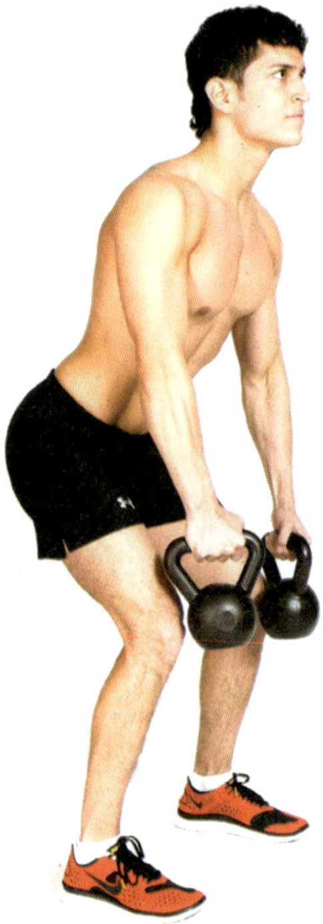

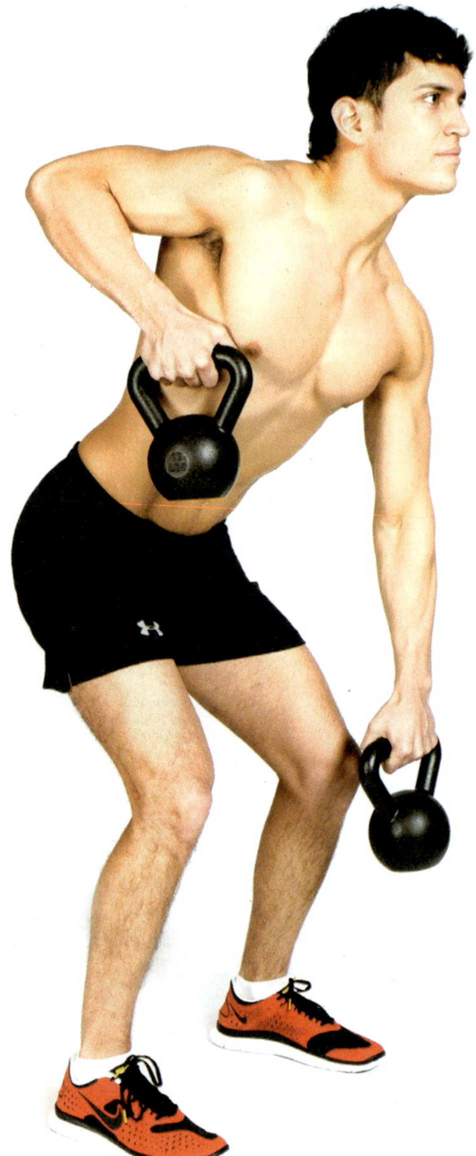

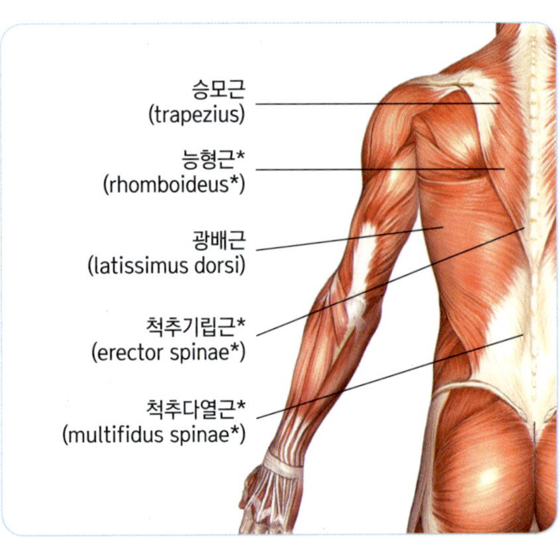

방법 HOW TO DO IT

1 발을 어깨 너비로 벌린 채 똑바로 선다. 오버핸드 그립으로 정면에서 한 쌍의 케틀벨을 든다. 허리를 약간 앞으로 숙이고 등은 평평하게 유지한다.

2 다음으로, 오른 손을 당겨 올린 다음 내린다. 왼손, 오른손 8-10회씩 반복한다.

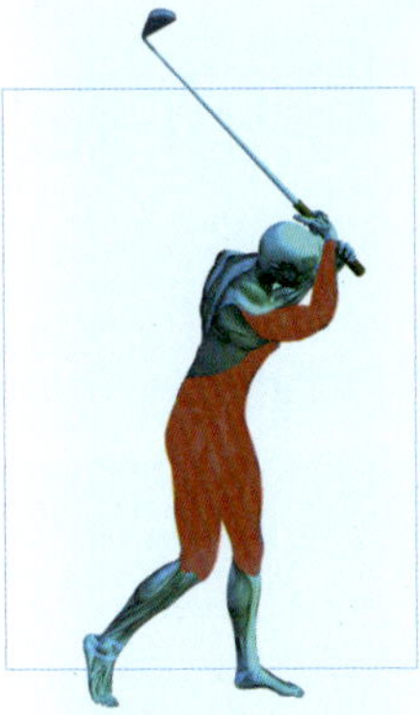

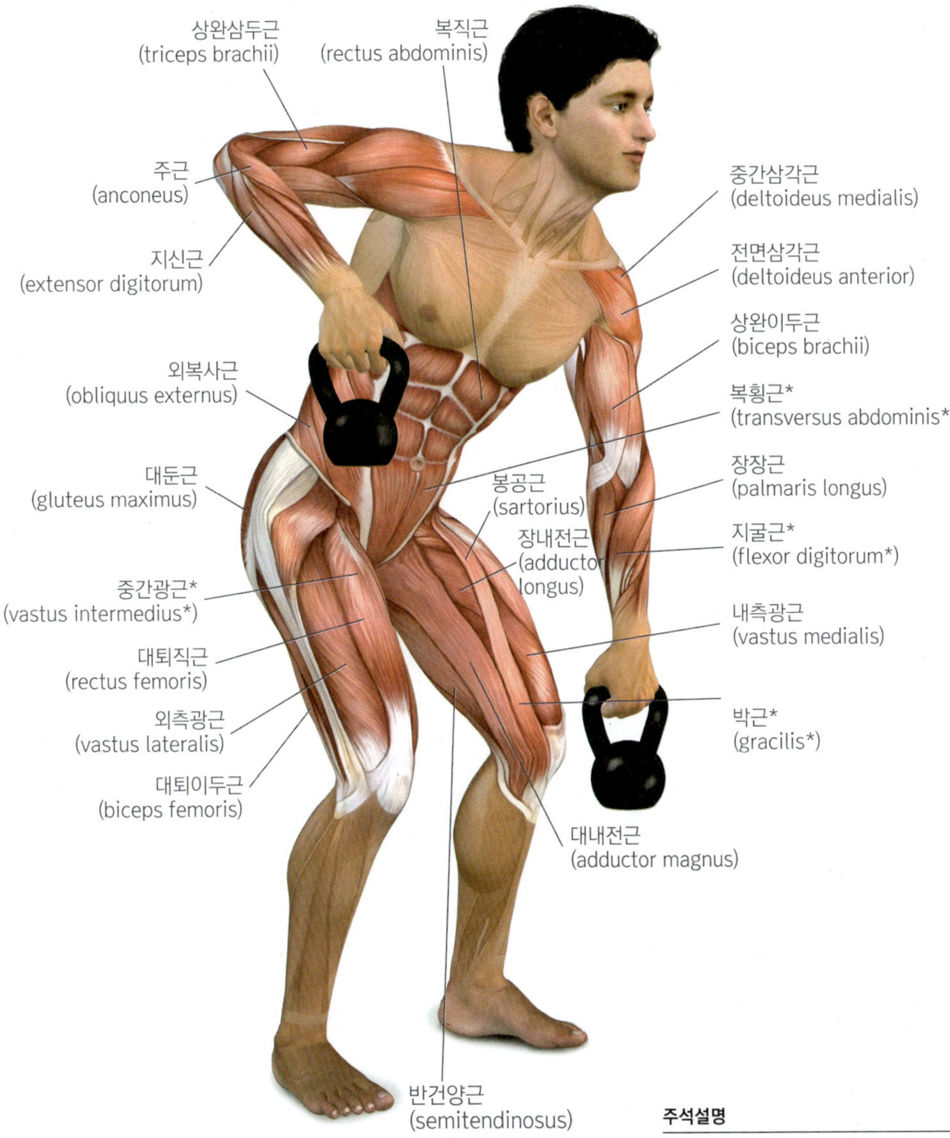

주요 대상
- 승모근
- 능형근
- 광배근
- 척추기립근
- 척추다열근

주요 운동 목적
- 등 중간 부분
- 이두근
- 광배근

주의사항
- 몸통을 회전하지 않도록 한다.

자세 완성하기
- 운동 중 등을 평평하게 유지한다.

주석설명

검은색 텍스트는 강화 근육을 나타낸다.
회색 텍스트는 스트레칭 근육을 나타낸다.
이탤릭체 텍스트는 힘줄과 인대를 나타낸다.
........*는 심부근육을 나타낸다.

얼터네이팅 로우 ALTERNATING RENEGADE ROW

고급

등 중간 부위를 위한 훌륭한 또 하나의 운동인 얼터네이팅 로우 또한 복근, 이두근, 가슴, 광배근 및 삼두근을 강화시켜준다.

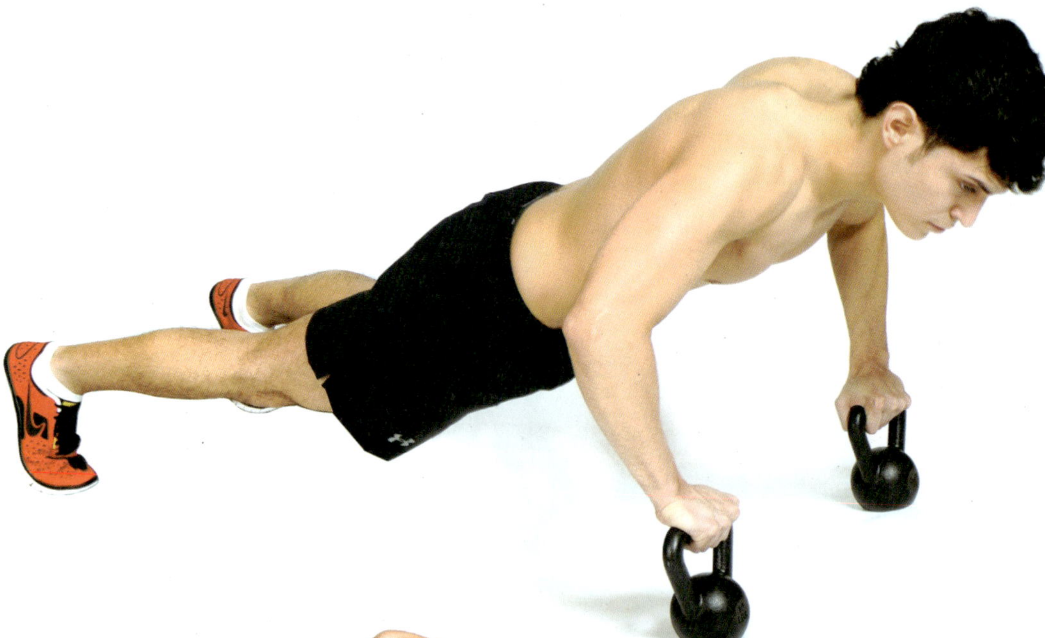

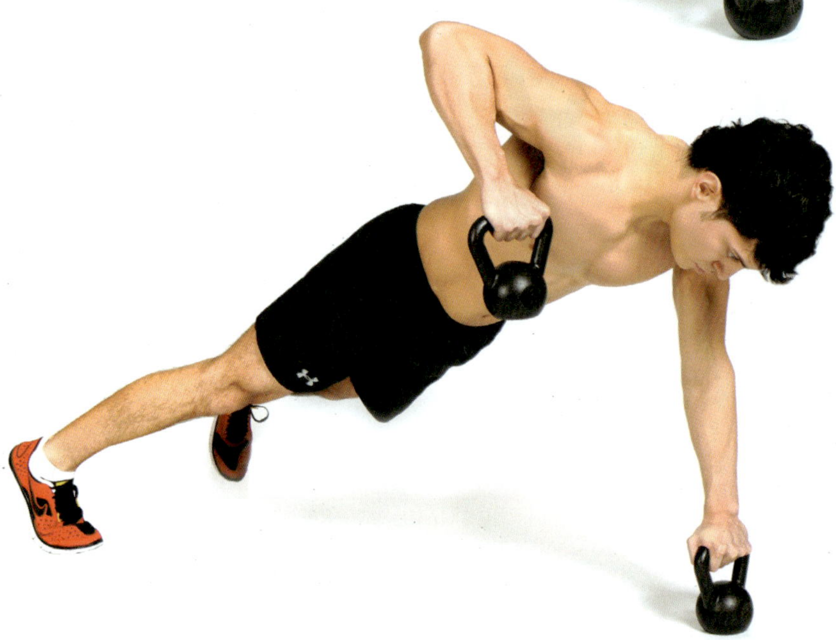

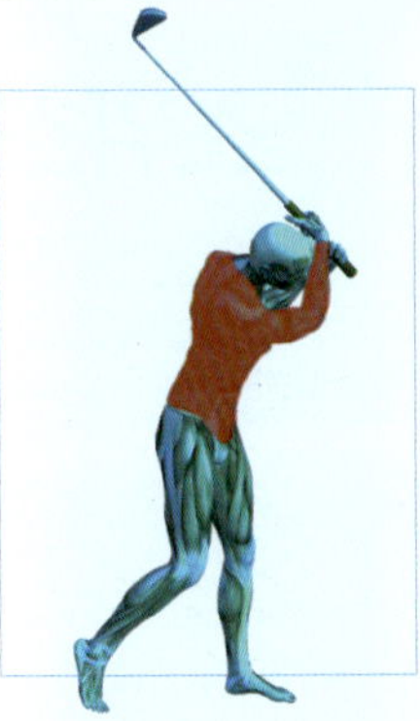

방법 HOW TO DO IT

1 각 손에 케틀벨을 쥐고, 푸쉬 업 자세로 바닥을 향한다.

2 발끝으로 지탱하고 코어를 안정되고 바닥에 평행하게 유지하면서, 오른손의 케틀벨을 가슴 위쪽으로 당기는 동시에 왼팔을 똑바로 하고 그 케틀벨을 바닥에 놓는다.

3 오른팔을 내린 다음 왼팔로 동작을 반복한다. 오른손, 왼손 각각 8-10회씩 반복한다.

주요 대상
- 승모근
- 능형근
- 광배근
- 척추기립근
- 다열근

주요 운동 목적
- 등 중간 부분
- 복근
- 이두근
- 가슴
- 삼두근

주의사항
- 케틀벨을 바닥에 떨어뜨리거나 내팽겨치지 않도록 한다.

자세 완성하기
- 코어를 안정되고 곧게 유지한다.

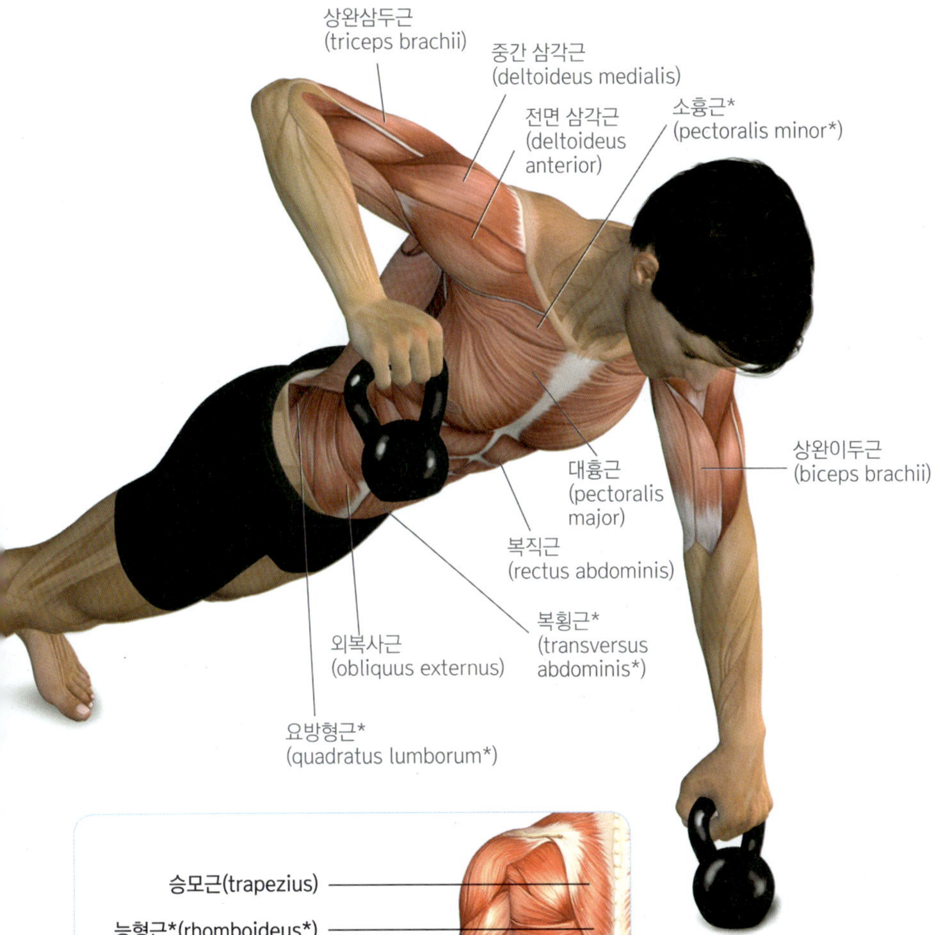

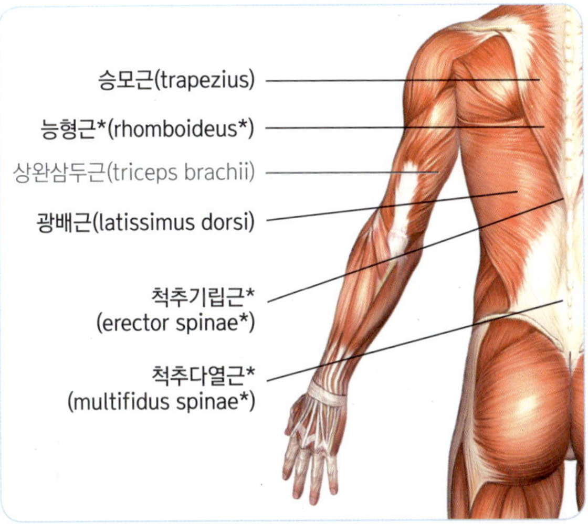

주석설명

검은색 텍스트는 강화 근육을 나타낸다.
회색 텍스트는 스트레칭 근육을 나타낸다.
이탤릭체 텍스트는 힘줄과 인대를 나타낸다.
........*는 심부근육을 나타낸다.

스위스 볼 힙 크로스오버 SWISS BALL HIP CROSSOVER

고급

스위스 볼 힙 크로스오버는 몸통 중간 부분의 회전력을 강화시킨다. 이 운동은 코어, 엉덩이 및 등 아래쪽을 대상으로 하며 균형과 안정성도 향상시킨다.

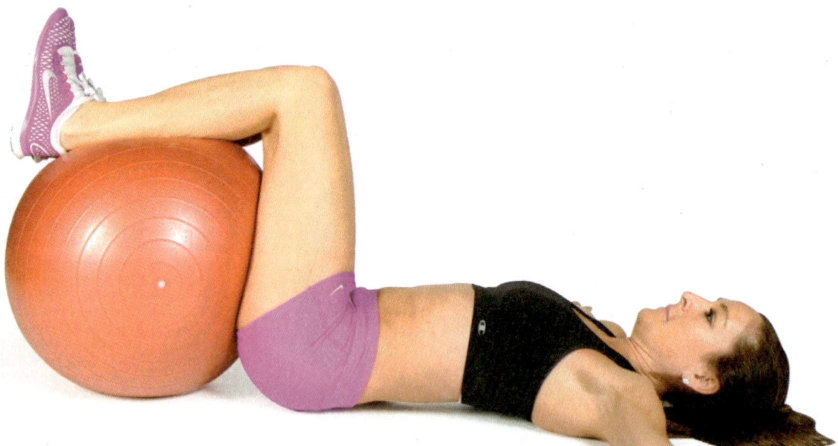

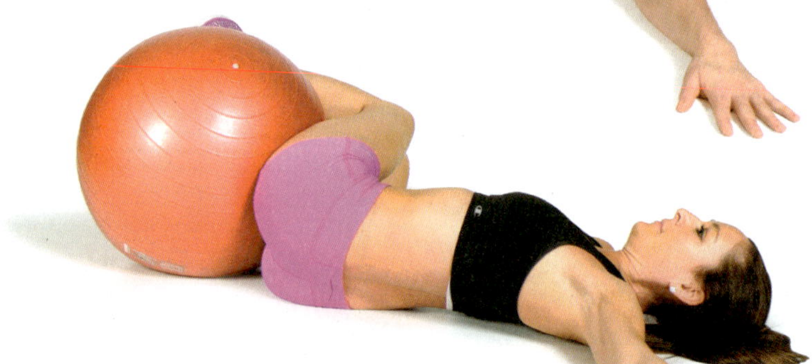

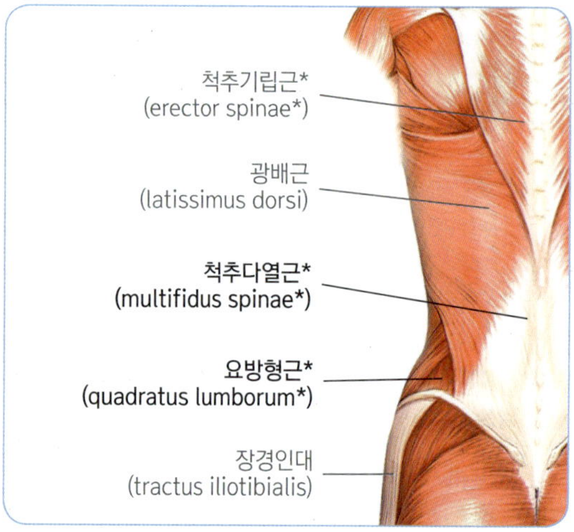

방법 HOW TO DO IT

1 팔을 양 옆으로 뻗은 채 등을 대고 눕는다. 다리를 스위스 볼 위에 놓고 엉덩이를 밀착시키며 무릎을 90°로 구부린다.

2 복근에 단단히 힘을 주고 다리를 바닥에 최대한 가깝게 오른쪽으로 움직인다. 어깨가 바닥에서 떨어지지 않게 한다.

3 처음 자세로 되돌아온 다음에 다리를 반대쪽으로 회전한다. 왼쪽, 오른쪽으로 15회씩 반복한다.

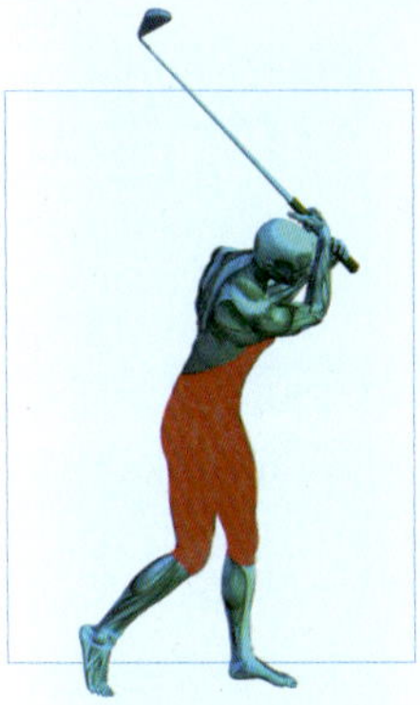

주요 대상
- 다열근
- 요방형근
- 외복사근
- 내복사근
- 복직근

주요 운동 목적
- 등 아래쪽
- 사근

주의사항
- 다리를 지나치게 흔들지 않는다.

자세 완성하기
- 코어를 중앙에 유지시킨다.

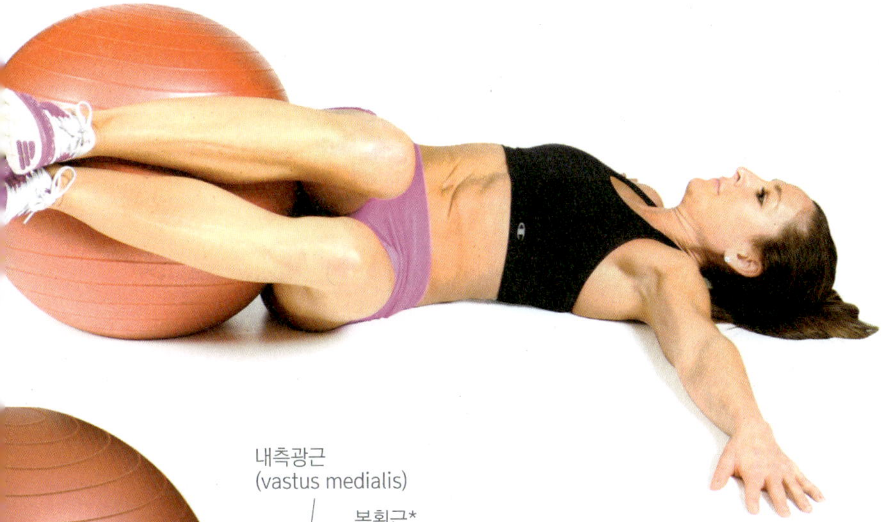

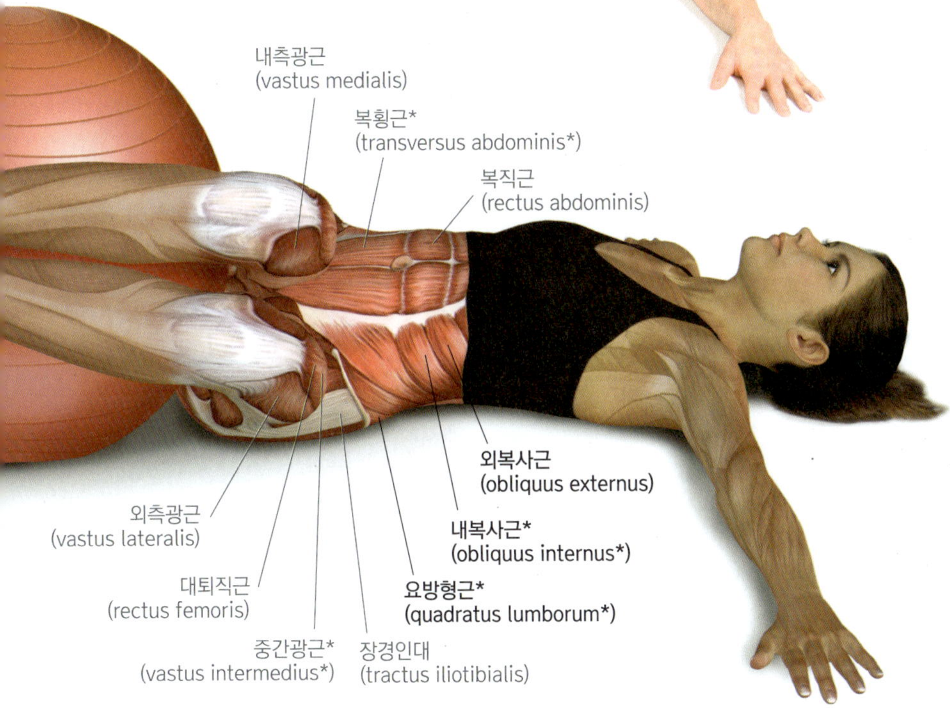

주석설명

검은색 텍스트는 강화 근육을 나타낸다.
회색 텍스트는 스트레칭 근육을 나타낸다.
이탤릭체 텍스트는 힘줄과 인대를 나타낸다.
........*는 심부근육을 나타낸다.

바벨 파워 클린 BARBELL POWER CLEAN

중급

바벨 파워 클린은 바벨을 바닥부터 어깨까지 연속적인 강력한 동작으로 들어올리는 폭발적인 운동이다. 바벨 파워 클린은 다양한 근육군이 운동 중에 활용되는 복합적인 운동 동작이다. 이 경우에서는 둔근, 삼각근, 햄스트링, 대퇴 사두근, 코어 및 등 위쪽이 활용된다.

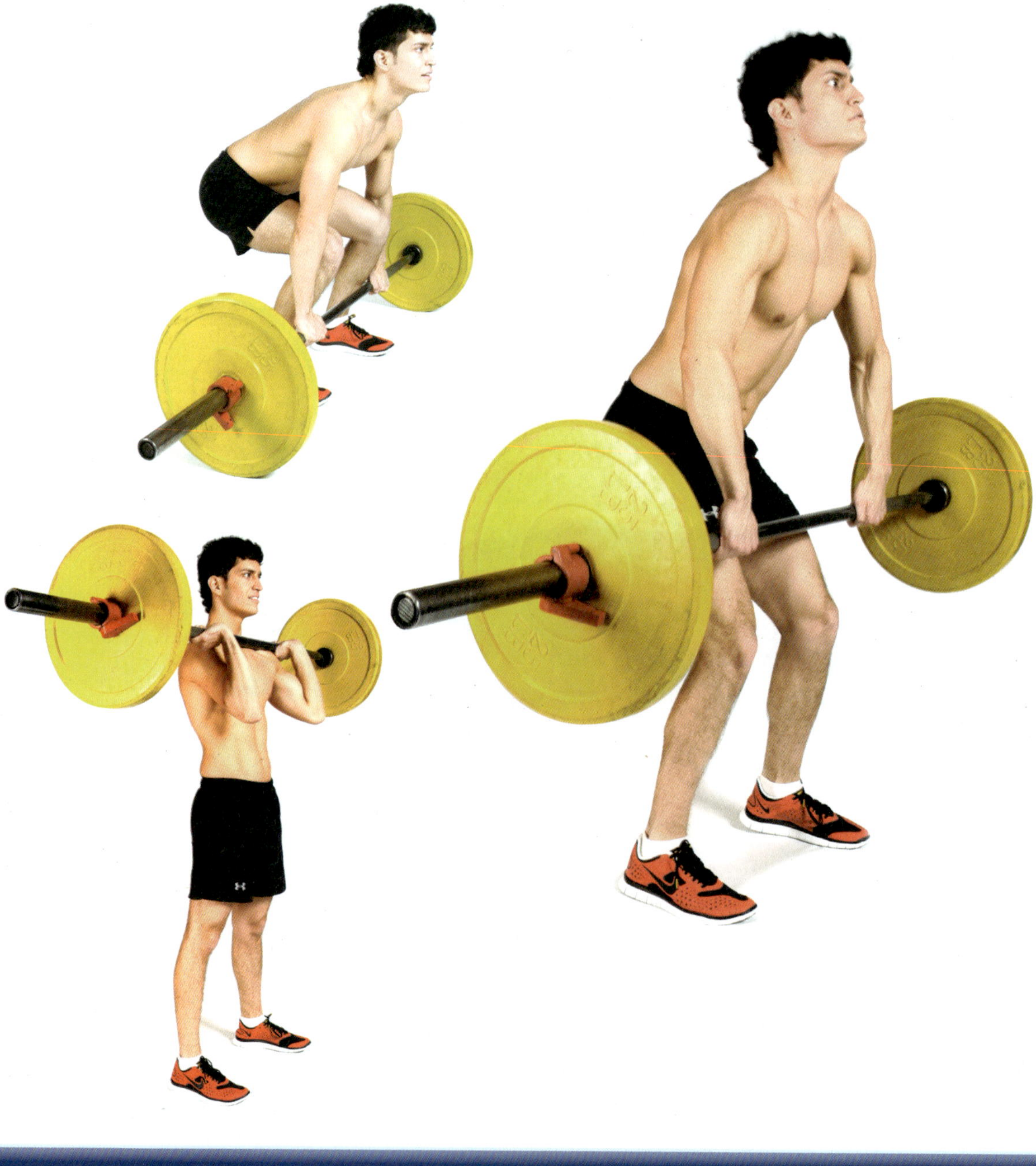

방법 HOW TO DO IT

1 발을 어깨 너비로 벌리고 바벨 앞에 선다. 전방을 똑바로 보고, 쭈그리고 앉아서 넓은 오버핸드 그립으로 바벨을 잡는다. 무릎은 바와 가까워야 한다.

2 다리를 곧게 펴서 서 있는 자세로 돌아온다. 바를 잡아 채서 거의 가슴 위쪽에 닿게 한다.

3 가슴 위쪽에서부터 잡아채기를 반대로 하여 처음 자세로 되돌아온다. 6-8회 반복한다.

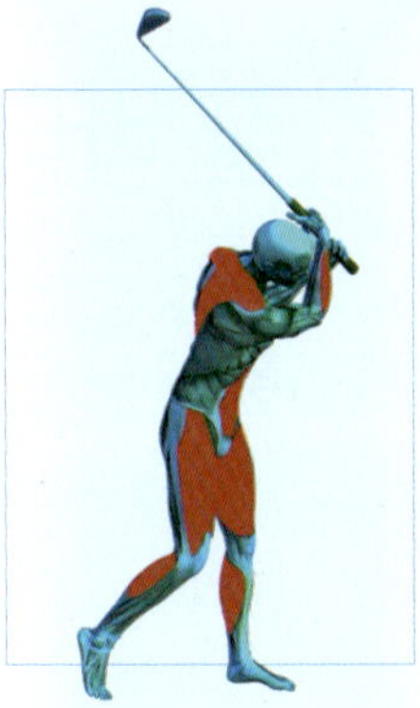

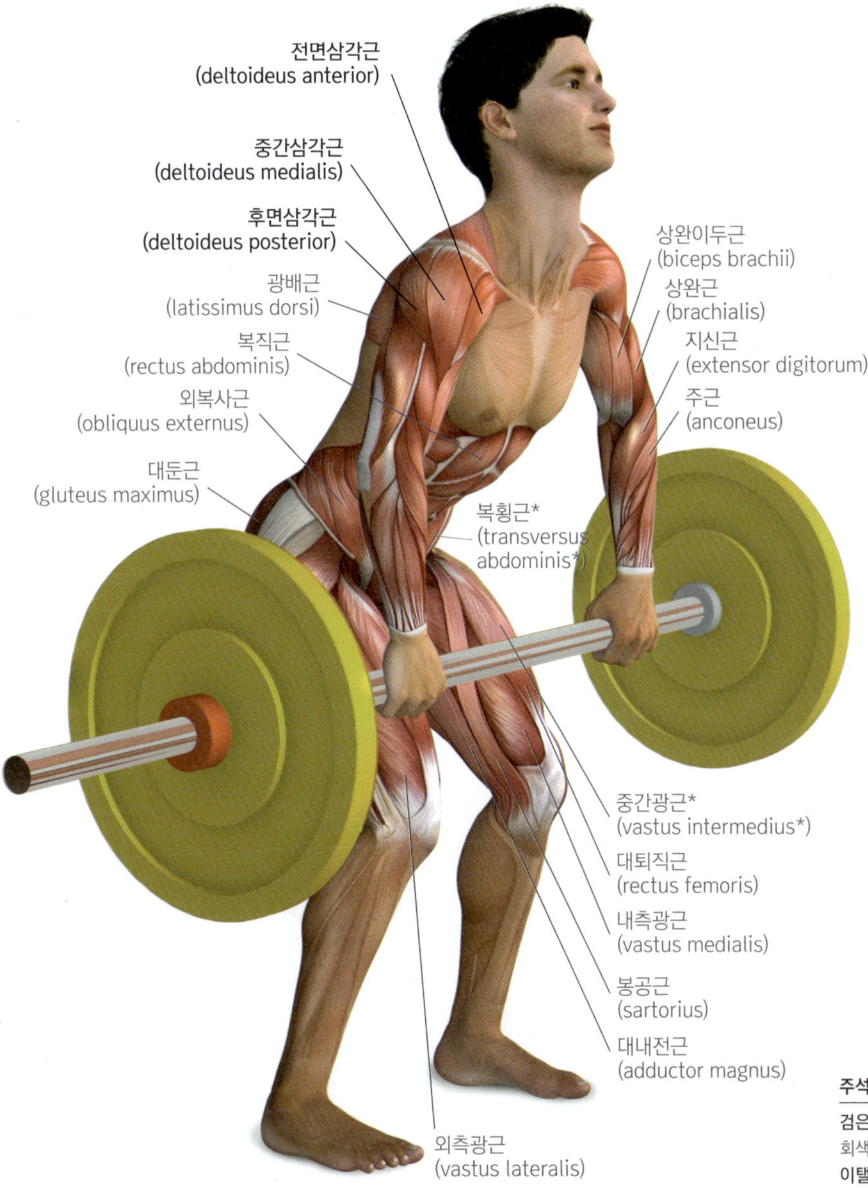

주요 대상
- 전면삼각근
- 중간삼각근
- 후면삼각근
- 승모근
- 극하근
- 극상근
- 대원근
- 소원근
- 견갑하근

주요 운동 목적
- 삼각근
- 등 위쪽
- 넓적다리
- 둔근
- 햄스트링
- 코어

주의사항
- 등이 아치 모양이 되지 않게 한다.

자세 완성하기
- 다리를 사용하여 동작한다.

주석설명

검은색 텍스트는 강화 근육을 나타낸다.
회색 텍스트는 스트레칭 근육을 나타낸다.
이탤릭체 텍스트는 힘줄과 인대를 나타낸다.
........*는 심부근육을 나타낸다.

풀 바디 롤 FULL BODY ROLL

중급

이 운동은 다리 뒤, 허벅지 안쪽, 엉덩이 및 등을 스트레칭하는 훌륭한 방법이다. 등을 대고 누어 이 동작으로 스트레칭하면 등에 무리를 주지 않고 운동할 수 있다.

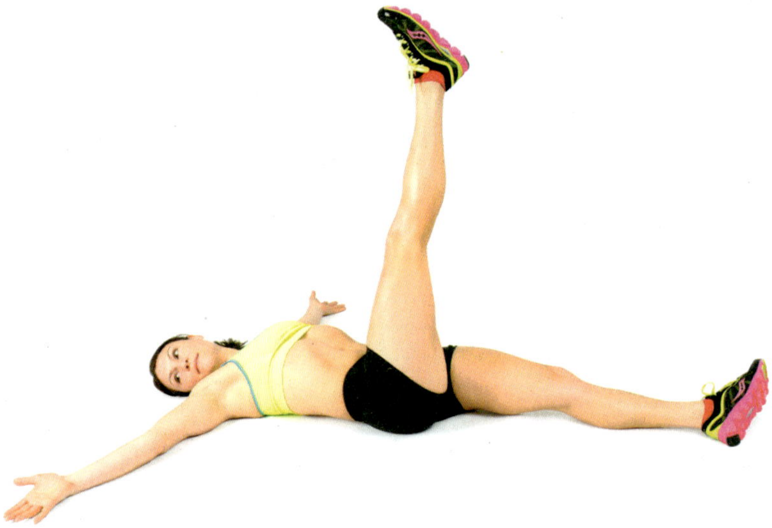

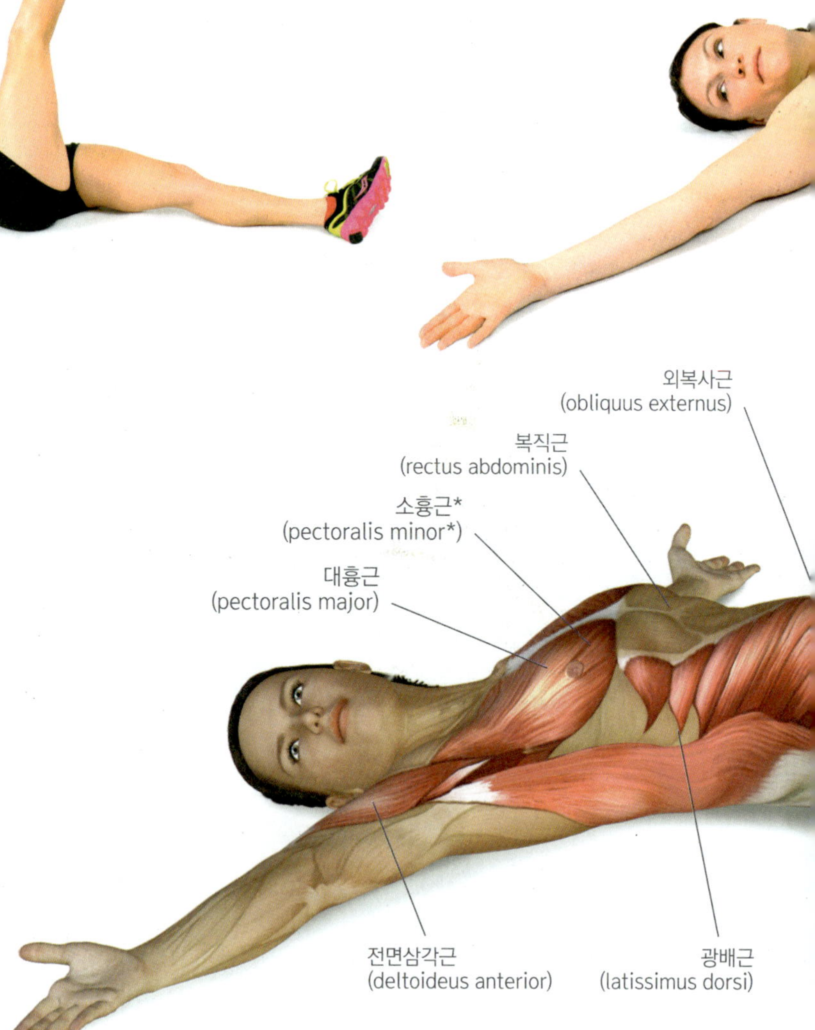

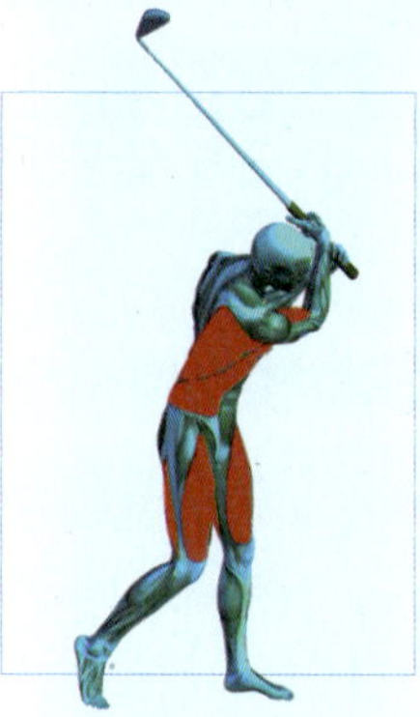

방법 HOW TO DO IT

1 팔을 양 옆으로 뻗고 다리를 바닥 위에서 뻗은 채로 등을 대고 눕는다.

2 오른쪽 다리를 들어 올려 바닥과 수직이 되게 한다.

3 머리를 오른쪽으로 돌리고 천천히 하체를 왼쪽으로 회전하여 발이 바닥 바로 위에 올 때까지 오른쪽 다리를 낮춘다.

4 하체와 다리를 뒤로 굴린 다음 다리를 처음 자세로 낮춘다.

5 교대로 양쪽을 8회 반복한다.

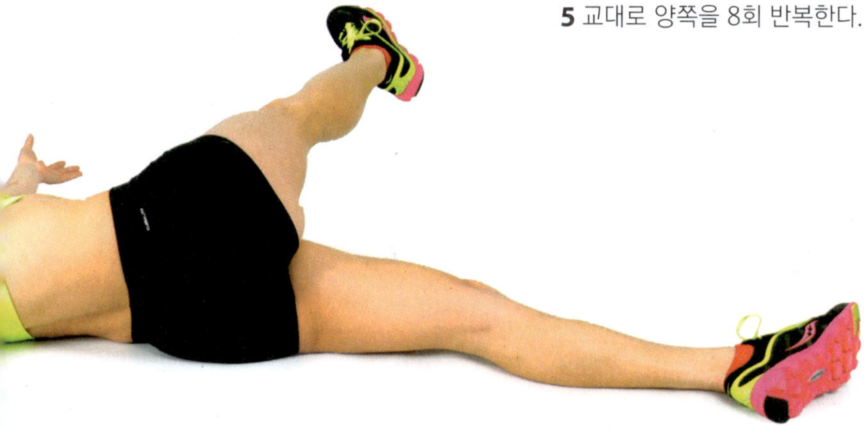

주요 대상
- 외측광근
- 중간광근*
- 내측광근
- 대퇴직근
- 장요근*
- 대퇴이두근
- 반건양근
- 반막양근
- 대둔근
- 중둔근*
- 소둔근

주요 운동 목적
- 둔근을 스트레칭한다
- 코어 근육, 특히 복사근을 탄력 있게 만든다.

주의사항
- 갑작스럽게 동작하지 않는다.

자세 완성하기
- 구를 때 복근, 특히 사각근을 활용한다.

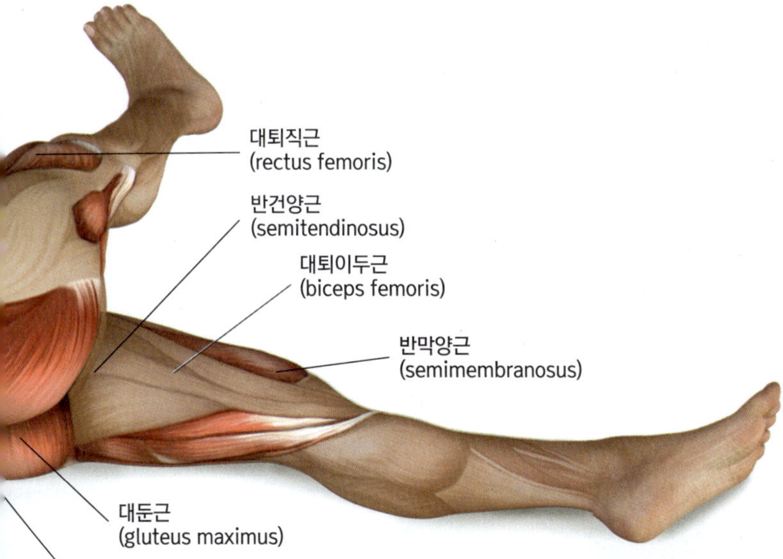

주석설명

검은색 텍스트는 강화 근육을 나타낸다.
회색 텍스트는 스트레칭 근육을 나타낸다.
이탤릭체 텍스트는 힘줄과 인대를 나타낸다.
........*는 심부근육을 나타낸다.

백 롤 BACK ROLL

스트레칭

이 운동은 등을 스트레칭하고 셀프 마사지 형태로 아픈 근육을 정확히 찾아내는 것이다. 제대로 하면 아프지 않고, 풀어야 할 뭉친 근육이 있다면 확실히 느끼게 될 것이다.

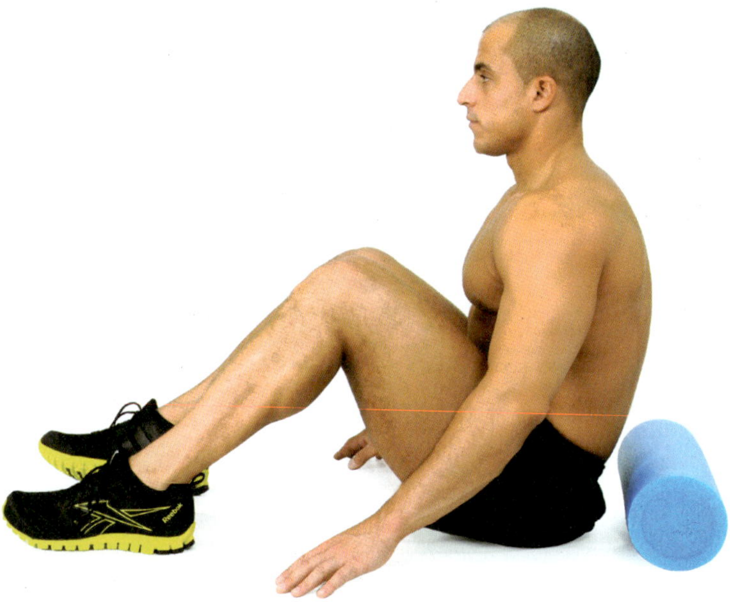

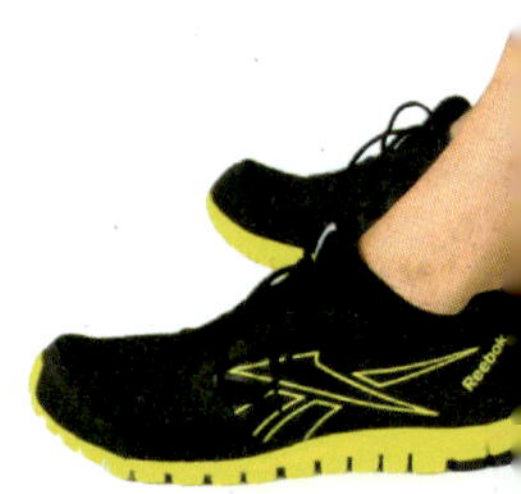

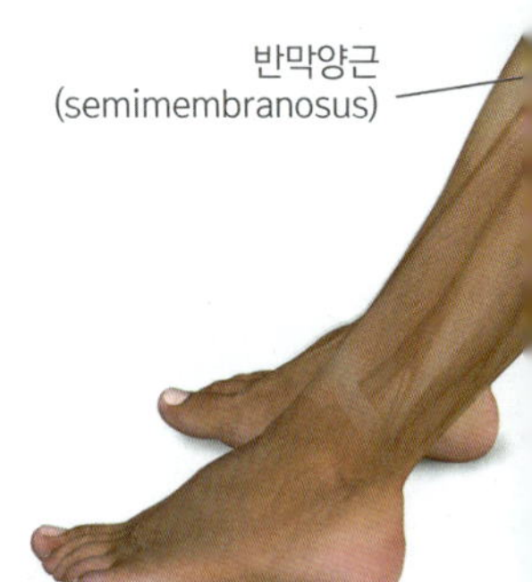

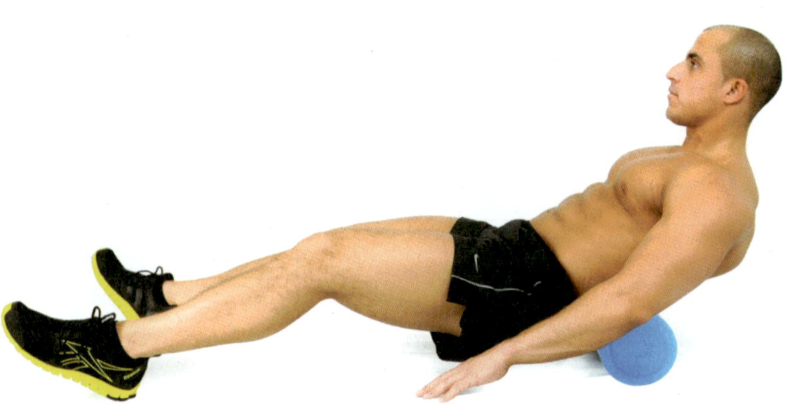

방법 HOW TO DO IT

1 다리를 구부린 채 정면을 보고 앉는다. 팔은 양 옆으로 하고 손바닥은 바닥에 위치시킨다. 뒤에 폼 롤러를 놓는다.

2 다리를 뻗어 등을 기대고 롤러에 등 아래쪽을 받칠 때 코어 근육을 사용한다.

3 롤러가 등 위쪽 아래에 올 때까지 서서히 전방으로 구른다.

4 처음 자세로 굴러서 되돌아온다. 5회 반복한다. 그런 다음 원할 경우 5회 더 한다.

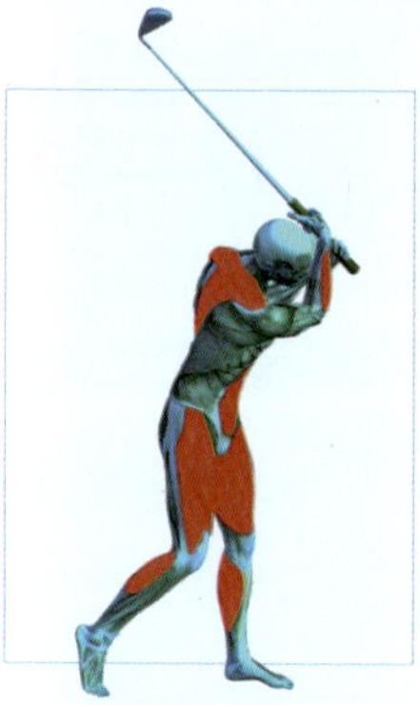

주요 대상
- 광배근
- 능형근*

주요 운동 목적
- 아픈 등을 완화시킨다
- 움직임의 범위를 향상시킨다.

주의사항
- 등을 구부리지 않아야 한다.

자세 완성하기
- 부드럽고 조심스럽게 움직인다.
- 팔, 다리 및 복부를 사용하여 움직인다.

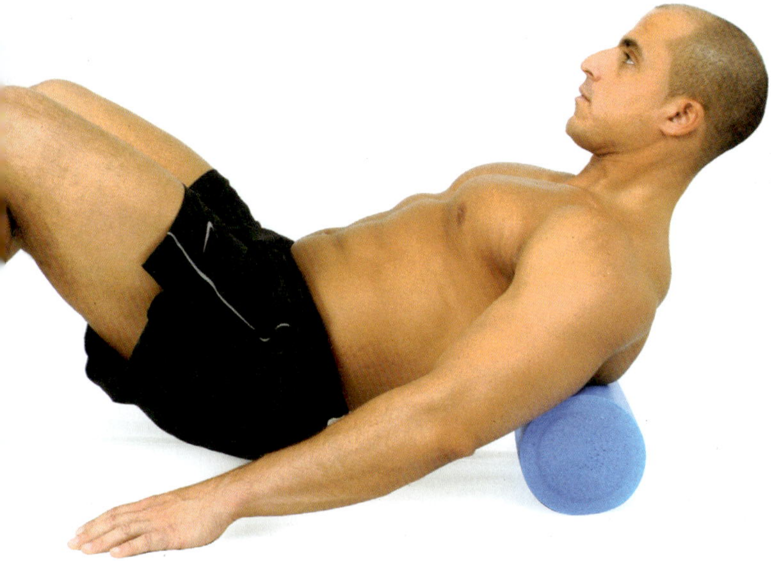

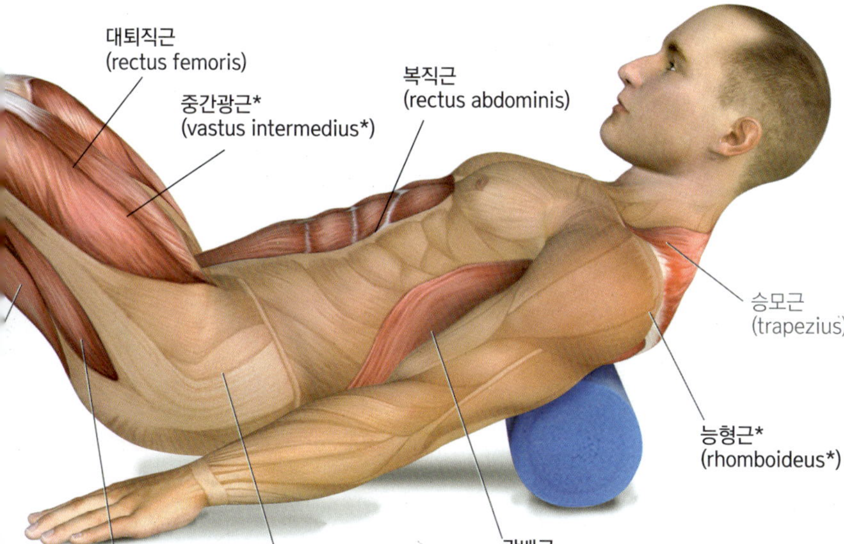

주석설명

검은색 텍스트는 강화 근육을 나타낸다.
회색 텍스트는 스트레칭 근육을 나타낸다.
이탤릭체 텍스트는 힘줄과 인대를 나타낸다.
........*는 심부근육을 나타낸다.

쿼드룹트 레그 리프트 QUADRUPED LEG LIFT

초보자

이 운동은 후방 코어를 강화한다. 제대로 된 자세를 유지하기 위해, 반대쪽 팔과 다리는 코어근육의 좋은 회전 안정성을 필요로 한다. 이 운동은 육체에 대한 인식도 향상시킬 수 있다. 스틱이나 테니스 공을 허리에 놓고 척추 정렬을 체크해 볼 수 있다.

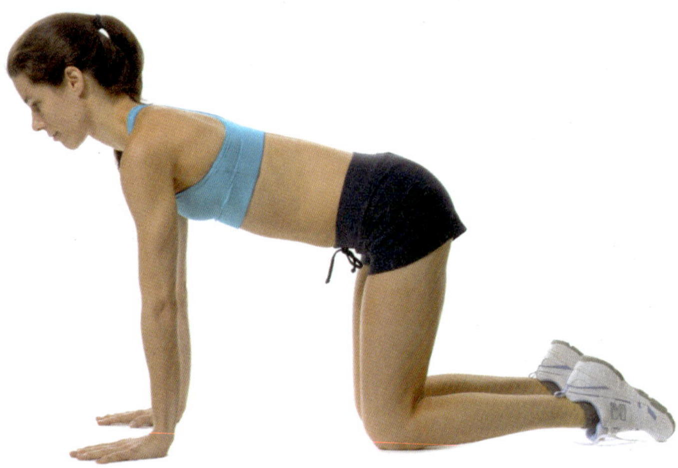

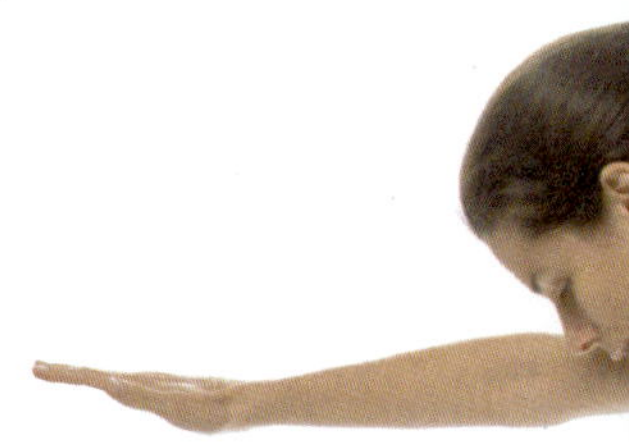

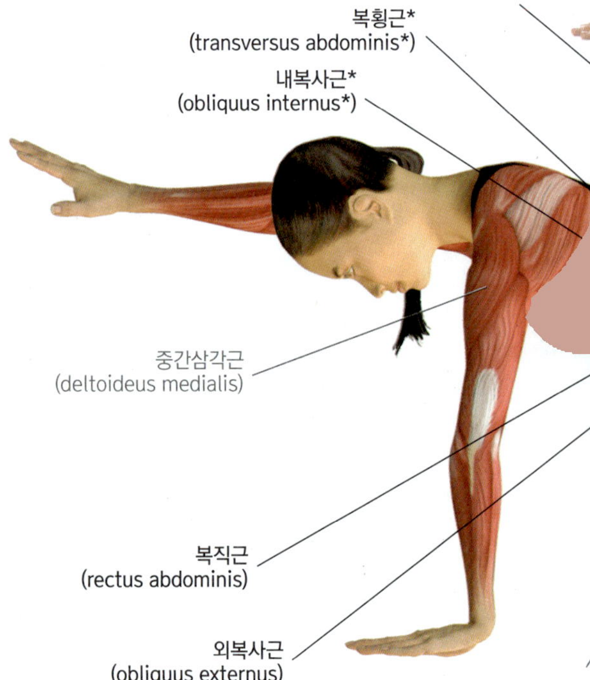

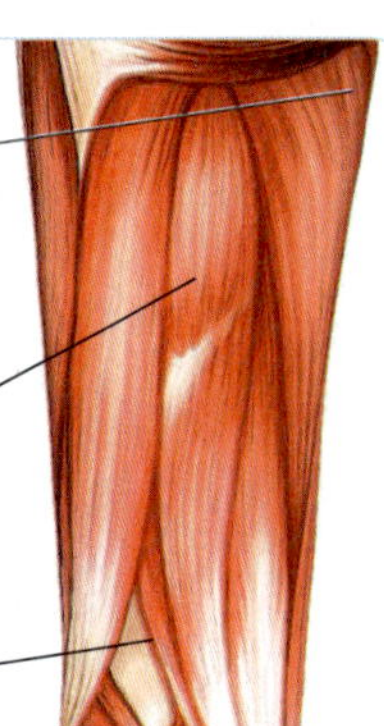

방법 HOW TO DO IT

1 사지를 바닥에 댄 채 무릎 꿇은 자세에서 배꼽을 척추 쪽으로 끌어올려 복부와 연결되게 한다.

2 천천히 오른팔을 올리고 왼쪽 다리를 뻗는다. 이 때 몸통은 움직이지 않아야 한다. 바닥과 평행이 될 때까지 팔과 다리를 뻗어서 몸 전체가 하나의 긴 선이 되도록 한다. 골반을 굽히거나 회전시키지 않는다.

3 팔과 다리를 처음 자세로 다시 원위치 시킨다.

4 반대쪽에서 순서대로 반복하고, 양쪽에서 번갈아 가면서 6회씩 실시한다.

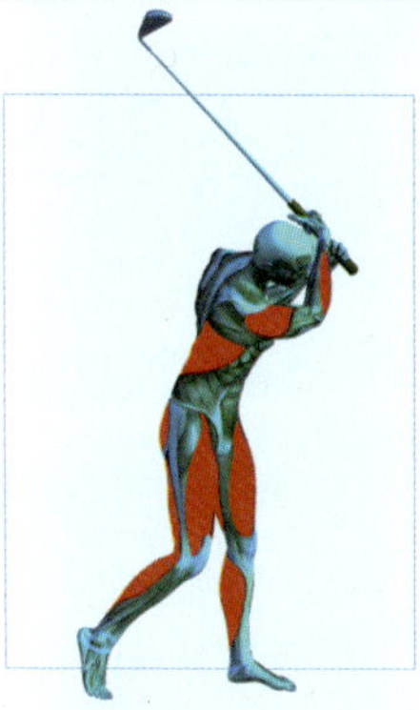

주요 대상
- 복직근
- 복횡근
- 내복사근
- 외복사근
- 대둔근
- 소둔근
- 중둔근
- 대퇴이두근
- 반건양근
- 반막양근

주요 운동 목적
- 복근
- 골반 안정근
- 고관절 신전근
- 사각근

주의사항
- 동작하는 동안 골반을 기울게 하지 않는다. 다리를 지표면에서 자연스럽게 들어올린다.
- 등을 곧게 유지 하지 않는다.

자세 완성하기
- 동작을 느리고 꾸준하게 유지하여 골반 회전을 줄인다.
- 배꼽을 척추 쪽으로 끌어올려서 복근을 활용한다.
- 견갑골을 아래 뒤쪽으로 내린다

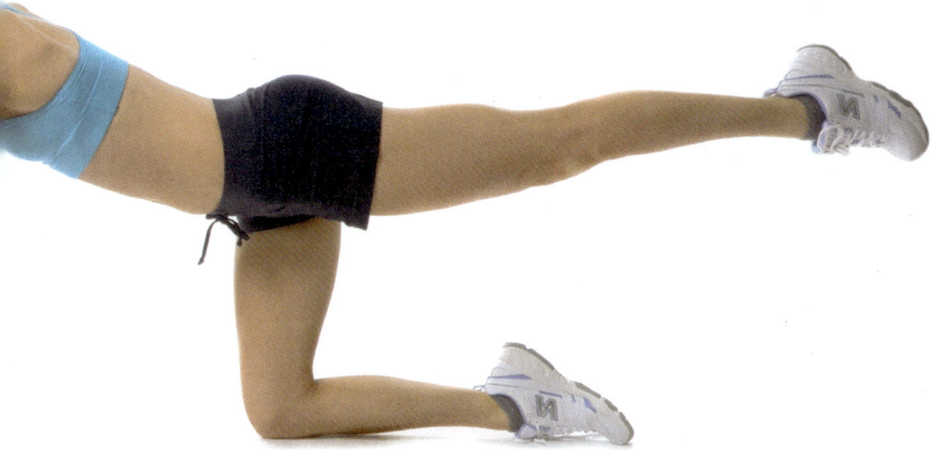

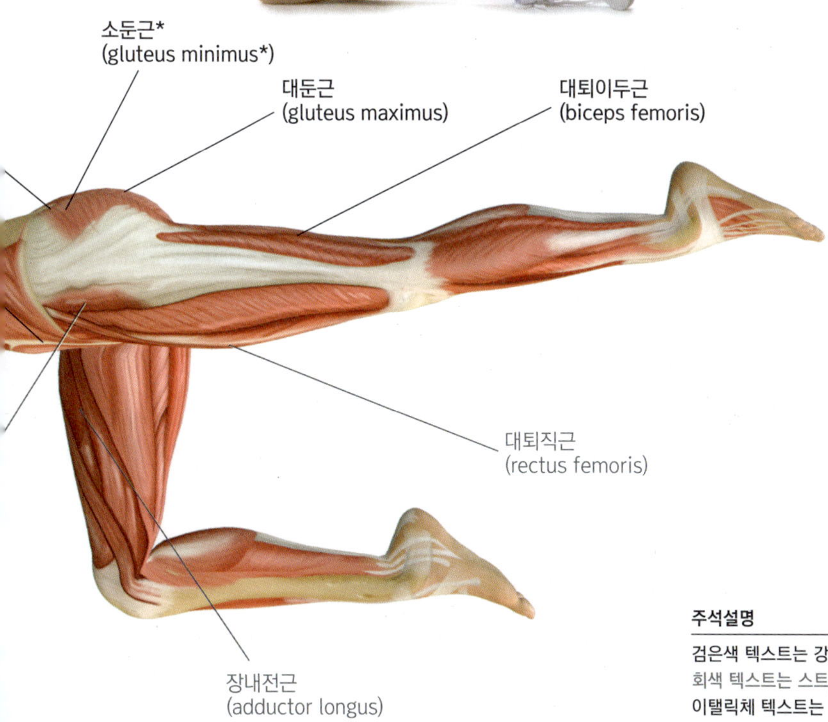

주석설명

검은색 텍스트는 강화 근육을 나타낸다.
회색 텍스트는 스트레칭 근육을 나타낸다.
이탤릭체 텍스트는 힘줄과 인대를 나타낸다.
........*는 심부근육을 나타낸다.

스위스 볼 익스텐션 SWISS BALL EXTENSION

중급

허리 뻗기를 위해 공을 이용하면 바닥에 대고 하는 것보다 가동 범위가 늘어난다. 그리고 공이 불안정하기 때문에 균형감도 향상시킬 수 있다. 더 많은 힘을 주고자 하면 발을 벽에 대고 할 수도 있다.

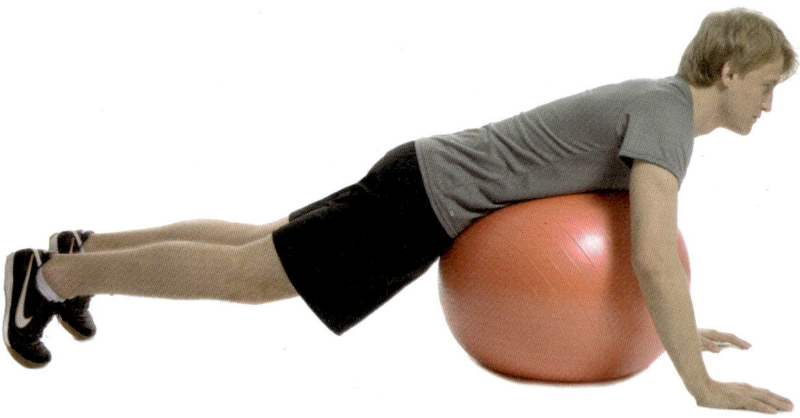

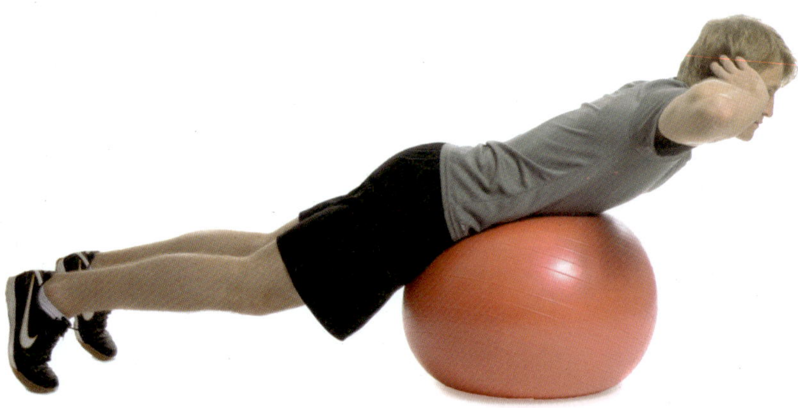

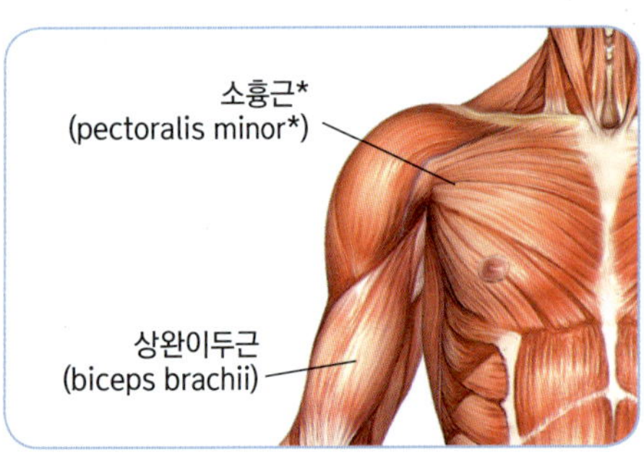

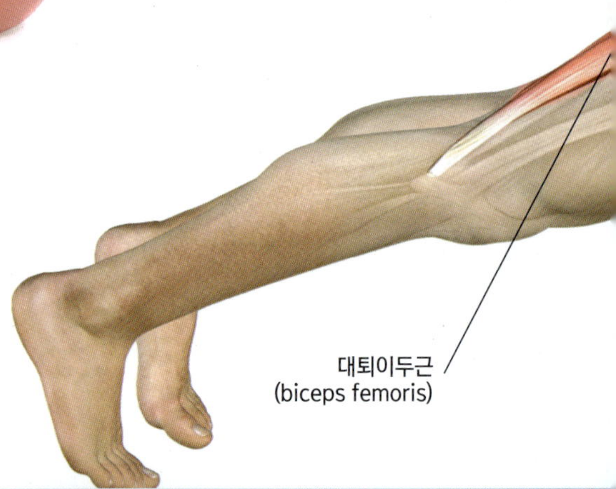

방법 HOW TO DO IT

1. 스위스 볼 위에 엎드려서 가슴 위쪽과 머리가 공 가장자리와 떨어지게 한다.
2. 발을 확실하게 고정시켜 공 위에서 몸을 안정시키고 머리 양 옆에 손을 얹는다.
3. 팔을 굽혀 팔꿈치를 바깥쪽으로 한 채 상체를 들어 올려 공과 떨어지게 한다.
4. 천천히 조심스럽게 몸을 낮추어 처음 자세로 되돌아 온다. 10회 반복한다.

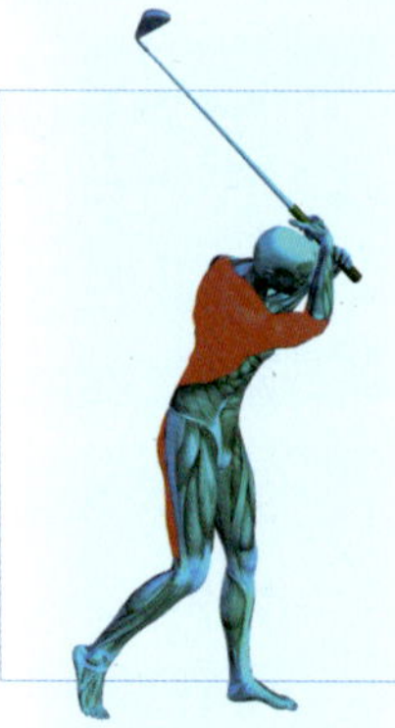

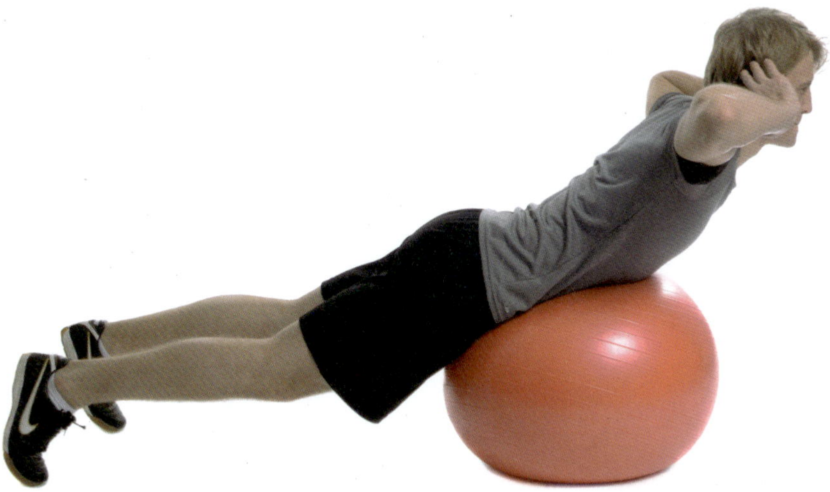

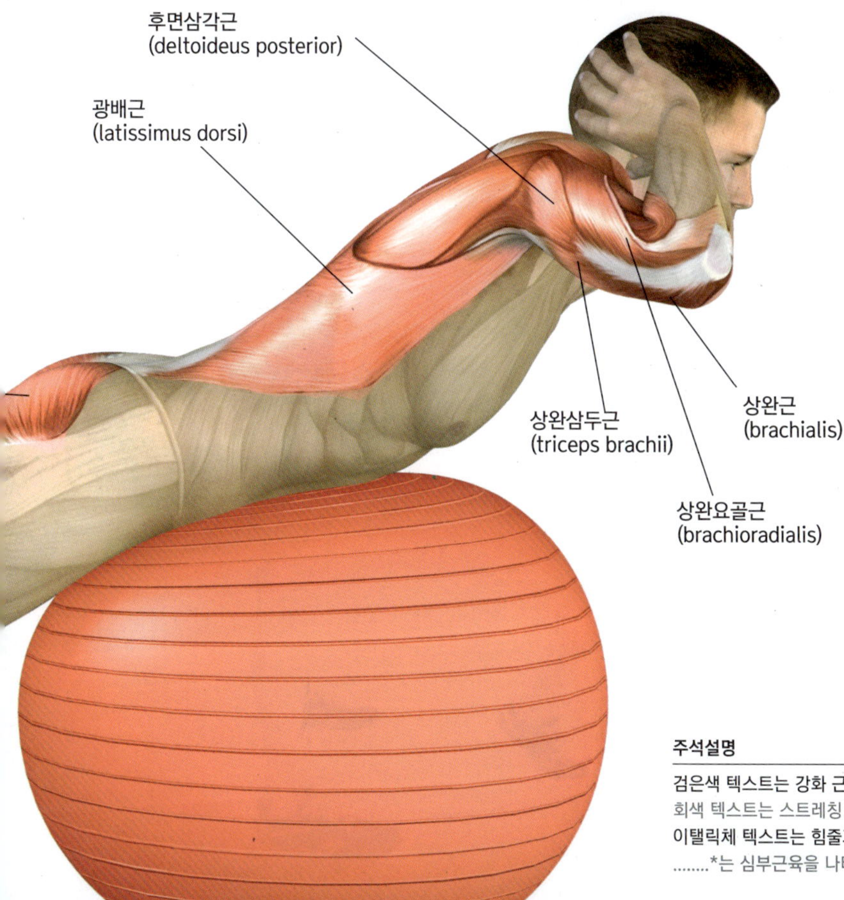

주요 대상
- 척추기립근
- 대둔근
- 대퇴직근
- 반건양근
- 반막양근
- 대내전근
- 광배근
- 대원근
- 상완삼두근
- 후면삼각근
- 상완근
- 완요골근
- 상완이두근
- 승모근
- 소흉근
- 능형근
- 척추다열근

주요 운동 목적
- 등 중간 부위
- 등 아래쪽

주의사항
- 어깨를 들어 올리거나 긴장되지 않게 한다.

자세 완성하기
- 운동하는 동안 둔근과 넓적다리를 활용한다.

주석설명

검은색 텍스트는 강화 근육을 나타낸다.
회색 텍스트는 스트레칭 근육을 나타낸다.
이탤릭체 텍스트는 힘줄과 인대를 나타낸다.
........*는 심부근육을 나타낸다.

클린 앤 리프트 CLEAN AND LIFT

중급

고전적인 클린 앤 리프트는 어깨와 등 위쪽, 특히 삼각근과 삼두근의 힘을 강화시키고 질량을 증가시킨다. 또한 넓적다리, 둔근, 햄스트링 및 코어에도 도움이 된다. 바벨 대신에 덤벨이나 매우 가벼운 바를 사용하여 난이도를 달리할 수 있다.

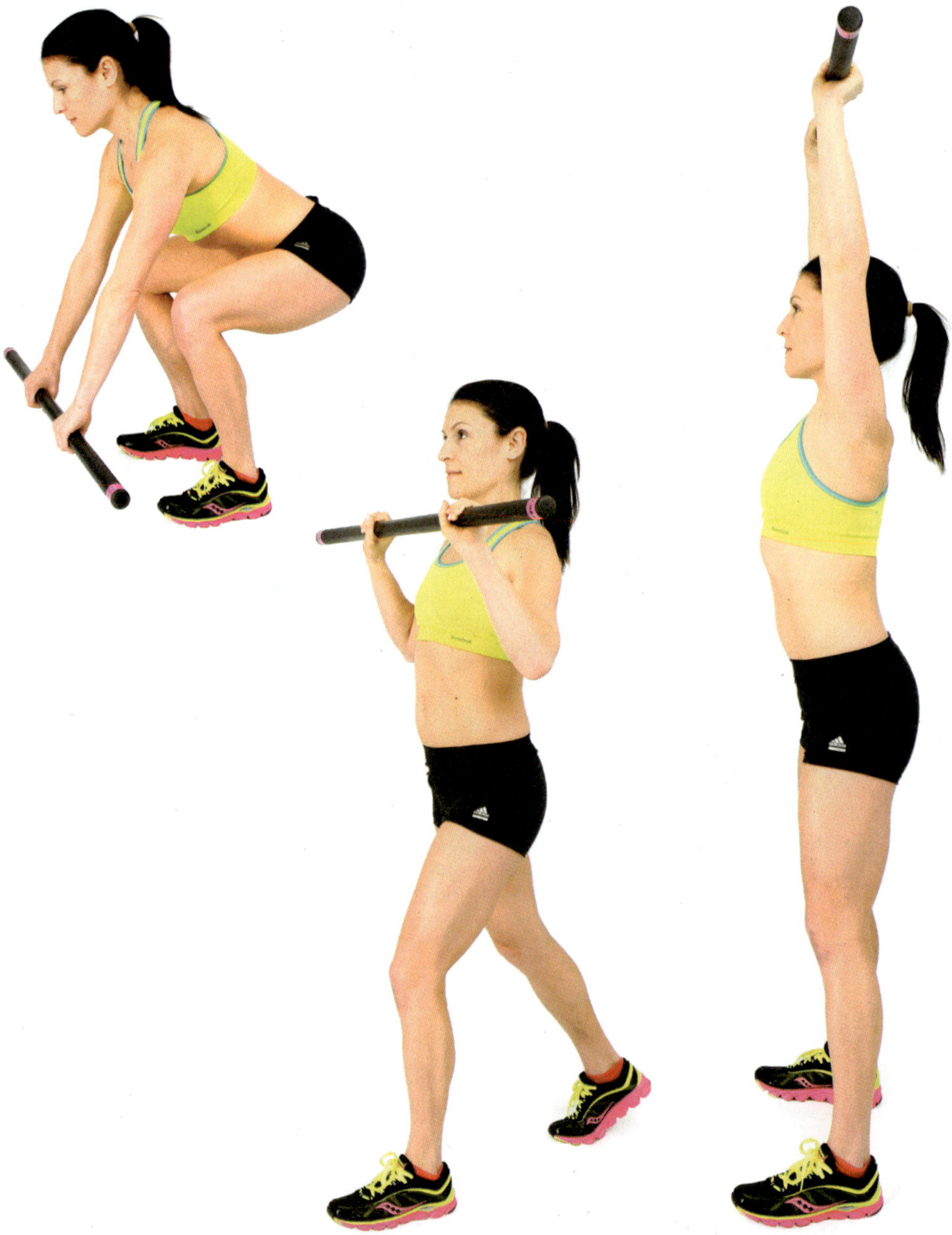

방법 HOW TO DO IT

1 높은 스쿼트 자세로 시작하여 다리 윗부분이 바닥과 평행하도록 한다. 팔을 곧게 한 채 정면에서 바디 바를 잡는다.

2 복근뿐만 아니라 다리 근육을 사용하여 일어나서 팔을 굽히고 바를 어깨 높이로 가져간다. 선택사항으로 한쪽 발을 다른 쪽 발 앞으로 뻗을 수 있다.

3 발을 평행하게 해서 골반 너비 또는 더 넓게 벌리고, 바디 바를 머리 위로 가져간다. 몇 초 동안 유지한다.

4 조심스럽게 바를 다시 어깨 높이로 할 때에는 호흡과 정렬에 초점을 둔다.

5 머리 위로 들어 올리기와 내리기를 반복한다. 10회 반복을 목표로 한다.

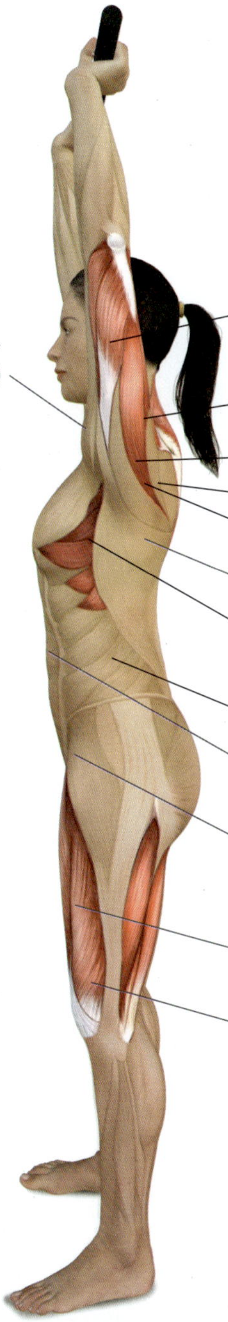

주석설명

검은색 텍스트는 강화 근육을 나타낸다.
회색 텍스트는 스트레칭 근육을 나타낸다.
이탤릭체 텍스트는 힘줄과 인대를 나타낸다.
........*는 심부근육을 나타낸다.

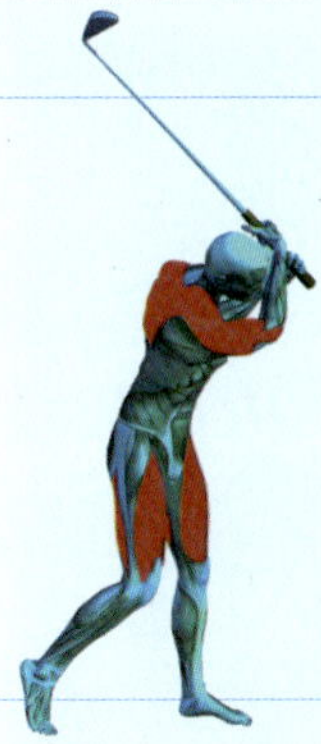

주요 대상
- 광배근
- 승모근
- 전면삼각근
- 후면삼각근
- 중간삼각근
- 상완삼두근
- 전거근
- 극상근*

주요 운동 목적
- 전신을 강화하고 탄력 있게 만든다.

주의사항
- 어깨를 웅크리지 않는다.
- 복부를 앞쪽으로 내밀면 안된다.
- 등을 뒤쪽으로 구부리거나, 앞쪽으로 웅크려서 척추에 무리를 주면 안된다.
- 무리하게 동작을 수행해서는 안된다.

자세 완성하기
- 바를 머리 위로 올리는 동안, 복근을 강하게 활용한다.

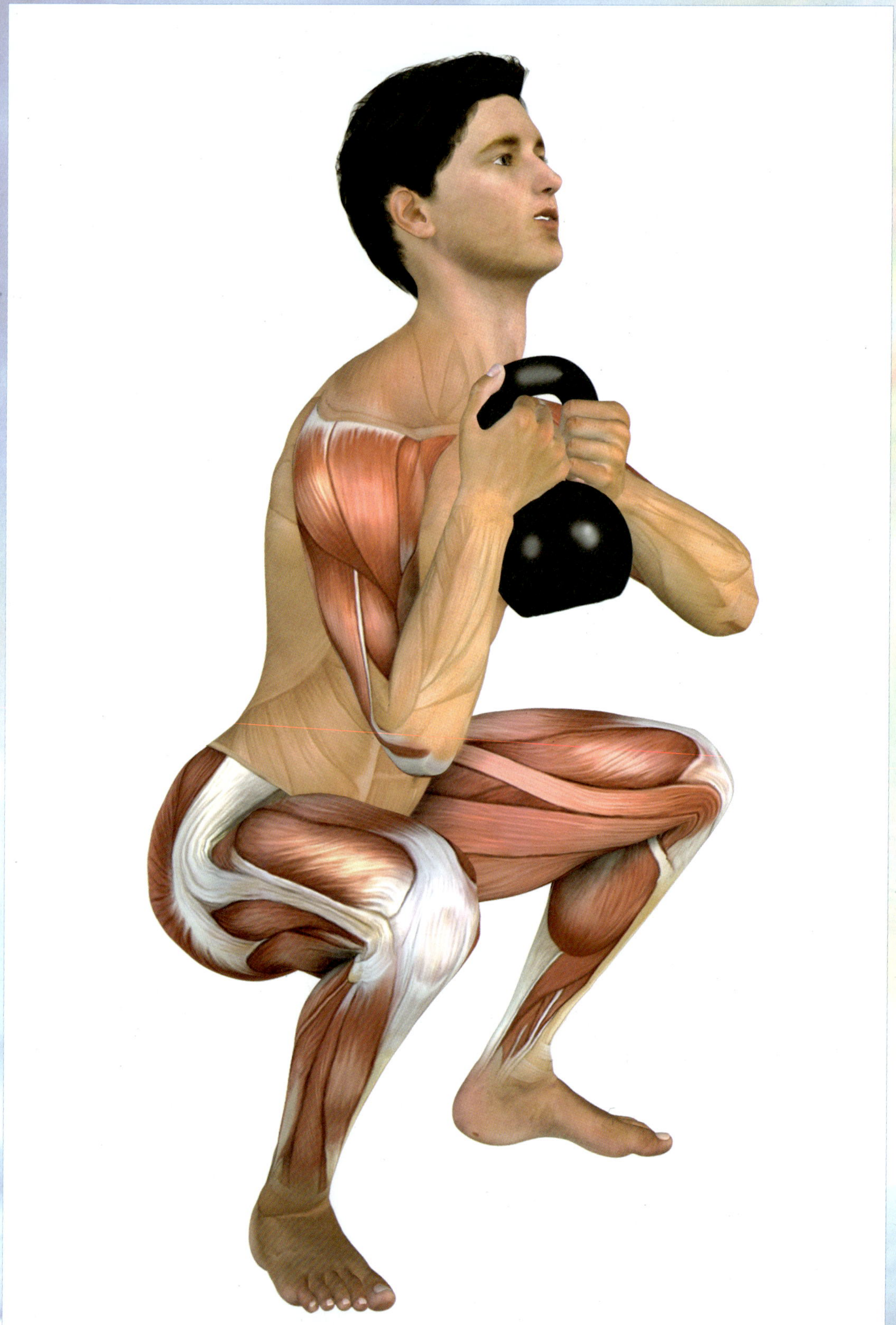

다리
LEGS

전반적인 체력을 위해, 그리고 특히 골프 경기에서 다리가 중요하다는 것은 익히 알고 있을 것이다. 다리는 특히 안정성, 균형 및 힘 등 여러 이유로 인해 중요하다. 다리 강화는 스윙 시 강력한 기초가 될 뿐만 아니라 균형을 잡는 데에도 도움이 된다. 다리가 강할수록 중심 이동을 통해 골프 스윙을 더욱 강하게 할 수 있다. 발목은 운동 목표로 삼아야 하는 가장 중요한 부위 가운데 하나이다. 발목은 골프 스윙 도중 적절한 중심 이동을 가능하게 한다. 골프 스윙을 하면서 무릎을 이용하여 반복적으로 서 있어야 하기 때문에 사두근 지구력의 강화 및 향상이 중요하다. 햄스트링은 공을 칠 때 중심을 이동하고 힘을 가하는 과정에서 작용한다.

종아리 스트레칭 CALF STRETCHES

초보자

심혈관 운동을 하면서 이 스트레칭을 몇 번 수행한다. 이를 통해 운동 중 종아리 뻣뻣함과 긴장이 완화될 수 있다.

종아리 힐 드롭 CALF HEEL DROP

방법 HOW TO DO IT

1 다리와 발을 평행하게 하여 어깨 너비로 벌린 채 한 걸음 내딛어, 올라가거나 계단에 선다. 무릎은 아주 약간만 굽히고, 골반은 약간 앞으로 내밀고, 가슴은 들어올리고, 어깨는 아래 뒤쪽으로 내린다.

2 왼쪽 발을 약간 오른쪽 정면에 두고, 오른쪽 발바닥 앞쪽의 뭉툭한 곳을 계단 가장자리에 둔다.

3 오른쪽 뒤꿈치를 아래로 내리는 과정에서 오른쪽 다리의 무게 양을 조절하여 오른쪽 종아리의 스트레칭 강도를 늘리거나 줄인다.

4 풀고, 발을 바꾸어, 반대쪽에서 반복한다.

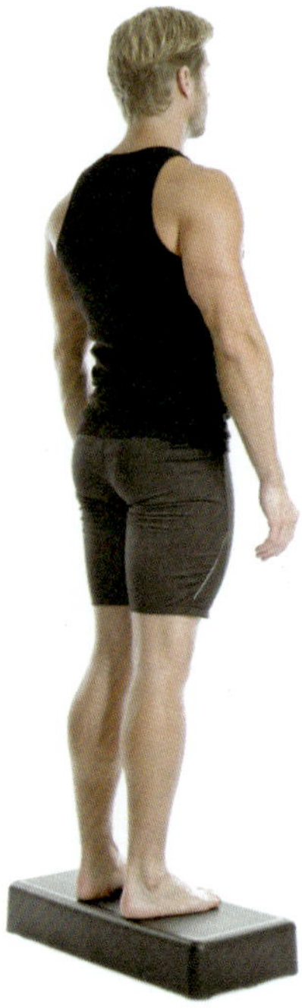

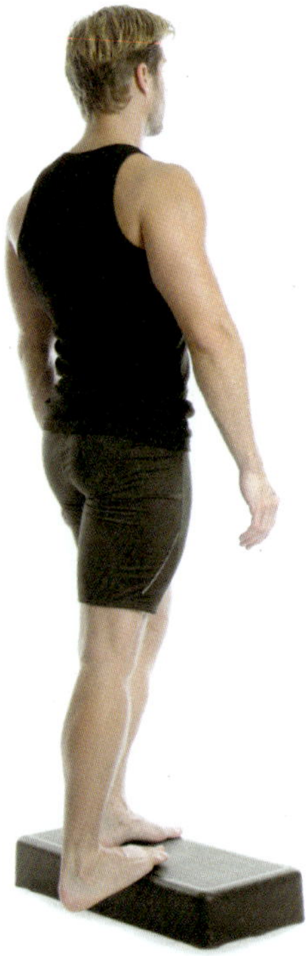

방법 HOW TO DO IT

1 다리와 발을 평행하게 하고 어깨 너비로 벌린 채 선다. 무릎은 아주 약간만 굽히고, 골반은 약간 앞으로 내밀고, 가슴은 들고, 어깨는 아래 뒤쪽으로 내린다.

2 오른쪽 발바닥 앞쪽의 뭉툭한 곳을 계단 위 또는 벽을 향해 위치시킨다.

3 무릎을 곧게 하고 힙을 앞으로 가져간다.

4 풀고, 발을 바꾸어, 반대 쪽에서 반복한다.

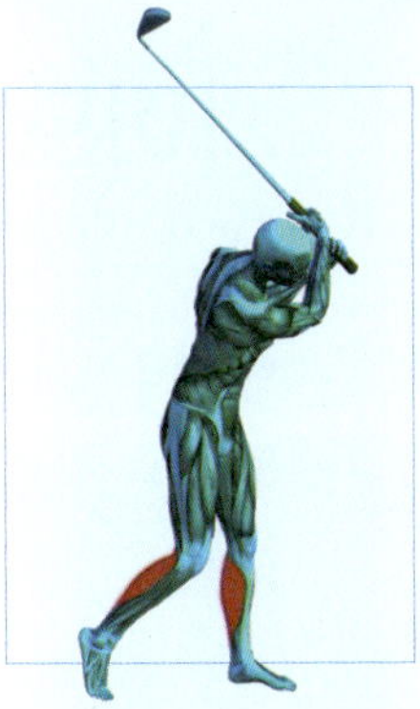

토-업 종아리 스트레칭 TOE-UP CALF STRETCH

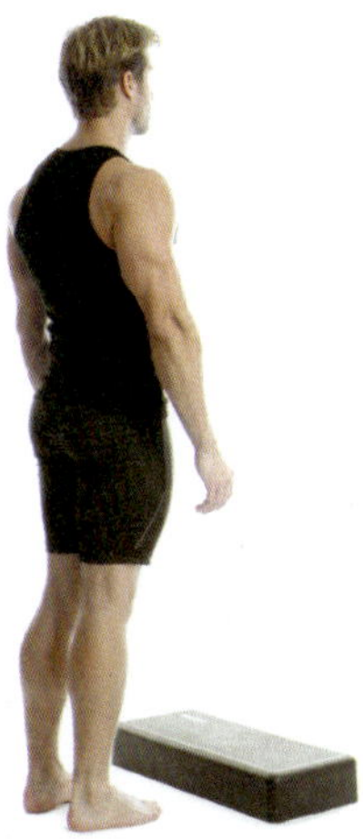

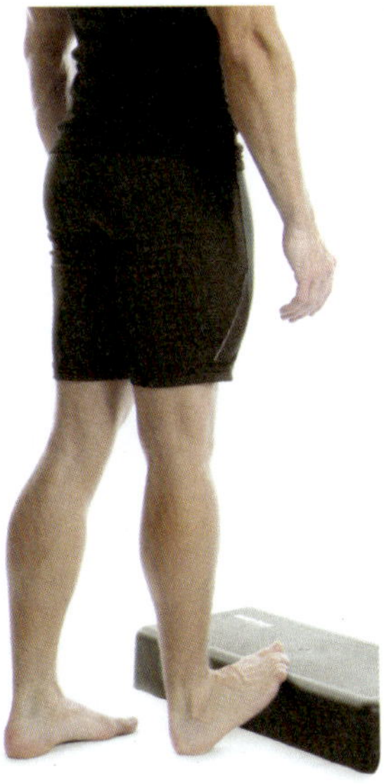

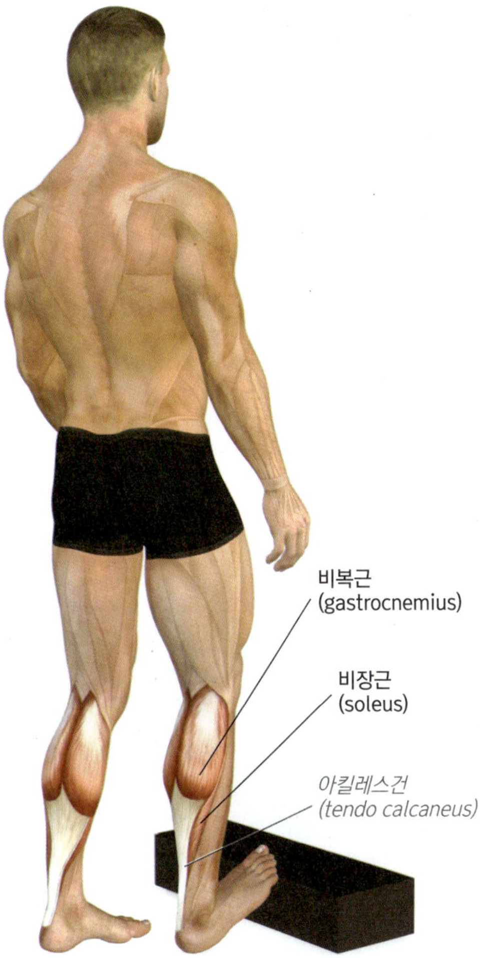

주요 대상
- 비복근
- 비장근
- 아킬레스건

주요 운동 목적
- 종아리 근육의 뻣뻣함을 완화시킨다.

주의사항
- 스트레칭 효과를 위해 반동을 주는것은 피해야 한다.
 - 모든 동작은 천천히 그리고 조심스럽게 이루어져야 한다.

자세 완성하기
- 엄지발가락에서부터 작은 발가락까지 부드럽게 그리고 천천히 움직이고, 그리고 원래대로 체중을 발가락에 이동함으로써 종아리 근육의 기시부를 활용한다.

주석설명

검은색 텍스트는 강화 근육을 나타낸다.
회색 텍스트는 스트레칭 근육을 나타낸다.
이탤릭체 텍스트는 힘줄과 인대를 나타낸다.
........*는 심부근육을 나타낸다.

사이드 라잉 니이 벤드 SIDE-LYING KNEE BEND

스트레칭

이 운동의 대상은 사두근이다. 바닥에 눕는 것이 불편하다면 측면 골반 아래에 수건을 깐다. 불편한 느낌이 있을 때에는 더 이상 스트레칭 하지 않는다.

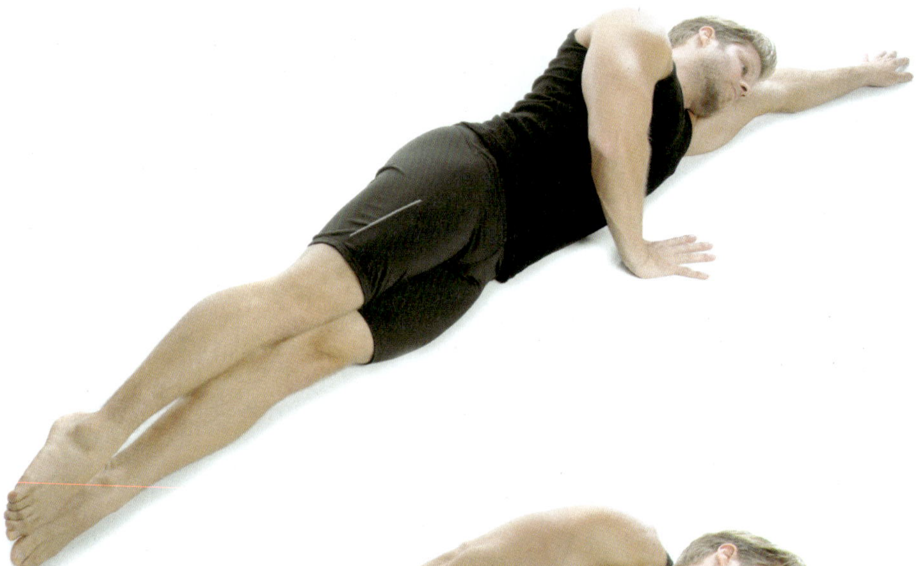

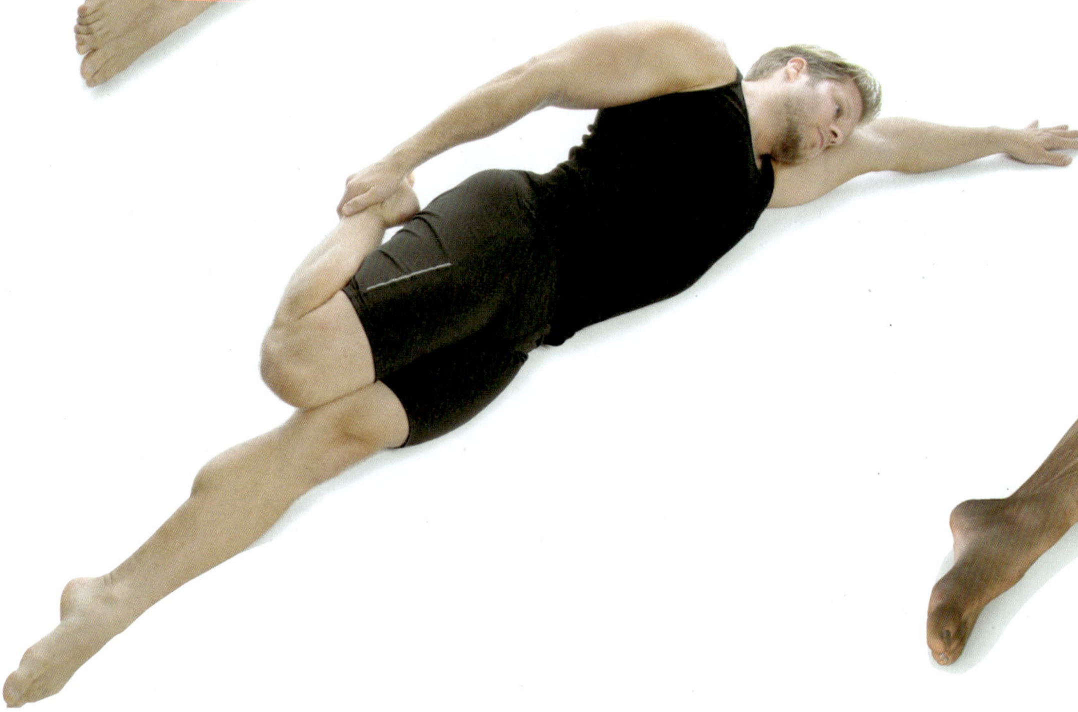

방법 HOW TO DO IT

1 왼쪽으로 누워서 다리를 뻗어 몸과 일직선이 되게 한다. 왼팔을 뻗고 머리를 상완에 기댄다.

2 오른쪽 무릎을 굽혀 오른손으로 발목을 잡는다.

3 발목을 엉덩이 쪽으로 잡아당겨 스트레칭 한다.

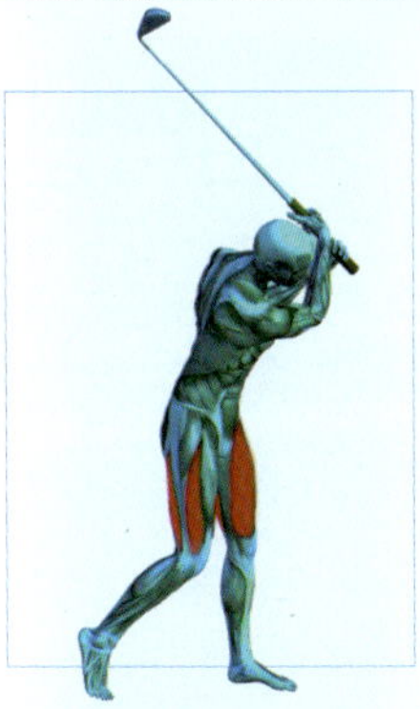

전문가의 조언

바닥에 직접적으로 닿으면 불편할 수 있다. 엉덩이 아래 바닥에 수건을 놓아 둔다.

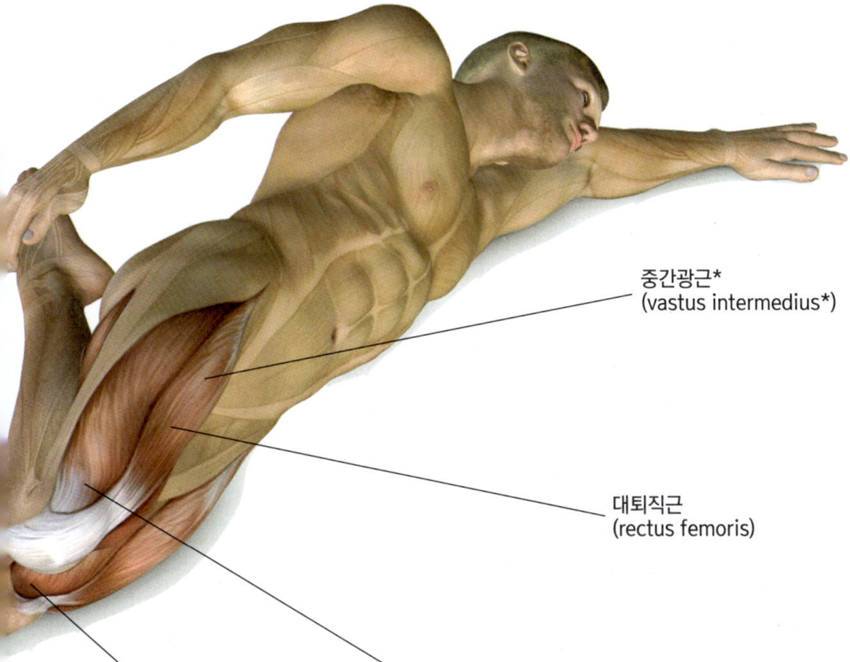

주요 대상
- 대퇴직근
- 외측광근
- 중간광근
- 내측광근

주요 운동 목적
- 사두근

주의사항
- 뒤로 기울여져서 둔근이 땅에 닿지 않도록 주의한다.

자세 완성하기
- 한쪽 무릎이 다른 쪽 무릎 위에 함께 있도록 한다.
- 골반을 약간 앞으로 내밀고 가슴을 들어올려서 코어를 활용 및 스트레칭 한다.
- 발끝을 뻗어서 다리와 평행이 되게 유지한다.

주석설명

검은색 텍스트는 강화 근육을 나타낸다.
회색 텍스트는 스트레칭 근육을 나타낸다.
이탤릭체 텍스트는 힘줄과 인대를 나타낸다.
........*는 심부근육을 나타낸다.

인터널 힙 로테이터 스트레칭 INTERNAL HIP ROTATOR STRETCH

중급

이 스트레칭은 동작이 크지 않다 – 스트레칭 하면서 힙을 5인치만 안쪽으로 회전시킨다. 양 방향으로 천천히 움직여야 한다.

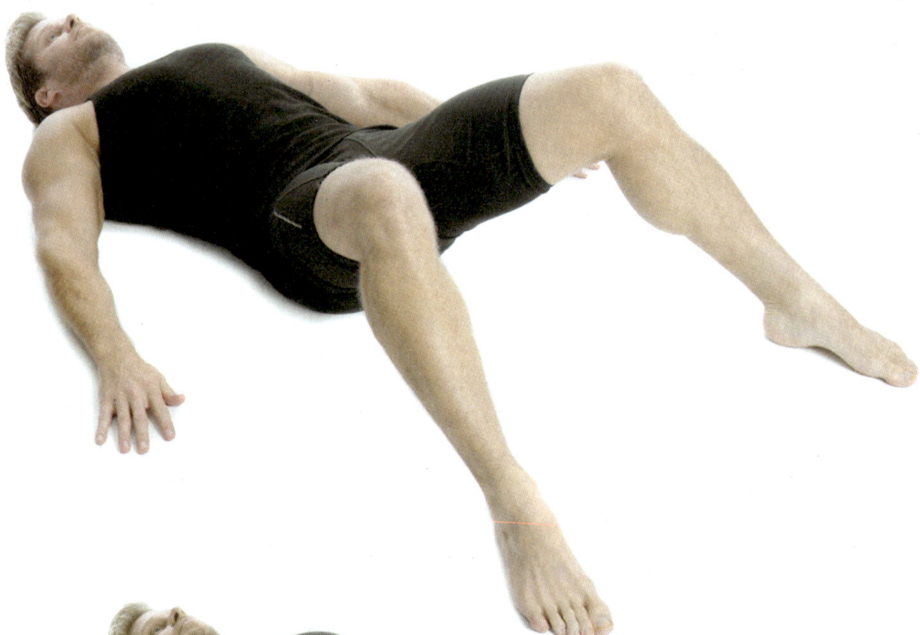

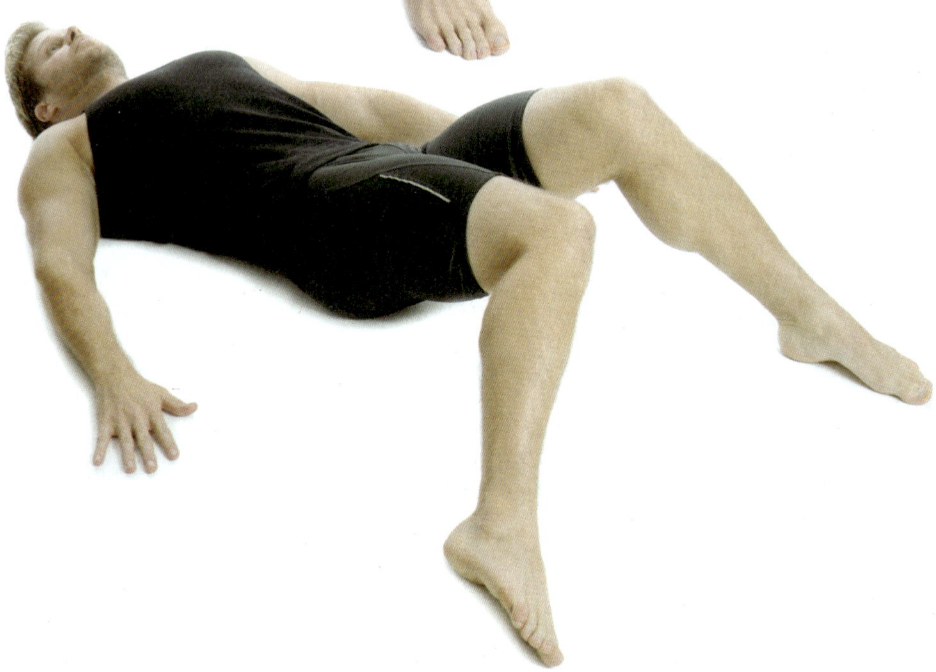

방법 HOW TO DO IT

1 팔을 양 옆으로 뻗고 등을 대고 눕는다.

2 무릎을 굽히고 발을 어깨 너비로 바깥쪽으로 충분히 벌린다.

3 몸의 나머지는 가만히 유지하고, 오른쪽 고관절을 안쪽으로 회전시켜서 무릎이 바닥 쪽으로 향하게 한다.

4 출발위치로 천천히 되돌아오고 반대쪽 다리로 반복한다.

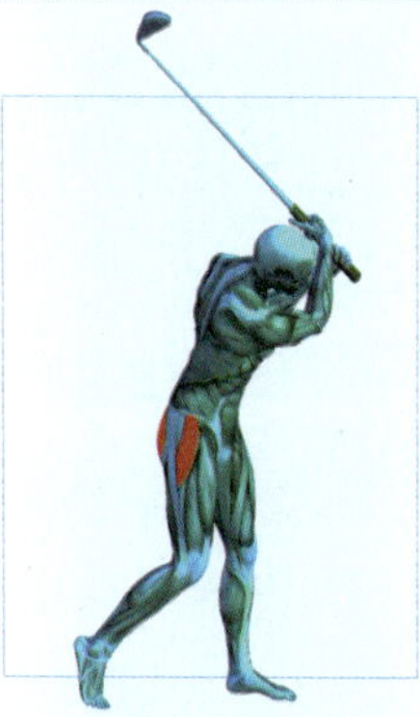

주요 대상
- 중둔근
- 소둔근
- 대퇴근막장근

주요 운동 목적
- 고관절 회전근

주의사항
- 허리 아래쪽과 둔근을 들어올리지 않는다.

자세 완성하기
- 복근을 팽팽하게 유지하고, 손을 바닥에 댐으로써 등 아래쪽을 지지한다.

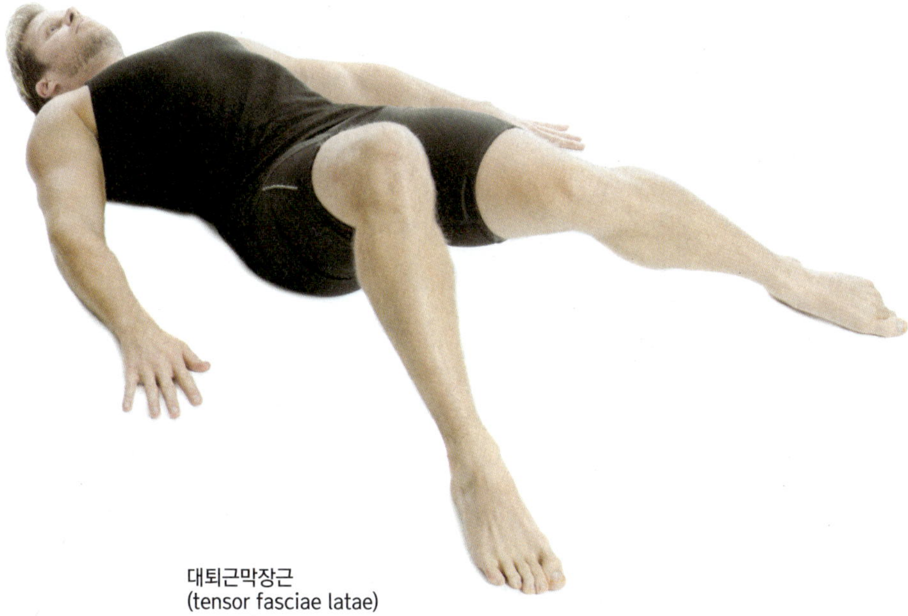

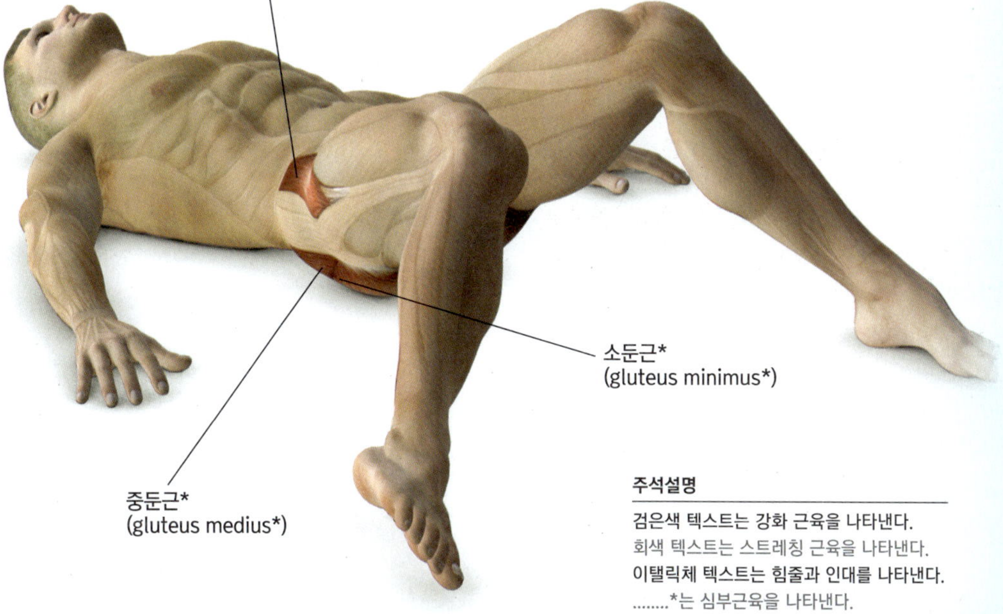

주석설명

검은색 텍스트는 강화 근육을 나타낸다.
회색 텍스트는 스트레칭 근육을 나타낸다.
이탤릭체 텍스트는 힘줄과 인대를 나타낸다.
........*는 심부근육을 나타낸다.

개구리 스트레칭 FROG STRADDLE

스트레칭

팔뚝을 앞쪽으로 움직여서 기댐으로써 개구리 스트레칭을 할 수 있다. 스트레칭 할 때 골반과 발꿈치가 바닥에 최대한 닿게 한다.

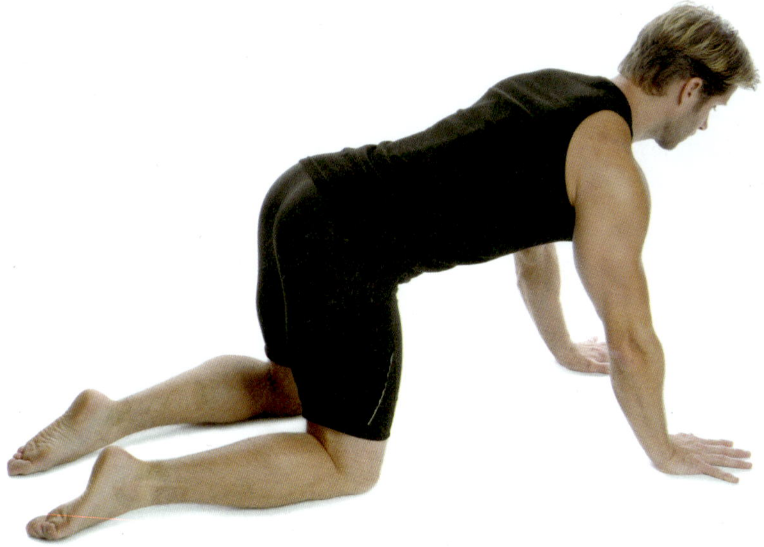

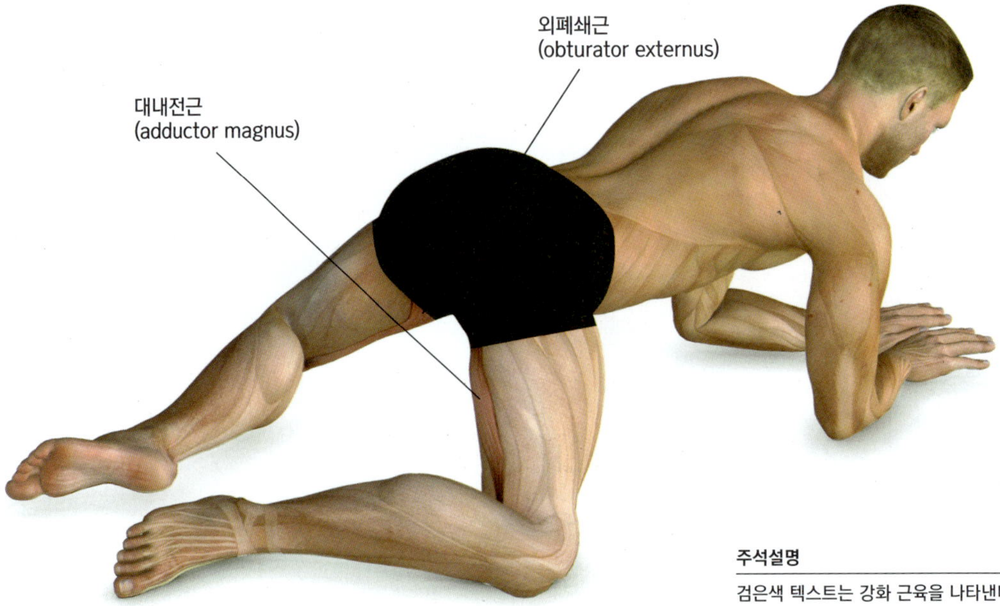

주석설명

검은색 텍스트는 강화 근육을 나타낸다.
회색 텍스트는 스트레칭 근육을 나타낸다.
이탤릭체 텍스트는 힘줄과 인대를 나타낸다.
........*는 심부근육을 나타낸다.

방법 HOW TO DO IT

1 사지를 이용하여 무릎을 꿇는다.

2 팔꿈치를 굽히고 무게 중심을 앞으로 이동시켜 팔꿈치와 팔뚝에 기댄다.

3 무릎을 서로 벌어지게 하고 발을 약간 안쪽으로 당겨서 무게를 그곳에 둠으로써 슬개골에 대한 압력을 완화시킨다.

4 다리와 엉덩이를 바닥 쪽으로 낮추고 양 발의 발바닥을 모아서 스트레칭을 강화시킨다.

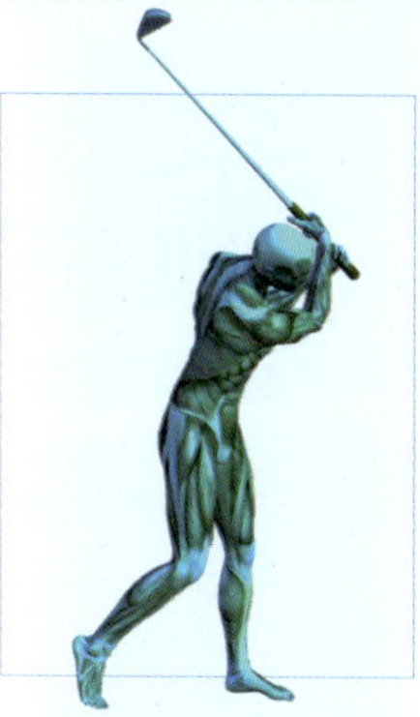

주요 대상
- 장내전근
- 대내전근
- 단내전근
- 박근
- 치골근
- 외폐쇄근

주요 운동 목적
- 내부 넓적다리
- 힙 내전근

주의사항
- 슬개골에 체중을 너무 두지 않도록 한다.
- 등 아래쪽이 구부러지지 않도록 한다.

자세 완성하기
- 통증 없이 목표로 삼은 수준까지 스트레칭 한다.

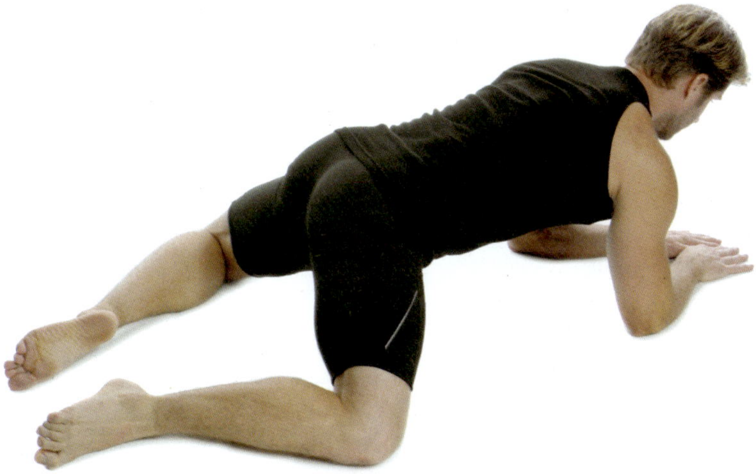

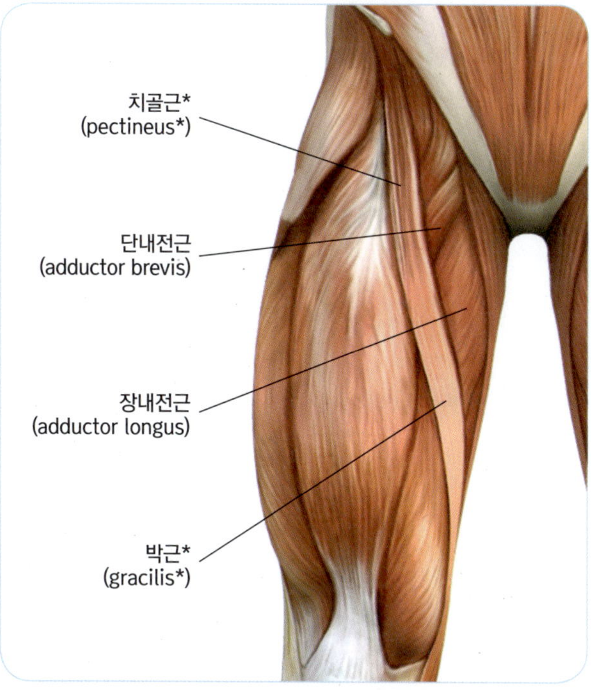

유니래터럴 시티드 포워드 벤드
UNILATERAL SEATED FORWARD BEND

초보자

이 초보자 포워드 벤드는 한 번에 한쪽 다리 뒤를 스트레칭하는 것으로, 앞에서 두 다리를 완전히 구부리는 것보다 약간 쉬운 운동이다. 뻗은 다리를 스트레칭하며, 이 동작에서는 호흡에 초점을 둔다.

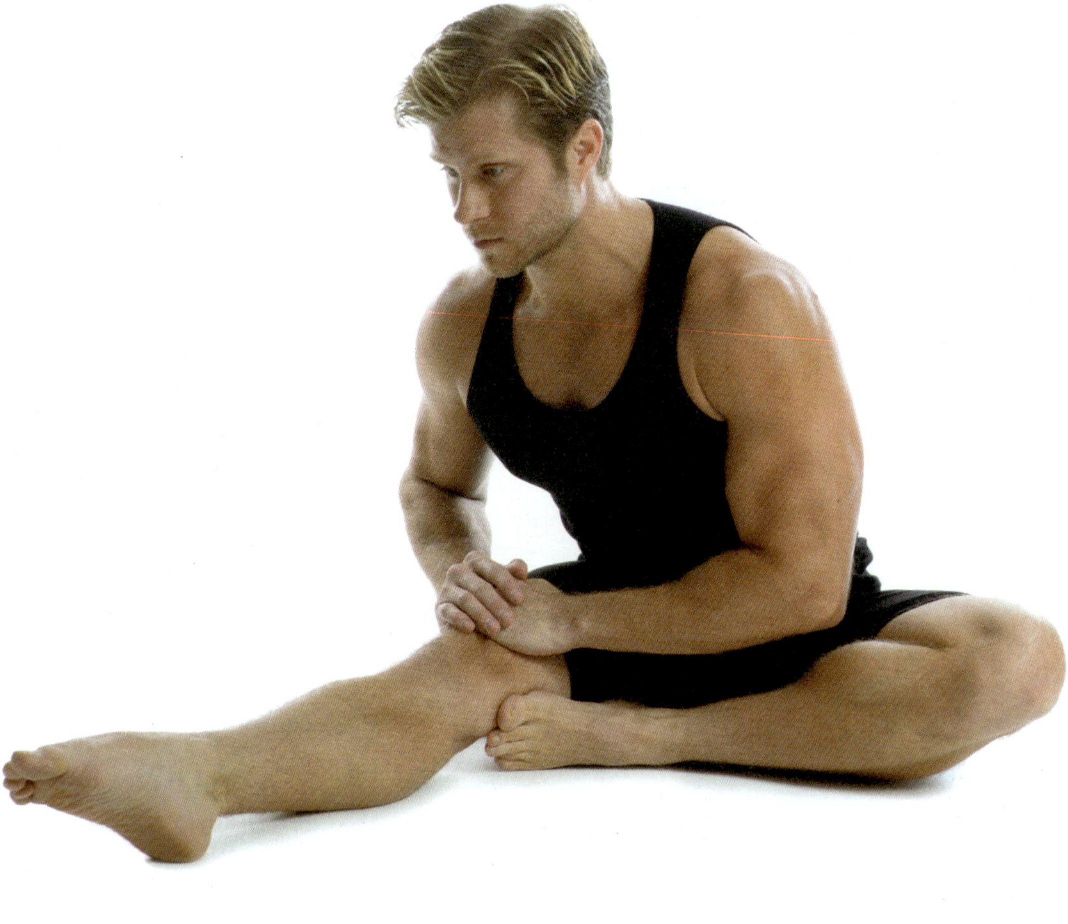

방법 HOW TO DO IT

1 다리를 평행하게 정면으로 뻗고 바닥에 최대한 똑바로 앉는다.

2 왼발 바닥이 슬개골 바로 위에 있는 오른쪽 안쪽 넓적다리에 닿게 한 채 왼쪽 다리를 구부려 바깥쪽이 향하게 한다. 무릎 위에 손을 얹는다.

3 허리부터 구부리고 오른 발 위 앞쪽으로 기울인다. 양 팔뚝은 오른쪽 슬개골 위에 얹는다.

4 다리를 바꾸어 반대쪽에서 스트레칭을 반복한다.

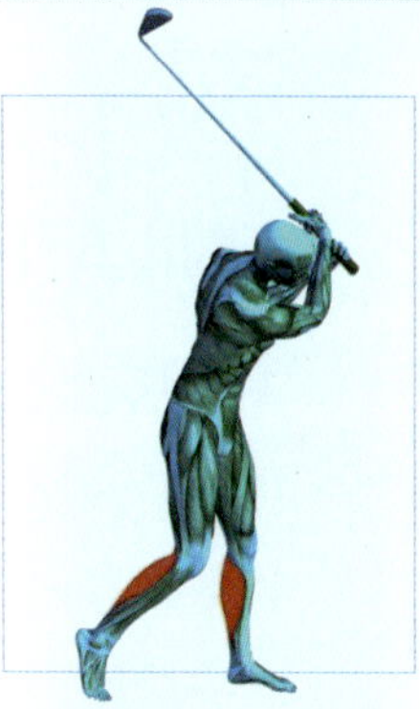

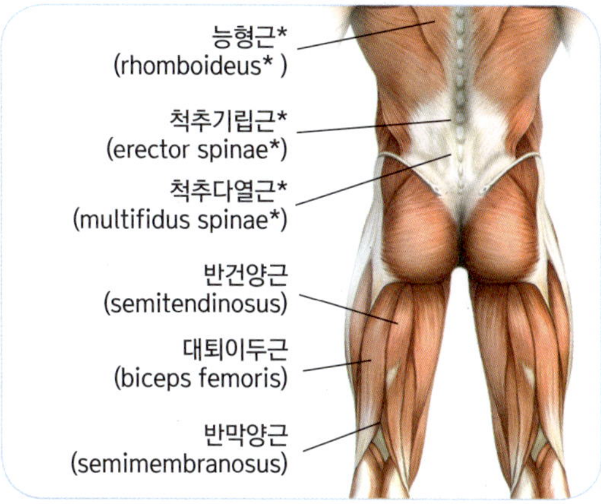

주요 대상
- 대퇴이두근
- 반건양근
- 반막양근
- 척추다열근
- 척추기립근
- 비복근
- 비장근
- 능형근

주요 운동 목적
- 햄스트링

주의사항
- 등에 과도한 부담을 주지 않도록 한다.
- 등이 뻣뻣할 경우 의자에 앉아서 스트레칭을 한다.

자세 완성하기
- 더 많이 스트레칭 시키려면 고개와 상체를 앞으로 숙인다.

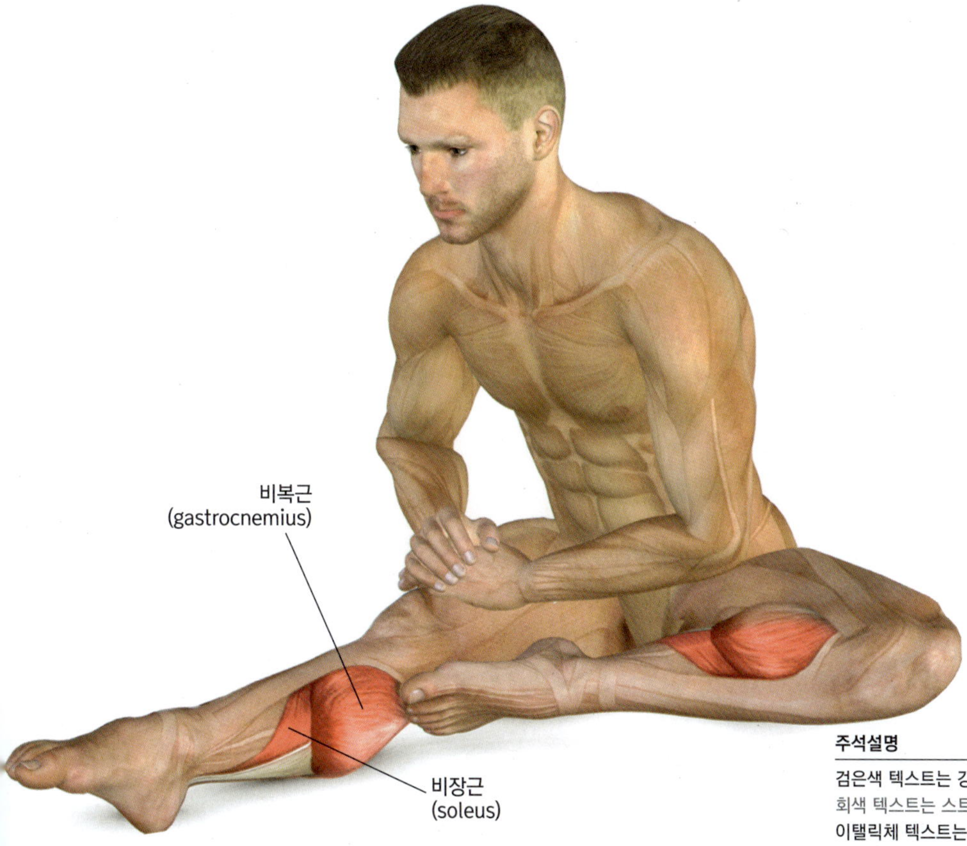

주석설명

검은색 텍스트는 강화 근육을 나타낸다.
회색 텍스트는 스트레칭 근육을 나타낸다.
이탤릭체 텍스트는 힘줄과 인대를 나타낸다.
........*는 심부근육을 나타낸다.

유니래터럴 레그 스트레칭
UNILATERAL LEG STRETCHES

스트레칭

힙 익스테션과 플렉션(126페이지)을 하기 전에 양쪽 유니래터럴 레그 스트레칭을 먼저 한다. 다른 다리로 바꾸어서 하기 전에 한 쪽 다리에 대해 순서에 따라 되도록 부드럽게 수행한다.

유니래터럴 니이 투 체스트 스트레칭 UNILATERAL KNEE-TO-CHEST STRETCH

방법 HOW TO DO IT

1 등을 대고 누워서 오른쪽 무릎을 가슴 안쪽으로 구부린다.

2 오른쪽 햄스트링에 손을 얹고 스트레칭 동안 가능한 무릎을 가슴 쪽에 가깝게 부드럽게 안는다.

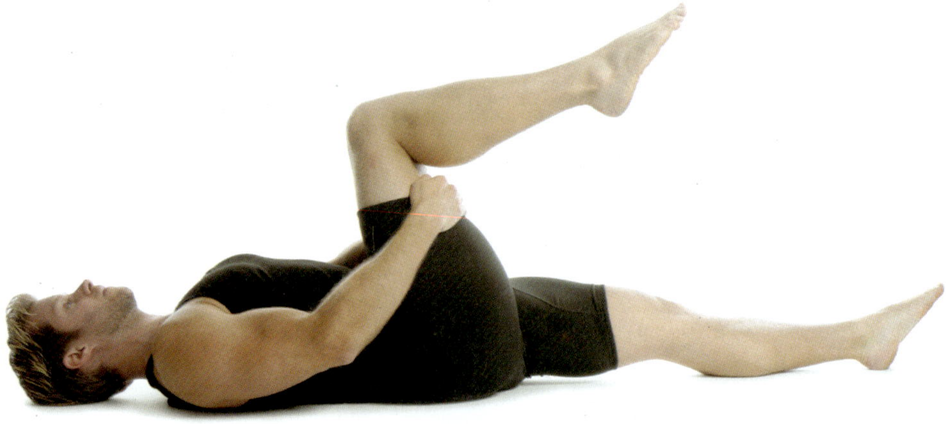

전문가의 조언

한쪽 다리 스트레칭과 고관절 내전근 스트레칭 (198-199페이지 참조)을 모두 수행한 후 다른쪽으로 전환하고 반대쪽에서 세 가지 스트레칭을 모두 수행한다.

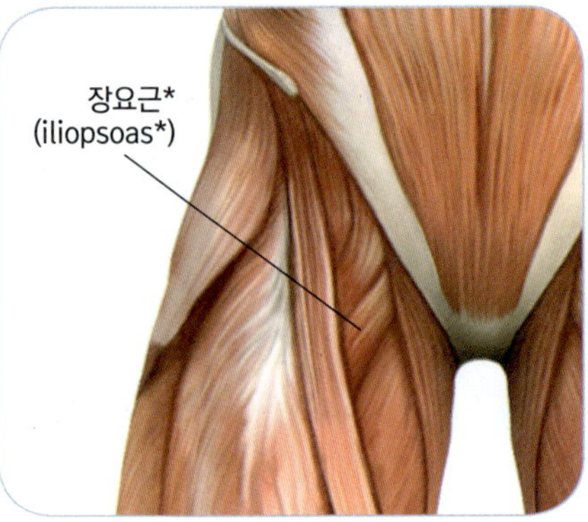

주석설명

검은색 텍스트는 강화 근육을 나타낸다.
회색 텍스트는 스트레칭 근육을 나타낸다.
이탤릭체 텍스트는 힘줄과 인대를 나타낸다.
........*는 심부근육을 나타낸다.

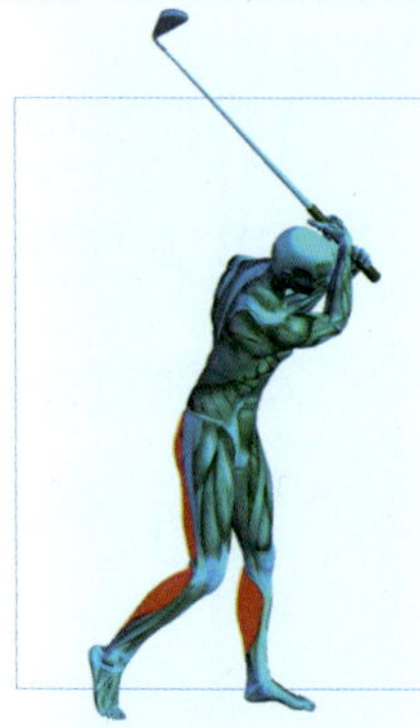

방법 HOW TO DO IT

1 무릎 바로 아래 햄스트링에 손을 얹고, 오른쪽 다리를 천장을 향해 곧게 뻗는다.

2 양 발을 뾰족하게 한다.

3 손 위치를 바꾸어, 오른손은 오른쪽 종아리 근육에, 왼손은 햄스트링에 얹는다. 부드럽게 넓적다리를 가슴 쪽으로 향하게 하여 스트레칭 강도를 높인다.

4 고관절 내전근 스트레칭 (198-199페이지) 동작을 준비한다.

편측 레그 레이스
UNILATERAL LEG RAISE

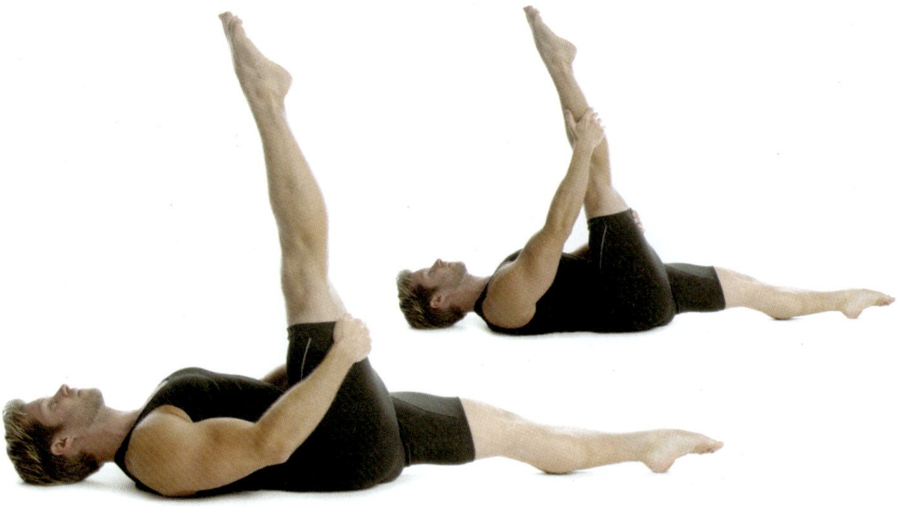

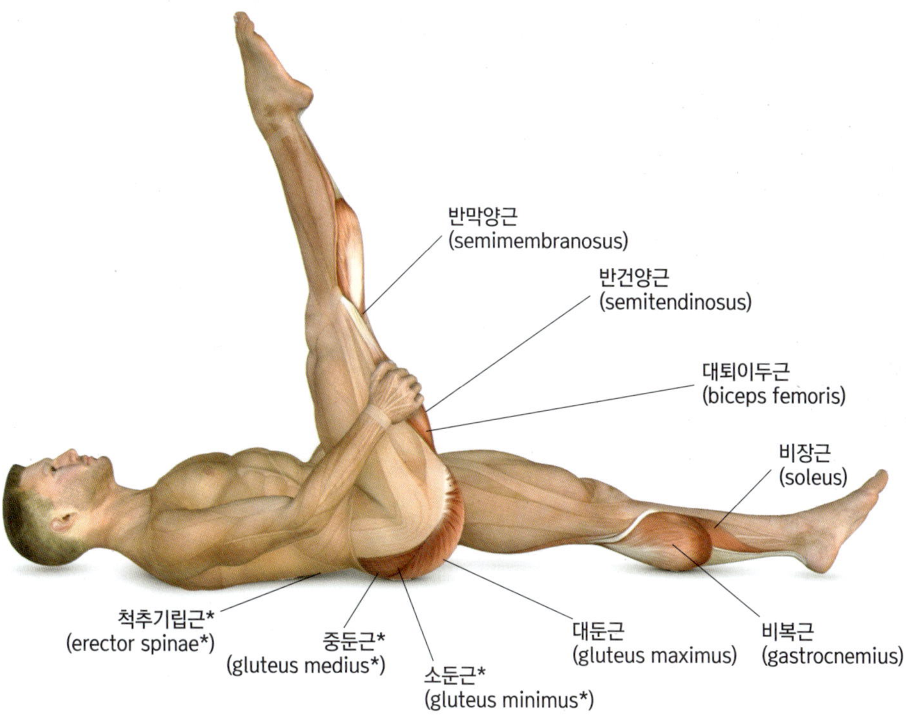

주요 대상
- 척추기립근
- 대둔근
- 중둔근
- 소둔근
- 대퇴이두근
- 반건양근
- 반막양근
- 장요근
- 비복근
- 비장근

주요 운동 목적
- 등 아래쪽
- 내전근 근육
- 둔근 부위
- 햄스트링

주의사항
- 머리 위로 과도하게 들어 올리지 않도록 한다.
- 호흡을 멈추지 않도록 한다.

자세 완성하기
- 등 아래쪽을 바닥에 대고 있는다 - 골반을 $\frac{1}{4}$인치만 당기면 등이 바닥에 닿은 상태로 있을 수 있다.

바이래터럴 시티드 포워드 벤드
BILATERAL SEATED FORWARD BEND

스트레칭

시티드 포워드 벤드는 햄스트링, 척추 및 등 아래를 스트레칭 하는 기본적이지만 어려운 운동이다. 스트레칭 동안에는 턱을 긴장시키거나 치아를 악물지 않는다. 입을 편안하게 하면 호흡을 균일하게 할 수 있다.

전문가의 조언

스트레칭을 할 때 이를 악물거나, 턱을 긴장시키지 말고 호흡을 편안하게 하며 실시해야 한다.

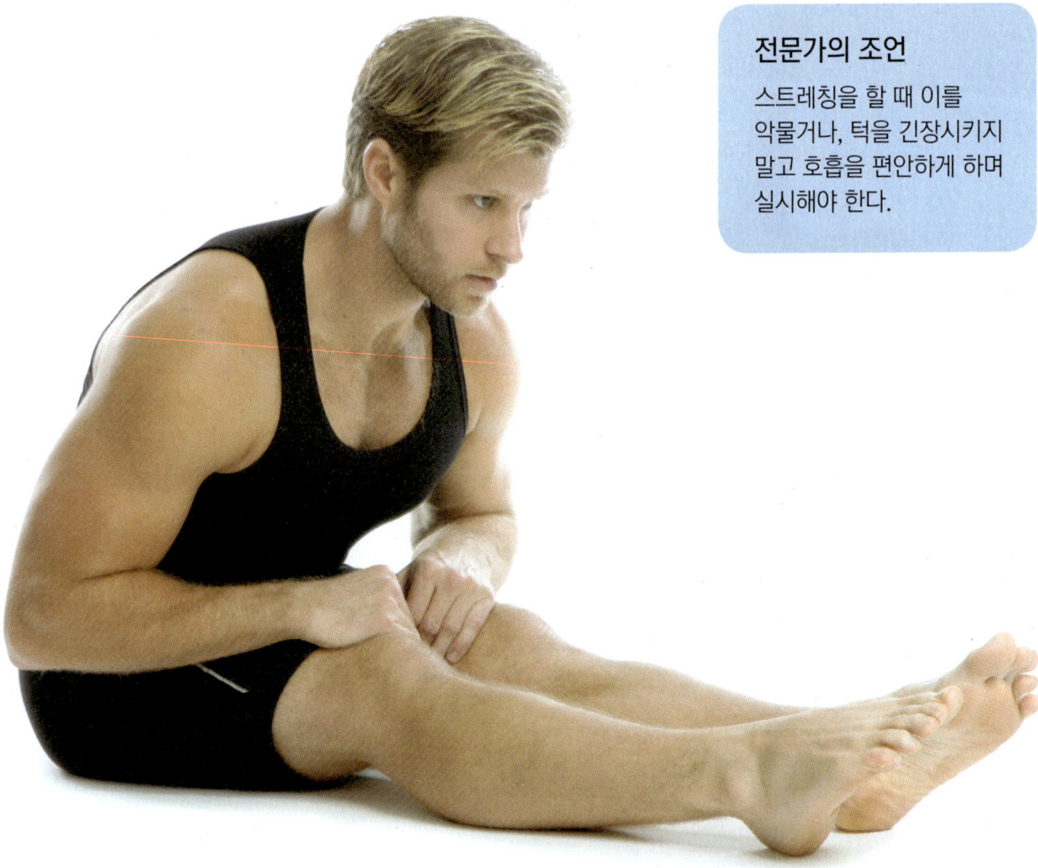

방법 HOW TO DO IT

1 바닥에 앉는다. 등을 반듯하게 하고 다리는 평행하게 정면으로 뻗은 채 되도록 똑바로 앉는다. 발은 편안하게 하고 발바닥 쪽으로 약간 구부린다.

2 앞쪽으로 기울여 배를 낮춰 넓적다리 위에 오게 하고 스트레칭 동안 팔뚝은 슬개골 위에 얹는다.

3 천천히 올라오고 원하면 반복한다.

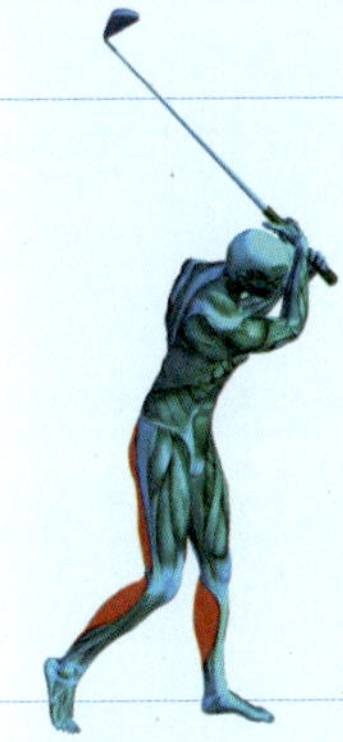

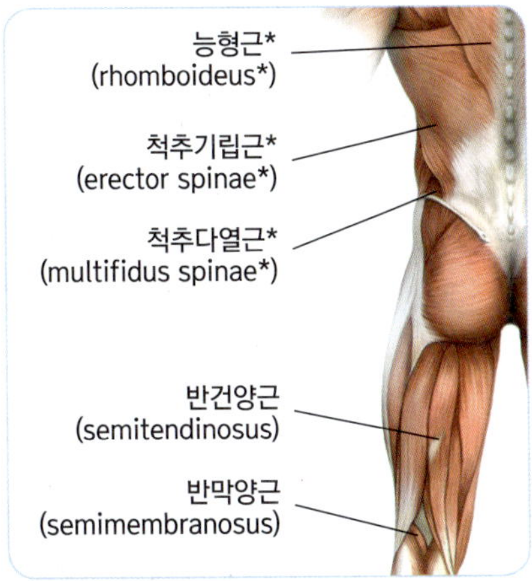

주요 대상
- 대퇴이두근
- 반건양근
- 반막양근
- 척추다열근
- 척추기립근
- 비복근
- 비장근
- 능형근

주요 운동 목적
- 햄스트링

주의사항
- 호흡을 멈추지 않도록 한다.

자세 완성하기
- 힙을 구부리고 스트레칭 동안 척추를 꼿꼿이 세운다.
- 가능한 한 다리 위로 몸통을 기울인다.

주석설명

검은색 텍스트는 강화 근육을 나타낸다.
회색 텍스트는 스트레칭 근육을 나타낸다.
이탤릭체 텍스트는 힘줄과 인대를 나타낸다.
........*는 심부근육을 나타낸다.

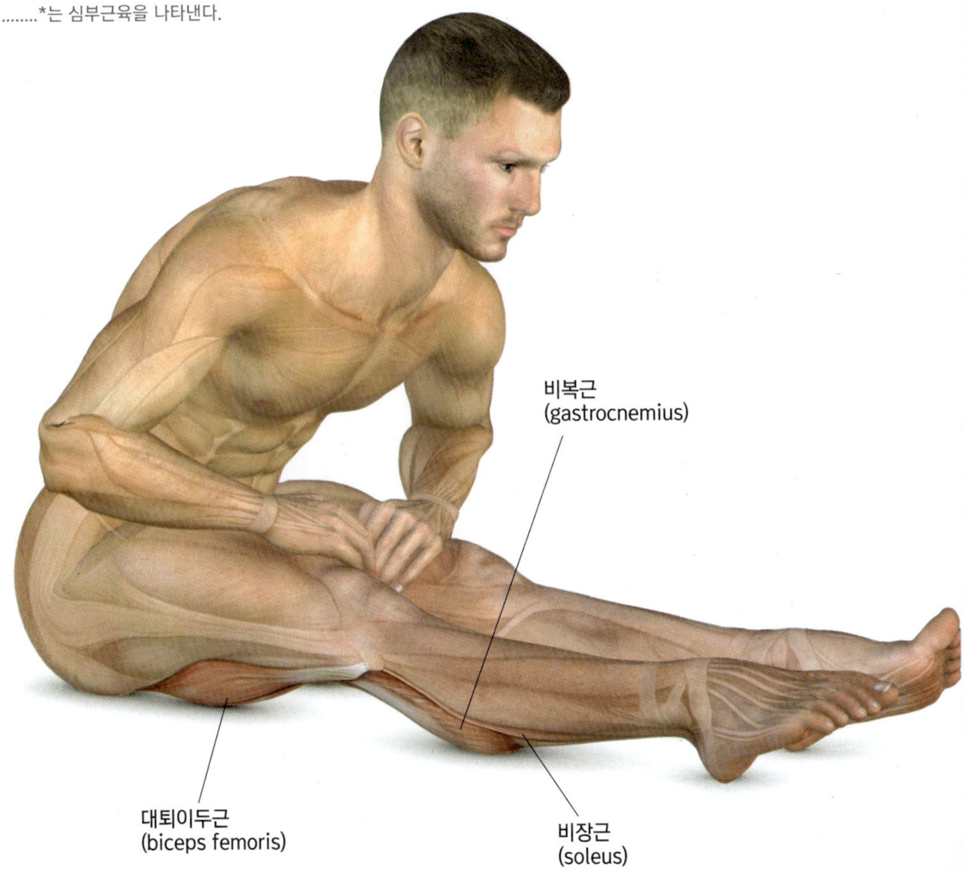

비복근 스트레칭 GASTROCNEMIUS STRETCH

스트레칭

비복근은 무릎 뒷 쪽에 붙어 있으며, 이 근육을 제대로 스트레칭하면 동작 범위가 넓어진다. 이 스트레칭은 다리 앞이 아니라, 다리 뒤에서 느껴져야 한다.

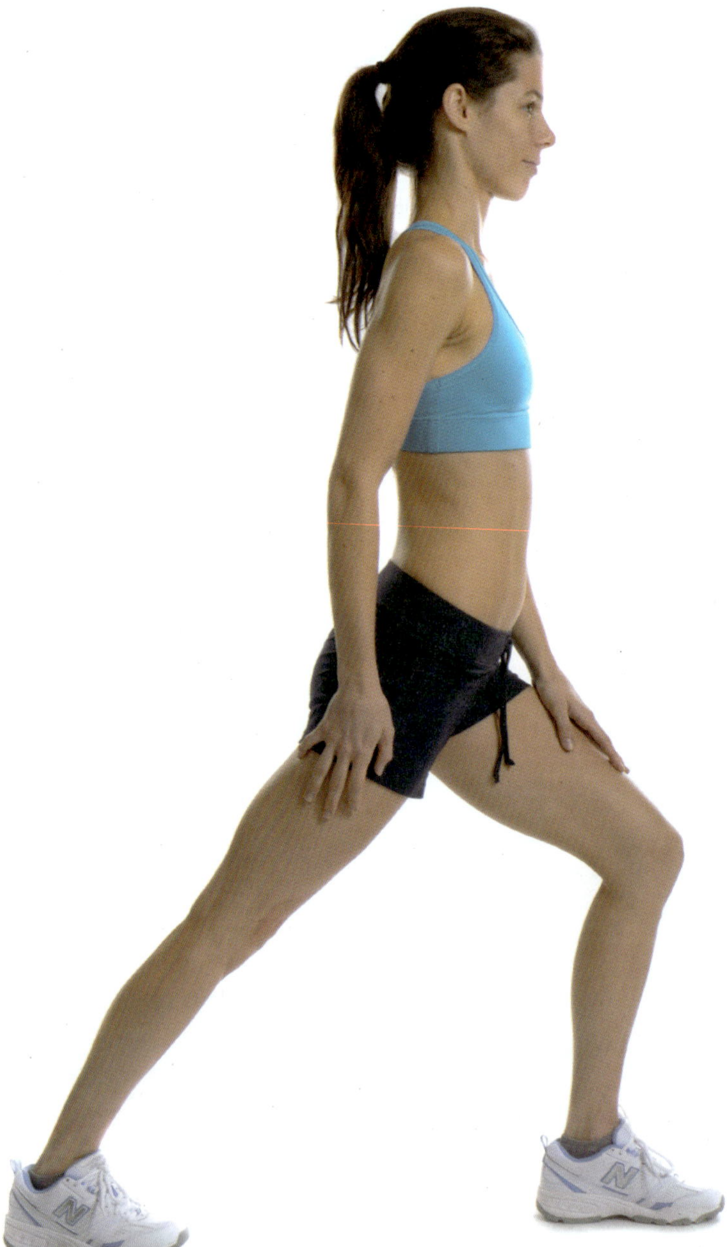

방법 HOW TO DO IT

1 다리를 곧게 하고 서 있는 상태에서, 한 발을 앞으로 내딛는다.

2 내디딘 다리의 앞 무릎을 구부린다.

3 양 발꿈치를 바닥에 닿게 하고 뒤 종아리 근육이 당겨지는 것을 느낄 때까지 앞 다리 쪽으로 기울인다. 15초간 멈춰 있는다. 양 다리에 걸쳐 3회씩 반복한다.

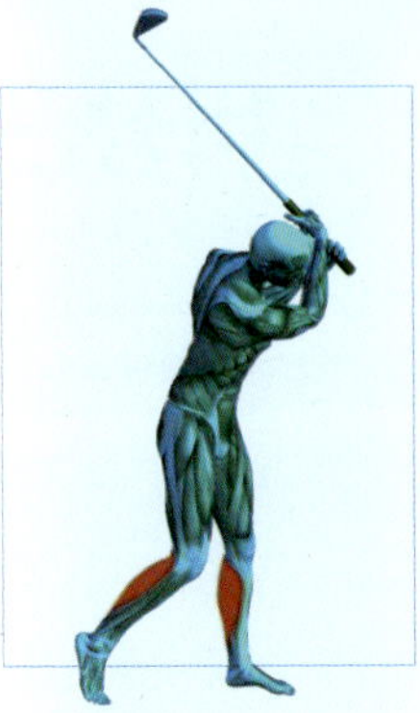

주요 대상
- 비복근

주요 운동 목적
- 종아리

주의사항
- 뻗은 다리를 굽히지 않는다.
- 발꿈치가 들려 바닥에서 떨어지지 않도록 한다.

자세 완성하기
- 구부려서 스트레칭할 때 가슴을 똑바로 세운다.

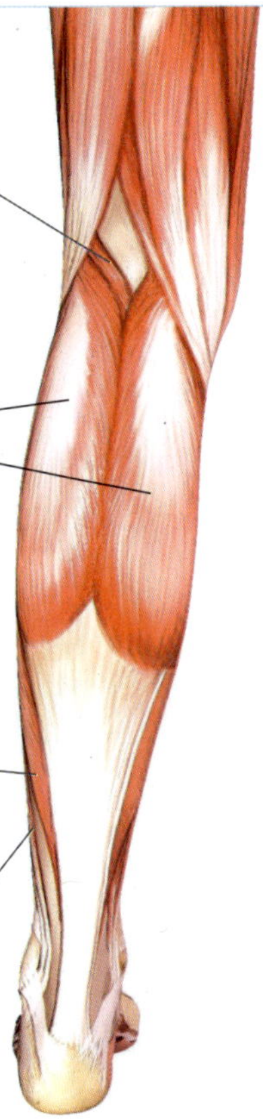

주석설명

검은색 텍스트는 강화 근육을 나타낸다.
회색 텍스트는 스트레칭 근육을 나타낸다.
이탤릭체 텍스트는 힘줄과 인대를 나타낸다.
........*는 심부근육을 나타낸다.

비장근 스트레칭 SOLEUS STRETCH

스트레칭

비장근은 발목 위 다리에 붙어 있으며, 이 근육을 제대로 스트레칭하면 동작 범위가 넓어진다. 일반적으로, 무릎을 굽히는 스트레칭은 비장근을 대상으로 하며, 무릎을 똑바로 하는 스트레칭은 비복근을 대상으로 한다.

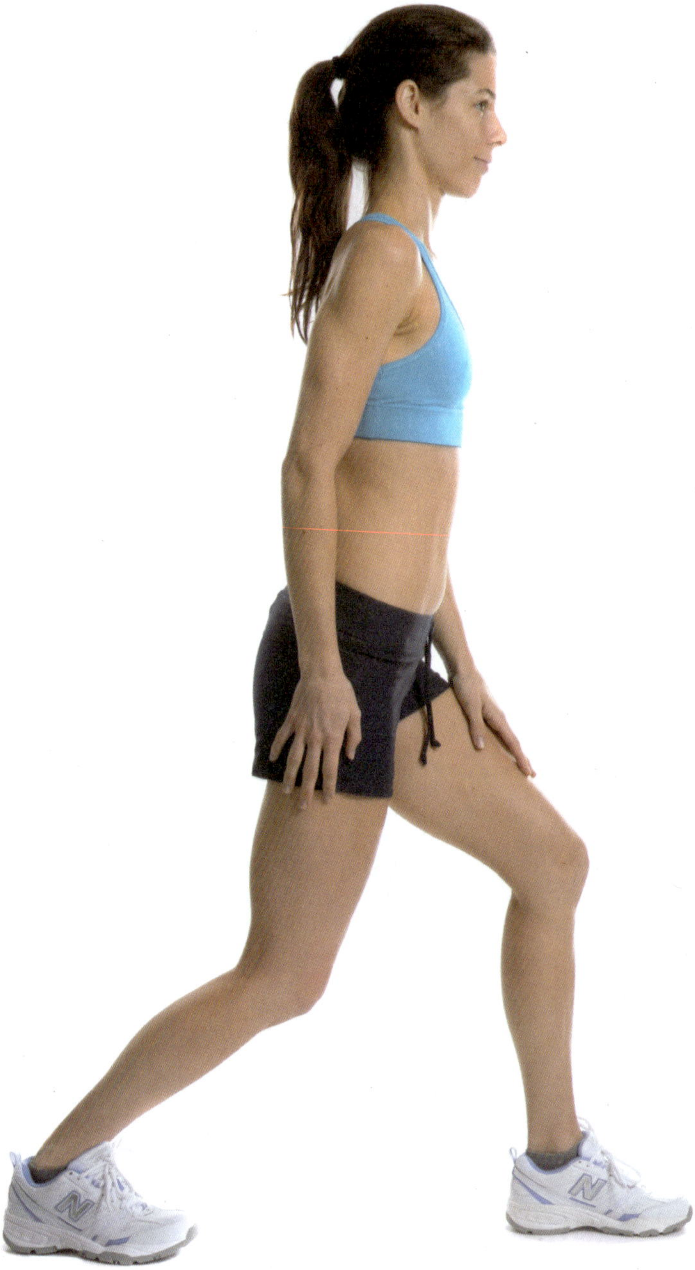

방법 HOW TO DO IT

1 무릎을 굽힌 채 한쪽 발을 뒤로 크게 한 걸음 내딛는다.

2 다른 쪽 발을 앞으로 내딛고 무릎을 굽힌다.

3 양 발꿈치를 바닥에 대고, 무릎 뒤를 굽히면서 앞으로 기대어서 스트레칭 한다. 당겨지는 것을 느낄 때 15초 동안 그대로 멈춘다. 스트레칭은 3회 반복한다. 다리를 바꾸어 3회 반복한다.

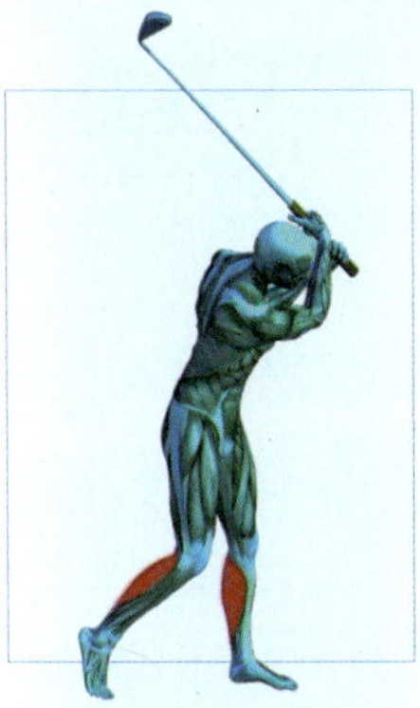

주요 대상
- 비장근

주요 운동 목적
- 종아리

주의사항
- 발꿈치가 들려 바닥에서 떨어지지 않도록 한다.

자세 완성하기
- 구부려서 스트레칭할 때 가슴을 똑바로 세운다.

주석설명

검은색 텍스트는 강화 근육을 나타낸다.
회색 텍스트는 스트레칭 근육을 나타낸다.
이탤릭체 텍스트는 힘줄과 인대를 나타낸다.
........*는 심부근육을 나타낸다.

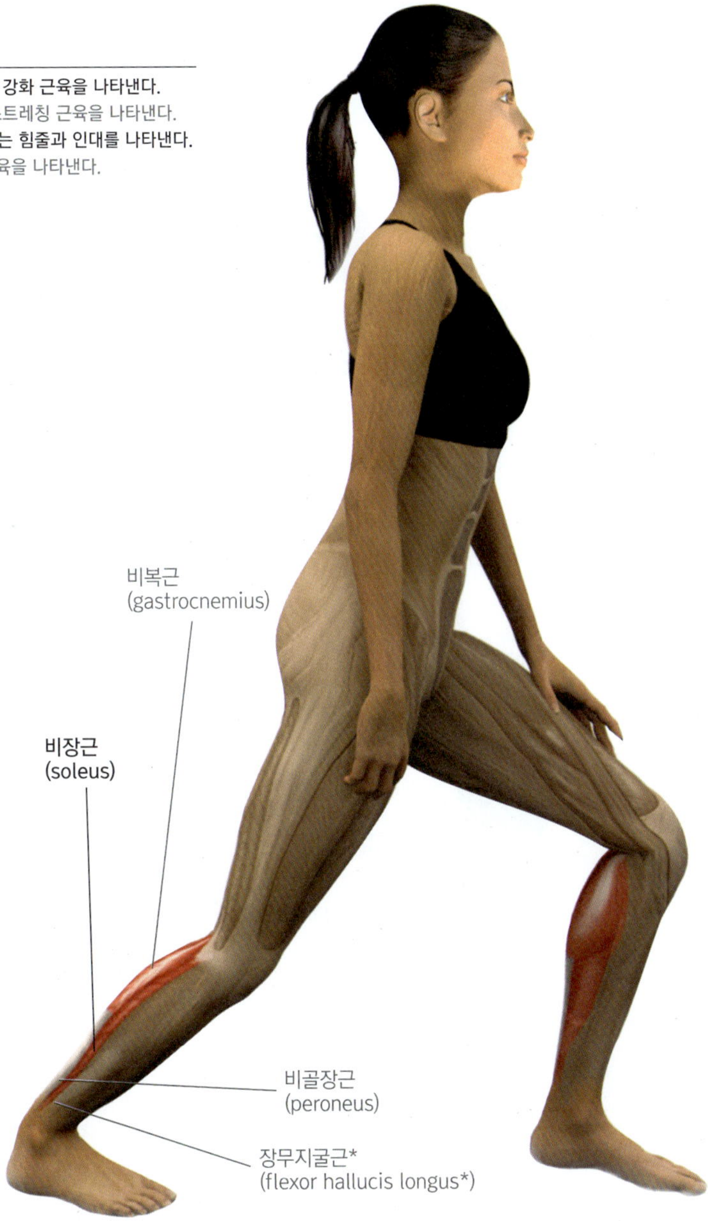

고블릿 스쿼트 GOBLET SQUAT

초보자

고블릿 스쿼트는 사두근, 종아리, 둔근 및 햄스트링을 대상으로 한다. 사두근의 힘을 기르는데 특히 좋다. 다리 넓이를 넓게 할수록 가동범위가 줄어들어 힘이 덜 드는 반면, 다리 넓이를 좁게 하면 가동범위가 늘어나서 힘이 더 든다.

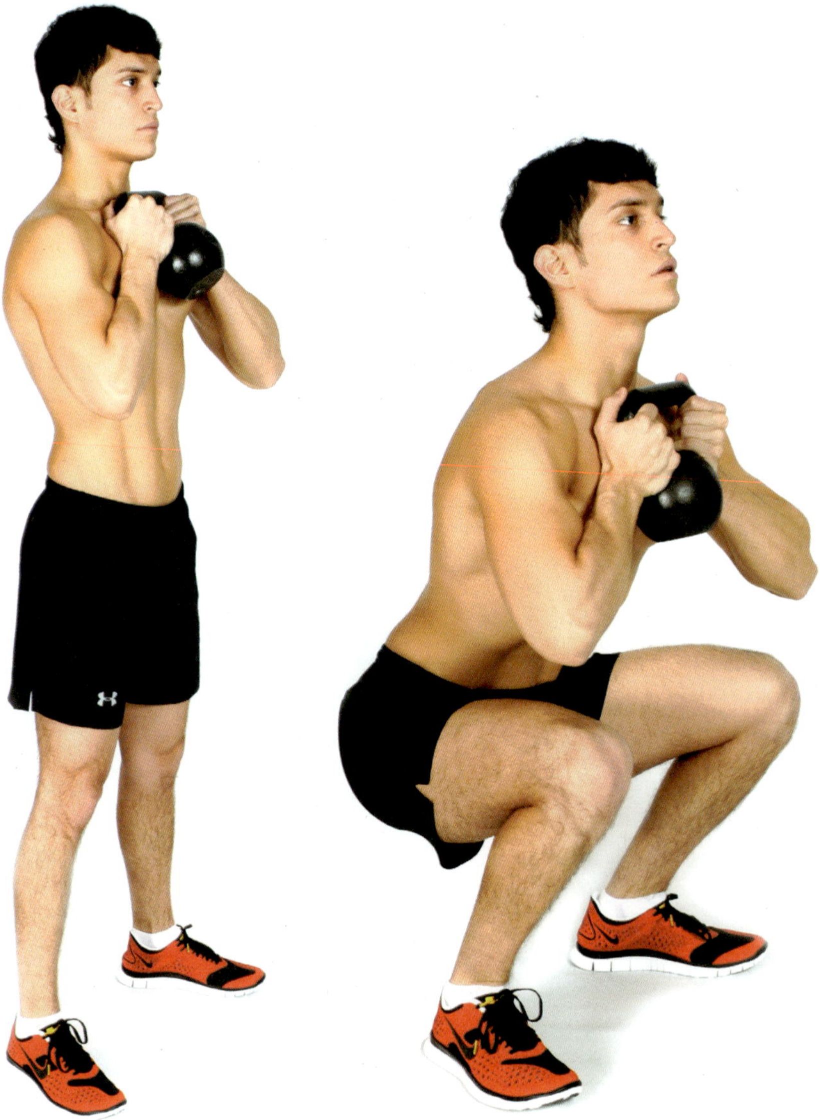

방법 HOW TO DO IT

1 기립 자세에서 양 손으로 케틀벨을 들어 가슴에 가깝게 붙인다. 다리는 어깨너비보다 조금만 더 벌리고 발끝은 약간 바깥쪽을 향하게 한다.

2 넓적다리가 바닥과 평행이 될 때까지 웅크려 앉고, 팔꿈치는 넓적다리 가까이까지 가게 한다.

3 발꿈치를 밀어 다시 기립 자세로 돌아가는 동안 등을 평평하게 유지한다. 8-10회 반복한다.

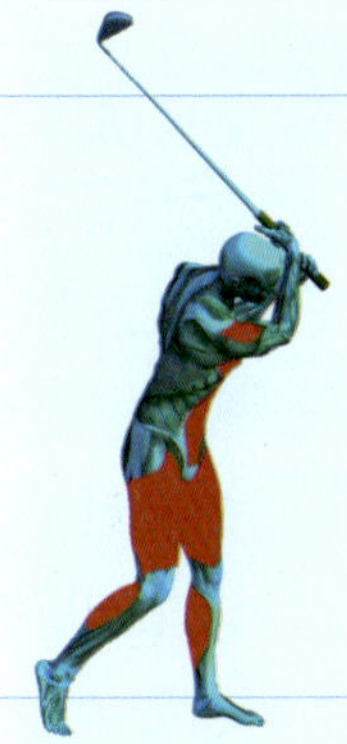

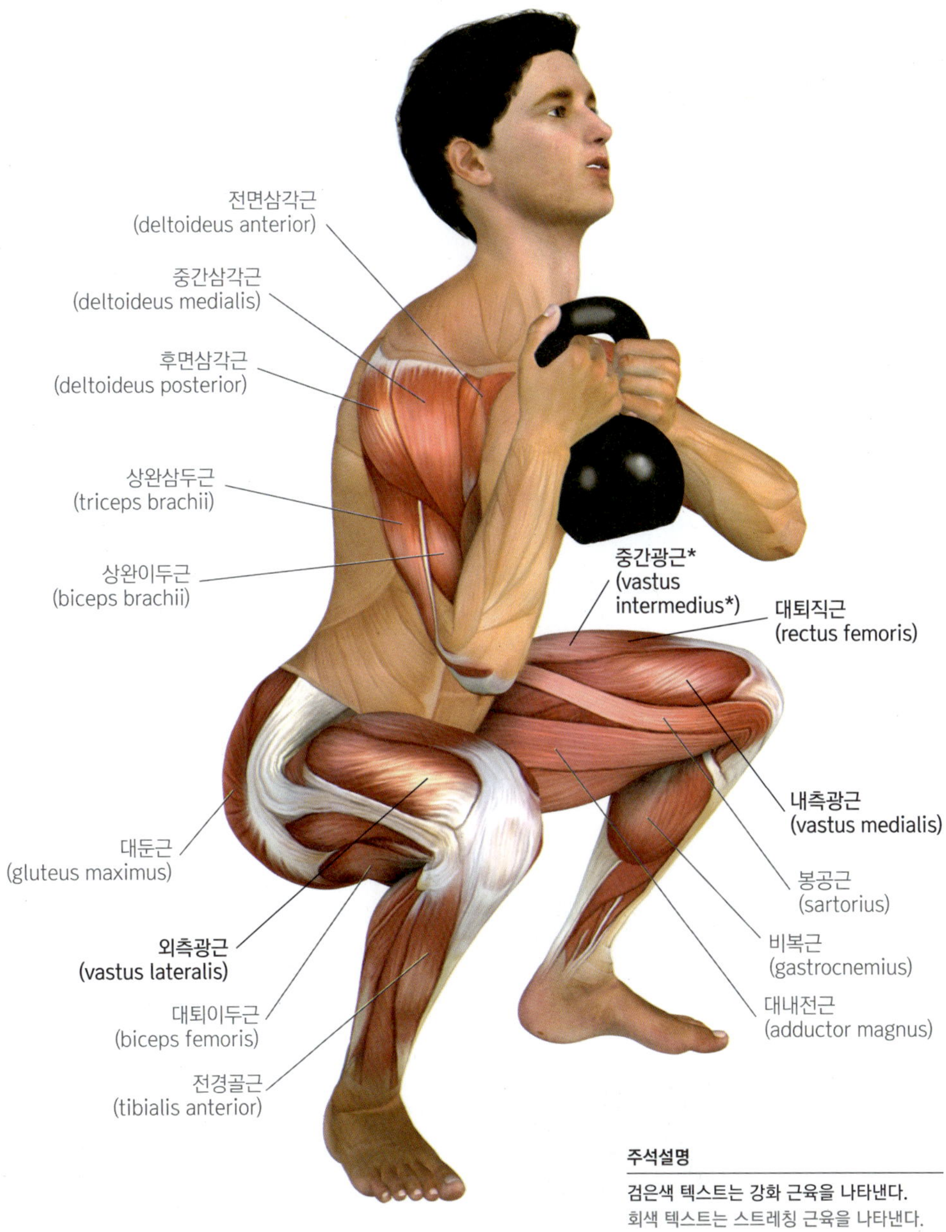

주요 대상
- 중간광근
- 외측광근
- 내측광근
- 대퇴직근

주요 운동 목적
- 대퇴사두근
- 종아리
- 둔근
- 햄스트링
- 어깨

주의사항
- 무릎을 구부릴 때 발 끝선을 과도하게 넘어가지 않도록 한다.

자세 완성하기
- 항상 전체 가동범위를 활용한다.

주석설명

검은색 텍스트는 강화 근육을 나타낸다.
회색 텍스트는 스트레칭 근육을 나타낸다.
이탤릭체 텍스트는 힘줄과 인대를 나타낸다.
........*는 심부근육을 나타낸다.

뎁스 점프 DEPTH JUMPS

중급

뎁스 점프는 사두근, 햄스트링, 둔근 및 종아리에 도움이 된다. 이 동작은 당신의 스피드, 힘과 전반적인 활동을 향상시킨다. 응용 자세로 팔을 이용하여 속도를 증가시키거나 또는 더 높은 플랫폼을 사용하여 난이도를 높일 수 있다.

주석설명

검은색 텍스트는 강화 근육을 나타낸다.
회색 텍스트는 스트레칭 근육을 나타낸다.
이탤릭체 텍스트는 힘줄과 인대를 나타낸다.
........*는 심부근육을 나타낸다.

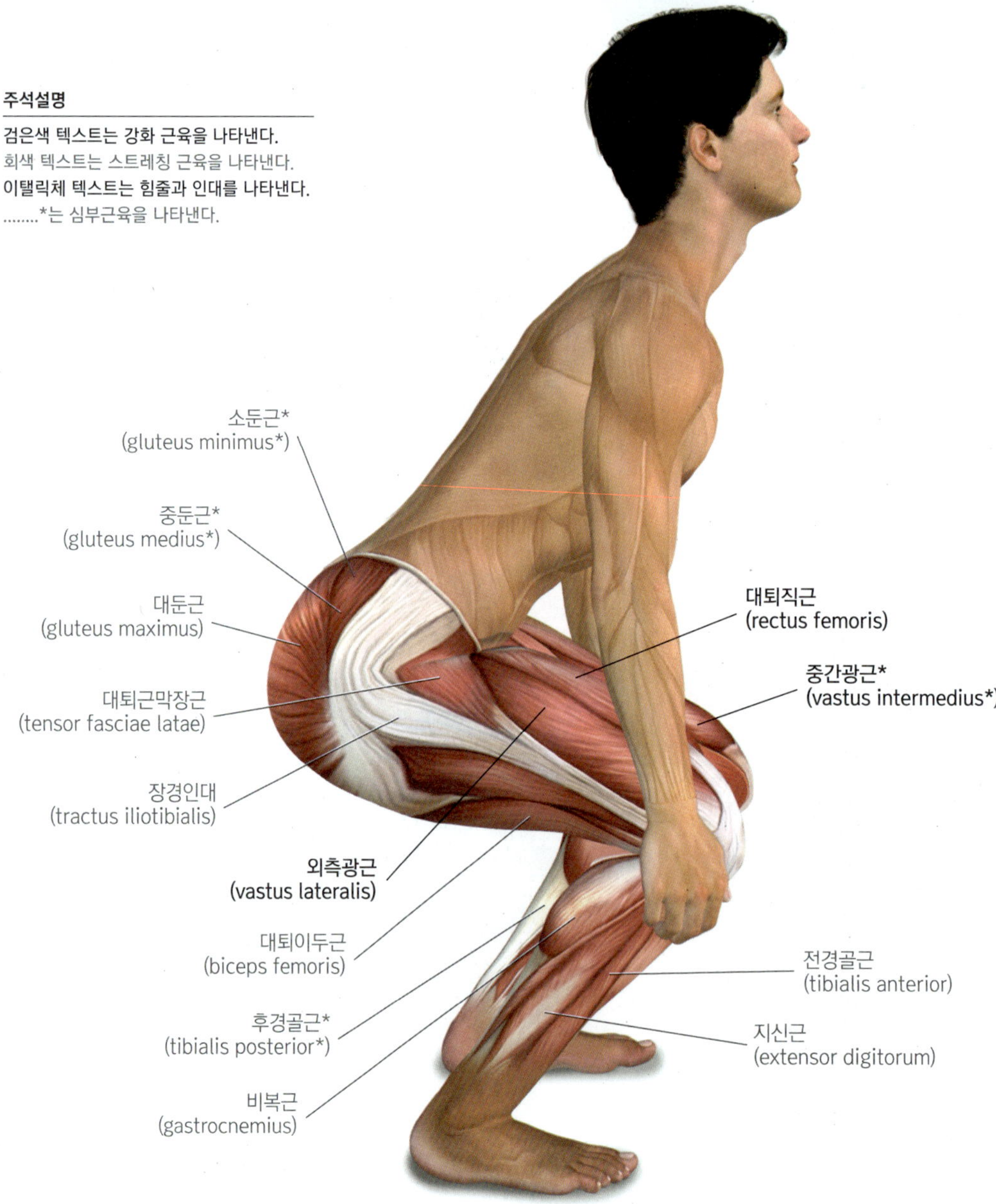

방법 HOW TO DO IT

1 폴리오 박스나 플랫폼 2개를 서로 약 1미터 떨어지게 해놓은 다음, 가장 가까운 것 위로 올라가 서 있는다.

2 폴리오 박스에서 점프해서 발의 뭉툭한 곳으로 박스 2개 사이에 내려 앉는다.

3 발이 바닥에 닿자마자 다른 박스 위로 뛰어오른다.

4 두 번째 박스에 내려앉자 마자 돌아서서 다시 시작한다. 15회 반복한다.

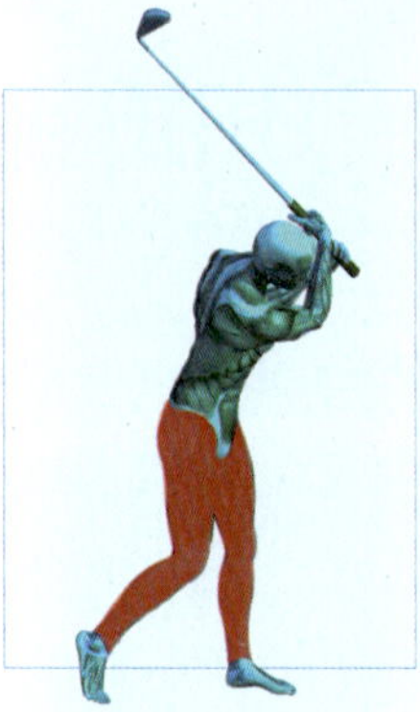

주요 대상
- 중간광근
- 외측광근
- 내측광근
- 대퇴직근

주요 운동 목적
- 대퇴사두근
- 햄스트링
- 대둔근
- 종아리

주의사항
- 발가락이나 발꿈치로 내려 앉지 않도록 한다.

자세 완성하기
- 동작 내내 똑바로 선 자세를 유지해야 한다.

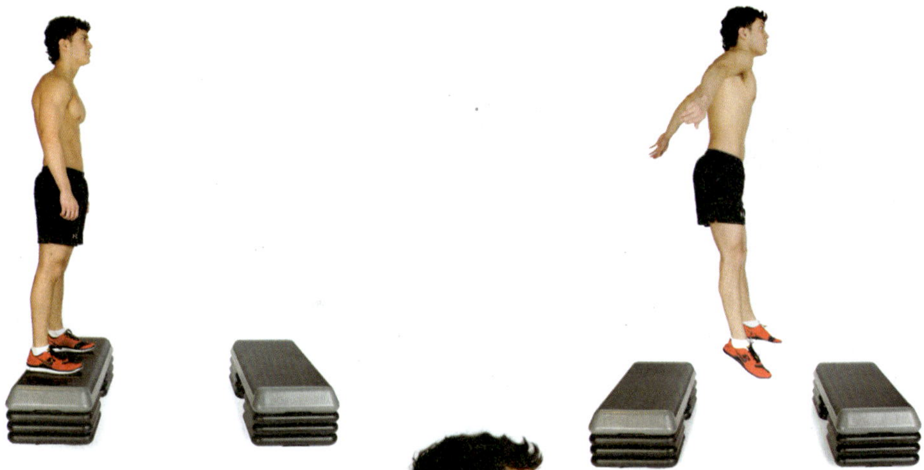

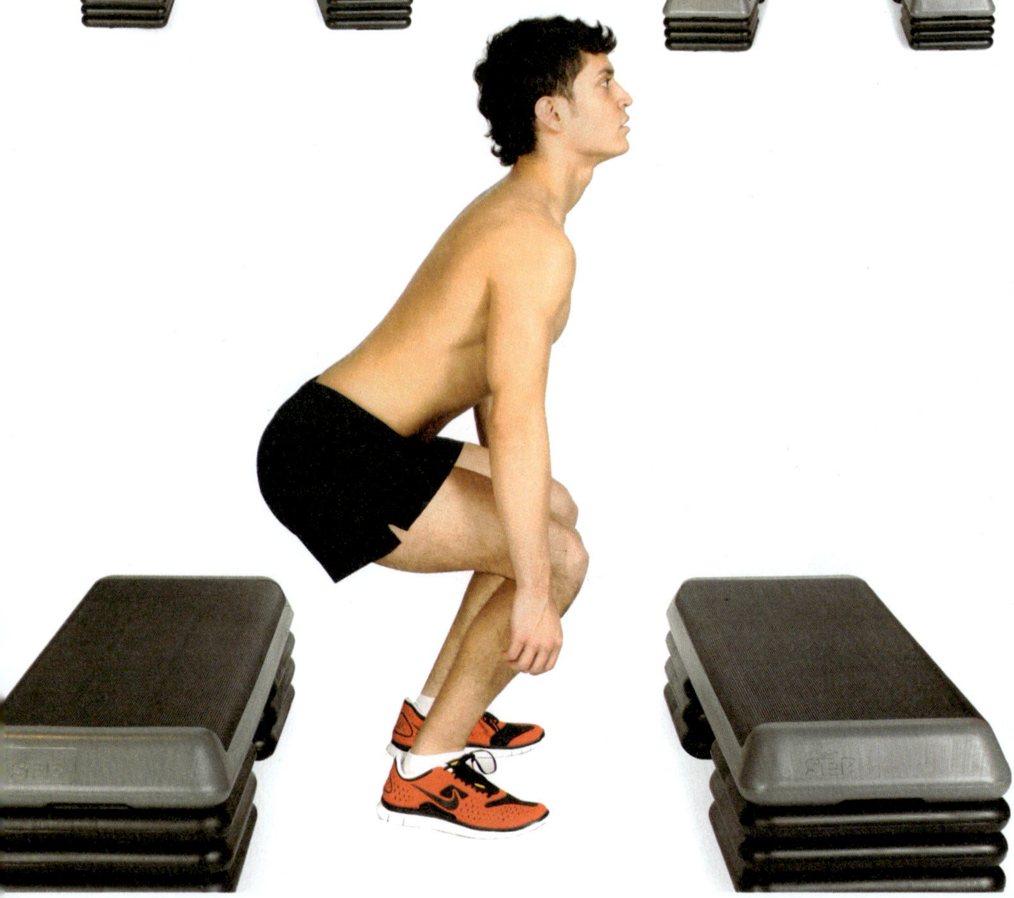

버피 BURPEES

중급

버피는 둔근, 사두근, 햄스트링 및 종아리가 대상이다. 근력과 지구력 둘 다 향상시킬 수 있다. 아주 낮은 높이에서 점프하면 쉬운 반면, 푸쉬 업을 추가할 경우 난이도가 높아진다.

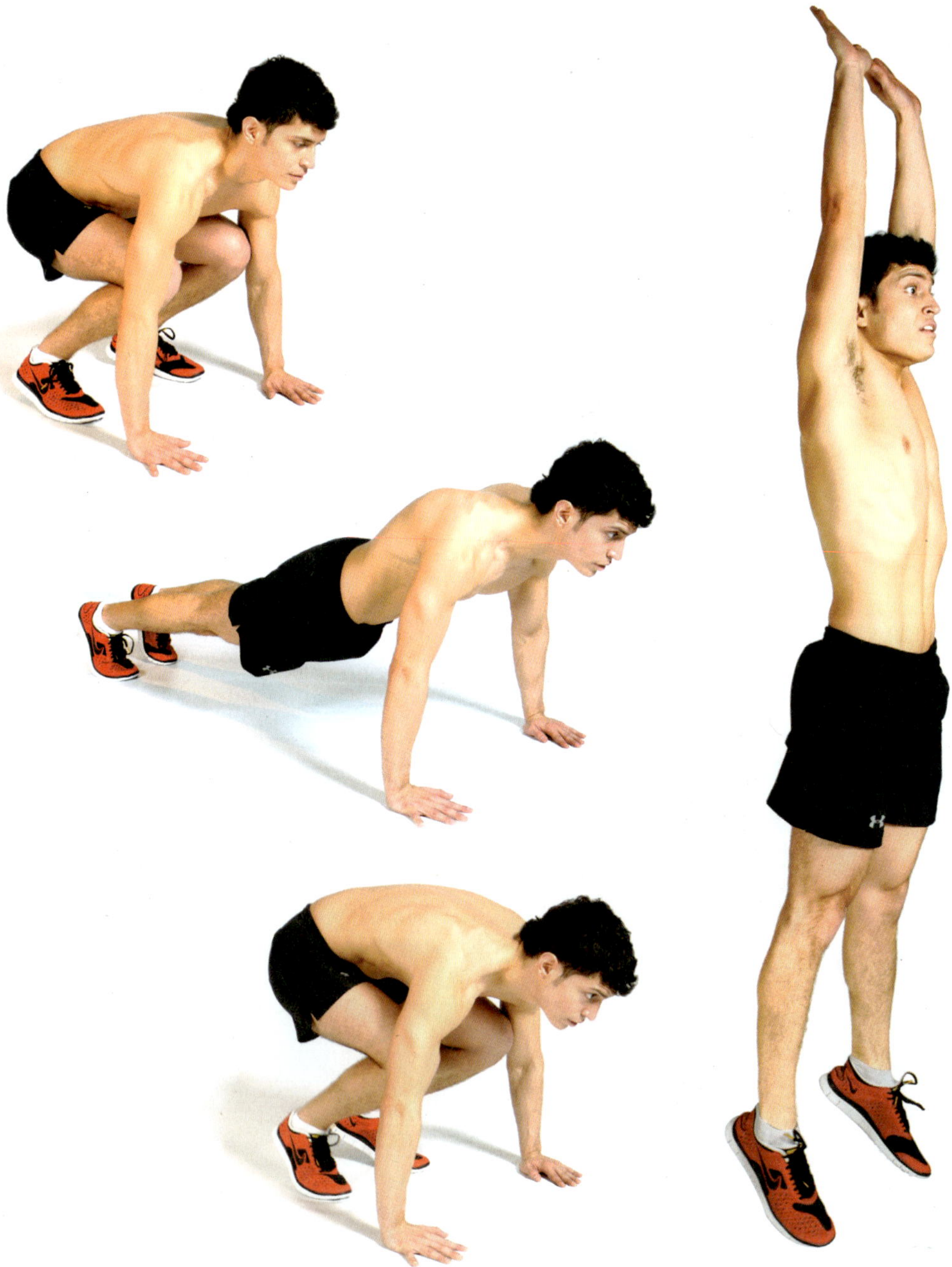

방법 HOW TO DO IT

1 손을 어깨 너비로 벌리고 바닥에 단단히 댄 채로 쭈그린 자세로 시작한다.

2 발을 뒤로 차서 다리를 곧게 하여 푸쉬 업 자세가 되게 한다.

3 재빨리 쭈그린 자세로 되돌아온다.

4 쭈그린 자세에서 가능한 한 높게 수직으로 도약하며 팔은 점프할 때 올린다. 15회 반복한다.

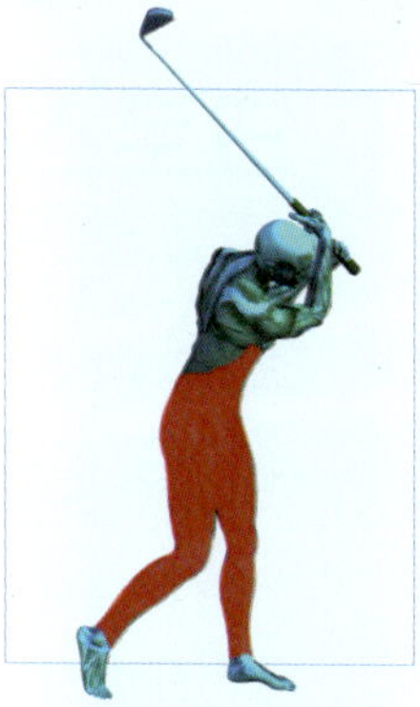

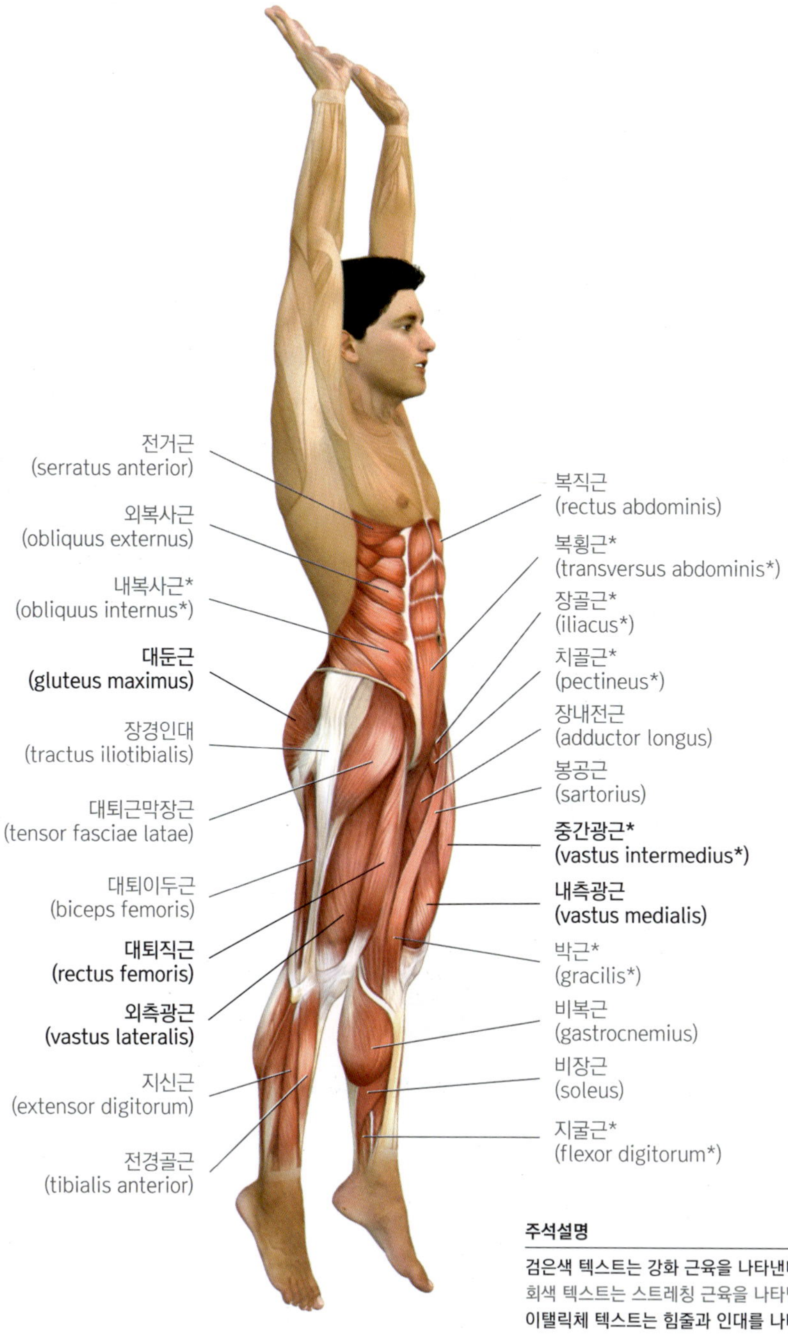

주요 대상
- 대둔근
- 소둔근
- 중둔근
- 중간광근
- 외측광근
- 내측광근
- 대퇴직근

주요 운동 목적
- 대둔근
- 대퇴사두근
- 햄스트링
- 척추기립근
- 종아리

주의사항
- 내려올 때 너무 세게 내려오지 않도록 한다.

자세 완성하기
- 동작 내내 코어를 타이트하게 유지해야 한다.

주석설명

검은색 텍스트는 강화 근육을 나타낸다.
회색 텍스트는 스트레칭 근육을 나타낸다.
이탤릭체 텍스트는 힘줄과 인대를 나타낸다.
........*는 심부근육을 나타낸다.

크로스오버 스텝업 CROSSOVER STEPUP

고급

이 운동은 측면 운동에 중점을 두는 것으로 둔근, 대퇴사두근 및 햄스트링에 작용한다. 이 스텝업 운동은 기존 스텝 업과는 다른 방법으로 힘을 활용하며, 조정력과 균형에 작용하는 동시에 내부 및 외부 회전 모두와 관련이 있다. 또한, 낮은 플랫폼에서 시작하면 완벽한 자세를 갖추는데 도움이 된다.

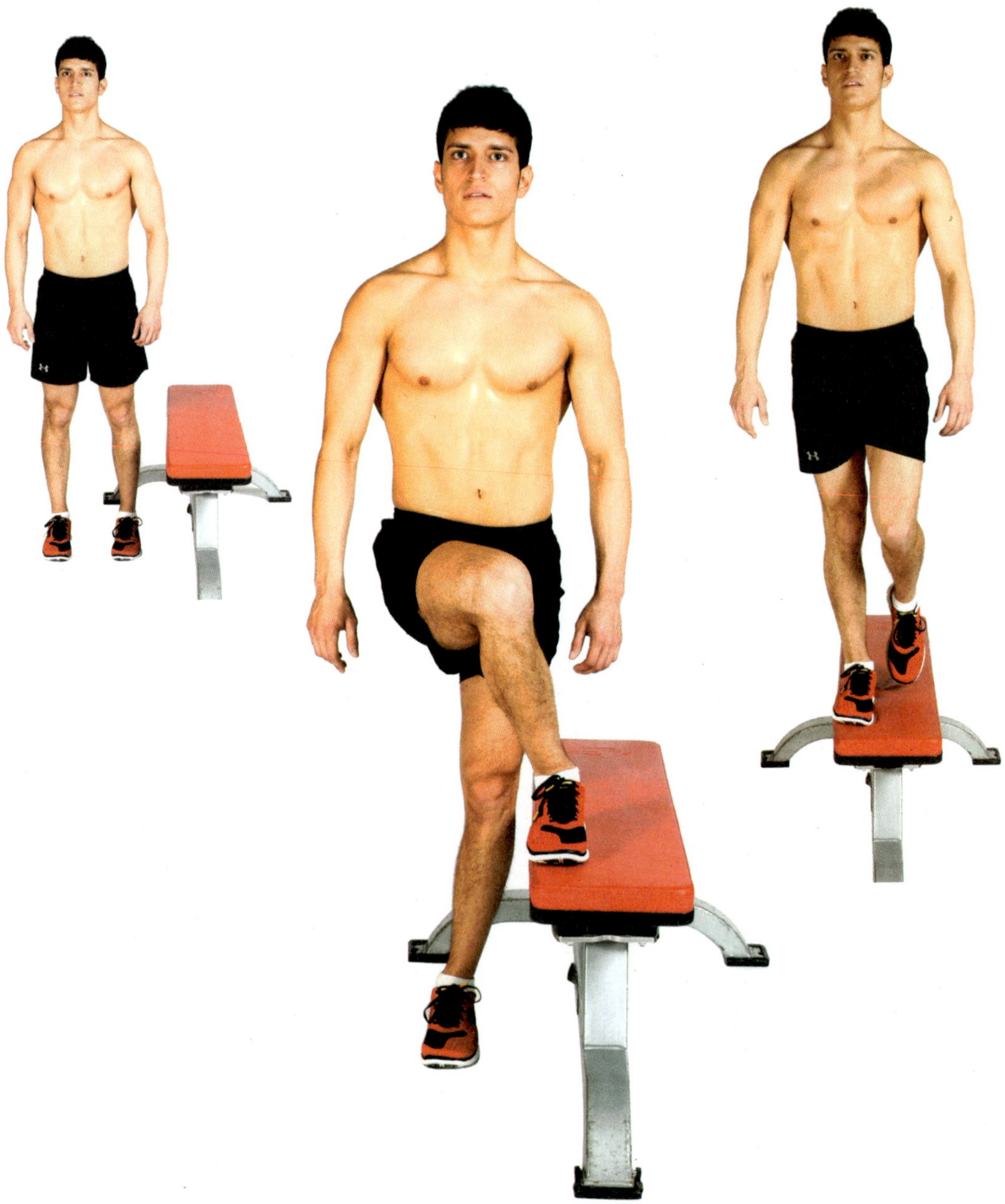

방법 HOW TO DO IT

1 벤치 우측에 선다.

2 왼쪽 정면에 오른발을 교차시켜 벤치에 올려놓는다. 안정적으로 자리잡은 오른쪽 발꿈치에 힘을 주어 몸 전체가 벤치 위로 올라가게 한다.

3 왼발로 벤치 위를 디딘 다음, 내려올 때에는 지금까지 순서를 반대로 한다. 15회 반복한 다음에 반대쪽에서 수행한다.

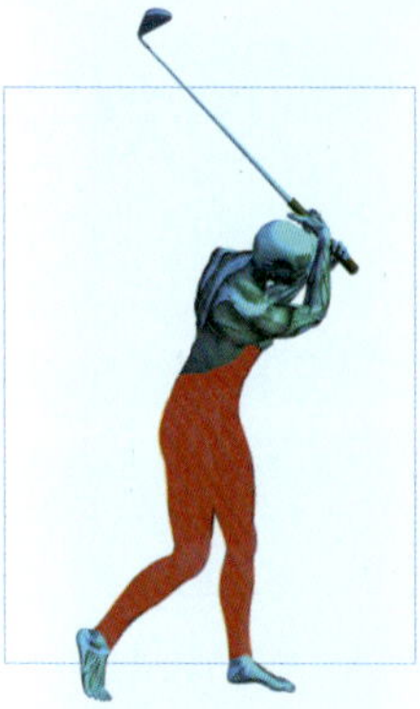

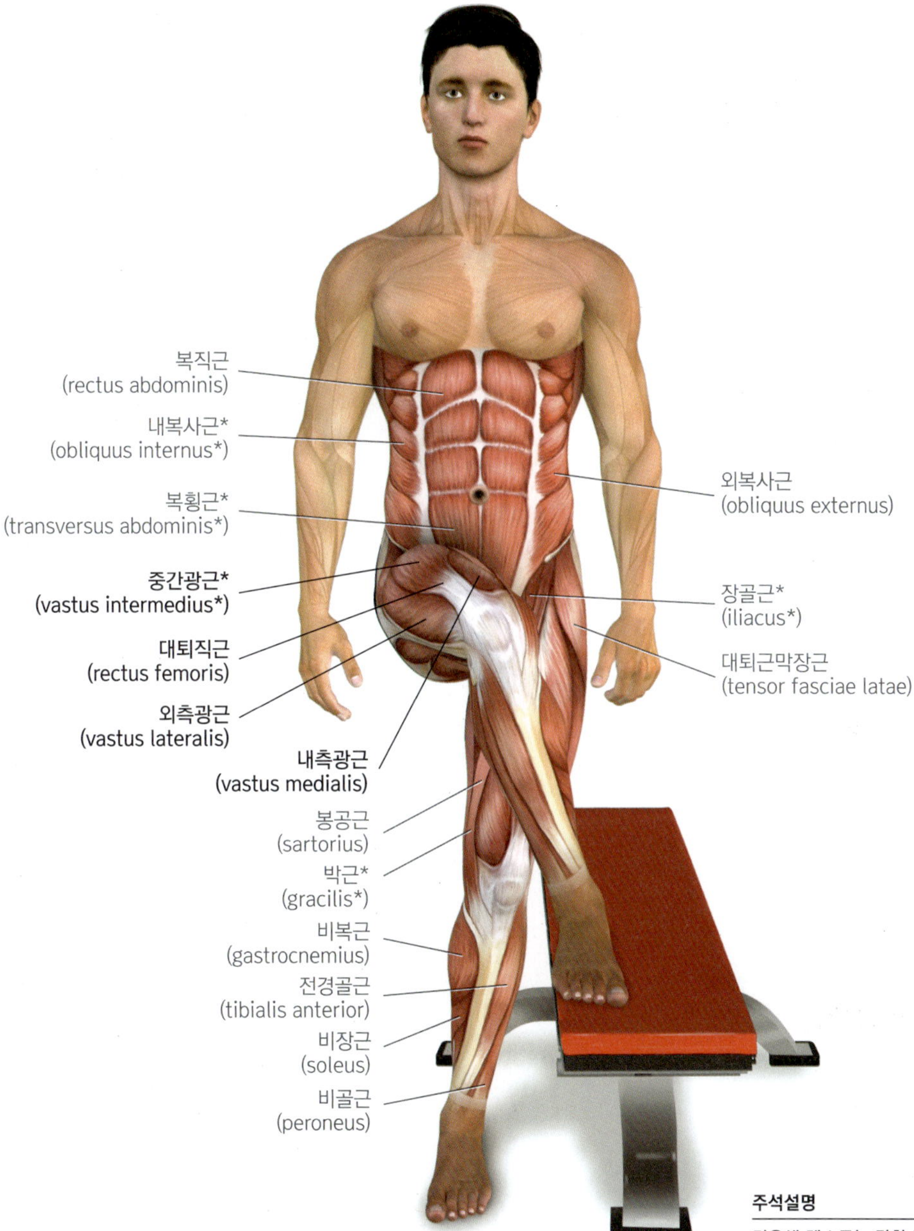

주요 대상
- 중간광근
- 외측광근
- 내측광근
- 대퇴직근
- 반건양근
- 대퇴이두근
- 반막양근
- 대둔근
- 소둔근
- 중둔근

주요 운동 목적
- 대퇴사두근
- 햄스트링
- 대둔근
- 코어

주의사항
- 무릎을 지나치게 편 나머지 과신전 되지 않도록 한다.

자세 완성하기
- 동작 내내 자세를 똑바로 유지한다.

주석설명

검은색 텍스트는 강화 근육을 나타낸다.
회색 텍스트는 스트레칭 근육을 나타낸다.
이탤릭체 텍스트는 힘줄과 인대를 나타낸다.
........*는 심부근육을 나타낸다.

의자 스쿼트 CHAIR SQUAT

중급

의자 운동은 축약된 동작 범위의 런지 응용 동작이다. 다리 힘을 강화할 뿐만 아니라 여러 스포츠에 필요한 균형감 또한 발전시킨다. 이 운동의 경우에는 동작을 천천히 하는 것이 중요하다.

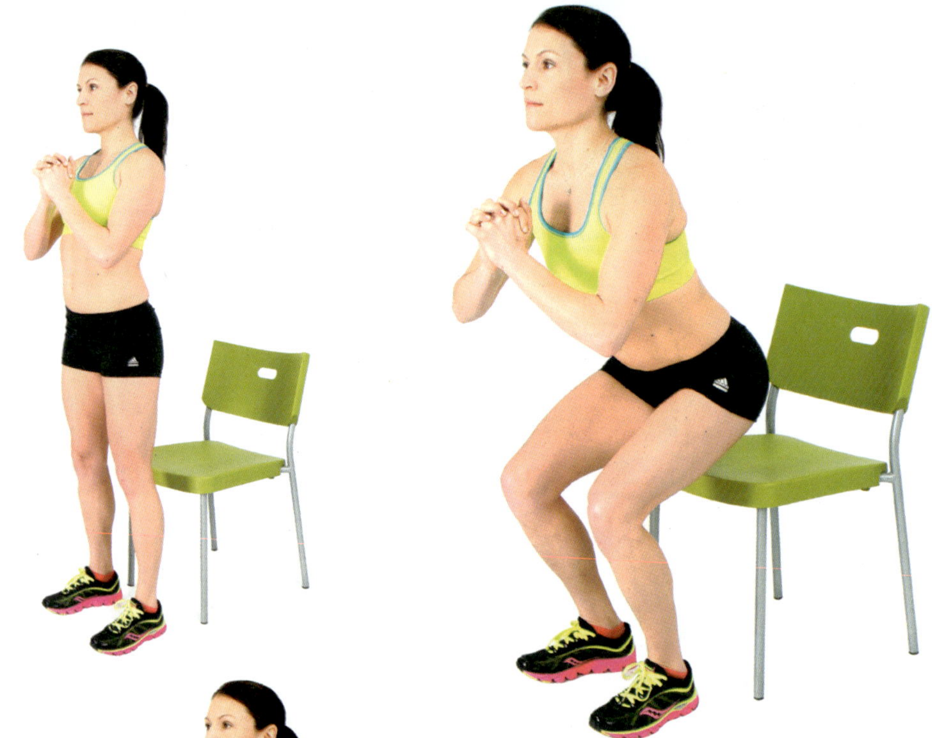

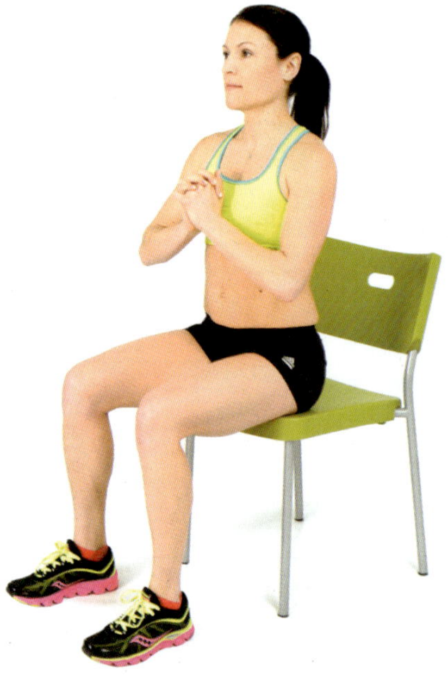

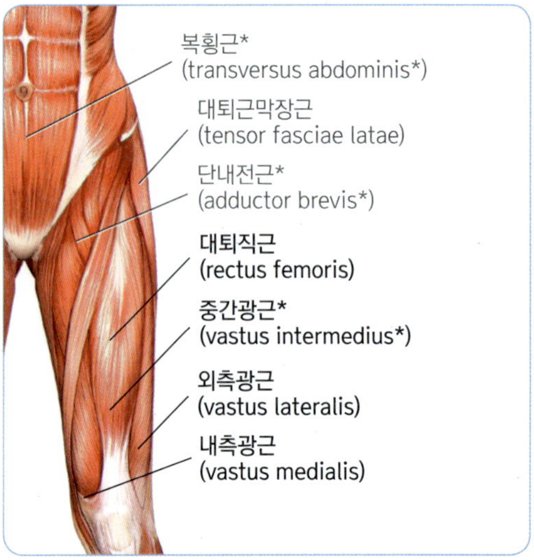

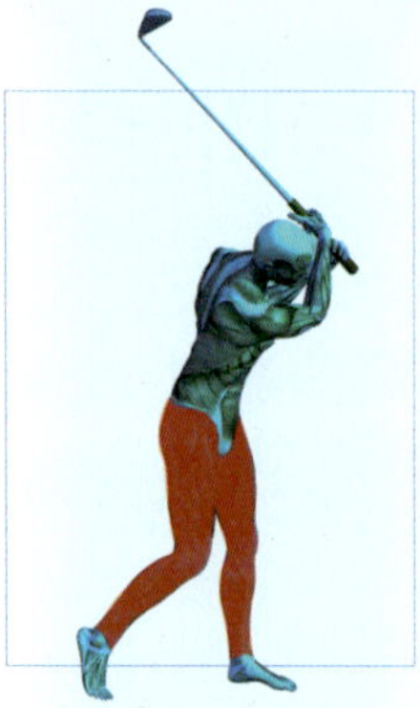

방법 HOW TO DO IT

1 의자 정면에서 똑바로 서 있는 상태에서 양손으로 손 깍지를 쥔다.

2 스쿼트 자세에서 천천히 몸을 낮춘다.

3 계속 낮추어 의자에 앉는다.

4 조심스럽게 처음 자세로 다시 일어나고 10회 반복한다.

주석설명

검은색 텍스트는 강화 근육을 나타낸다.
회색 텍스트는 스트레칭 근육을 나타낸다.
이탤릭체 텍스트는 힘줄과 인대를 나타낸다.
........*는 심부근육을 나타낸다.

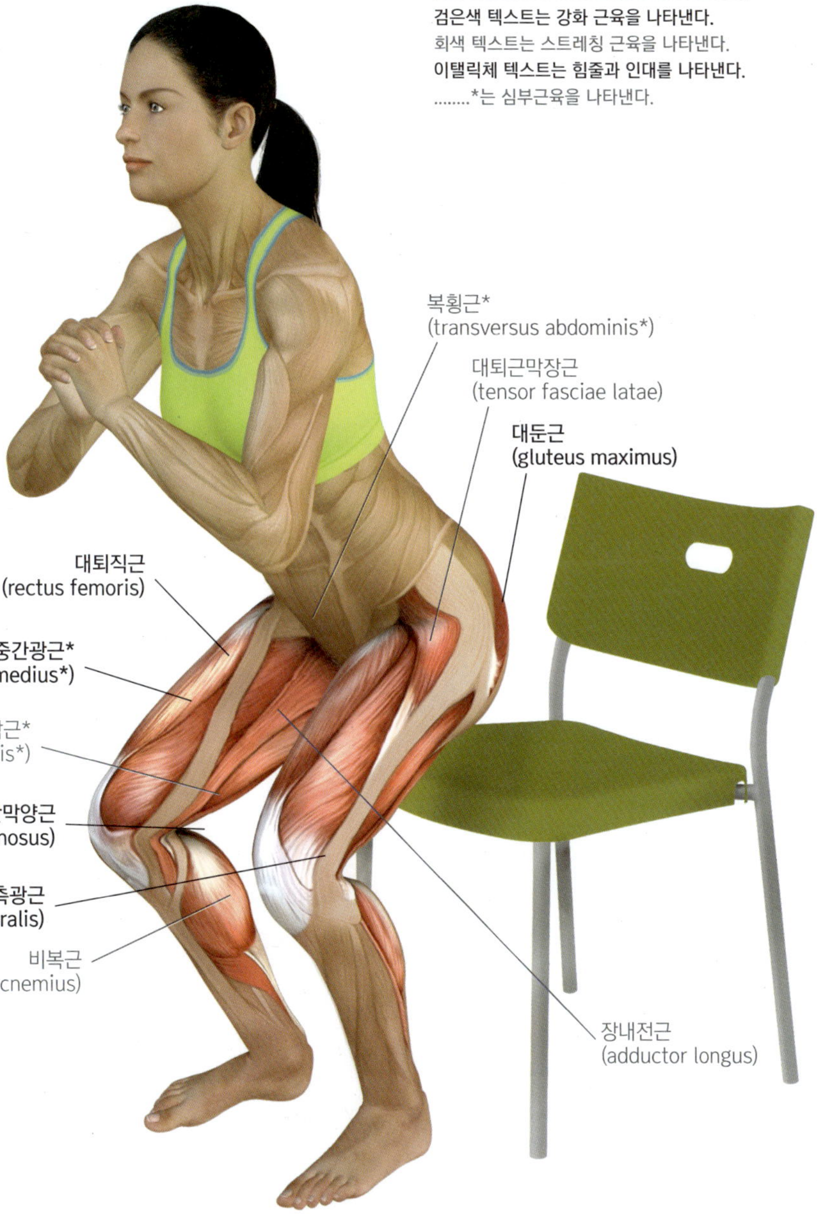

주요 대상
- 대퇴직근
- 외측광근
- 중간광근*
- 내측광근
- 대퇴이두근
- 반건양근
- 반막양근
- 대둔근

주요 운동 목적
- 부상 후 이동성을 복원시킨다.

주의사항
- 등을 굽히거나 앞으로 숙이지 않는다.

자세 완성하기
- 전방을 응시한다.
- 등을 곧게 유지한다.
- 복근을 활용한다.

마운틴 클라이머 MOUNTAIN CLIMBER

초보자

마운틴 클라이머는 동작을 실행할 때 함께 작용하는 여러 근육의 지구력 및 활성화를 시험 및 신장시키는 안정성 운동이다. 이것은 힘이 드는 반복 운동으로 간단하면서도 효과가 있다.

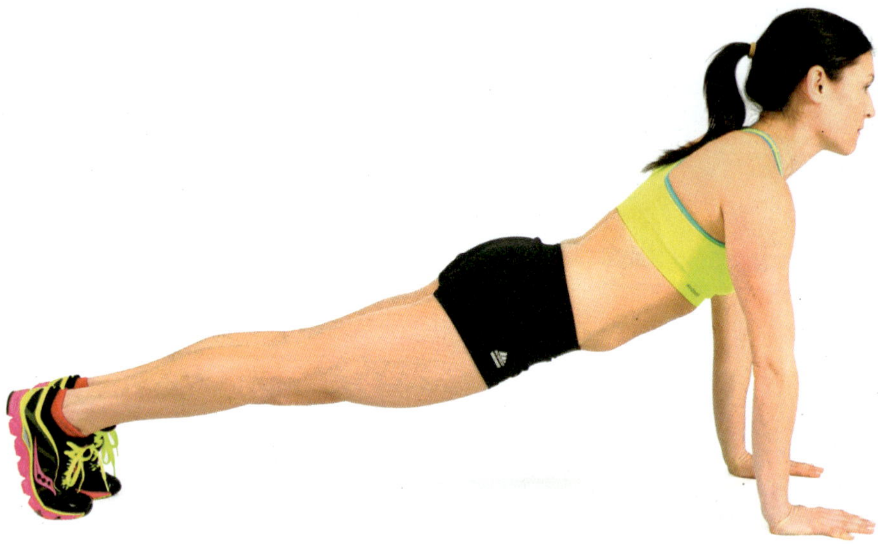

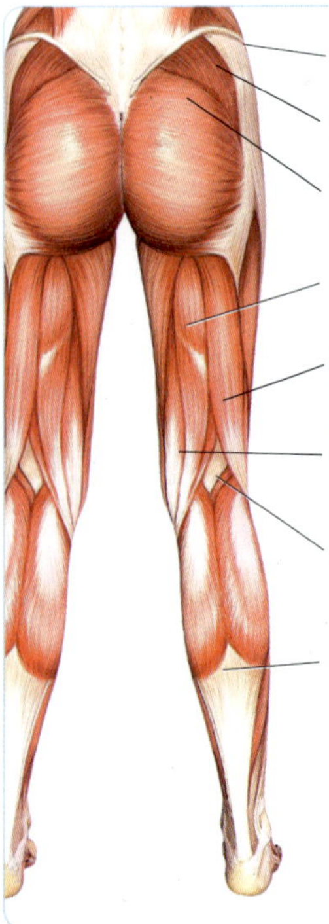

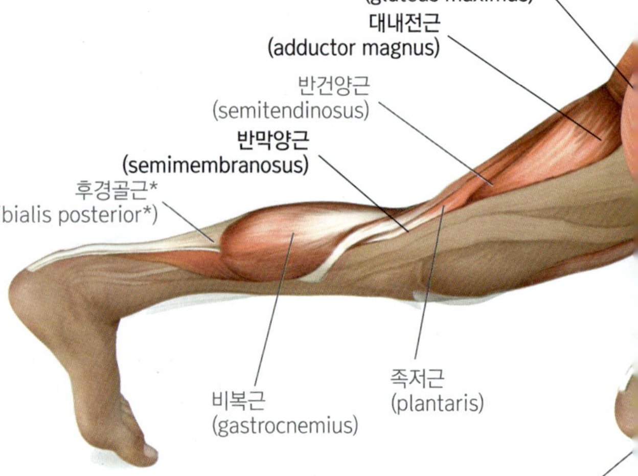

방법 HOW TO DO IT

1 손바닥과 발가락을 바닥에 댄 채 팔굽혀펴기에서 팔을 굽히기 전 자세로 시작한다.

2 오른쪽 무릎을 가슴 쪽으로 당긴다. 발의 뭉툭한 곳은 바닥에 댄 채로 둔다.

3 점프하여 공중에서 발을 교체하여 왼발은 앞쪽으로 오른발은 뒤쪽으로 이동시킨다. 발 바꾸기를 30-60초 동안 최대한 빠르게 수행한다.

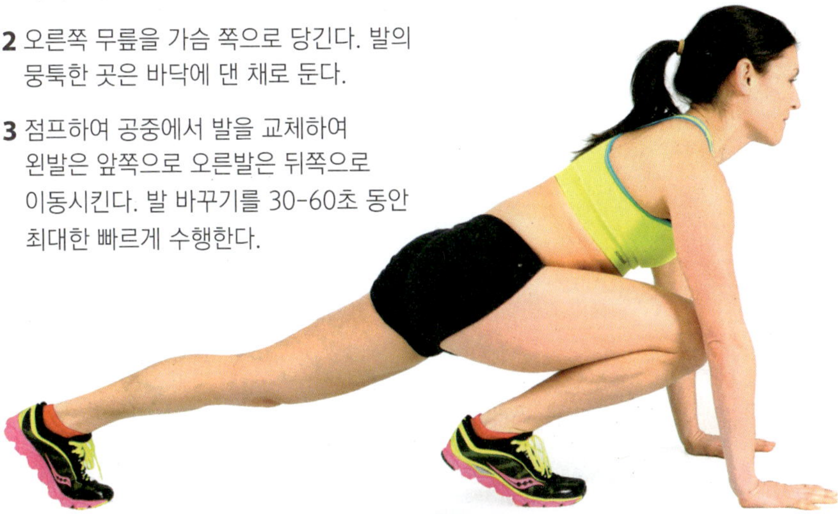

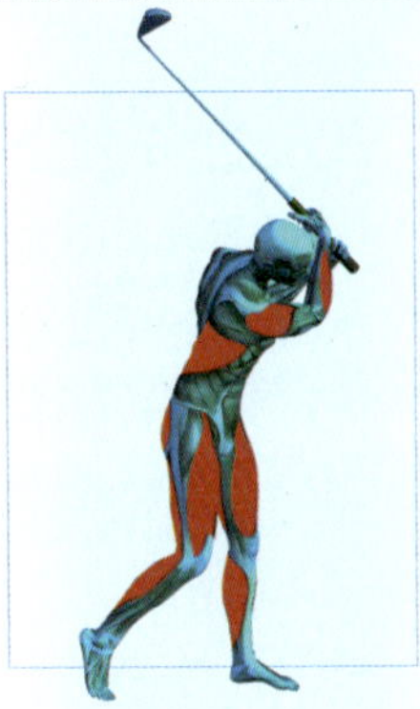

주요 대상
- 외측광근
- 대퇴직근
- 대둔근
- 중둔근*
- 반건양근
- 장내전근
- 견갑거근*
- 판상근*
- 승모근

주요 운동 목적
- 배, 가슴 및 다리 근육을 강화하고 탄력 있게 만든다.

주의사항
- 자세를 너무 빠르게 바꾸는 나머지 폼이 흐트러지지 않도록 한다.

자세 완성하기
- 최대한 손을 바닥에 댄다.

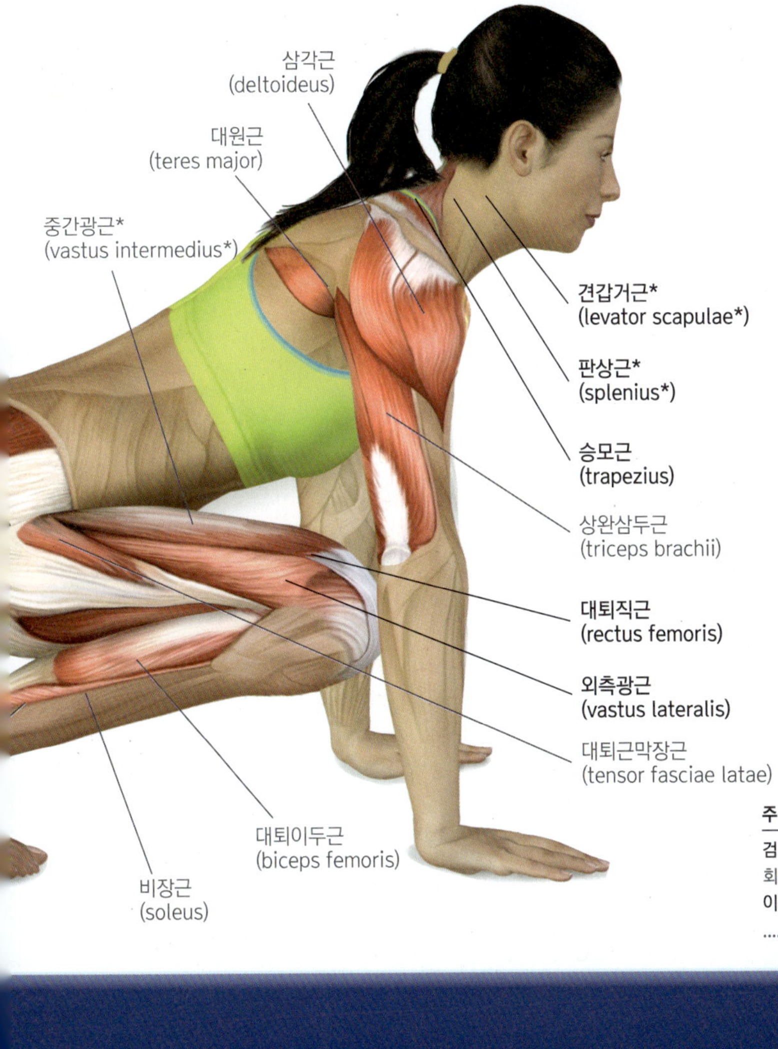

주석설명

검은색 텍스트는 강화 근육을 나타낸다.
회색 텍스트는 스트레칭 근육을 나타낸다.
이탤릭체 텍스트는 힘줄과 인대를 나타낸다.
........*는 심부근육을 나타낸다.

스위스 볼 브릿징 레이즈 SWISS BALL BRIDGING RAISE

고급

스위스 볼 브릿징 레이즈는 햄스트링, 둔근 및 복근을 대상으로 한다. 햄스트링, 특히 반건양근, 이두근 및 반막양근의 힘을 키운다.

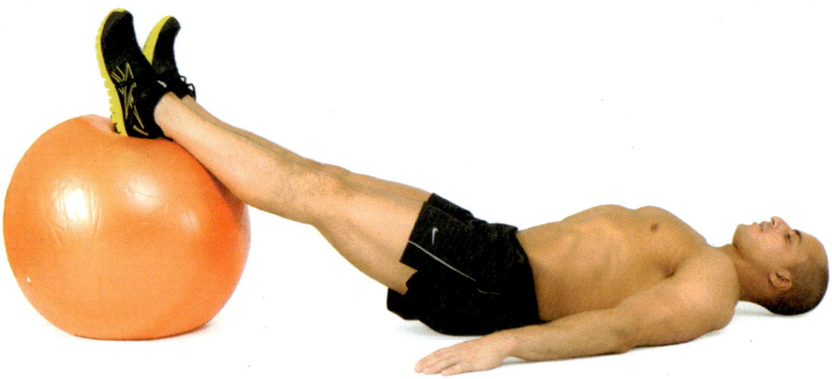

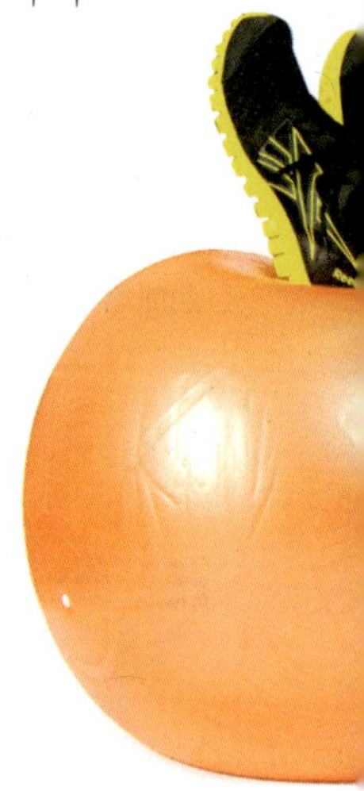

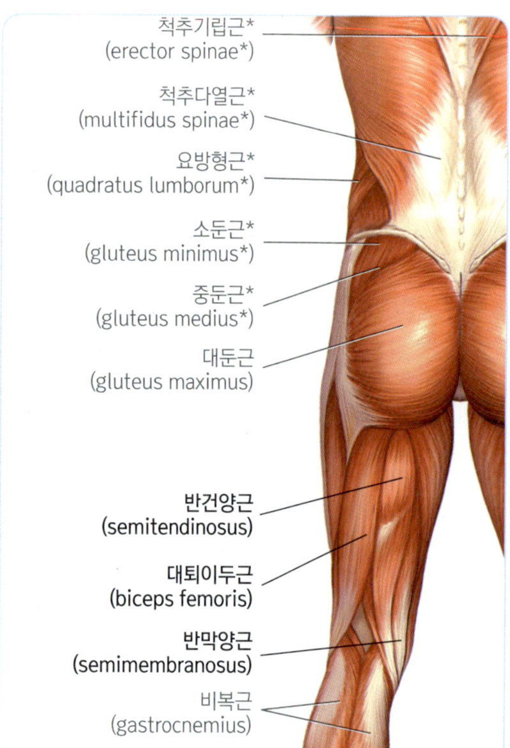

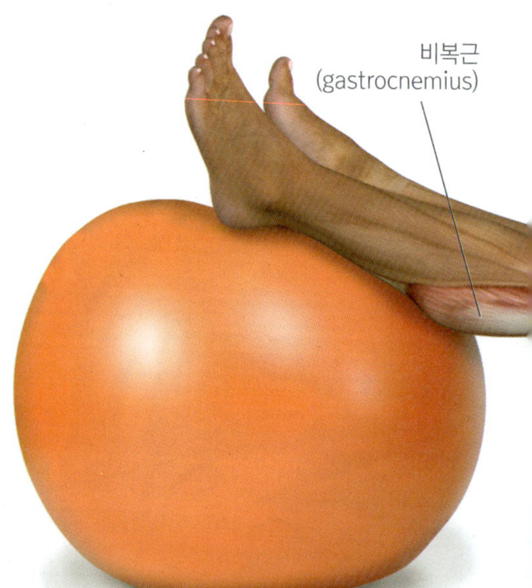

방법 HOW TO DO IT

1 팔은 양 옆으로 바닥에 대고, 다리 아래쪽은 스위스 볼에 얹은 채 얼굴을 위로 향하게 하고 눕는다.

2 손바닥으로 바닥을 밀고 복근을 이용하여 몸을 바닥에서 들어올린다. 머리부터 발끝까지 하나의 대각선을 이루어야 한다. 원한다면 몇 초 동안 멈춘다.

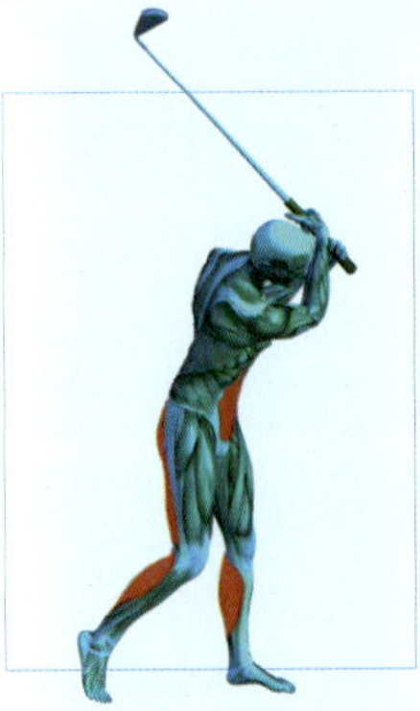

주요 대상
- 복직근
- 내복사근
- 외복사근
- 햄스트링
- 비복근

주요 운동 목적
- 손목
- 손
- 팔뚝

주의사항
- 어깨를 들어올리거나 긴장시키지 않는다.

자세 완성하기
- 등을 중립 자세로 유지한다.
- 어깨를 등 아래로 누른다.
- 복근을 활용한다.

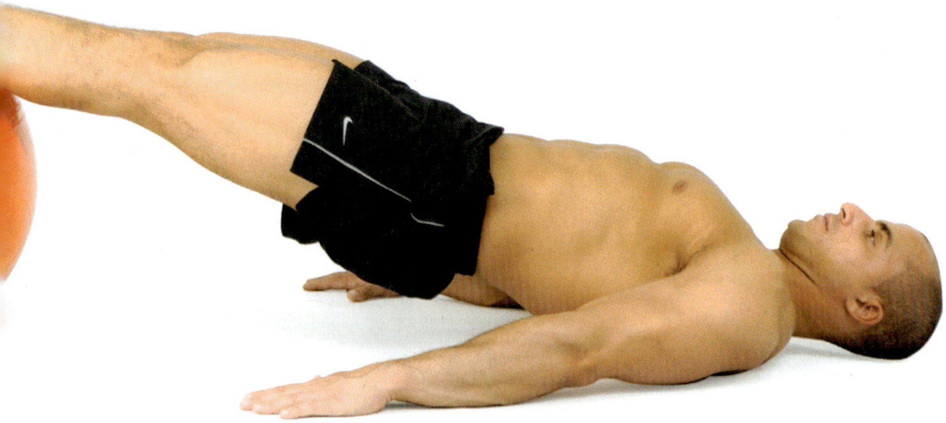

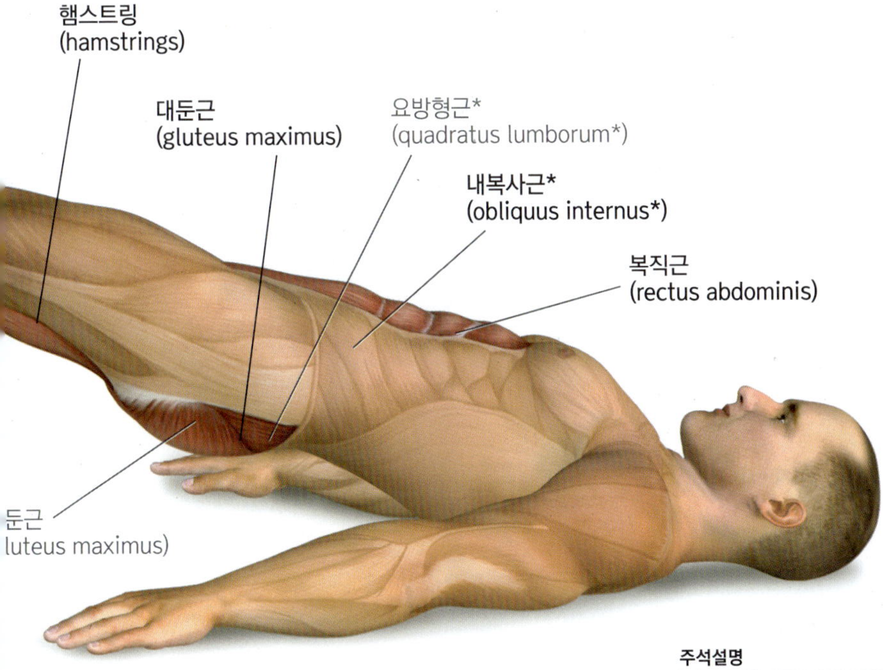

주석설명

검은색 텍스트는 강화 근육을 나타낸다.
회색 텍스트는 스트레칭 근육을 나타낸다.
이탤릭체 텍스트는 힘줄과 인대를 나타낸다.
........*는 심부근육을 나타낸다.

래터럴 로우 런지 LATERAL LOW LUNGE

초보자

래터럴 로우 런지는 둔근과 넓적다리 근육을 중점으로 한다. 골반, 몸통 및 무릎 안정근 강화를 위해 훌륭한 운동이다. 무릎, 허리 통증이 심하거나, 한쪽 다리로 무게 중심을 잡는 것이 어려울 경우에는 하지 않는 것이 좋다.

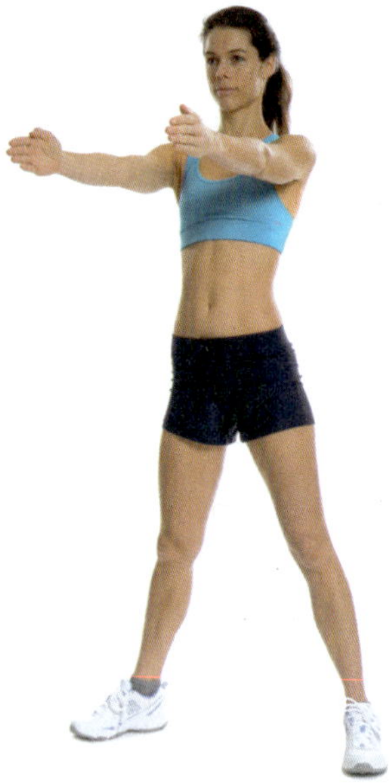

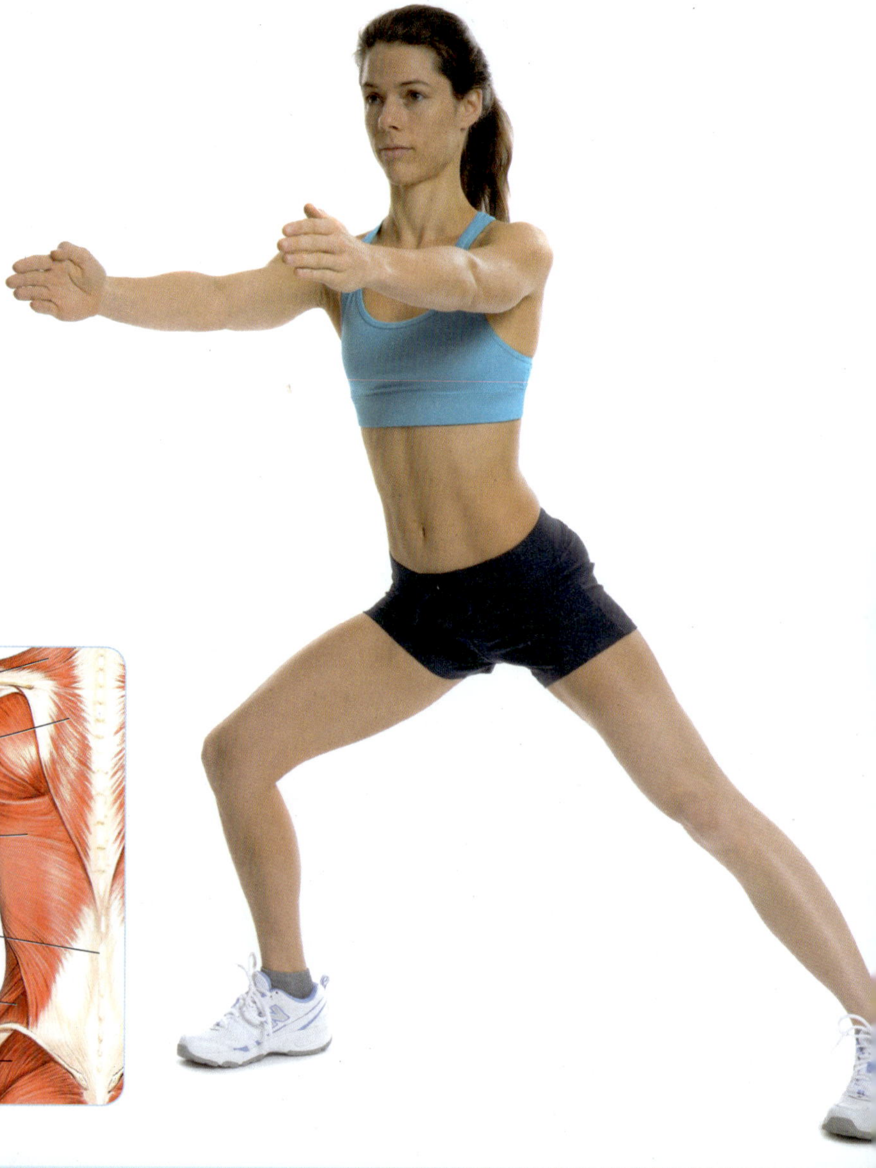

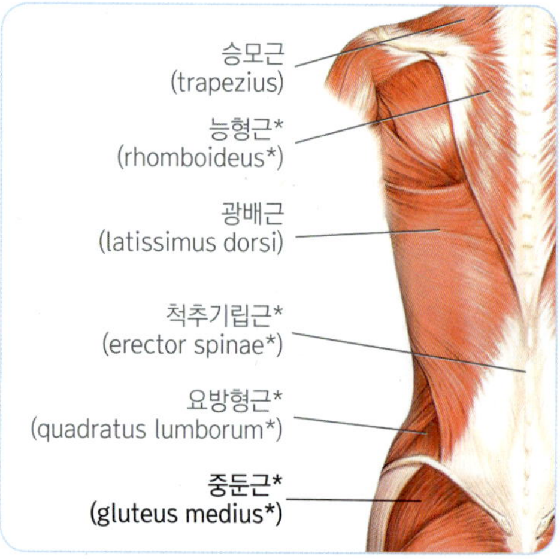

방법 HOW TO DO IT

1 발은 넓게 벌리고 팔은 정면을 향해 평행이 되게 뻗은 채로 선다.

2 왼쪽으로 내디딘다. 힙에서 구부린 채 오른쪽 다리로 웅크리고 앉고 척추는 중립(neutral)을 유지한다. 양 발을 바닥에 평평하게 유지하고 왼쪽 다리를 펴기 시작한다.

3 넓적다리가 바닥과 평행이 될 때까지 오른쪽 무릎을 굽히고, 왼쪽 다리는 완전히 편다.

4 팔을 바닥과 평행이 되게 하고, 엉덩이에 힘을 준다. 오른쪽 다리를 풀어 처음 자세로 돌아온다. 양쪽을 10회씩 반복한다.

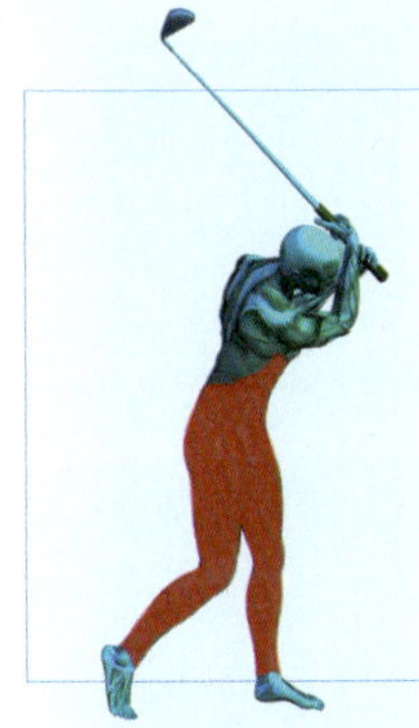

주요 대상
- 장내전근
- 대내전근
- 반건양근
- 반막양근
- 대퇴이두근
- 봉공근
- 내측광근
- 외측광근
- 중간광근
- 대퇴직근
- 대둔근
- 중둔근
- 복직근

주요 운동 목적
- 대둔근
- 중둔근
- 대퇴사두근

주의사항
- 동작을 실행할 때 목을 길게 빼지 않는다.
- 발을 들어 바닥과 떨어지지 않게 한다.

자세 완성하기
- 대둔근을 구부릴 때 척추를 중립 위치로 유지한다.
- 어깨와 목을 편안하게 한다.

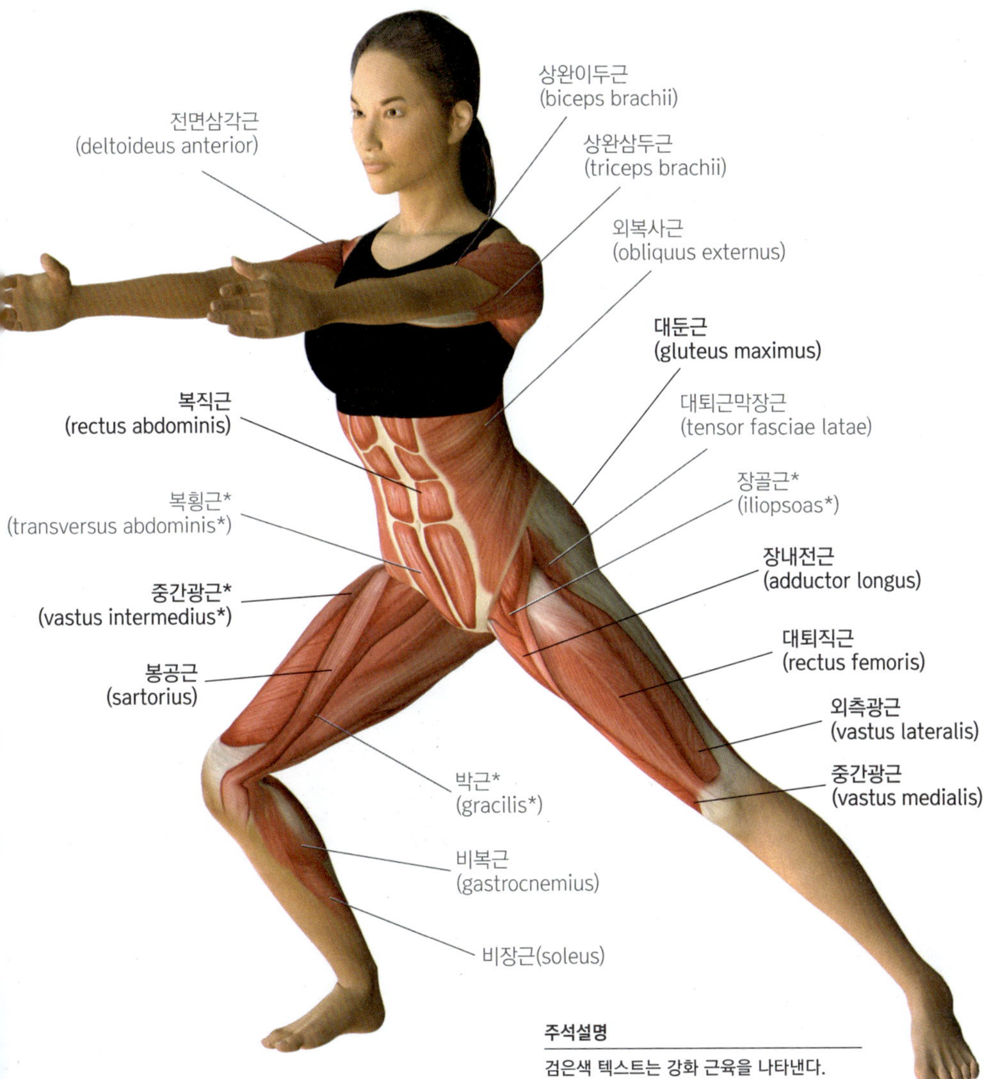

주석설명

검은색 텍스트는 강화 근육을 나타낸다.
회색 텍스트는 스트레칭 근육을 나타낸다.
이탤릭체 텍스트는 힘줄과 인대를 나타낸다.
........*는 심부근육을 나타낸다.

힙 익스텐션 및 플렉션 HIP EXTENSION AND FLEXION

초보자

이 운동은 일반적인 다리 펴기의 고난도 응용 동작으로 다리뿐만 아니라 코어까지 중점을 두는 운동이다. 다리 안정뿐만 아니라 효과적인 다리 강화를 목적으로 하는 이 운동은 다리 근육의 개별적인 부분들을 구분하는데 특히 효과적이다.

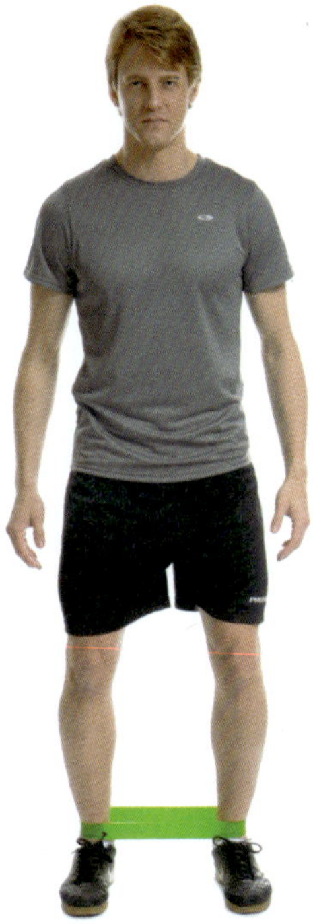

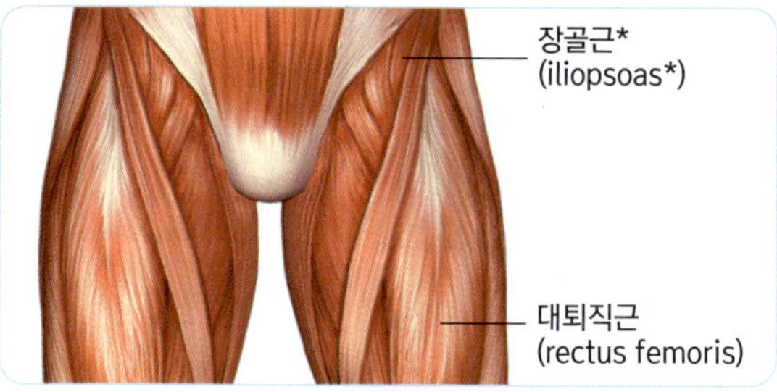

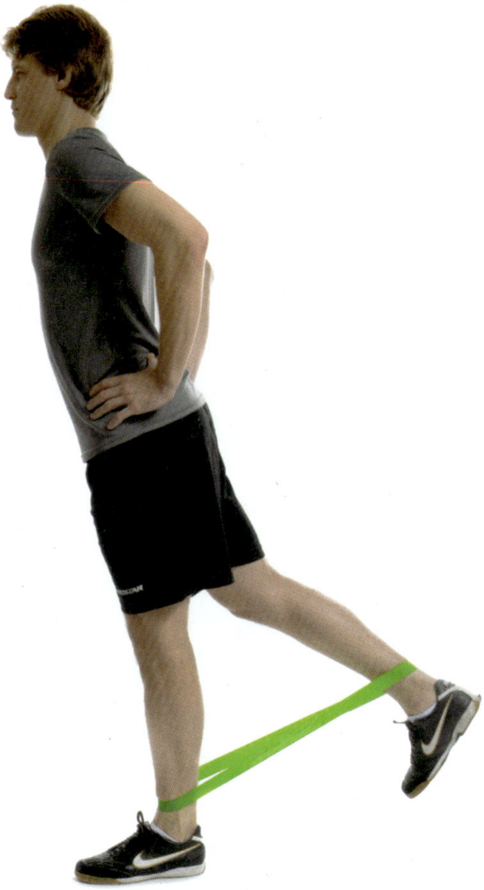

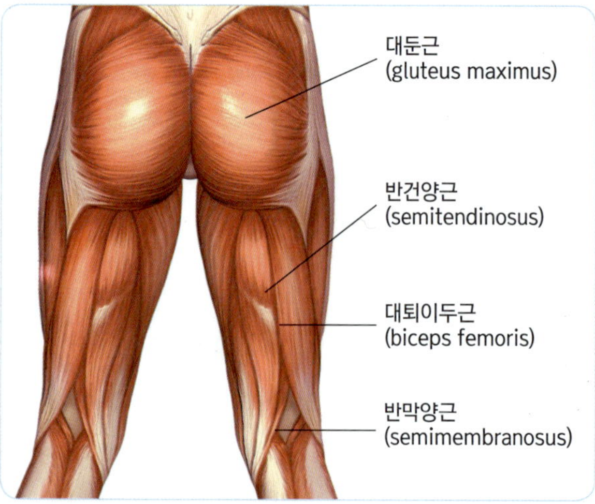

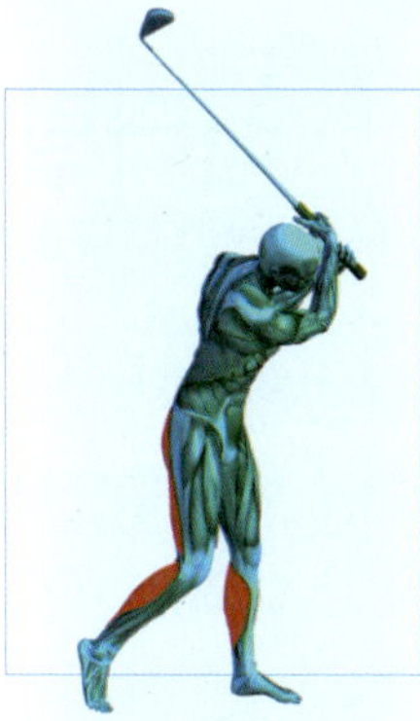

방법 HOW TO DO IT

1 발을 어깨 너비로 벌리고 저항 루프나 저항 밴드를 발목에 건 채로 선다. 골반을 약간 앞으로 내밀고, 가슴을 들고, 어깨를 아래로 당긴다.

2 머리는 위로, 어깨는 뒤로, 손은 힙에 놓고 다리를 천천히 뒤로 편다.

3 10회씩 3번 반복한 다음에 처음 자세로 돌아간다.

4 다리를 바꾸어 반대쪽에서 스트레칭을 반복한다.

주요 대상
- 대퇴직근
- 장골근
- 대퇴이두근
- 반건양근
- 반막양근

주요 운동 목적
- 대둔근, 햄스트링
- 장요근, 대퇴직근

주의사항
- 무릎을 구부리지 않는다.
- 힙이 선 밖으로 나가지 않도록 주의한다.

자세 완성하기
- 펴기 동작에 다리를 뒤로 이동할 때에는 엉덩이를 팽팽하게 한다.
- 구부리기 동작 중에 다리를 앞으로 이동할 때에는 넓적다리와 엉덩이의 근육을 팽팽하게 한다.

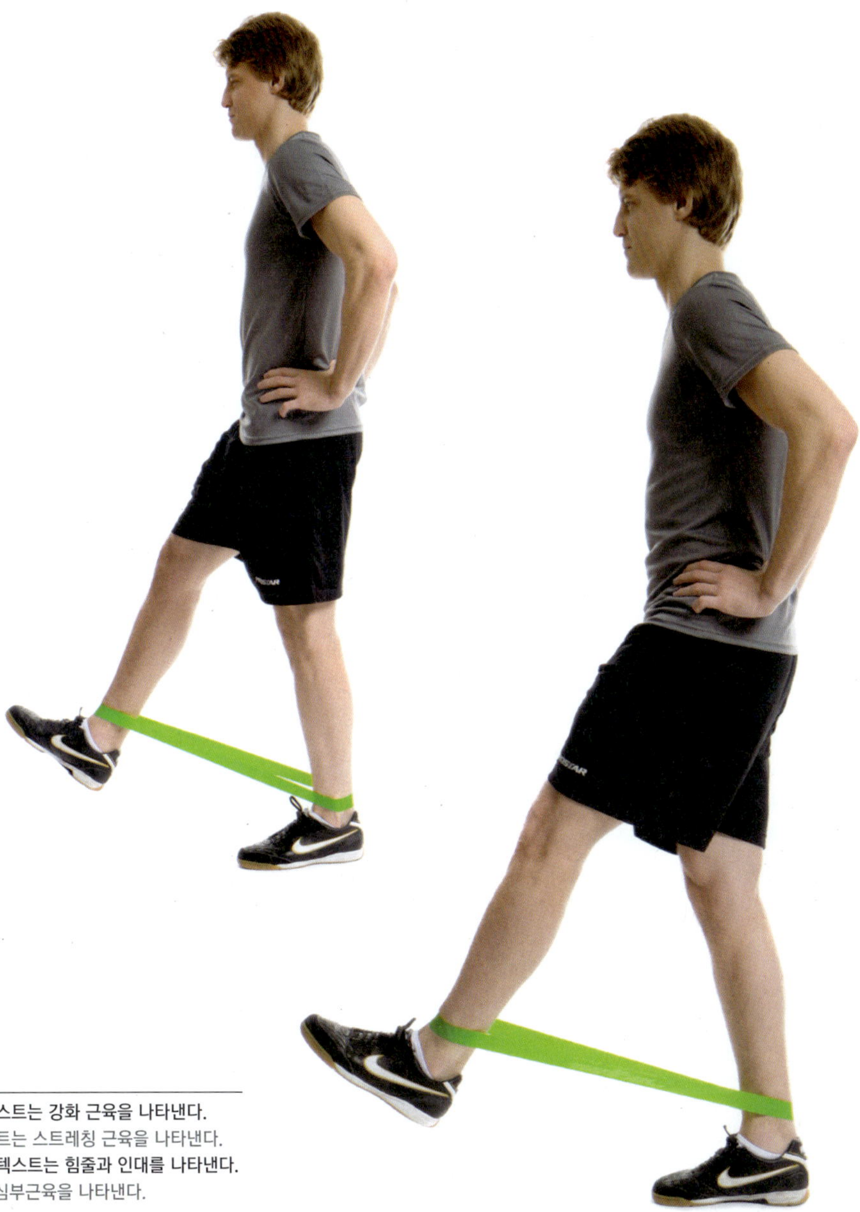

주석설명

검은색 텍스트는 강화 근육을 나타낸다.
회색 텍스트는 스트레칭 근육을 나타낸다.
이탤릭체 텍스트는 힘줄과 인대를 나타낸다.
........*는 심부근육을 나타낸다.

래터럴 익스텐션 리버스 런지
LATERAL EXTENSION REVERSE LUNGE

스트레칭

이 운동은 다리를 강화시킬 수 있는 가장 효과적인 운동 가운데 하나이다. 폭발적인 동작 범위 전체에 걸친 이 래터럴 익스텐션 리버스 런지는 다리를 대상으로 한 것인 반면, 바벨 컬은 팔에 대한 것이다.

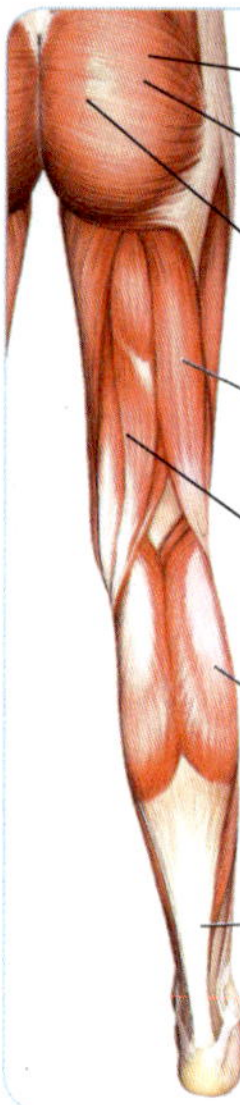

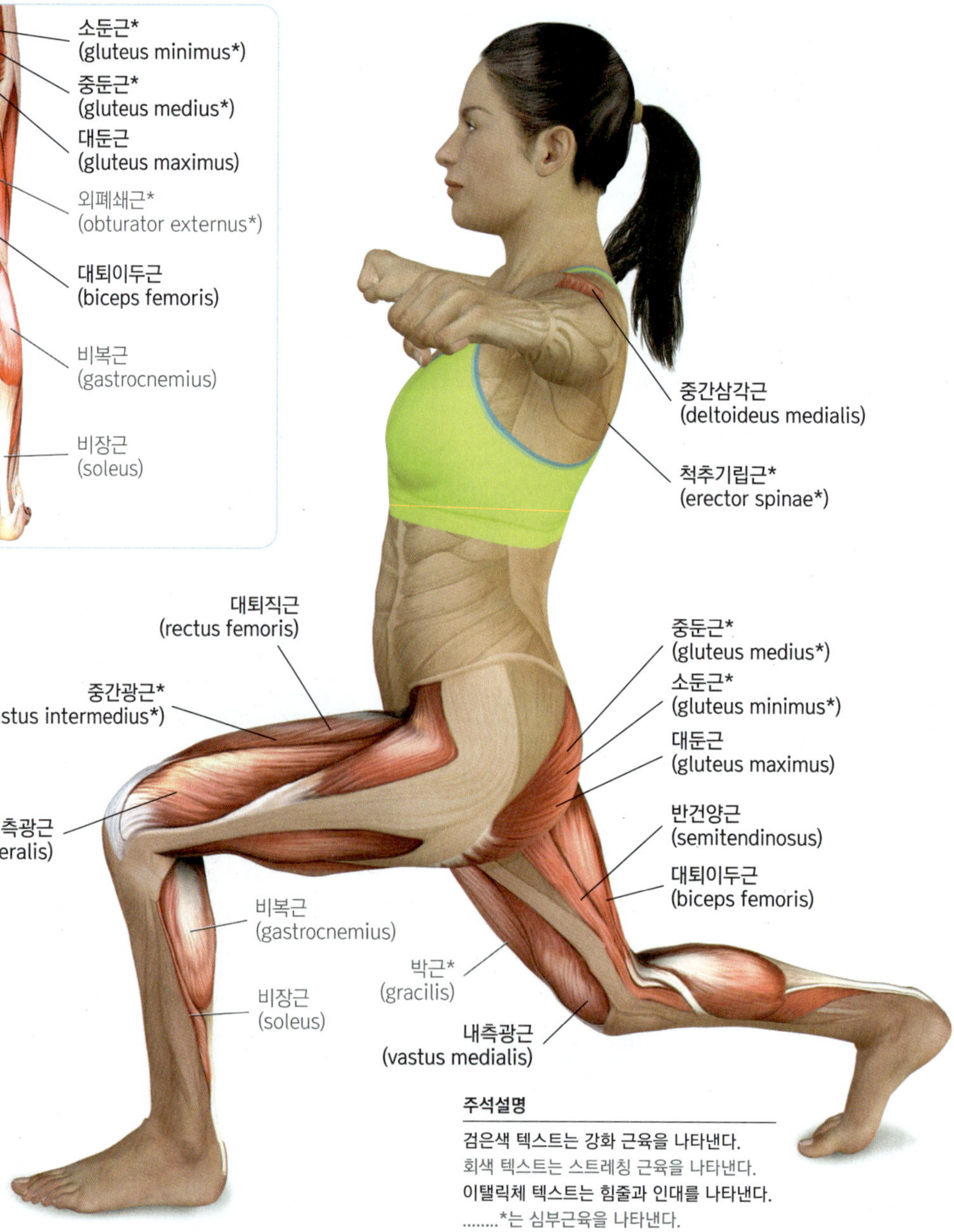

주석설명

검은색 텍스트는 강화 근육을 나타낸다.
회색 텍스트는 스트레칭 근육을 나타낸다.
이탤릭체 텍스트는 힘줄과 인대를 나타낸다.
........*는 심부근육을 나타낸다.

방법 HOW TO DO IT

1 발은 골반 너비로 벌리고 팔은 옆에 또는 힙에 둔 채 선다.

2 오른쪽 다리를 뒤로 내딛고, 발의 앞 쪽으로 바닥을 딛는다.

3 양 무릎을 구부려 런지 자세를 취한다. 오른쪽 다리가 거의 바닥에 닿을 때까지 왼쪽 무릎과 힙을 굽혀 몸을 낮춘다. 팔을 옆으로 올려 어깨 높이가 되도록 한다.

4 왼쪽 다리의 힙과 무릎을 펴고 오른쪽 다리를 앞으로 내디뎌 왼쪽 다리와 만나게 해서 처음 자세로 되돌아온다.

5 반대쪽에서 반복한다. 번갈아 양쪽에서 10회씩 수행한다.

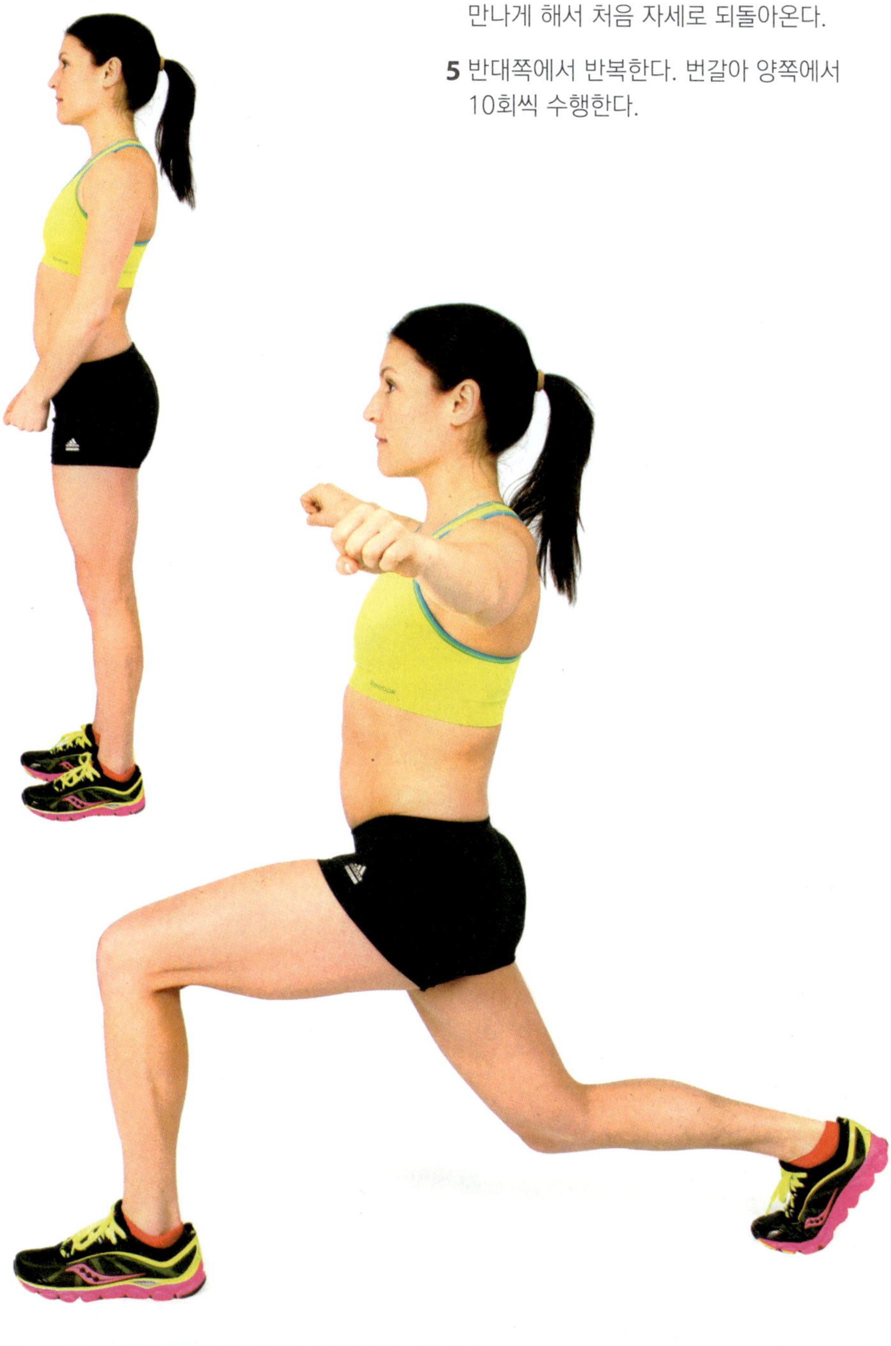

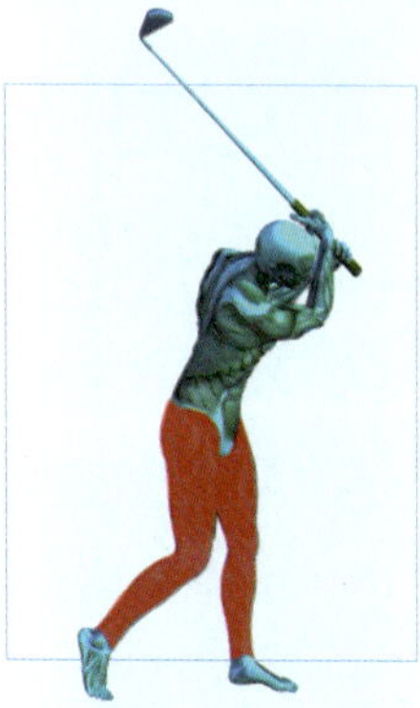

주요 대상
- 대퇴직근
- 외측광근
- 중간광근
- 내측광근
- 대퇴이두근
- 반건양근
- 반막양근
- 대둔근
- 중둔근*
- 소둔근*
- 중간삼각근
- 척추기립근*

주요 운동 목적
- 둔근과 다리 근육을 강화한다.

주의사항
- 힙을 비틀지 않는다.
- 어깨를 웅크리지 않도록 한다.
- 등을 구부리거나 앞으로 웅크리지 않도록 한다.

자세 완성하기
- 어깨를 아래쪽으로 당긴다.

의자 플리에 CHAIR PLIÉ

중급

의자 플리에는 사두근, 햄스트링, 둔근 및 코어에 도움이 된다. 넓적다리의 힘과 부피를 증가시킬 수 있다. 난이도를 높이려면, 발을 더 넓게 벌린다. 이렇게 하면 스쿼트를 수행하기 위한 힘이 더 들어간다.

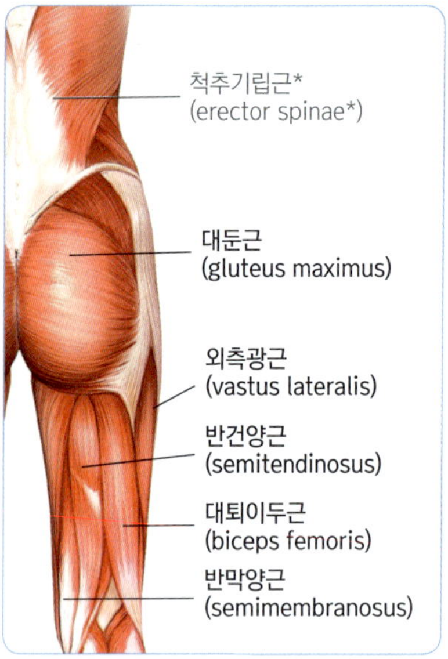

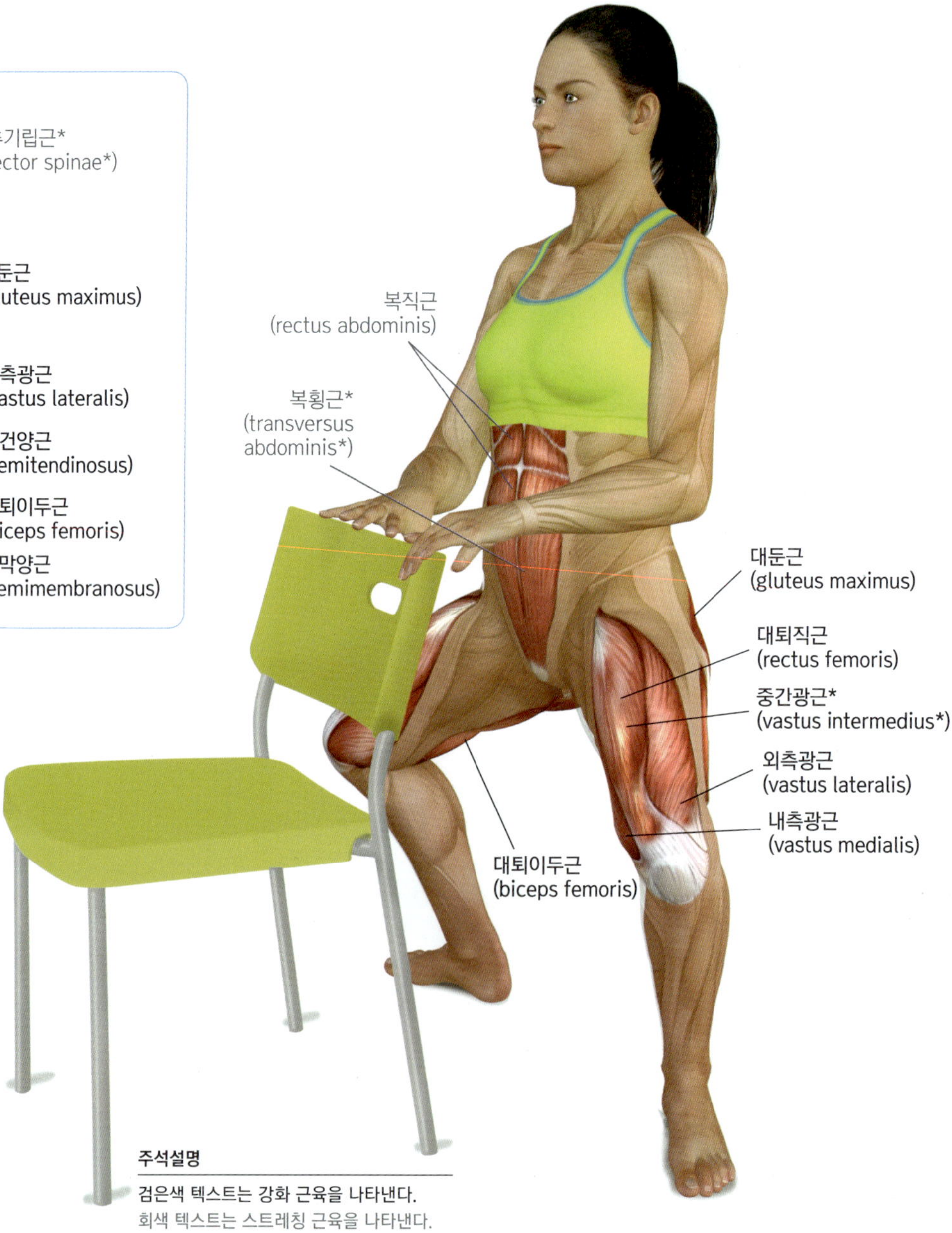

주석설명

검은색 텍스트는 강화 근육을 나타낸다.
회색 텍스트는 스트레칭 근육을 나타낸다.
이탤릭체 텍스트는 힘줄과 인대를 나타낸다.
.......*는 심부근육을 나타낸다.

방법 HOW TO DO IT

1 발은 넓게 벌리고 발끝은 바깥을 향하게 하여 의자를 앞에 두고 선다.

2 무릎을 발끝과 나란하게 유지하고, 무릎을 구부려, 몸을 낮추어 스쿼트 자세로 만든다.

3 등을 곧게 세우고, 몸을 다시 들어올려 처음 자세로 돌아간다. 10회 반복한다.

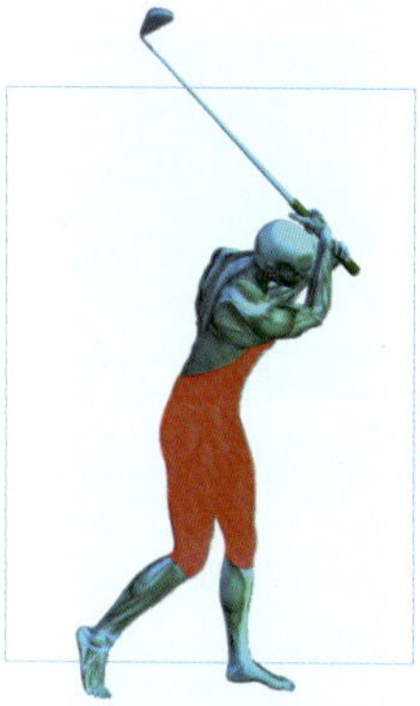

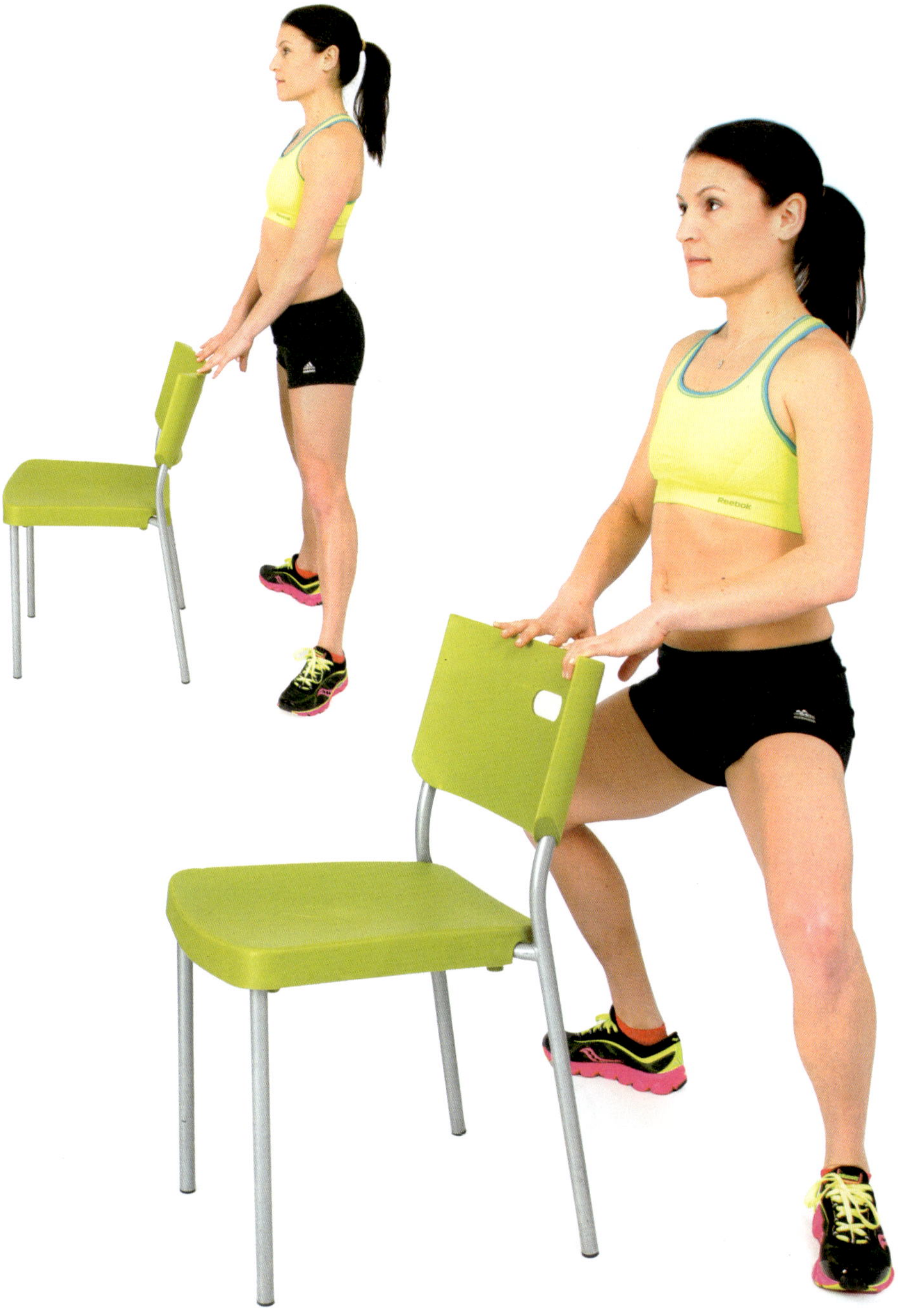

주요 대상
- 대둔근
- 대퇴직근
- 외측광근
- 중간광근*
- 내측광근
- 대퇴이두근
- 반건양근
- 반막양근

주요 운동 목적
- 넓적다리 안쪽 내전근을 활용한다.

주의사항
- 발가락을 불편한 지점까지 돌리지 않는다.

자세 완성하기
- 복근을 안쪽으로 당긴다.

바벨 스쿼트 BARBELL SQUAT

중급

바벨 스쿼트는 상징적인 동작으로, 가장 효과적인 강화 운동 가운데 하나이다. 하체와 코어 강화를 위해 아주 훌륭한 운동으로서 신진대사에 대한 효과 또한 좋다.

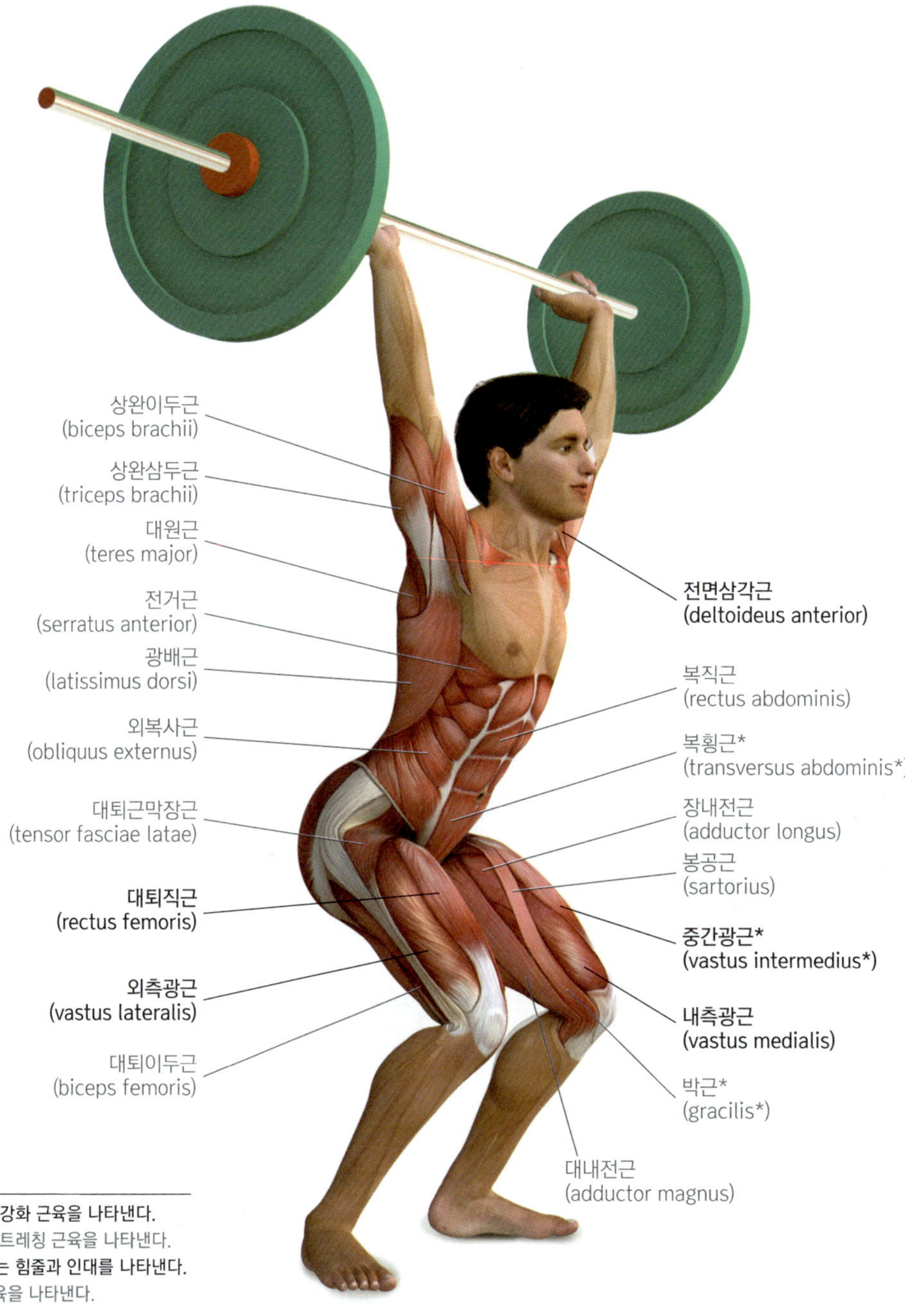

주석설명

검은색 텍스트는 강화 근육을 나타낸다.
회색 텍스트는 스트레칭 근육을 나타낸다.
이탤릭체 텍스트는 힘줄과 인대를 나타낸다.
........*는 심부근육을 나타낸다.

방법 HOW TO DO IT

1 바벨 앞에서 발을 어깨 너비로 벌린 채로 선다. 쭈그리고 앉아서 넓은 오버헤드 그립으로 바벨을 잡는다. 무릎은 바와 가까워야 한다.

2 서 있는 자세로 복귀할 때에는 고정된 팔을 이용하여 바벨을 머리 위로 바로 낚아챈다.

3 머리 위에서 동작을 멈추는 동안에는 완전하게 일어선다.

4 조심스럽게 바벨을 가슴까지 낮춘 다음 바닥에 내려놓는다. 6-8회 반복한다.

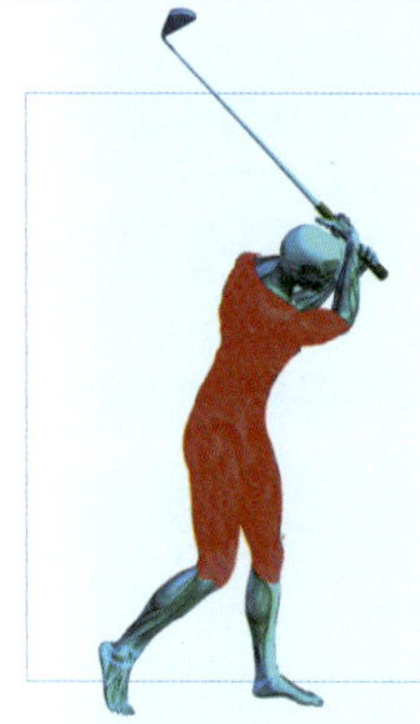

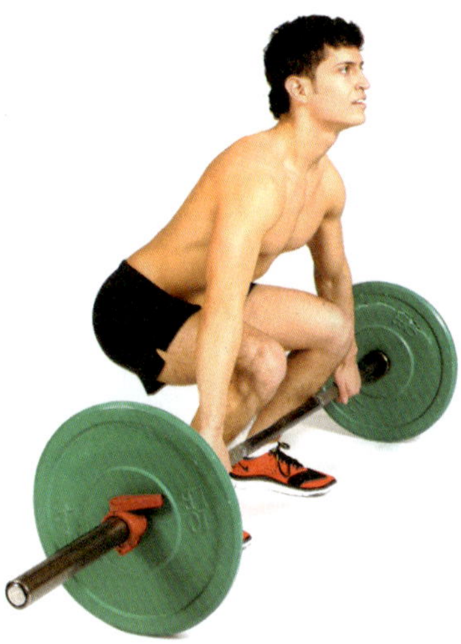

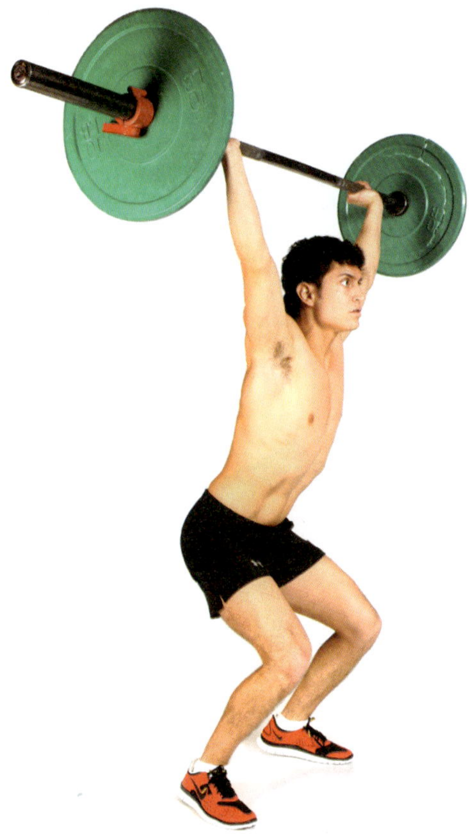

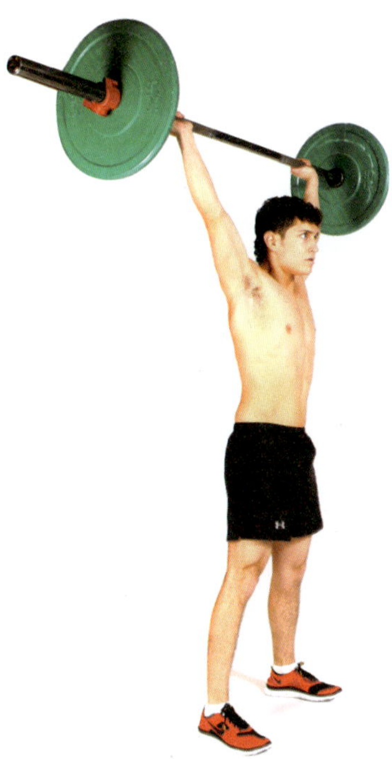

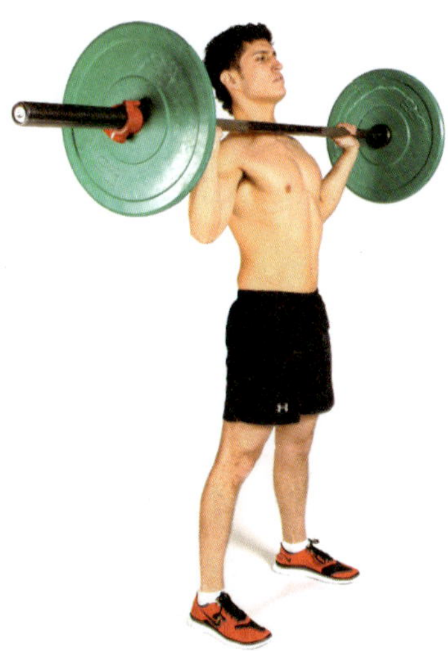

주요 대상
- 전면삼각근
- 중간삼각근
- 후면삼각근
- 중간광근
- 외측광근
- 내측광근
- 대퇴직근
- 대둔근
- 중둔근
- 소둔근

주요 운동 목적
- 삼각근
- 넓적다리
- 등 윗부분
- 코어
- 삼두근
- 햄스트링

주의사항
- 등을 지나치게 구부리지 않는다.

자세 완성하기
- 다리를 사용하면 동작할 때 도움이 된다.

오버헤드 프레스와 함께 스플릿 스쿼트
SPLIT SQUAT WITH OVERHEAD PRESS

고급

스플릿 스쿼트는 둔근과 넓적다리 강화를 위한 하기 쉬운 운동이다. 균형 향상과, 골반, 몸통 및 무릎 안정화에도 도움이 되며 전체적인 동작의 힘을 강화시킨다.

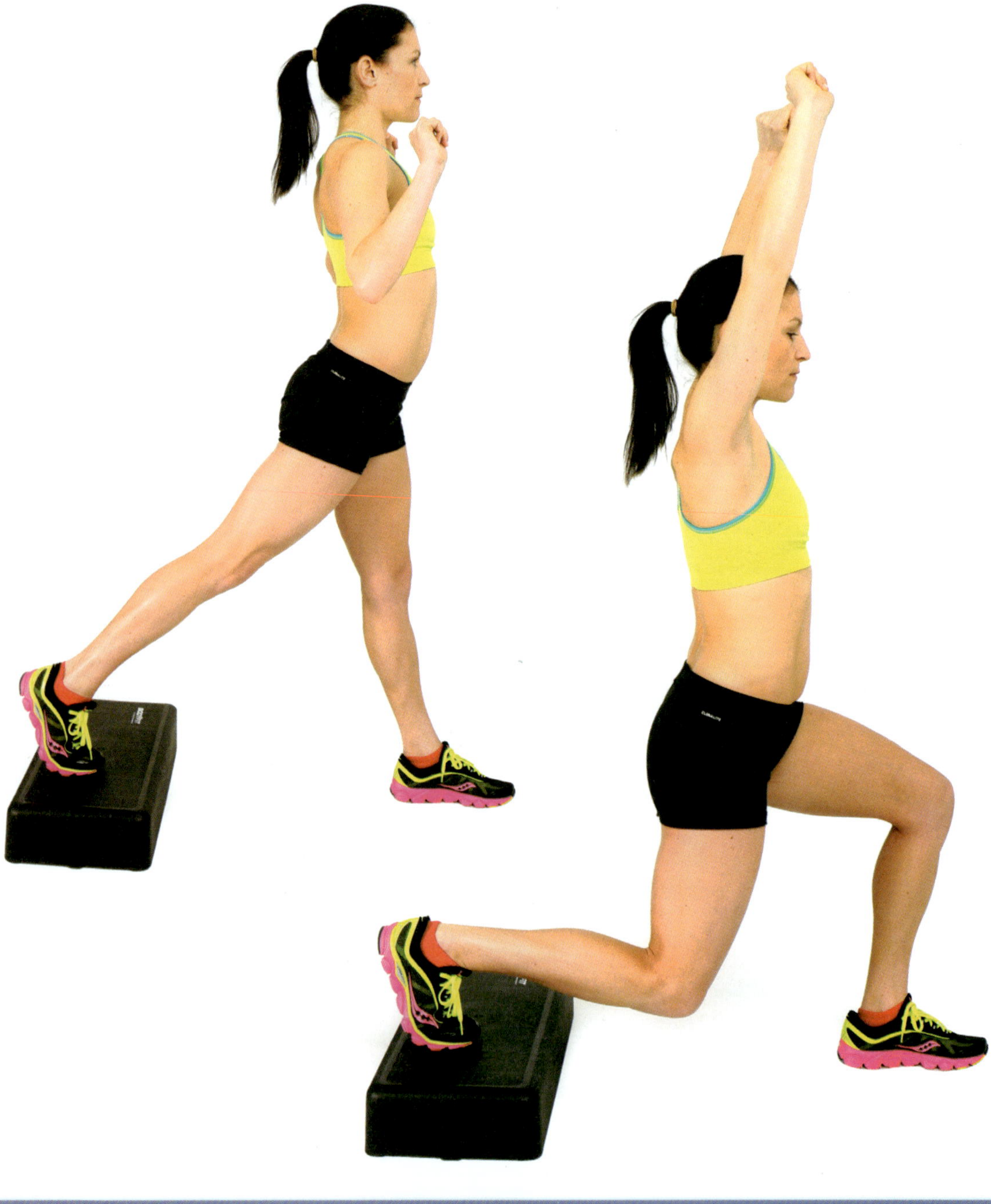

방법 HOW TO DO IT

1 왼쪽 다리를 뒤로 하여 발의 뭉툭한 곳을 계단에 둔 채 선다.

2 팔꿈치를 굽혀 직각을 형성한 뒤 양 팔을 어깨 높이로 올린다.

3 양 무릎을 굽혀 스플릿 스쿼트 자세를 취한다. 동시에 팔을 머리 위로 뻗는다.

4 처음 자세로 돌아온 다음에 반복한다. 10회 반복한다. 그런 다음, 바꾸어서 반대쪽 다리를 뒤로 하여 10회 더 반복한다. 원할 경우, 전체 순서를 2회 더 반복한다.

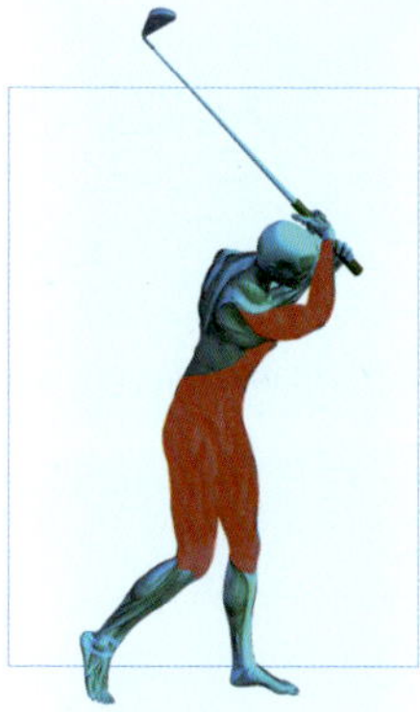

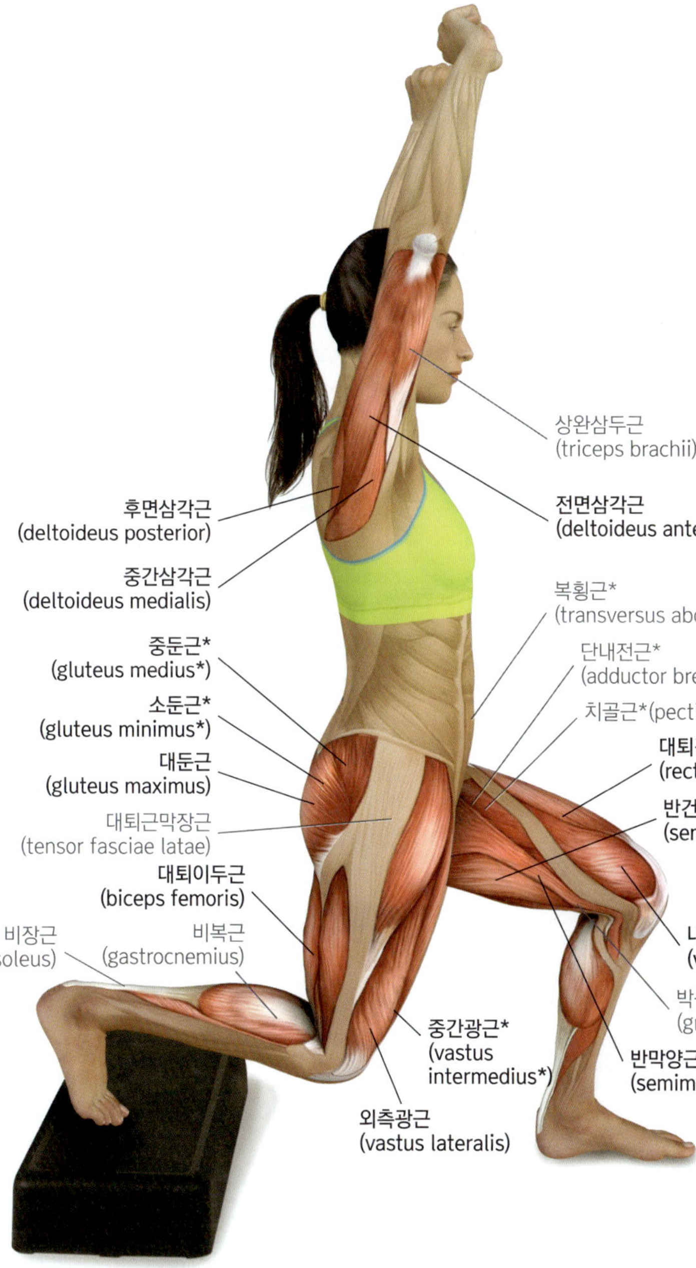

주요 대상
- 대퇴직근
- 외측광근
- 중간광근*
- 내측광근
- 대퇴이두근
- 반건양근
- 반막양근
- 대둔근
- 중둔근*
- 소둔근*
- 전면삼각근
- 중간삼각근
- 후면삼각근

주요 운동 목적
- 둔근, 대퇴사두근, 햄스트링 및 승모근을 강화시킨다.

주의사항
- 팔을 들어올릴 때 등을 구부리지 않는다.

자세 완성하기
- 등은 반듯하게, 코어 근육의 긴장을 풀지 않고 유지한다.

점핑 런지 JUMPING LUNGE

고급

점핑 런지는 사두근뿐만 아니라 둔근 및 종아리까지 강화시킬 수 있는 훌륭한 운동이다. 동작 내내 대상 근육의 긴장을 유지함으로써, 이 운동은 전체 동작 범위를 수행하는 동안 사두근을 효과적으로 활용한다.

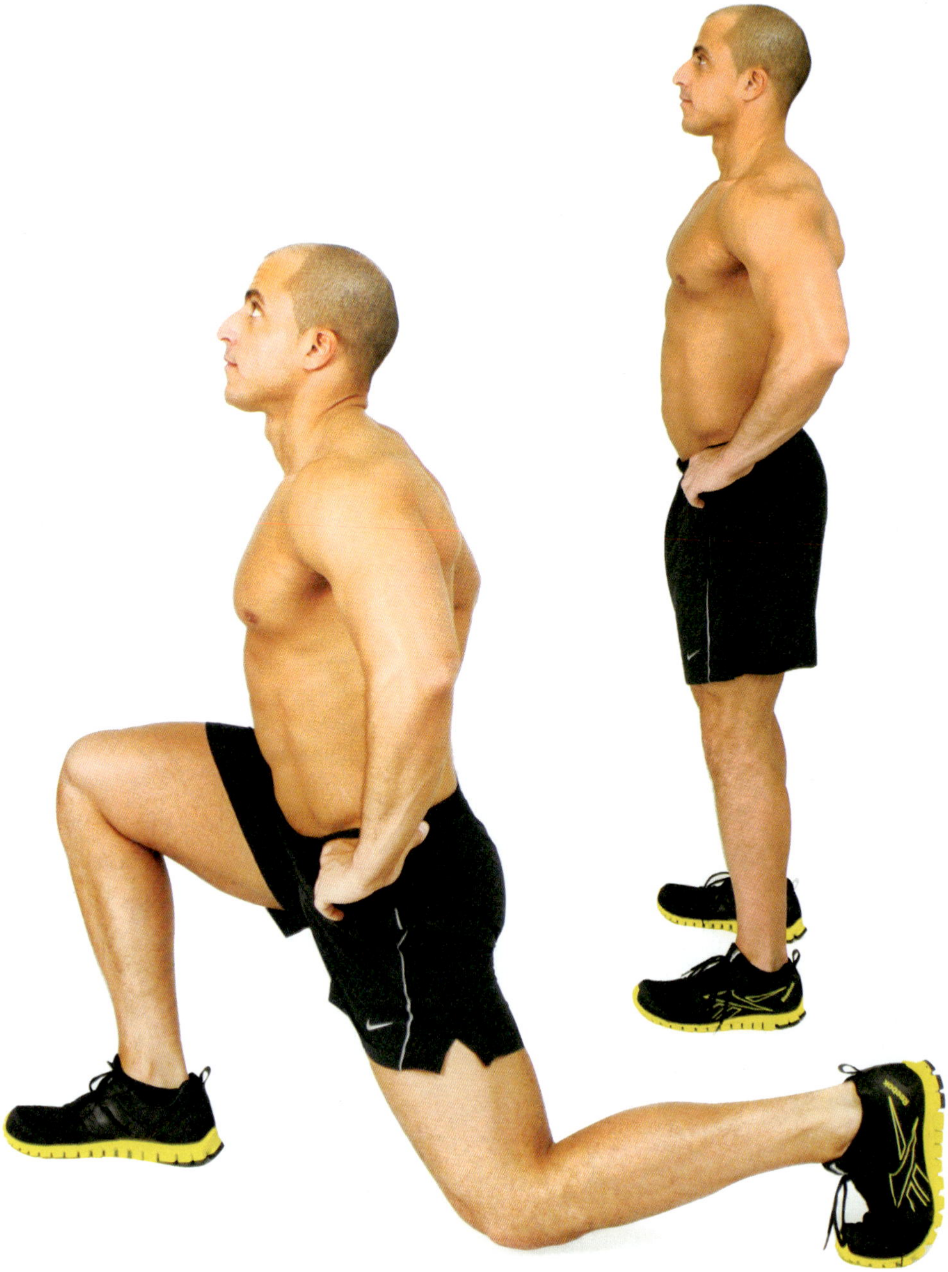

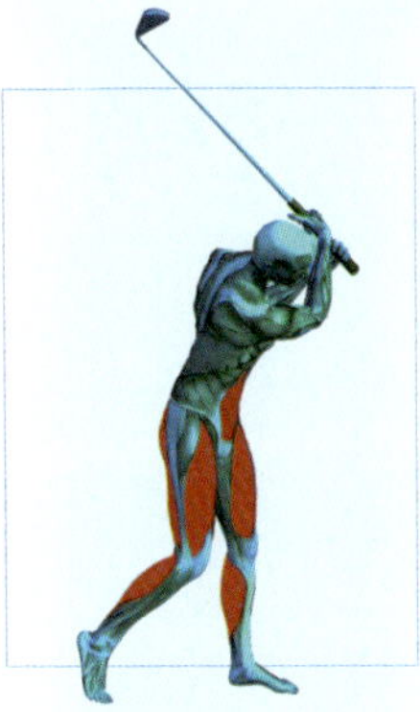

방법 HOW TO DO IT

1 발을 골반 너비로 벌리고 손은 힙에 얹은 채로 똑바로 선다.

2 큰 걸음으로 오른쪽 다리를 앞으로 내딛는다.

3 양 다리를 구부려 몸을 낮추어 딥 런지를 취한다. 그런 다음 양 다리를 곧게 한다.

4 점프해서 왼쪽 발이 정면에 오도록 다리를 교체한다. 균형을 찾기 위한 시간을 잠깐 갖는다.

5 양 무릎을 굽혀 주저 앉아 또 한번 런지를 취한다. 무릎을 곧게 한 다음, 10회 반복한다.

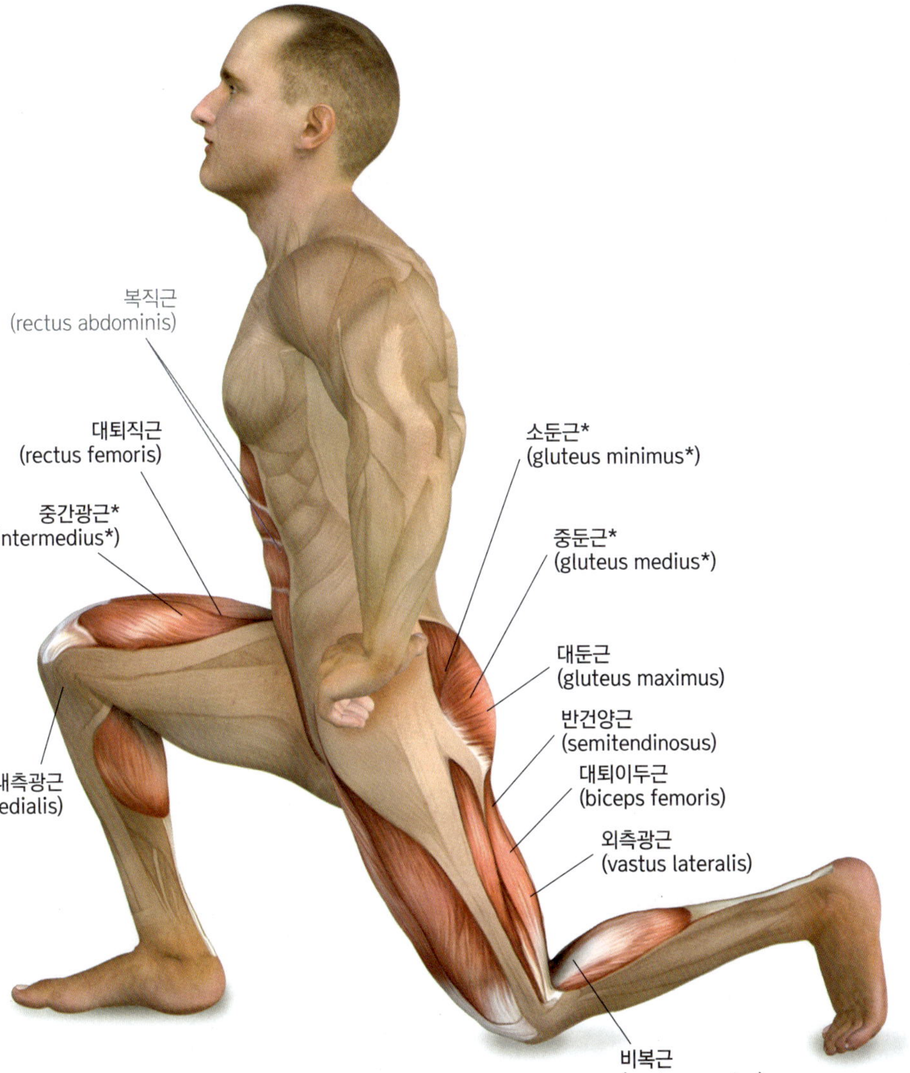

주석설명

검은색 텍스트는 강화 근육을 나타낸다.
회색 텍스트는 스트레칭 근육을 나타낸다.
이탤릭체 텍스트는 힘줄과 인대를 나타낸다.
........*는 심부근육을 나타낸다.

주요 대상
- 대퇴직근
- 외측광근
- 중간광근*
- 내측광근
- 대퇴이두근
- 반건양근
- 반막양근
- 비복근
- 대둔근
- 중둔근*
- 소둔근*

주요 운동 목적
- 플라이오메트릭과 민첩성 훈련을 통합하여 폭발적인 움직임을 만들어 낸다.

주의사항
- 앞 무릎이 어느 한 쪽으로 쏠리지 않게 한다.

자세 완성하기
- 운동 내내 호흡을 유지한다.

한쪽 다리 스텝다운 ONE-LEGGED STEP DOWN

중급

이러한 힙, 엉덩이 및 넓적다리 운동은 하체의 주요 근육을 대상으로 하는 것이지만, 자세를 익히는 데 연습이 필요할 수 있다. 이 운동은 덤벨이나 케틀벨을 손에 드는 형태로 응용할 수 있다.

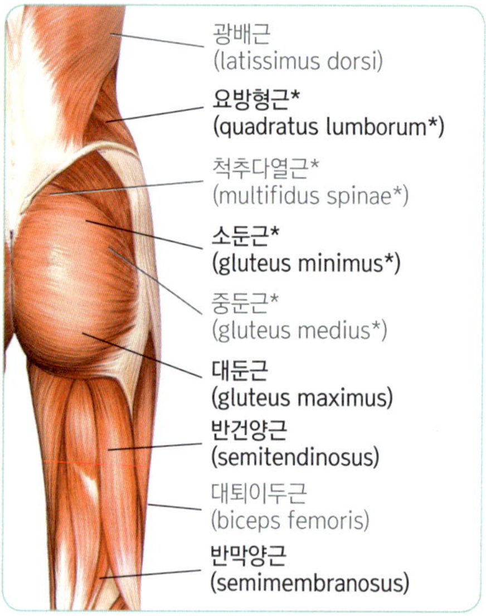

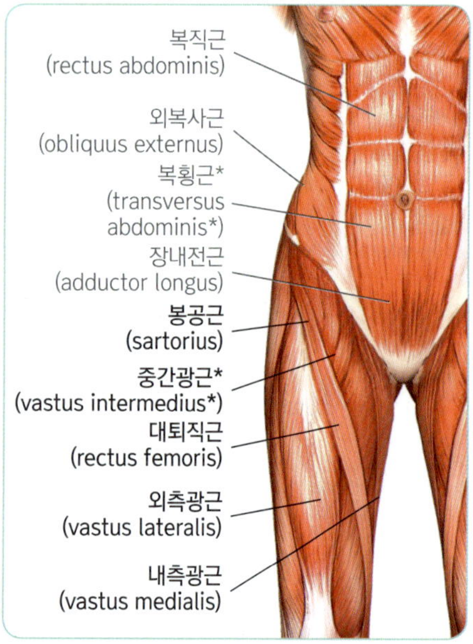

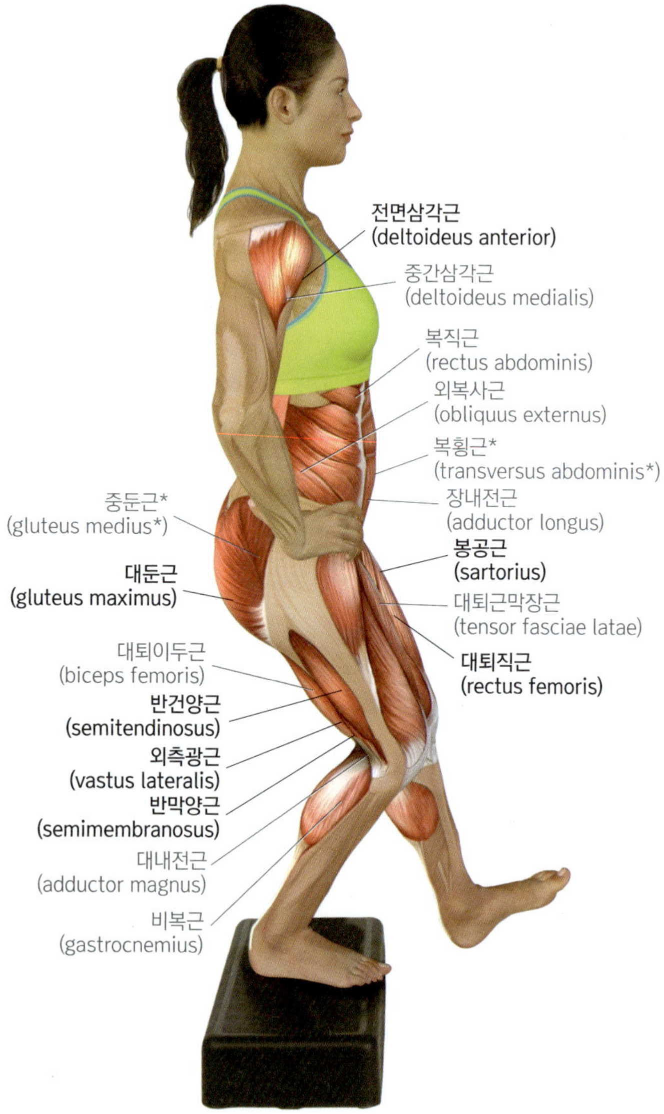

방법 HOW TO DO IT

1 계단 위에서 전방을 향해 선다.

2 오른쪽 다리를 구부린다. 동시에 발꿈치에 의존하기 위해 왼발을 굽혀 아래로 내딛는다.

3 몸통이나 무릎을 회전하지 않고, 오른쪽 다리를 위로 밀어 올려서 처음 자세로 돌아온다. 다리를 교체하여 20회 반복한다.

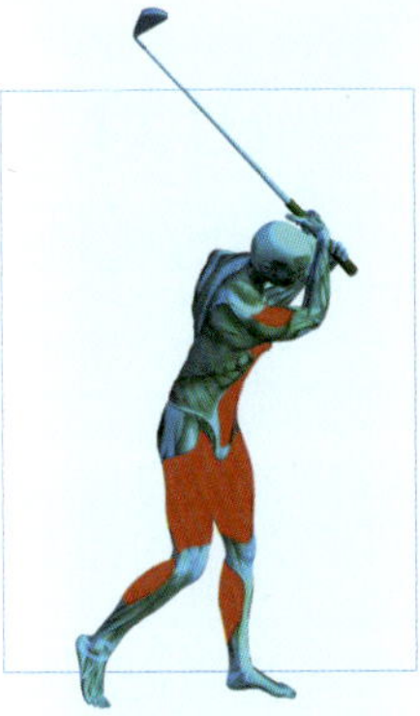

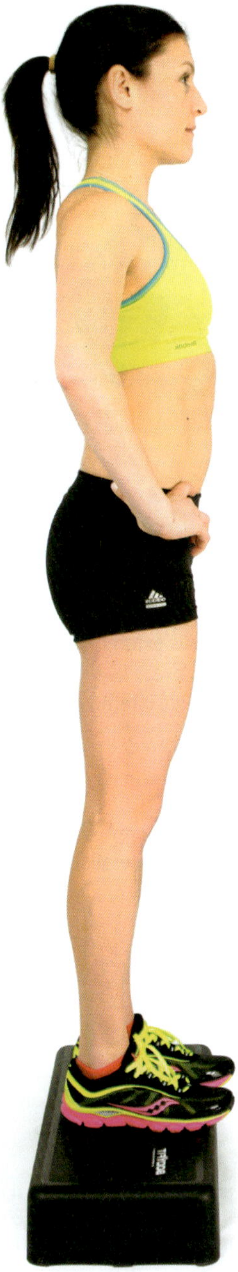

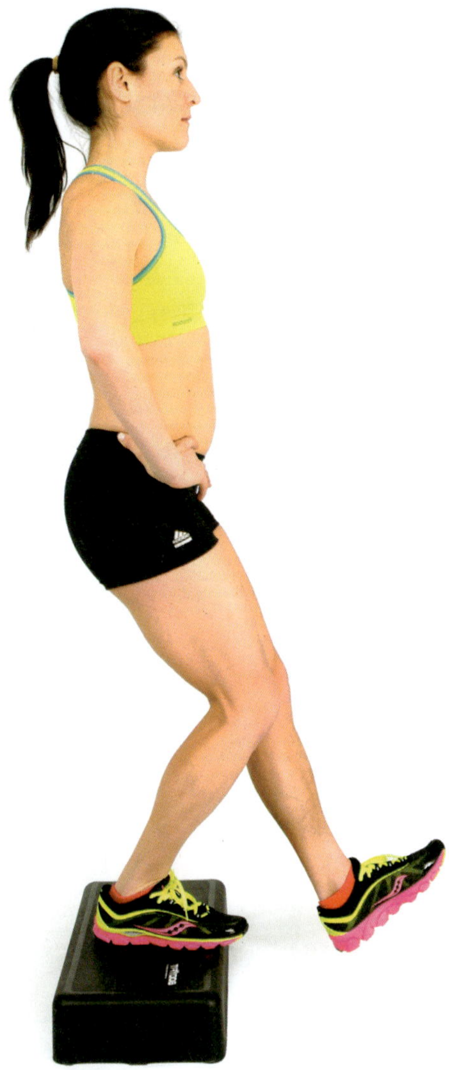

주요 대상

- 전면삼각근
- 요방형근*
- 외측광근
- 중간광근*
- 내측광근
- 봉공근
- 대퇴직근
- 대둔근
- 반건양근
- 반막양근

주요 운동 목적

- 골반 및 무릎 안정근을 강화한다.

주의사항

- 무릎을 안쪽으로 비틀지 않도록 한다. 그 대신, 무릎을 가운데 발가락 끝선과 나란하게 유지한다.

자세 완성하기

- 원할 경우 벽이나 레일을 붙잡고 지탱한다.

주석설명

검은색 텍스트는 강화 근육을 나타낸다.
회색 텍스트는 스트레칭 근육을 나타낸다.
이탤릭체 텍스트는 힘줄과 인대를 나타낸다.
........*는 심부근육을 나타낸다.

리치 앤 트위스트 워킹 런지
REACH-AND-TWIST WALKING LUNGE

고급

이 런지는 둔근 및 넓적다리 근육에 집중한다. 골반, 몸통 및 무릎 안정근 강화를 위한 훌륭한 운동이다. 무릎이나 허리의 통증이 심하거나, 한쪽 다리로 무게 중심을 잡는 것이 어려울 경우에는 하지 않는 것이 좋다.

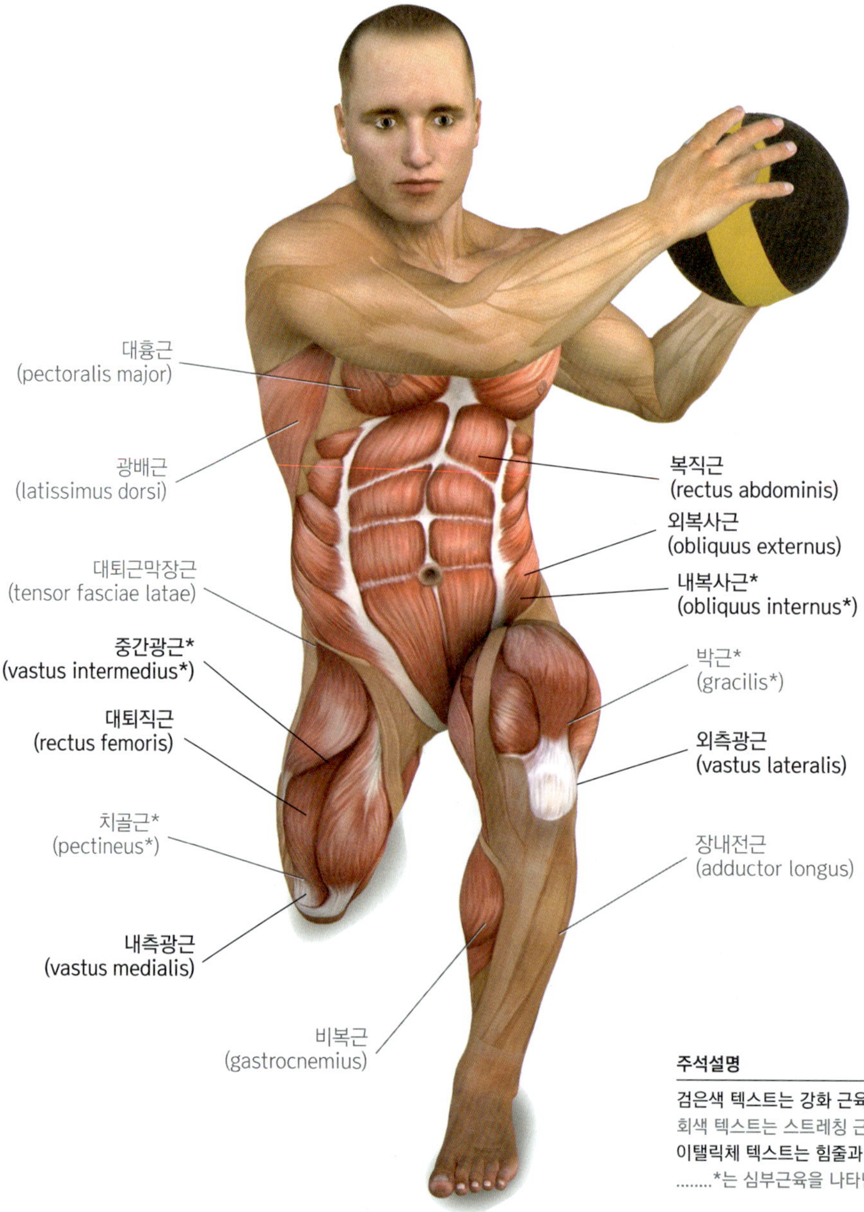

주석설명

검은색 텍스트는 강화 근육을 나타낸다.
회색 텍스트는 스트레칭 근육을 나타낸다.
이탤릭체 텍스트는 힘줄과 인대를 나타낸다.
.......*는 심부근육을 나타낸다.

방법 HOW TO DO IT

1 몸통은 전방을 향한 채 발을 골반 너비로 벌리고 선다. 양 손으로 중량이 있는 메디신 볼을 잡는다.

2 왼쪽 발을 앞으로 런지한다. 양 무릎을 굽혀 전신을 낮춰 런지한다. 동시에, 메디신 볼을 양 손으로 잡은 채 왼쪽 어깨 위까지 들어올린다.

3 하나의 동작으로, 일어나서 볼을 다시 중앙으로 가져온 다음에 반대 방향으로 런지 및 리치를 수행한다.

4 앞으로 걸어가면서 볼을 좌우로 계속해서 런지 및 이동한다. 계속해서 15걸음을 걸어간다.

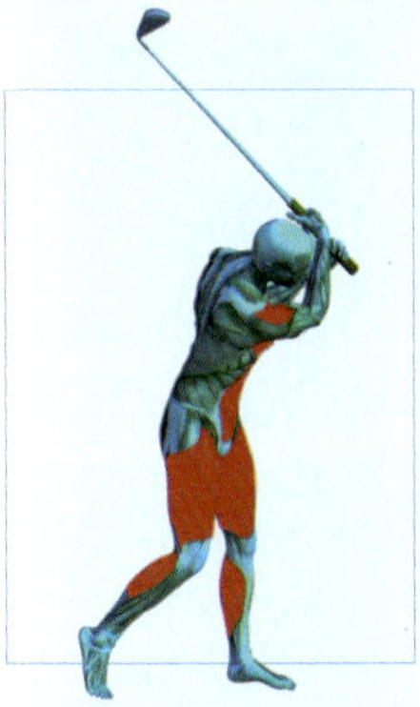

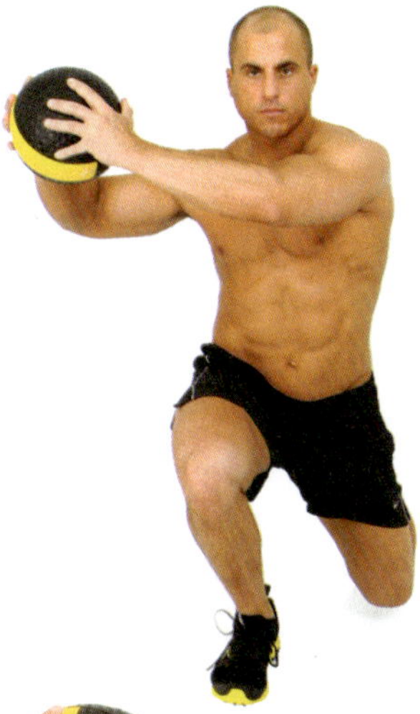

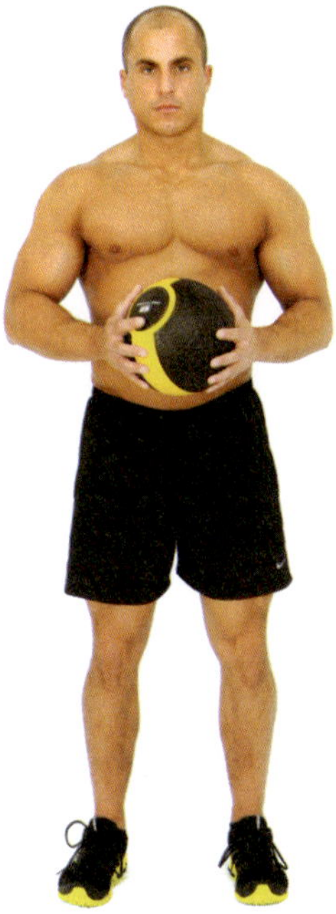

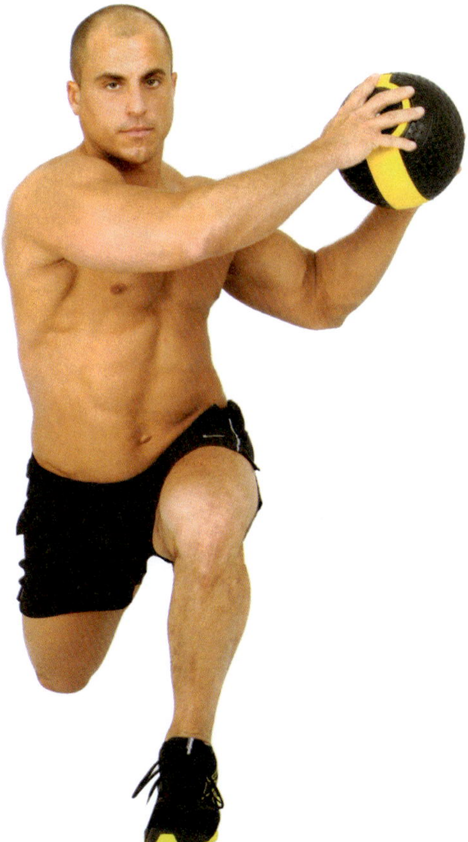

주요 대상
- 대퇴직근
- 외측광근
- 중간광근*
- 내측광근
- 대둔근
- 대퇴이두근
- 반건양근
- 반막양근
- 복직근
- 외복사근
- 내복사근*

주요 운동 목적
- 코어, 특히 복근 및 둔근을 강화하고 탄력 있게 만든다.

주의사항
- 어깨를 굽히지 않는다.
- 등을 구부리지 않는다.

자세 완성하기
- 팔은 몸통과 일치한 방향으로 향하게 한다.

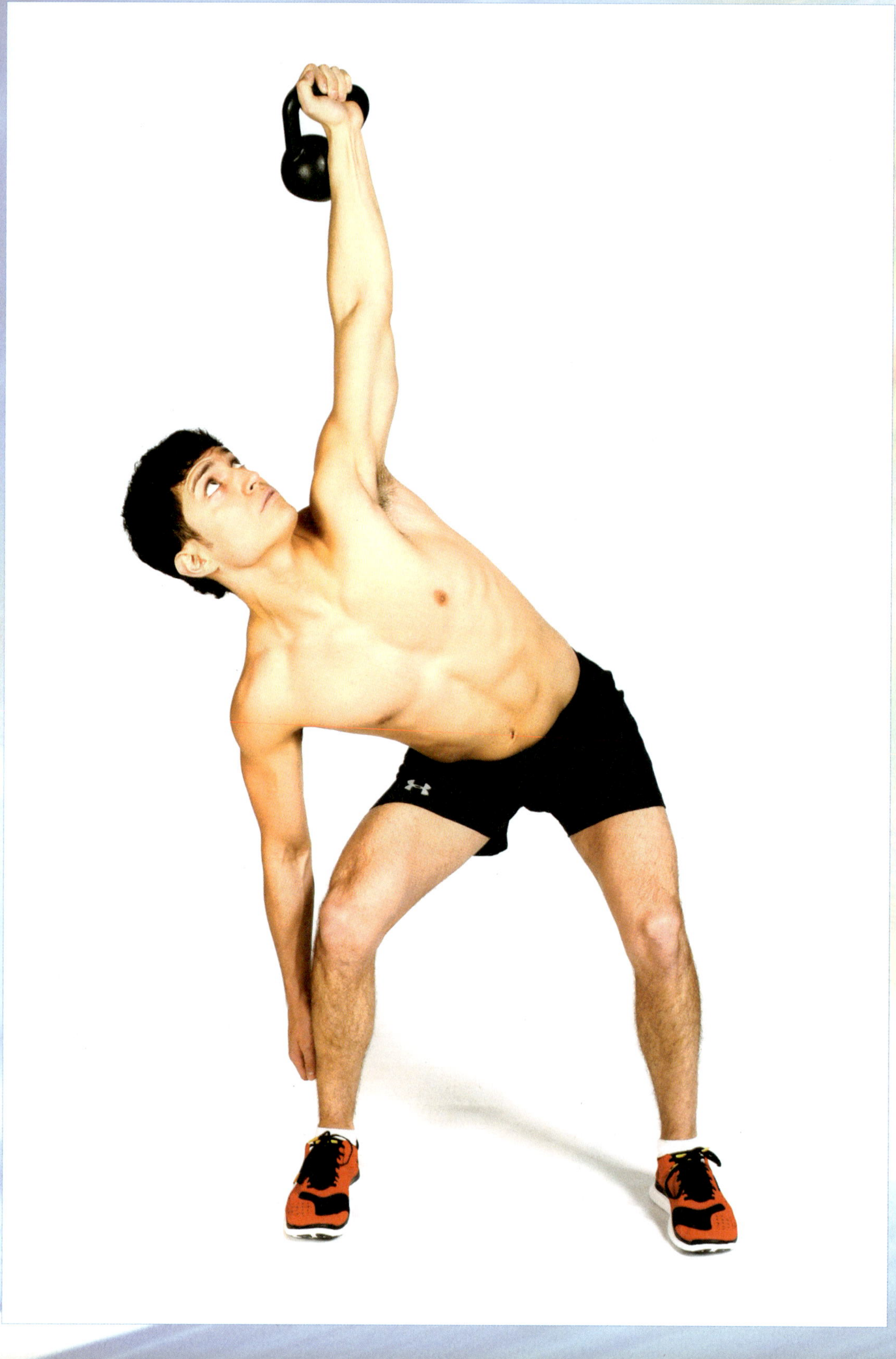

코어
CORE

"코어"는 기본적으로 넓적다리 위부터 어깨 아래까지의 모든 근육, 뼈 및 인대를 포함하는 몸의 중간부이다. 복부, 힙, 엉덩이 및 등 아래쪽에 강하고 유연한 근육이 없다면, 강력하고 기술적으로 뛰어난 골프 스윙을 할 수 없다. 이 장에서 소개되는 운동을 활용하여 코어를 강화한다면 골프 스윙이 크게 향상될 것이다(그리고 허리를 더 잘 감을 수 있어 비거리가 늘어날 것이다).

코브라 스트레칭 COBRA STRETCH

스트레칭

코브라는 유연성 발달을 위해 아주 중요하다. 처음에는 항상 간단한 상체 뒤로 젖히기로 시작해서 마지막에는 더 어려운 자세로 이동한다. 등 윗부분 근육을 사용하여 가슴을 여는 코브라 자세를 취한 상태에서 유지한다. 해당 근육이 제대로 사용되고 있는지 확인하려면, 양손에 의해 지탱되는 체중의 일부를 빼내고도 계속해서 이 자세를 취할 수 있는지 알아보면 된다.

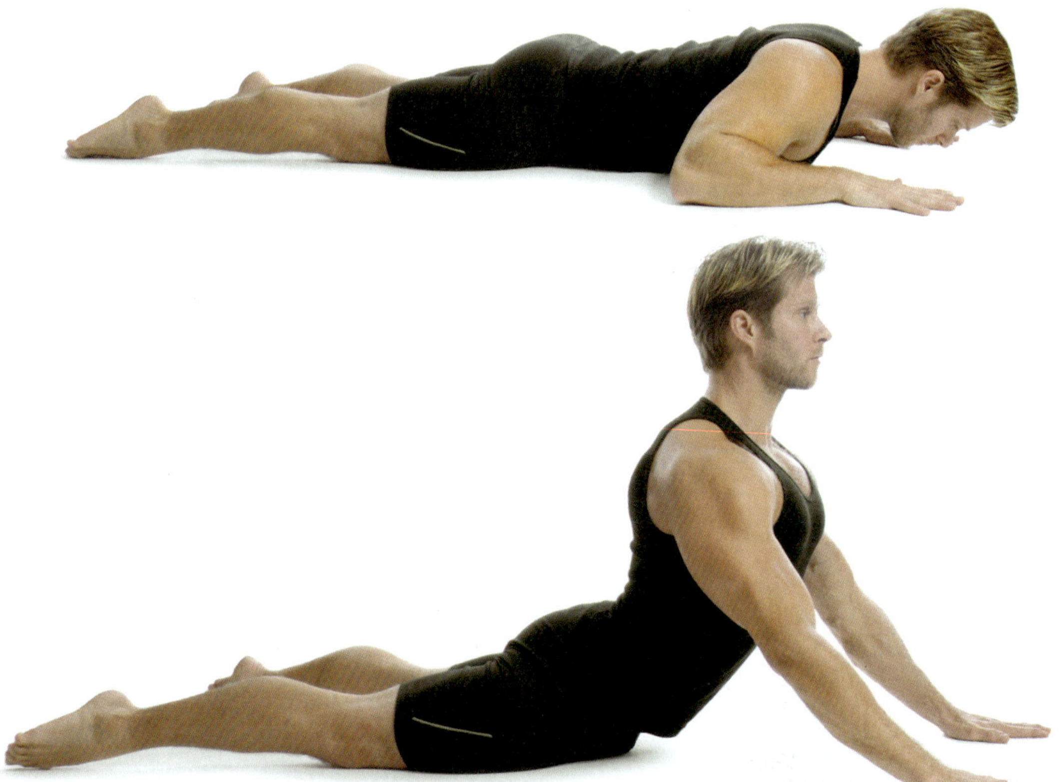

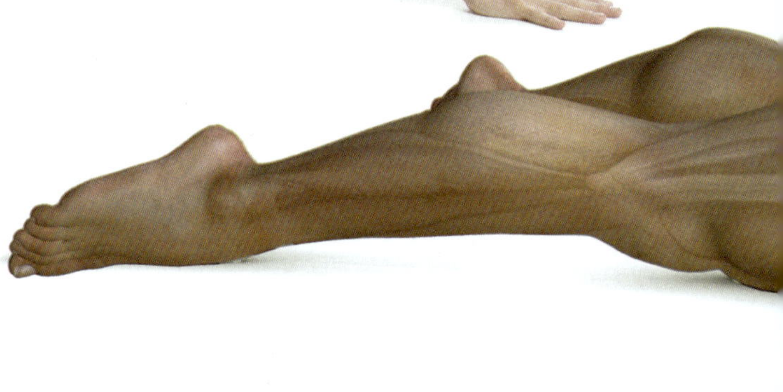

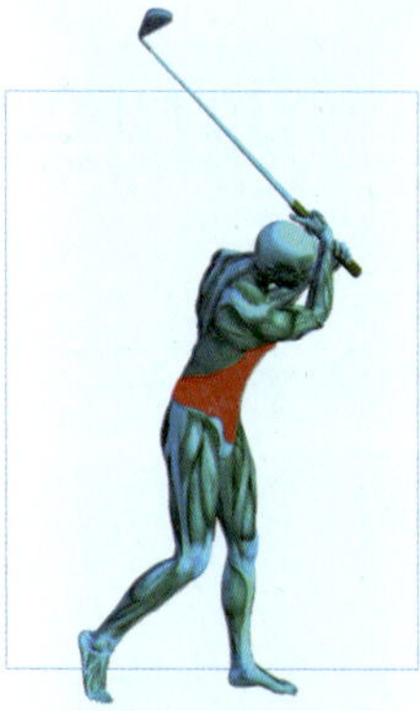

방법 HOW TO DO IT

1 발끝을 뾰족하게 하고 다리를 뒤로 뻗은 채 바닥을 바라보고 눕는다. 손바닥은 어깨보다 약간 위에 위치시키고 팔꿈치는 바닥에 댄다.

2 바닥을 밀어 팔을 곧게 하면서 가슴 위쪽을 천천히 들어올린다.

3 어깨를 아래 뒤쪽으로 밀어 낮추면서 꼬리뼈는 치골을 향해 아래쪽으로 당긴다.

4 목을 쭉 빼고 전방을 응시한다.

주석설명

검은색 텍스트는 강화 근육을 나타낸다.
회색 텍스트는 스트레칭 근육을 나타낸다.
이탤릭체 텍스트는 힘줄과 인대를 나타낸다.
........*는 심부근육을 나타낸다.

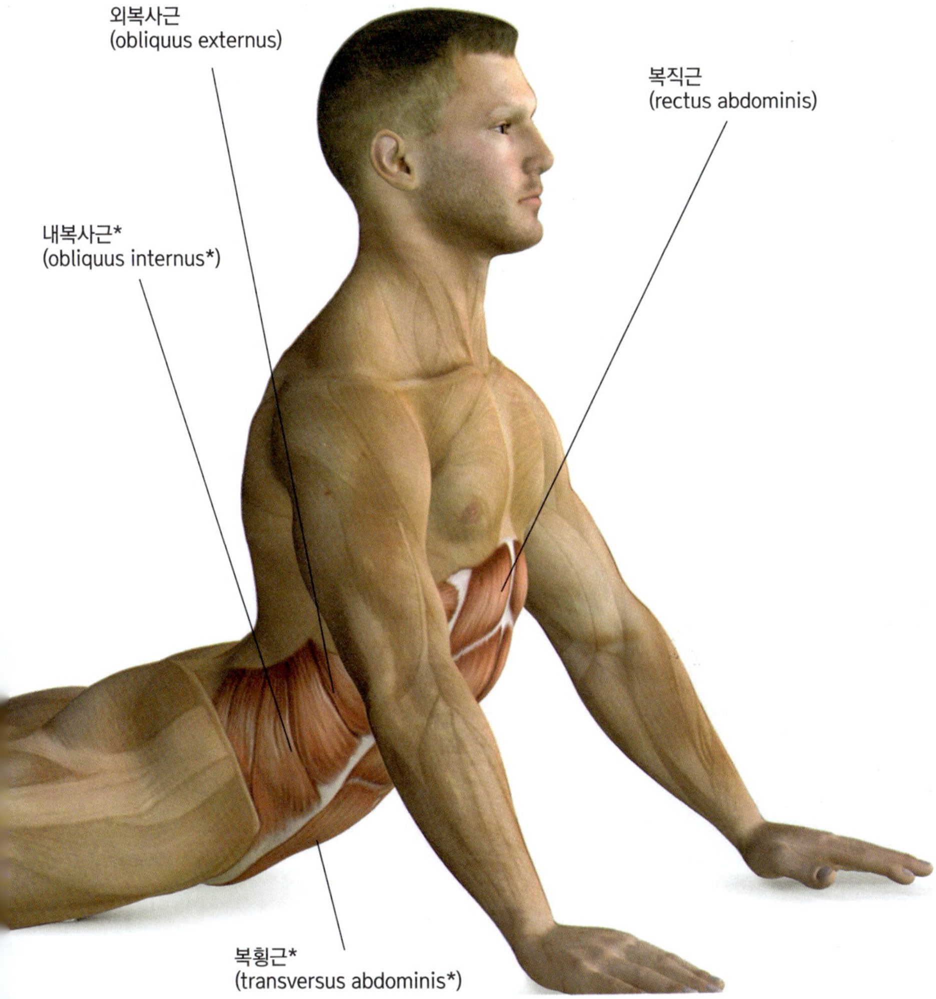

주요 대상
- 복직근
- 복횡근
- 외복사근
- 내복사근

주요 운동 목적
- 복직근

주의사항
- 머리를 너무 뒤로 젖히지 않도록 한다.
- 이 스트레칭을 너무 과도하게 하지 않도록 한다 - 등 아래쪽에 지나친 압박을 초래할 수 있다.

자세 완성하기
- 바닥과 엉덩이 사이의 압박을 유지한다.
- 어깨를 편안하게 아래로 낮추고 귀와 거리가 멀어지게 한다.

사이드 라잉 늑골 스트레칭 SIDE-LYING RIB STRETCH

중급

사이드 스트레칭 연습은 등 아래쪽 부위를 포함한 – 늑골과 골반 – 사이 근육을 길게 늘리고 흉곽의 측면을 개방하여 흉곽 이동성 및 폐의 팽창성을 향상시킴으로써 모든 상황에서 호흡을 보다 용이하게 한다.

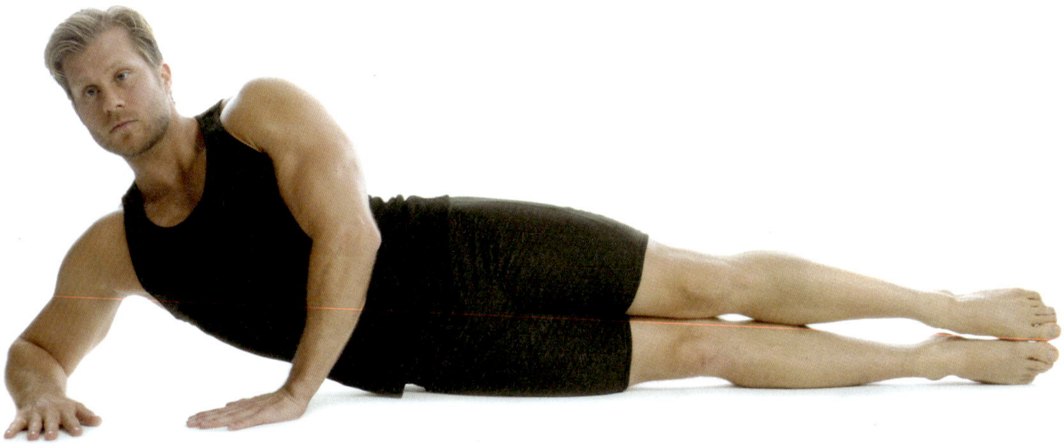

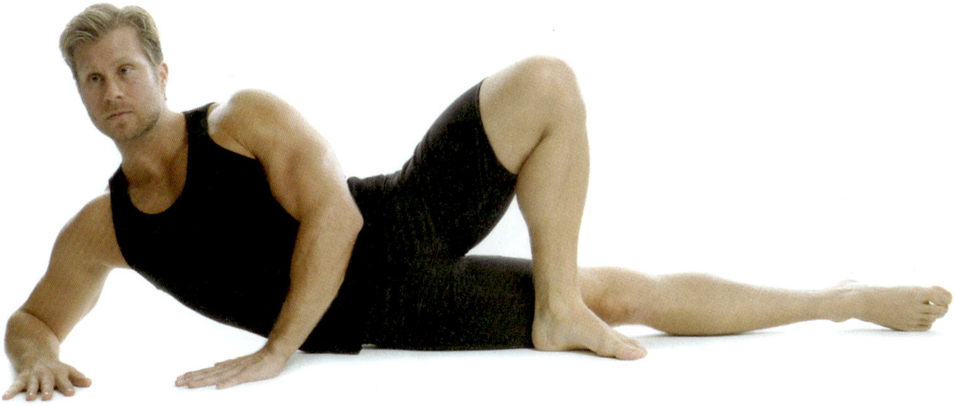

방법 HOW TO DO IT

1 다리를 함께 모아서 편 채 오른쪽으로 눕는다. 양 손바닥을 바닥에 대고 오른쪽 팔로 몸을 지탱하고 왼쪽 팔은 몸 정면에 둔다. 상체는 약간 들어올려져 있어야 한다.

2 왼쪽 다리를 굽혀서 왼쪽 발을 오른쪽 넓적다리 바로 정면에 놓고 무릎은 천장을 향해 세워져 있어야 한다.

3 양 다리를 그대로 둔 채 양 손을 내리고 몸을 위로 올리면서 양 팔을 곧게 한다. 이 때 오른쪽 흉곽 주변이 당겨지는 감각을 느끼게 된다.

4 자세를 풀고, 반대편으로 바꾸어서 반복한다.

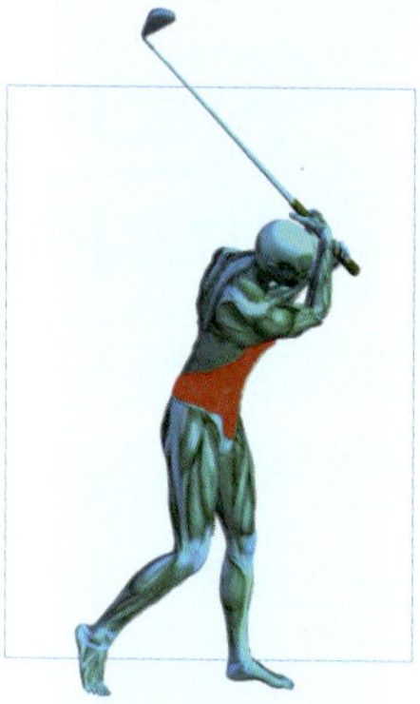

주요 대상
- 외복사근
- 내복사근
- 대퇴근막장근
- 척추다열근
- 척추기립근

주요 운동 목적
- 외복사근
- 내복사근
- 대퇴부 외전근
- 광배근

주의사항
- 턱을 당기지 않도록 한다. 이렇게 하면 목이 뻣뻣해질 수 있다.

자세 완성하기
- 지탱하고 있는 골반의 앞으로 체중을 옮긴다.
- 바닥에 바로 대는 것이 불편하다면 골반 아래에 수건을 깐다.

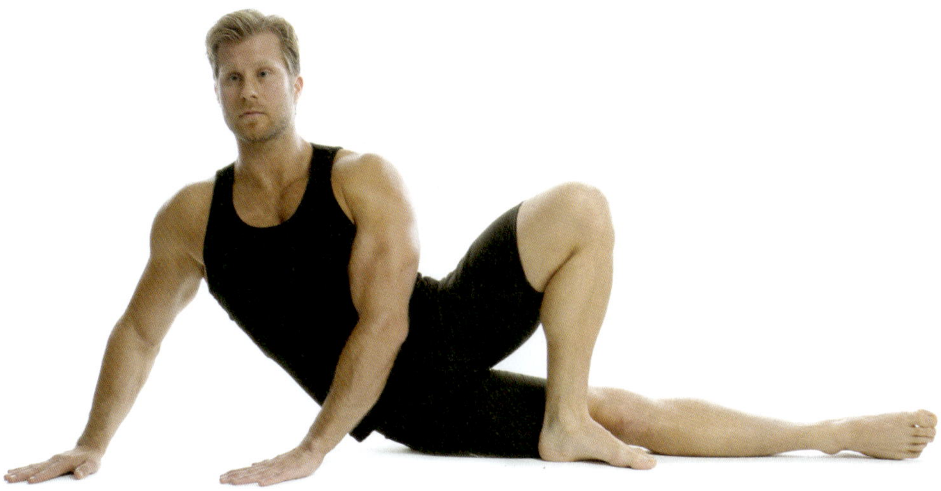

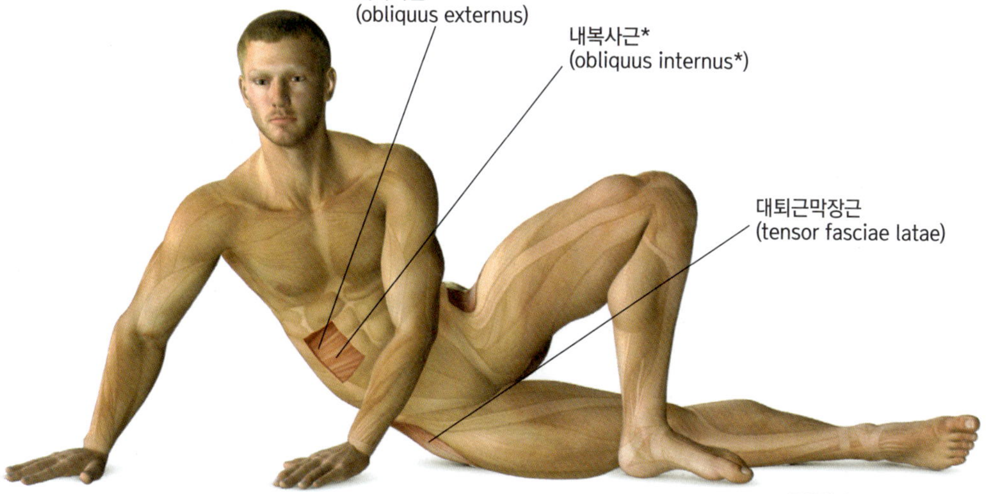

주석설명

검은색 텍스트는 강화 근육을 나타낸다.
회색 텍스트는 스트레칭 근육을 나타낸다.
이탤릭체 텍스트는 힘줄과 인대를 나타낸다.
........*는 심부근육을 나타낸다.

어드밴스드 케틀벨 윈드밀
ADVANCED KETTLEBELL WINDMILL

고급

이것은 숙달하기가 힘든 매우 어려운 운동이다. 한번 숙달하면, 케틀벨의 무게를 증가시킬 수 있으며, 다시 난이도가 올라간다! 이 동작은 특히 어깨, 코어, 둔근 및 햄스트링을 대상으로 하는 전신 근력 운동이다. 오늘 시작해보시라 – 내일은 틀림없이 아플 것이다.

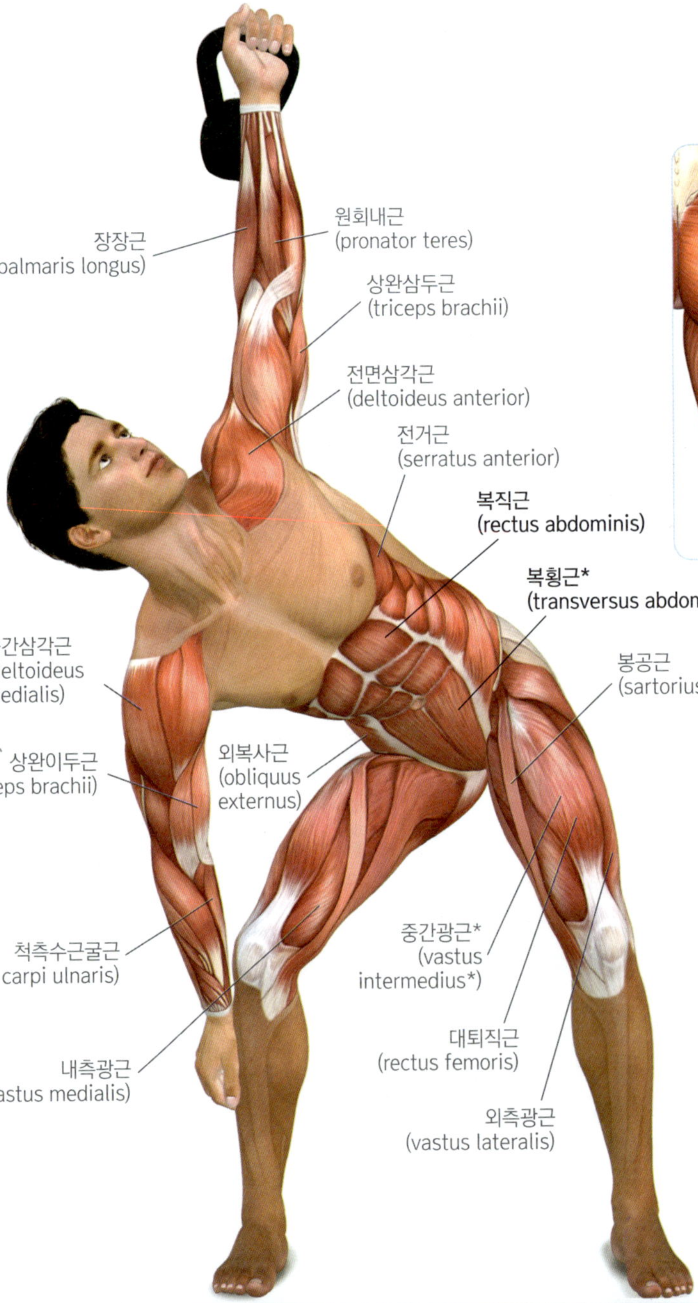

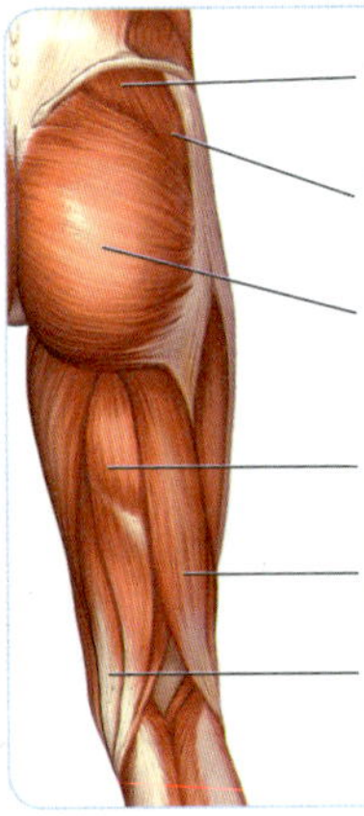

주석설명

검은색 텍스트는 강화 근육을 나타낸다.
회색 텍스트는 스트레칭 근육을 나타낸다.
이탤릭체 텍스트는 힘줄과 인대를 나타낸다.
........*는 심부근육을 나타낸다.

방법 HOW TO DO IT

1 오른 팔을 옆으로 내리고 발은 어깨 너비로 벌린 채 왼손으로 케틀벨을 잡고 머리 위로 올리고 선다.

2 왼쪽 힙을 왼쪽 바깥쪽으로 내밀고 양 무릎을 약간 굽힌 채 몸통을 최대한 오른쪽으로 낮춘다. 멈춘 다음 처음 자세로 돌아온다. 양쪽에 걸쳐서 8-10회 반복한다.

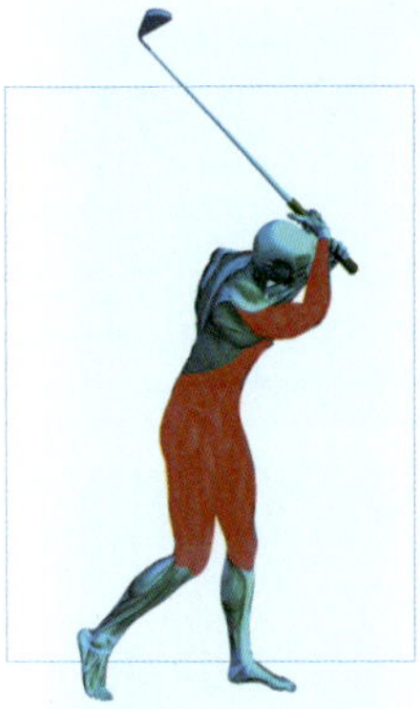

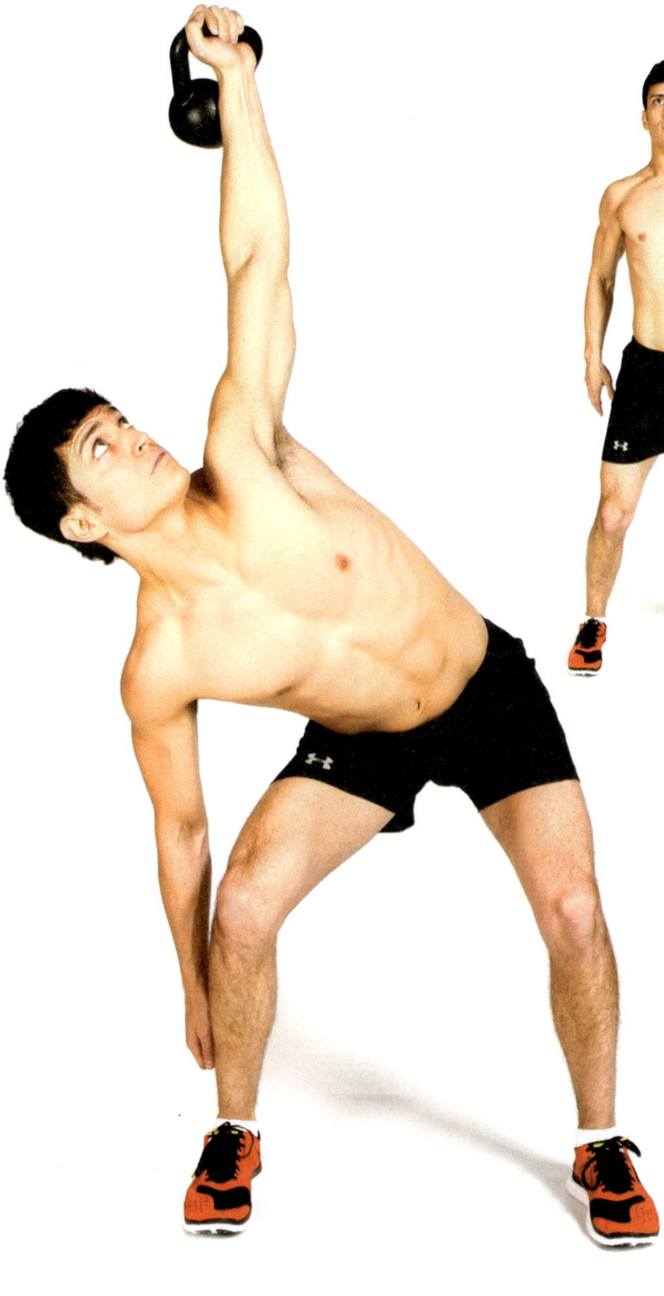

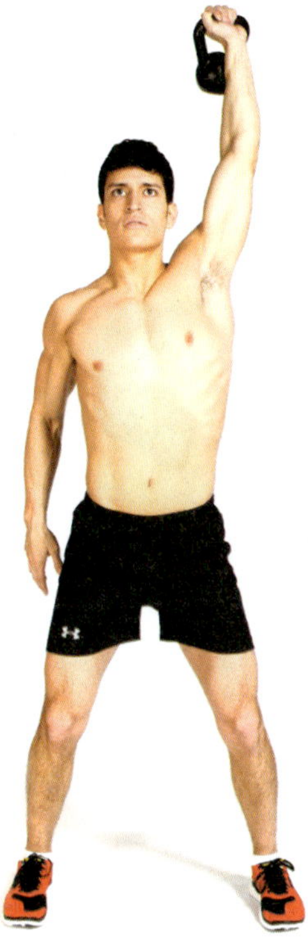

주요 대상
- 복직근
- 복횡근

주요 운동 목적
- 복부
- 대둔근
- 햄스트링
- 어깨

주의사항
- 지나치게 위아래로 움직여 반동을 사용하지 않도록 한다.

자세 완성하기
- 동작 내내 등을 평평하게 유지한다.

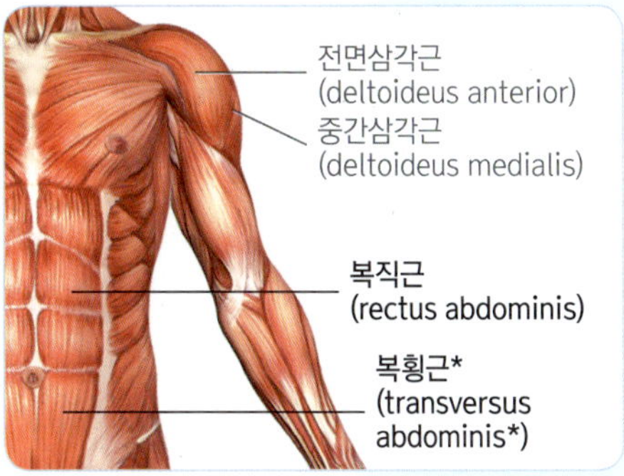

스키어 SKIER

고급

이러한 코어 운동은 주로 트위스팅 동작 내내 힘과 제어력을 유지하는데 중점을 둔다. 매우 다이나믹한 하체 및 힙 동작 동안 안정적인 상체 유지에 중점을 두기 때문에 이 운동 동안에는 어깨 지구력도 작용하게 된다. 움직임이 흔들리지 않도록 중심을 잘 잡아야 한다.
– 이 운동을 보다 쉽게 변형한 것은 한 쪽으로만 회전하는 것이다.

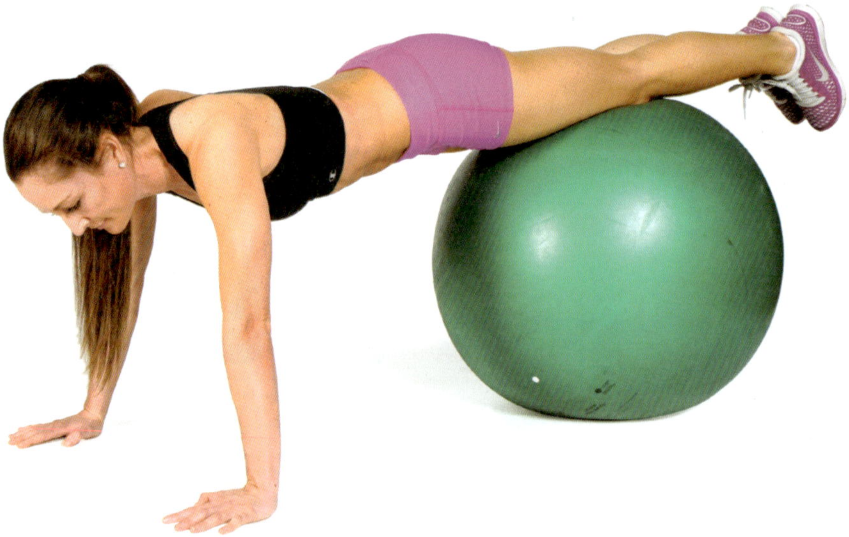

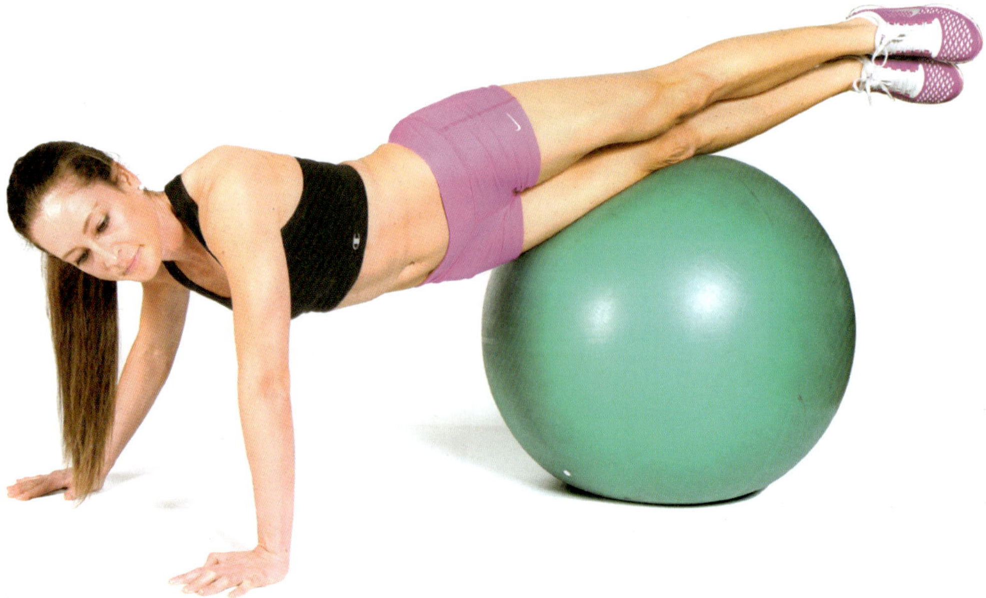

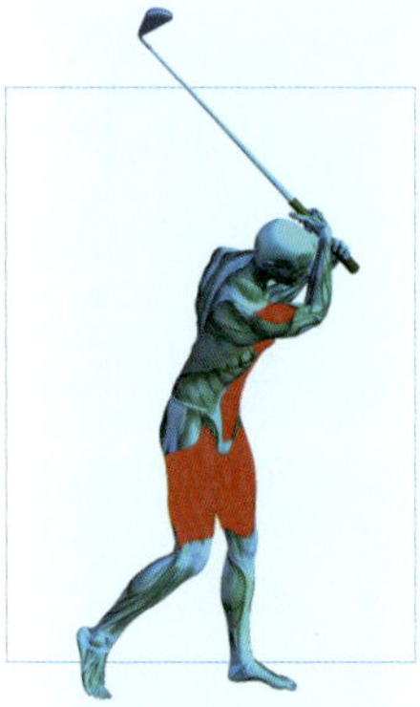

방법 HOW TO DO IT

1 양 다리를 스위스 볼 위에 얹은 채 푸쉬 업 자세로 시작한다.

2 코어 자세를 유지하는 가운데 몸통을 재빨리 왼쪽으로 회전하여 양 다리가 서로 층을 이루도록 한다.

3 처음 자세로 돌아와서 오른쪽으로 동일한 동작을 수행한다. 좌우 회전을 15회 수행한다.

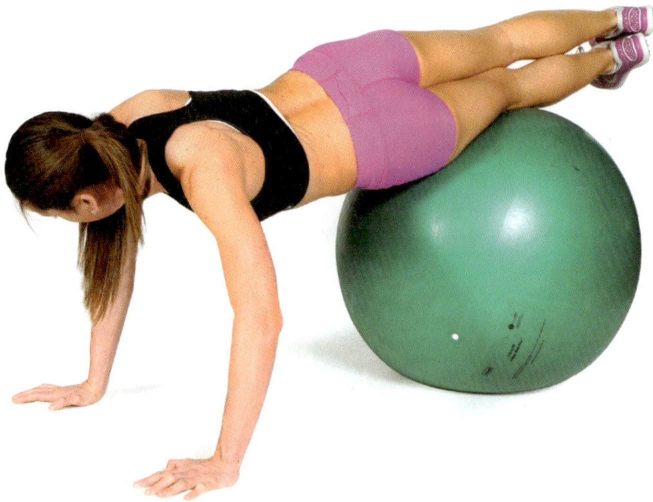

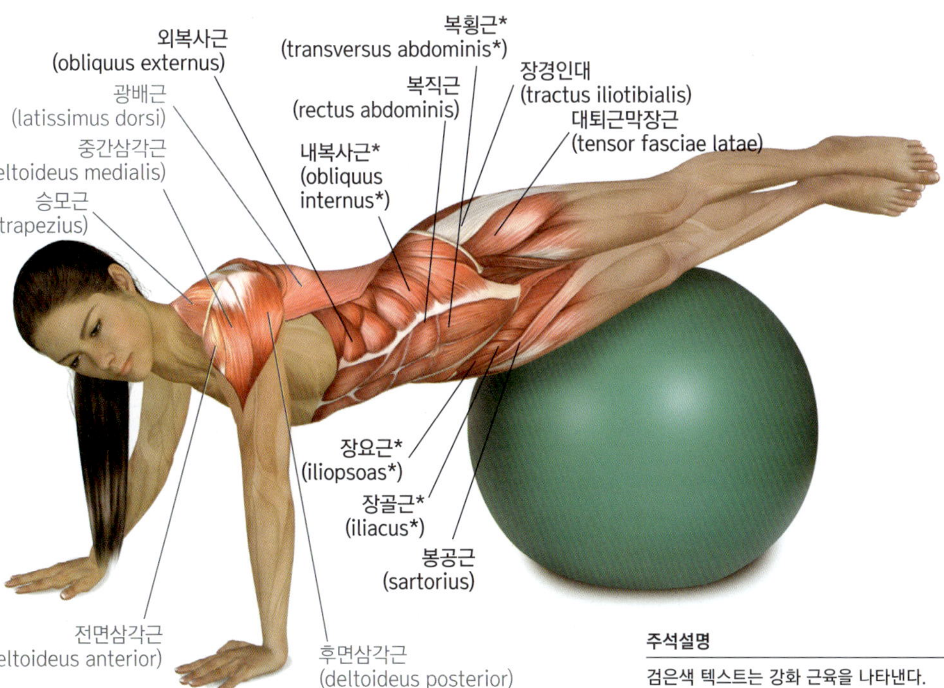

주석설명

검은색 텍스트는 강화 근육을 나타낸다.
회색 텍스트는 스트레칭 근육을 나타낸다.
이탤릭체 텍스트는 힘줄과 인대를 나타낸다.
........*는 심부근육을 나타낸다.

주요 대상
- 봉공근
- 장요근
- 장골근
- 대퇴근막장근
- 장경인대
- 복직근
- 복횡근
- 척추다열근
- 외복사근
- 내복사근

주요 운동 목적
- 대둔근
- 코어
- 광배근
- 후면삼각근

주의사항
- 속도를 너무 빠르게 하지 않는다.

자세 완성하기
- 동작 내내 코어를 타이트하게 유지한다.

메디신 볼 우드 찹 MEDICINE BALL WOODCHOP

초보자

메디신 볼을 사용하는 또 다른 직관적인 운동인 메디신 볼 우드 찹은 사근, 복직근 및 기립근을 대상으로 한다. 이 운동의 주요 이점은 복사근 강화이다.

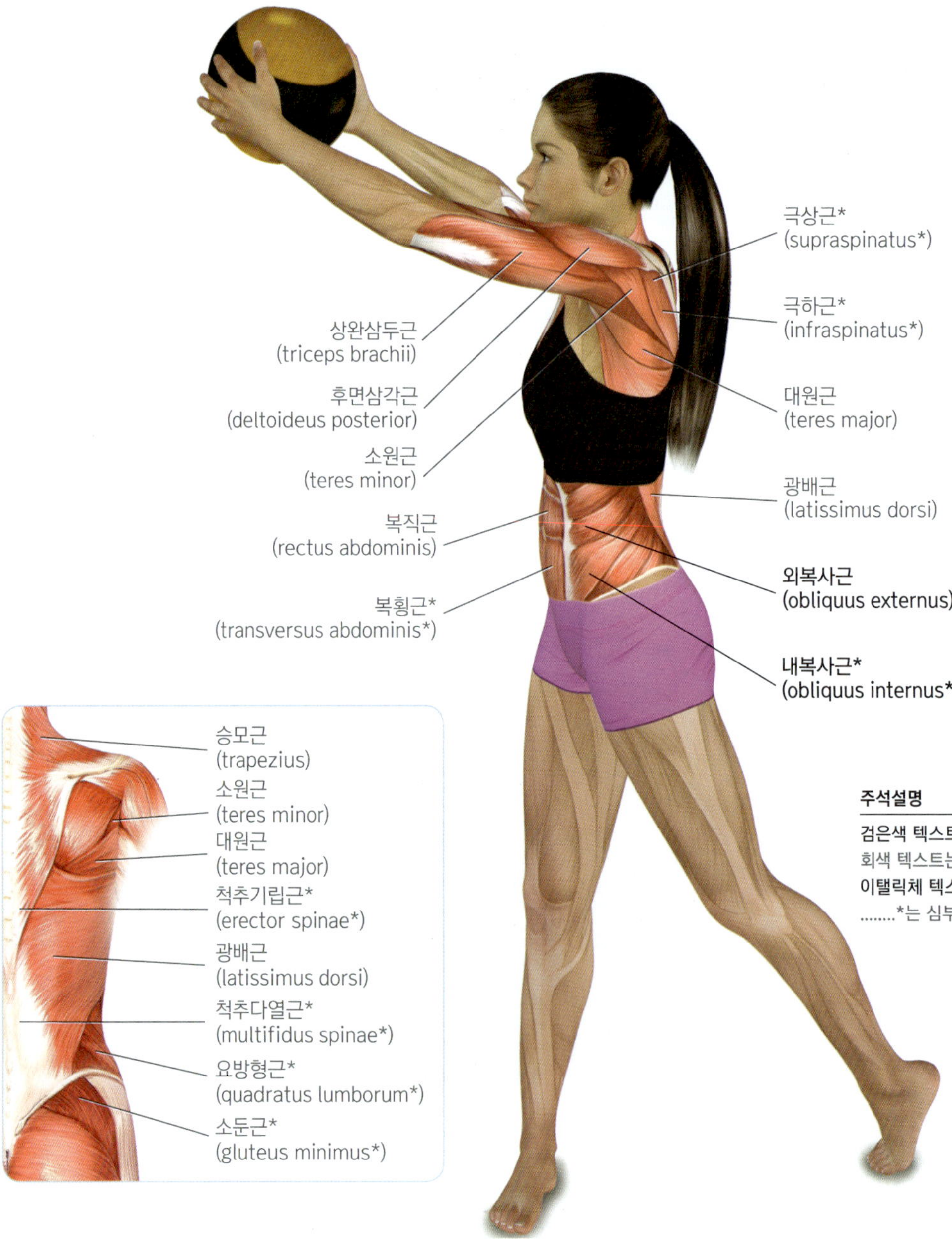

주석설명

검은색 텍스트는 강화 근육을 나타낸다.
회색 텍스트는 스트레칭 근육을 나타낸다.
이탤릭체 텍스트는 힘줄과 인대를 나타낸다.
........*는 심부근육을 나타낸다.

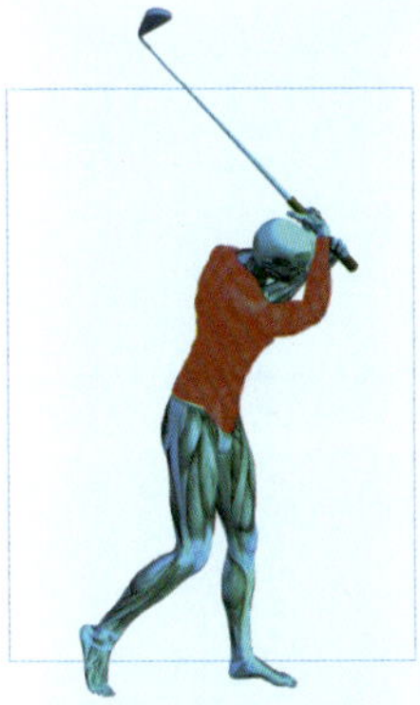

방법 HOW TO DO IT

1 발을 어깨 너비로 벌리고 머리 우측에서 양 손으로 메디신 볼을 잡고 똑바로 선다.

2 메디신 볼을 왼발 바깥쪽으로 낮추면서 코어를 왼쪽으로 비튼 다음 처음 자세로 복귀한다. 20회 반복한 다음에 반대쪽으로 교체한다.

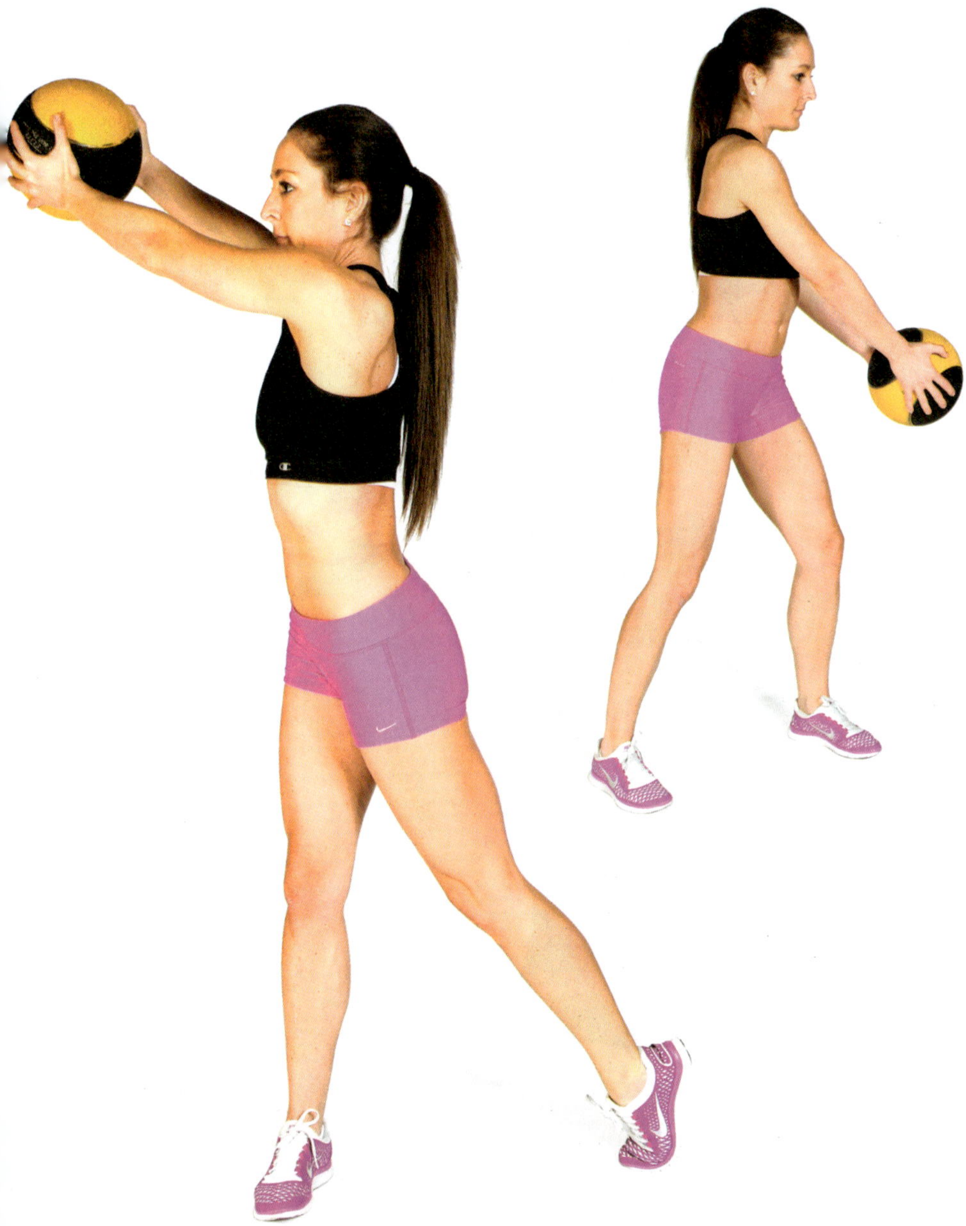

주요 대상
- 외복사근
- 내복사근

주요 운동 목적
- 복사근
- 복직근
- 척추기립근

주의사항
- 허리를 삘 수 있기 때문에 너무 격하게 좌우로 비틀지 않도록 한다.

자세 완성하기
- 코어를 수축하고 팽팽하게 유지하는 가운데, 운동의 양적인 부분(스윙)은 공격적으로, 음적인 부분(와인드업)은 천천히 조심스럽게 수행한다.

스위스 볼 잭나이프 SWISS BALL JACK KNIFE

고급

스위스 볼 잭나이프는 주로 몸통과 엉덩이의 힘을 강화하는 운동이다. 적절한 수행을 위해서는 조정력, 타이밍, 정확성 및 힘을 사용해야 한다.

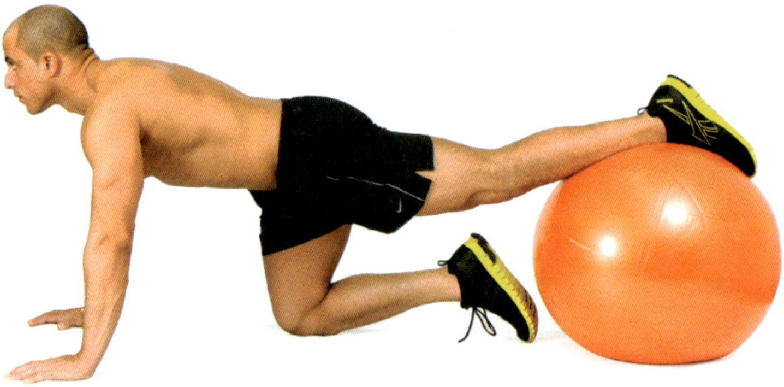

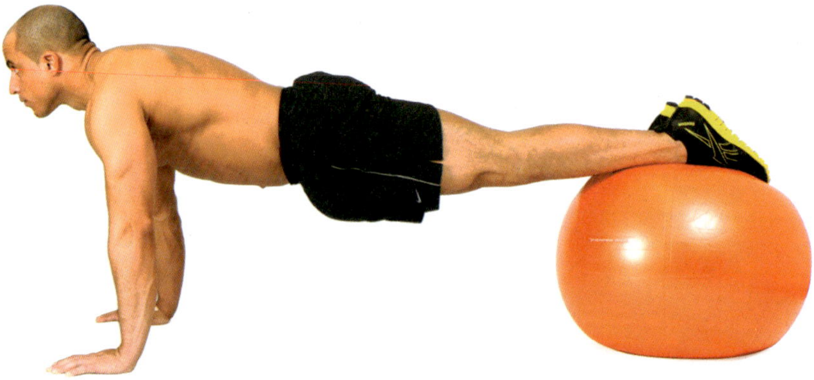

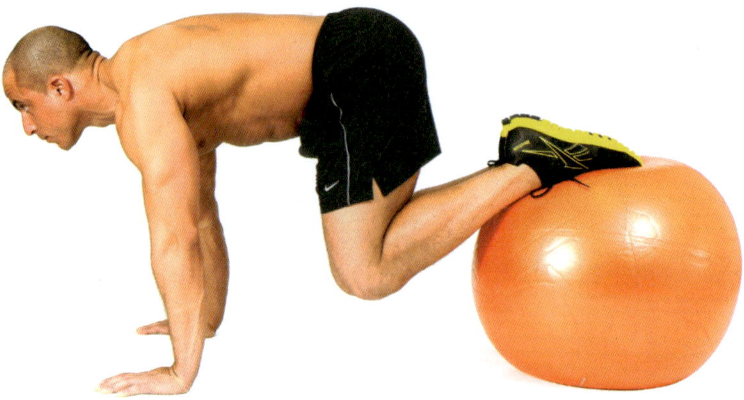

방법 HOW TO DO IT

1 스위스 볼을 뒤에 둔 채로 양 손과 무릎에 지탱하여 무릎을 꿇는다. 양손은 바닥에 두고 팔은 곧게 편다.

2 한 번에 하나씩 발을 볼 위에 두고 양 다리를 뒤에서 완전히 곧게 펴고 머리부터 발끝까지 몸이 일직선이 되게 한다. 균형을 찾도록 한다.

3 고관절을 구부리고, 양 무릎을 가슴 쪽으로 당기며 엉덩이를 천장 쪽으로 향하게 하고 복부를 움츠린다.

4 복근을 계속 사용하여 볼을 몸 쪽으로 당긴다. 엉덩이를 천장 쪽으로 올릴 때 상체 형태를 유지한다.

5 5초간 멈춘다. 그런 다음 다리를 곧게 하여 처음 자세로 돌아온다. 10회 반복으로 시작해서 최대 20회 수행한다.

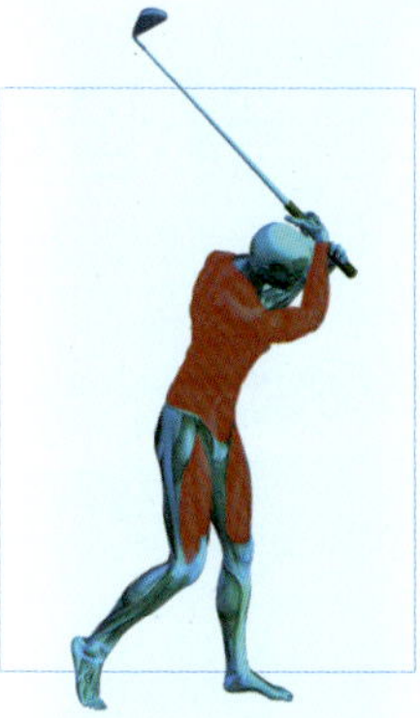

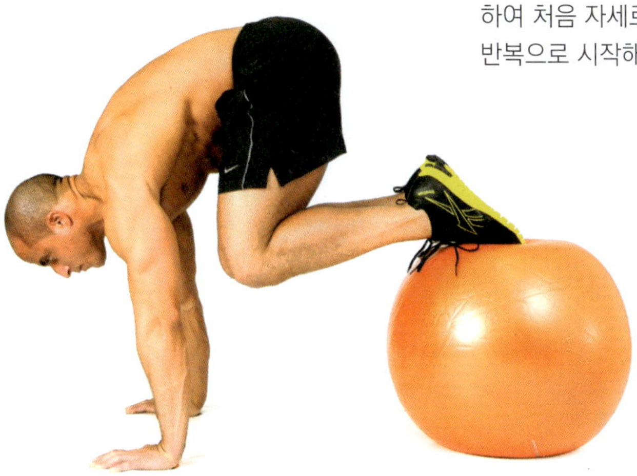

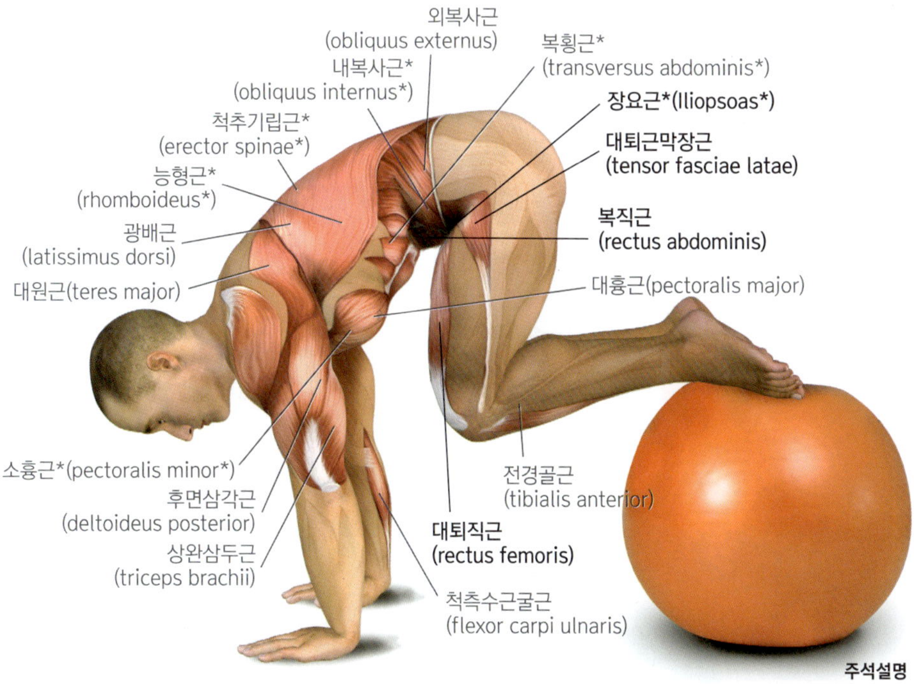

주요 대상
- 복직근
- 대퇴직근
- 대퇴근막장근
- 장요근*
- 치골근*

주요 운동 목적
- 조정력을 향상시킨다.
- 코어를 강화한다.

주의사항
- 등이나 목을 숙이지 않는다.

자세 완성하기
- 복근을 안쪽으로 당기면서 코어를 활용한다.

주석설명

검은색 텍스트는 강화 근육을 나타낸다.
회색 텍스트는 스트레칭 근육을 나타낸다.
이탤릭체 텍스트는 힘줄과 인대를 나타낸다.
........*는 심부근육을 나타낸다.

팔 굽혀펴기 자세로 걷기 PUSH-UP WALKOUT

중급

팔 굽혀펴기 자세로 걷기는 상체와 코어 힘을 위한 훌륭한 운동이다. 팔 굽혀펴기 자세로 걷기는 집이나 체육관에서 할 수 있다 – 이 운동은 가슴, 삼두근, 어깨 및 코어를 대상으로 한다.

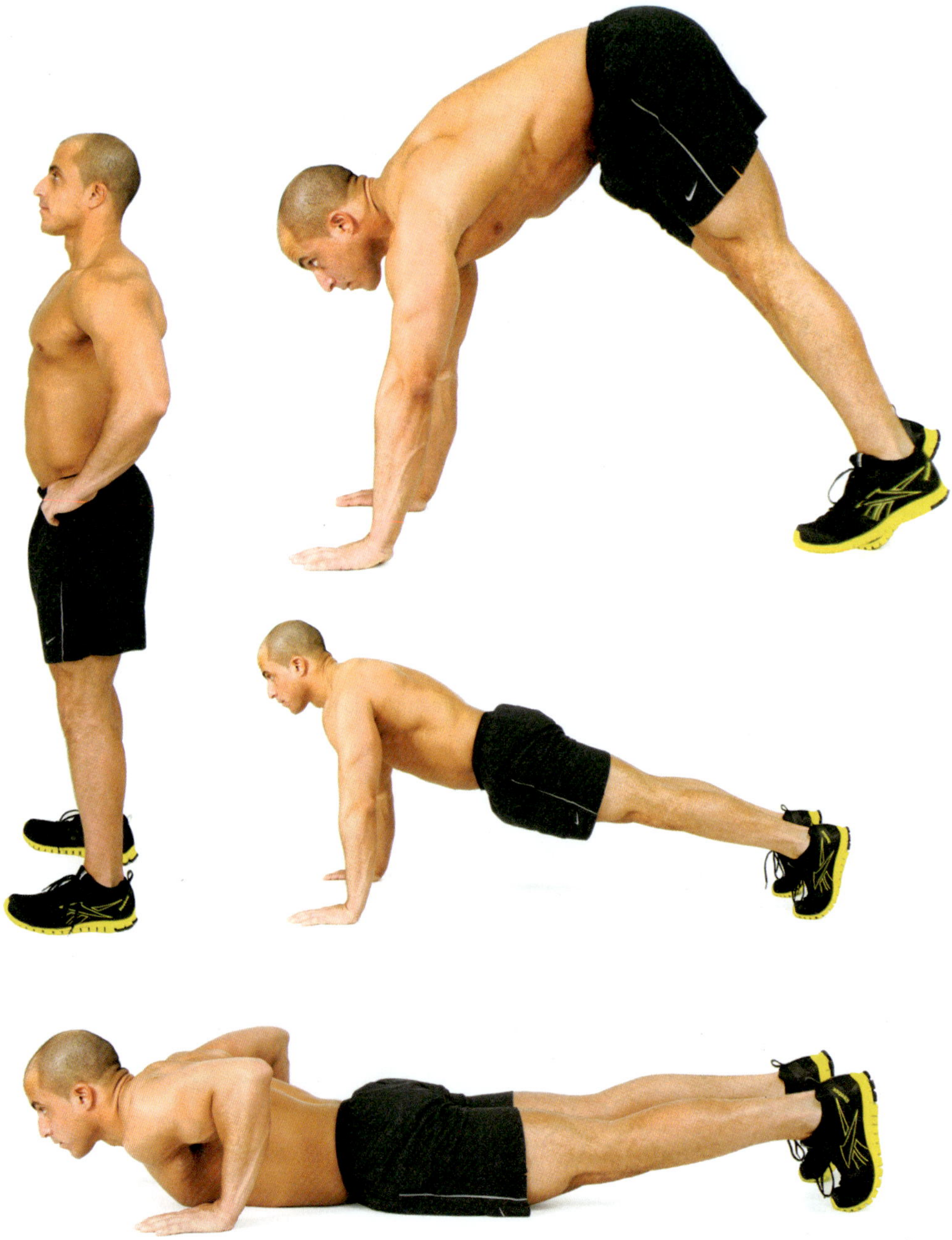

방법 HOW TO DO IT

1 발을 골반 너비로 벌린 채 선다.

2 양 손이 바닥에 닿을 때까지 앞으로 구부린다.

3 최대한 멀리 정면으로 양 손을 '내딛어 나간다'.

4 손바닥으로 바닥을 누르고 몸통을 밀어 팔굽혀펴기 자세를 취한다. 팔굽혀펴기를 실시한다.

5 양 손을 이용하여 발 쪽으로 걷는다. 최대 10회 수행한다.

6 밀어서 처음 자세로 되돌아온다.

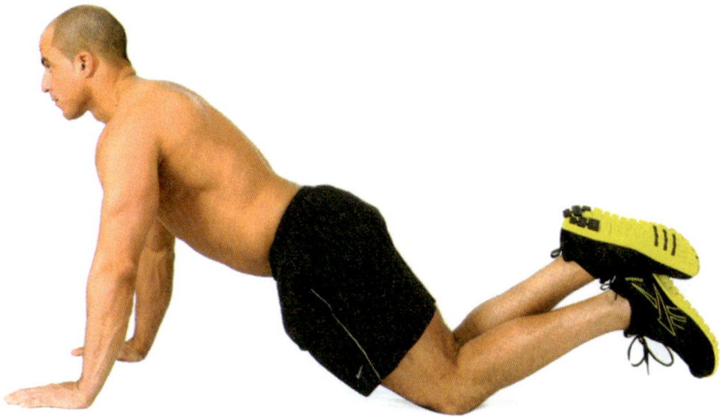

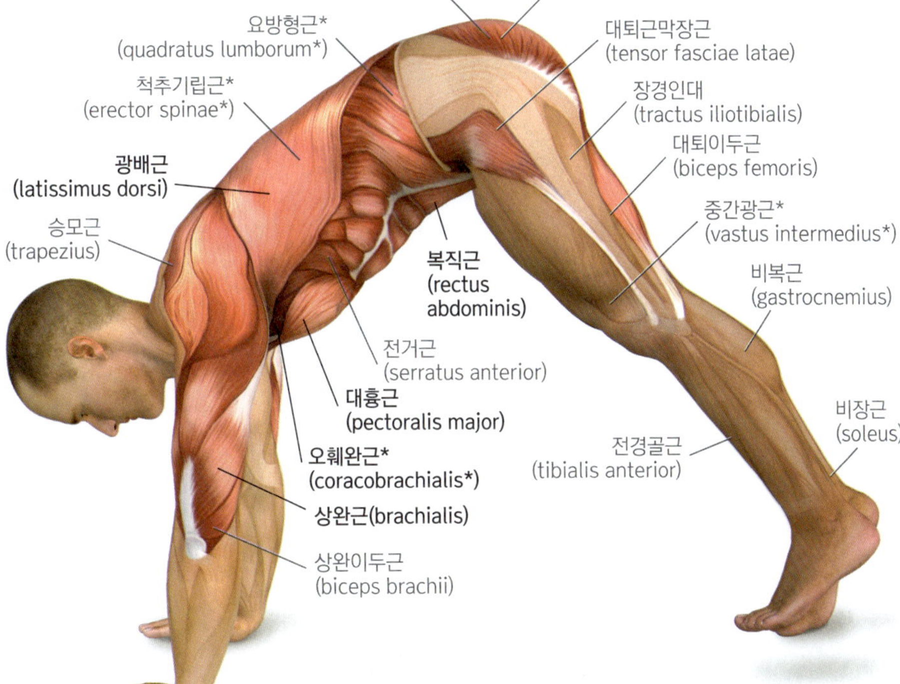

주석설명

검은색 텍스트는 강화 근육을 나타낸다.
회색 텍스트는 스트레칭 근육을 나타낸다.
이탤릭체 텍스트는 힘줄과 인대를 나타낸다.
........*는 심부근육을 나타낸다.

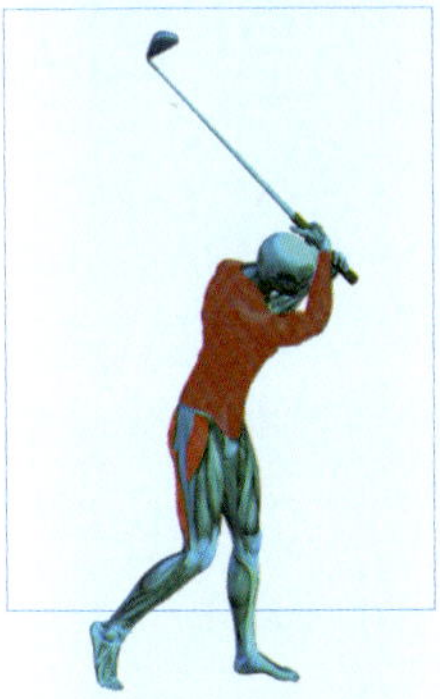

주요 대상
- 복직근
- 복횡근*
- 광배근
- 대흉근
- 상완근
- 오훼완근*
- 소흉근*
- 전면삼각근

주요 운동 목적
- 코어, 가슴 및 허리 근육을 강화 및 탄력 있게 만든다.

주의사항
- 등을 구부리거나 앞으로 숙이지 않는다.

자세 완성하기
- 손을 이용해 앞뒤로 '걸을' 때 발은 바닥에 붙어 있게 한다.

암 리치 플랭크 ARM-REACH PLANK

고급

암 리치 플랭크는 복직근, 척추기립근 및 복사근에 중점을 두는 조절 운동이다. 전체 코어를 강화하는데 매우 좋다. 난이도를 높이려면, 운동 수행 도중에 한쪽 발을 드는 방법을 취할 수 있다.

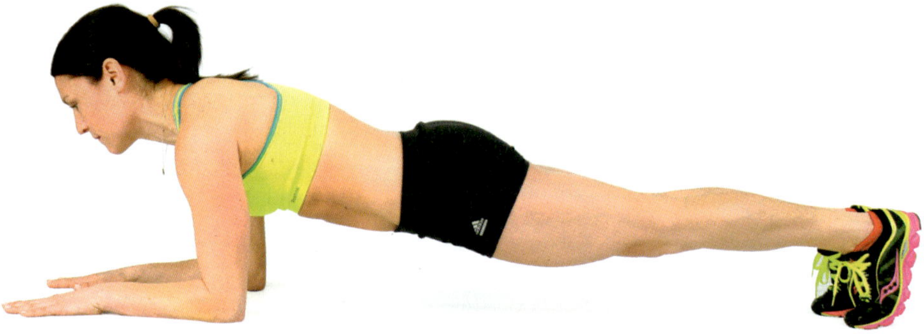

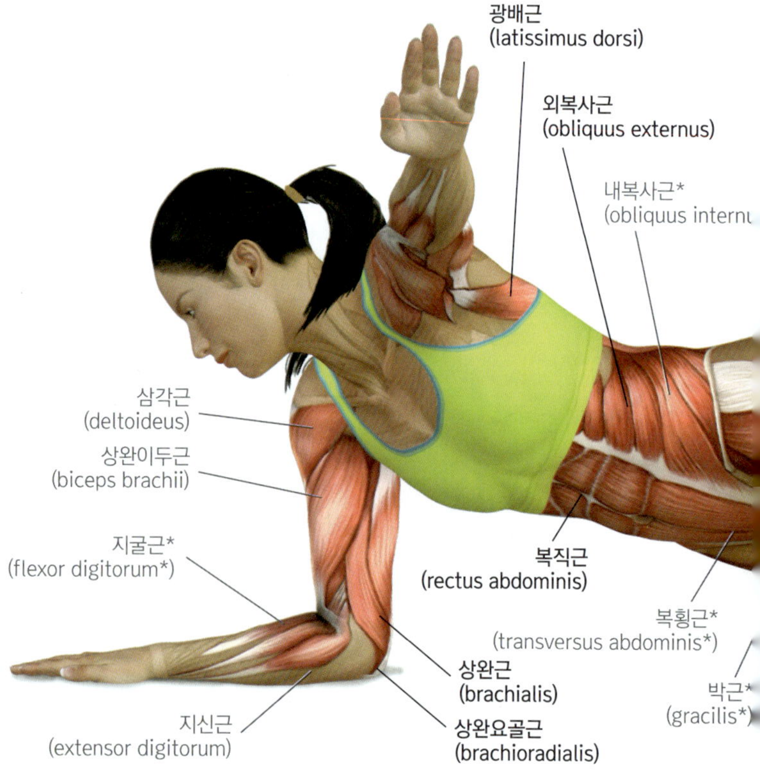

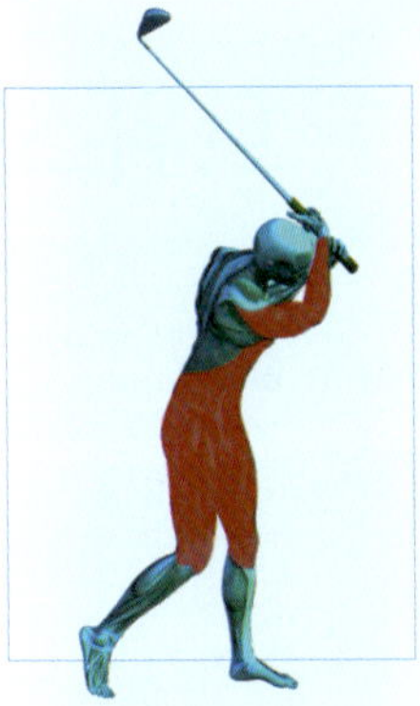

방법 HOW TO DO IT

1 팔뚝과 무릎에 기대어 바닥을 보고 엎드린다.

2 한 번에 하나씩 발을 뒤로 하여 플랭크 자세를 취한다. 복근을 활용하고 척추는 중립으로 한다.

3 적절한 플랭크 형태를 유지한 채 오른쪽 팔을 바닥에서부터 천천히 들어올린다. 30초간 머무른다. 풀고 처음 자세로 돌아온다.

4 팔을 교체하여 반복한다. 더 강하게 하려면 60초 동안 멈춘다.

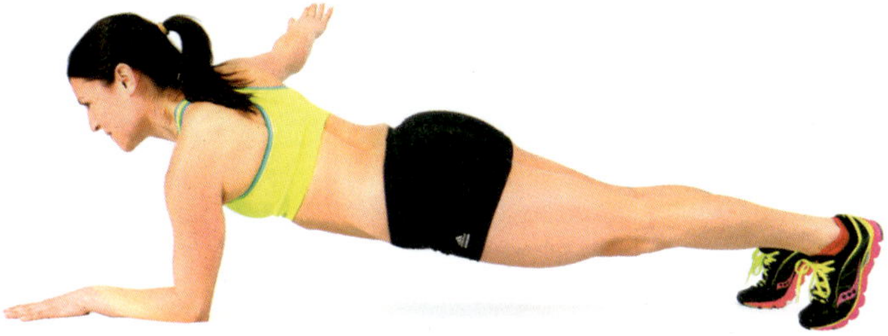

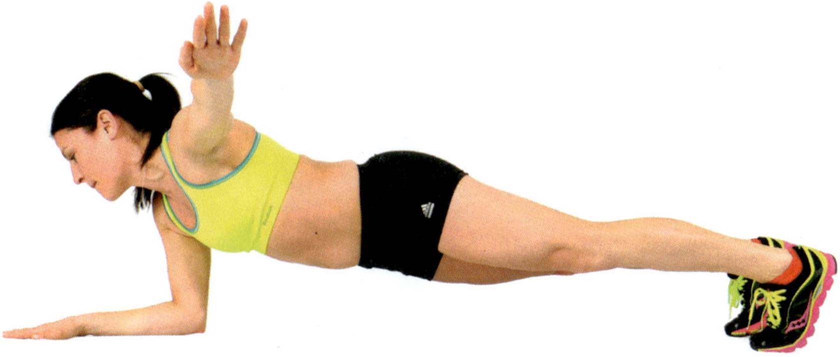

주요 대상
- 상완요골근
- 상완근
- 광배근
- 복직근
- 외복사근
- 장경인대
- 대퇴직근

주요 운동 목적
- 균형을 개선한다.
- 팔, 다리 및 복부 근육을 강화하고 탄력 있게 만든다.

주의사항
- 골반이 내려가거나 위로 젖혀지지 않도록 한다.

자세 완성하기
- 복근을 수축한다.

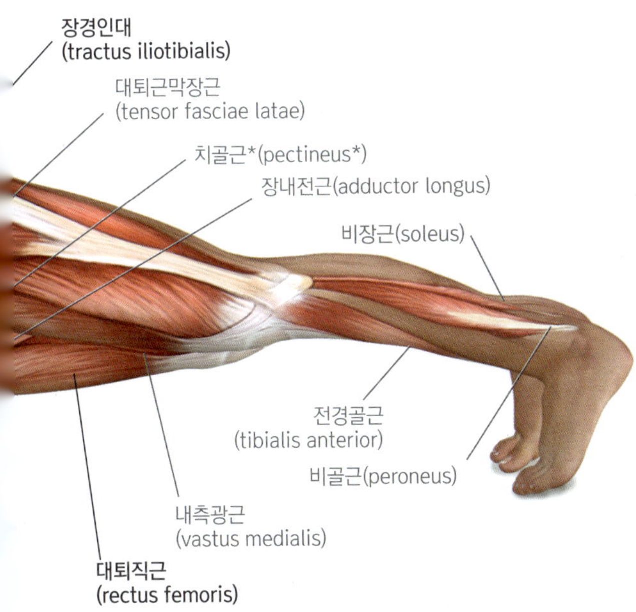

주석설명

검은색 텍스트는 강화 근육을 나타낸다.
회색 텍스트는 스트레칭 근육을 나타낸다.
이탤릭체 텍스트는 힘줄과 인대를 나타낸다.
........*는 심부근육을 나타낸다.

트위스팅 니이 레이즈 TWISTING KNEE RAISE

중급

트위스팅 니이 레이즈는 주로 몸통과 종아리의 힘을 기르기 위한 것이다. 이 운동을 제대로 수행하려면 힘, 조정력 및 타이밍이 요구된다. 이 운동은 속도가 느리며 대부분의 운동보다 시간이 더 걸린다. 폭발적인 힘이나 속도보다는 "느린 힘"과 근 지구력을 키울 수 있다.

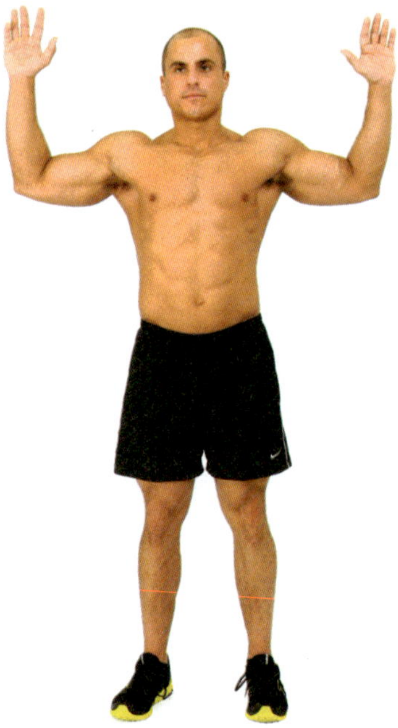

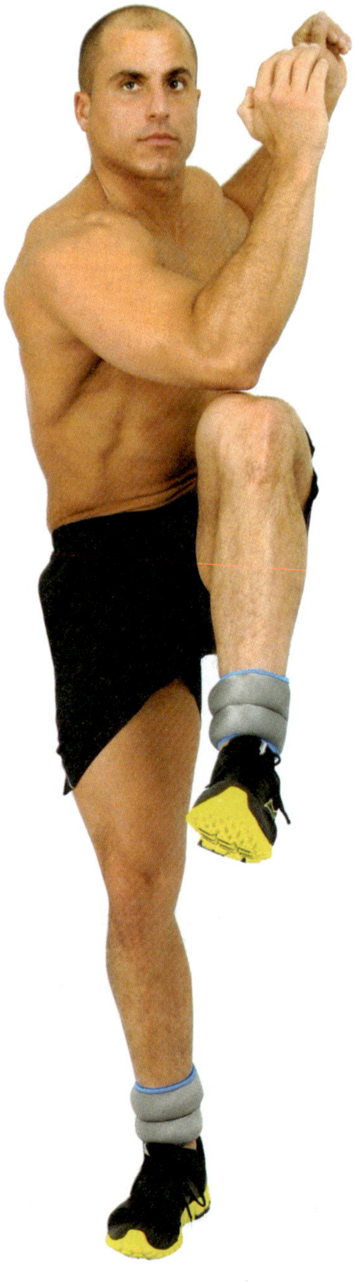

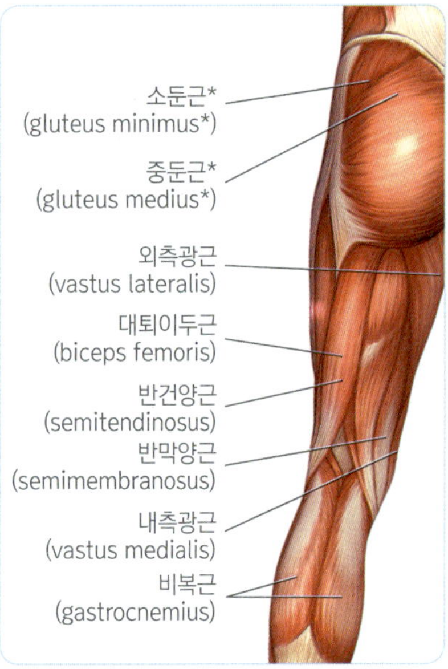

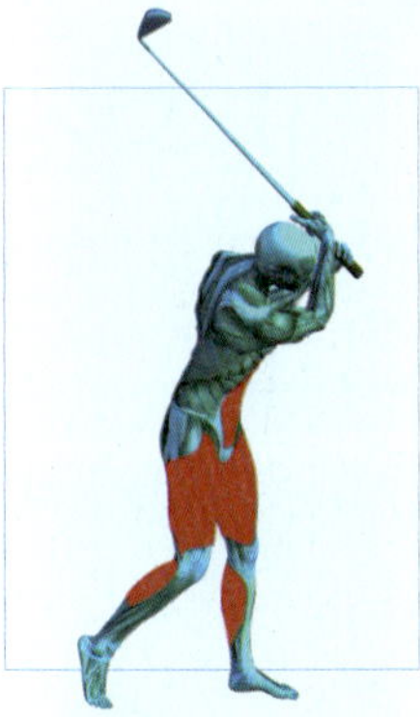

방법 HOW TO DO IT

1 발은 골반 너비로 벌리고 팔은 옆에 둔 채 선다. 양 팔을 들고 팔꿈치를 굽혀 각 팔이 직각을 형성하도록 한다. 손바닥은 전방을 향하게 한다.

2 왼쪽 무릎을 복부 쪽으로 올린다. 동시에, 오른쪽 팔꿈치는 왼쪽 무릎을 향하게 한다. 무릎과 팔꿈치가 닿도록 한다.

3 처음 자세로 돌아온다. 반대쪽으로 바꾸어 반복한다. 20회 반복한다.

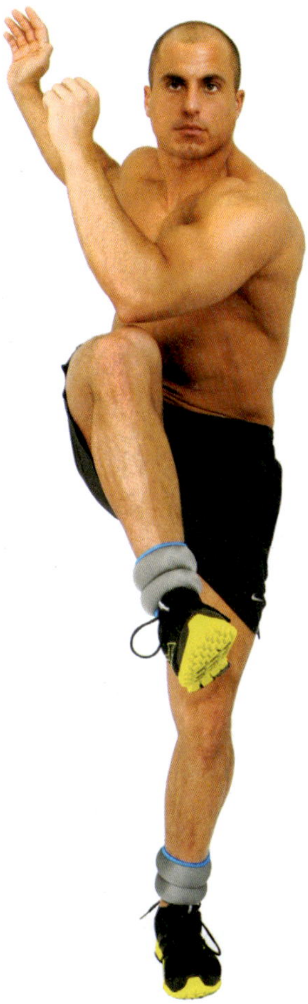

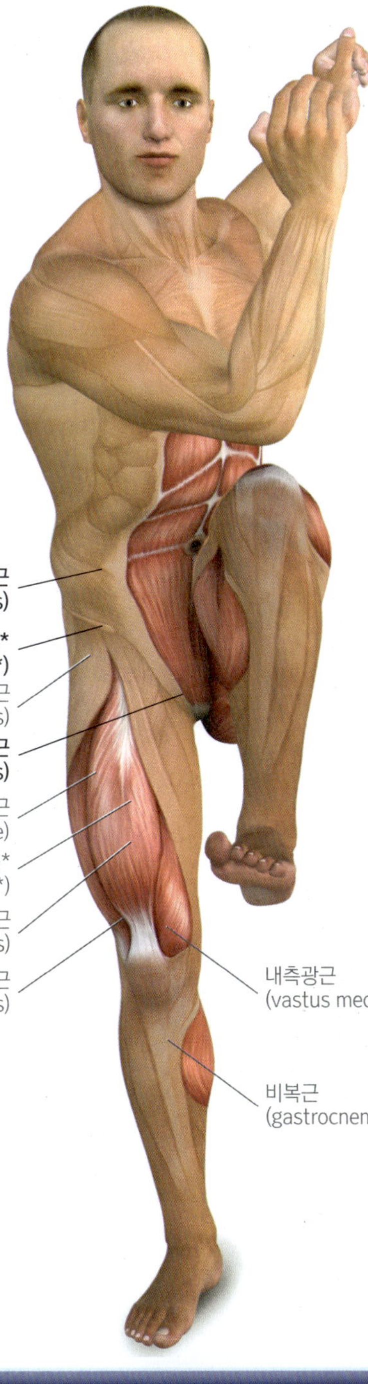

주요 대상
- 복직근
- 외복사근
- 내복사근

주요 운동 목적
- 균형과 조정력을 개선한다
- 코어 근육과 종아리를 강화하며 탄력 있게 만든다.

주의사항
- 등이 너무 펴지지 않게 한다.
- 엉덩이가 너무 틀어지지 않게 한다.

자세 완성하기
- 복근과 복사근을 활용해 수축시킨다.
- 속도를 빠르게 유지한다.
- 비틀기 할 때에 얼굴은 정면을 향한다.

주석설명

검은색 텍스트는 강화 근육을 나타낸다.
회색 텍스트는 스트레칭 근육을 나타낸다.
이탤릭체 텍스트는 힘줄과 인대를 나타낸다.
........*는 심부근육을 나타낸다.

트위스팅 리프트 TWISTING LIFT

중급

트위스팅 리프트는 지구력 배양을 위해 좋은 운동이며, 복사근을 활용하는 동안 팔을 강화하고 탄력 있게 만든다. 동작을 부드럽게 균일한 속도로 수행해야 한다.

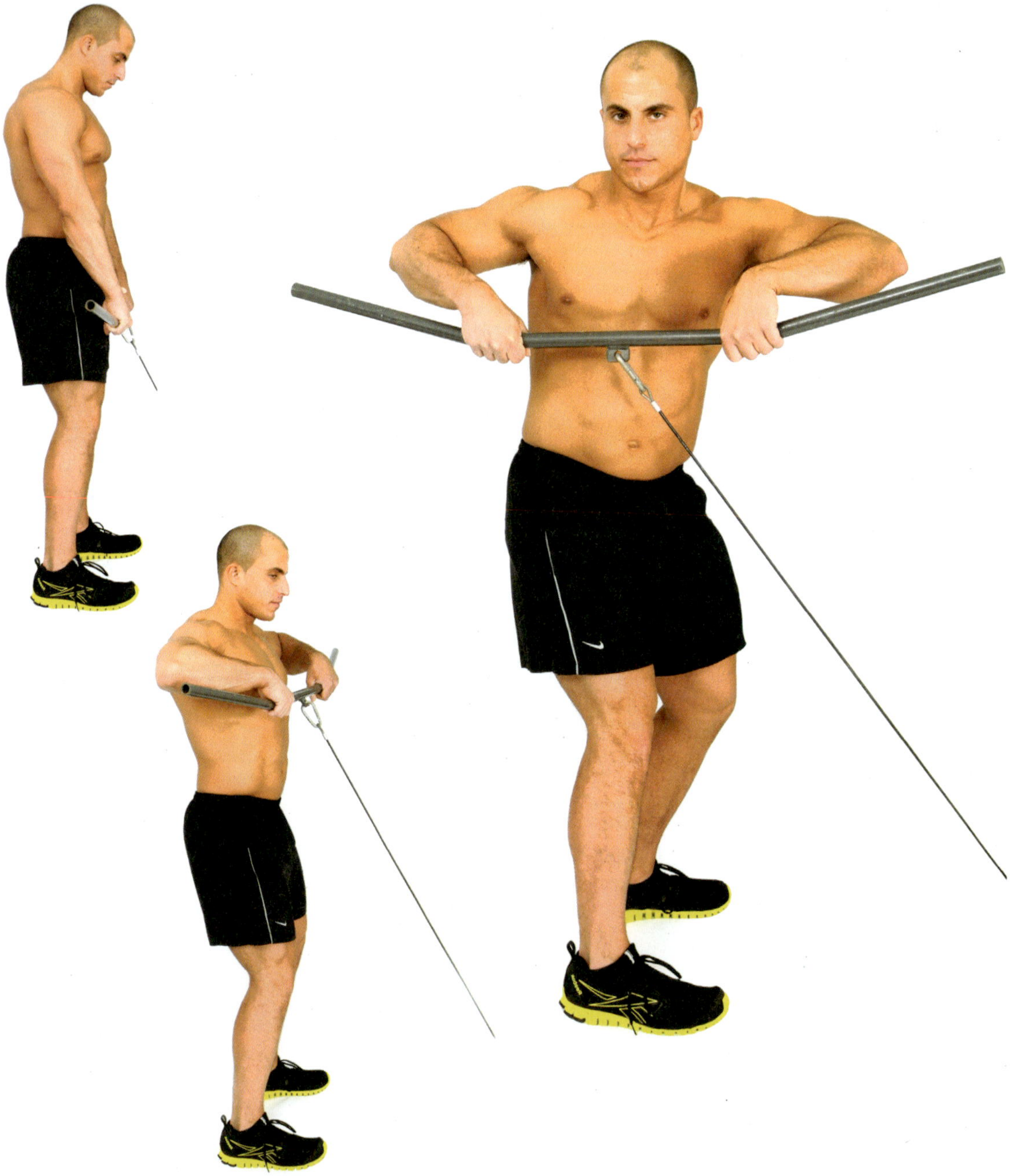

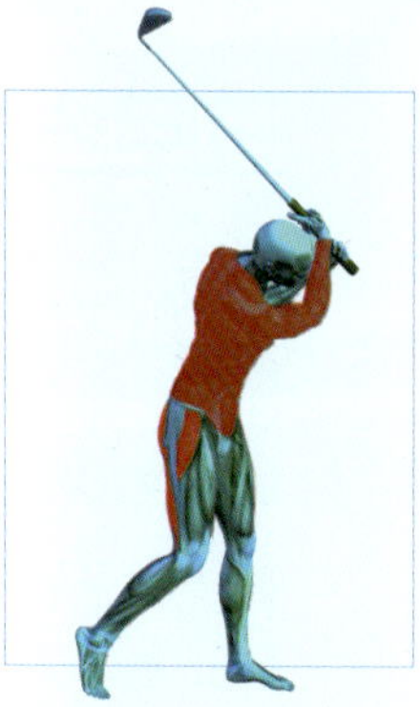

방법 HOW TO DO IT

1 발을 골반 너비로 벌리거나 약간 더 벌린 채 케이블 머신을 앞에 두고 똑 바로 선다. 양 손으로 케이블을 잡는다.

2 부드러운 동작으로 케이블을 몸 쪽으로 당기고 팔꿈치를 구부려 가슴 쪽으로 케이블을 가져온다. 팔꿈치는 거의 어깨 높이가 되어야 한다.

3 힙을 중심점으로 사용해서 오른쪽으로 회전한다. 팔은 그대로 있어야 한다. 원할 경우, 왼 무릎은 약간 굽힐 수 있다.

4 서서히 허리를 비틀어 처음 자세로 돌아와 기계를 마주본다.

5 팔을 곧게 하고 케이블을 놓아 처음 자세로 돌아온다. 반대쪽으로 바꾸어 반복하며 한쪽 당 20회 수행한다.

주요 대상
- 승모근
- 중간삼각근
- 복직근
- 외복사근
- 내복사근*

주요 운동 목적
- 팔과 복사근을 강화 및 탄력 있게 만든다.

주의사항
- 너무 갑작스럽게 움직이지 않도록 한다.

자세 완성하기
- 움직일 때 발이 바닥에서 떨어지지 않도록 하고 몸통을 안정적으로 유지한다.

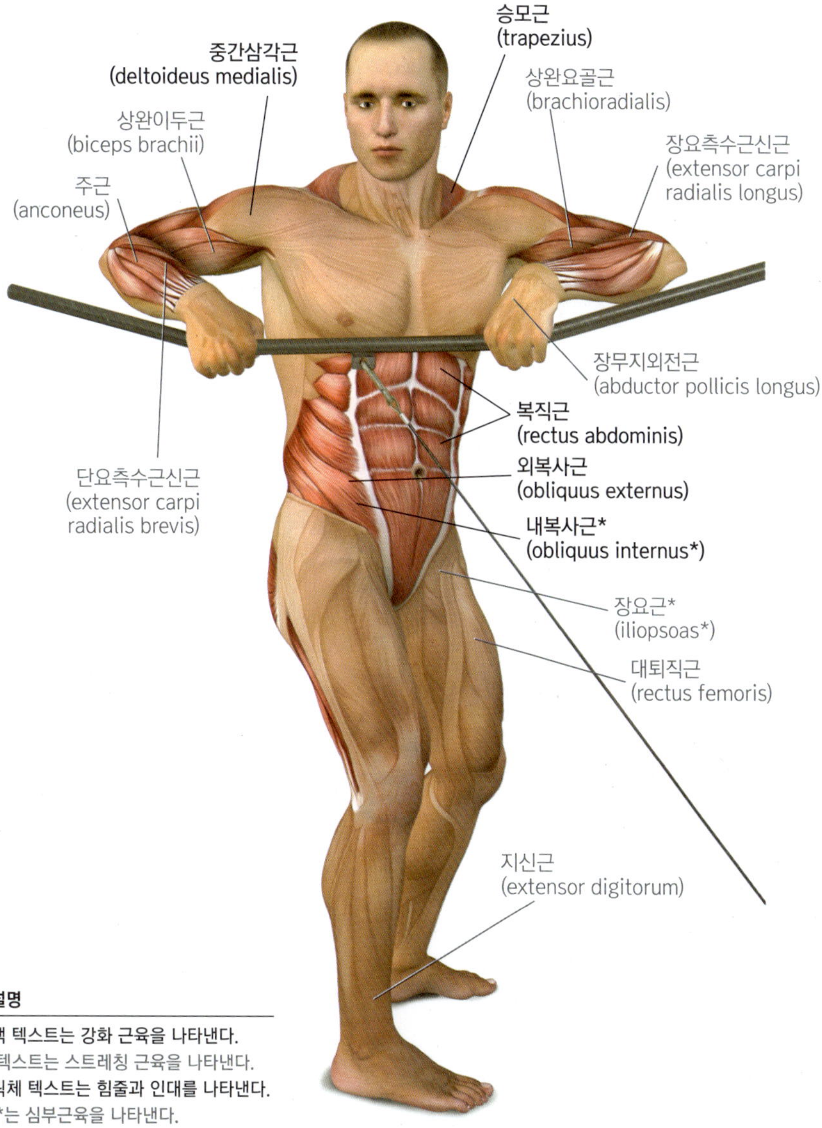

주석설명

검은색 텍스트는 강화 근육을 나타낸다.
회색 텍스트는 스트레칭 근육을 나타낸다.
이탤릭체 텍스트는 힘줄과 인대를 나타낸다.
........*는 심부근육을 나타낸다.

크로스오버 크런치 CROSSOVER CRUNCH

중급

크로스오버 크런치는 복근뿐만 아니라 흉곽 측면을 따라 있는 사근도 대상으로 하기 때문에 훌륭한 운동이다. 전체 코어 운동을 위해 훌륭한 운동이 될 수 있다. 또한 허리를 안정시켜서 허리 통증과 경련까지도 예방 및 완화할 수 있다.

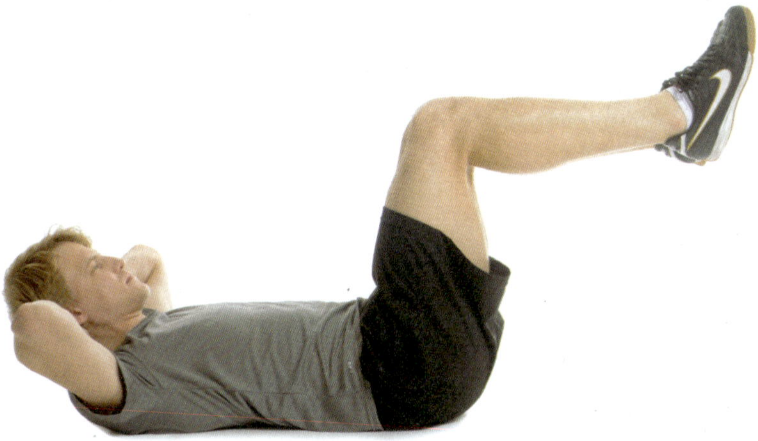

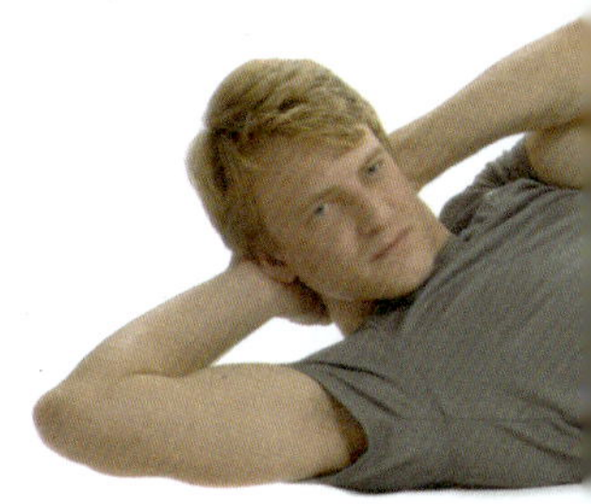

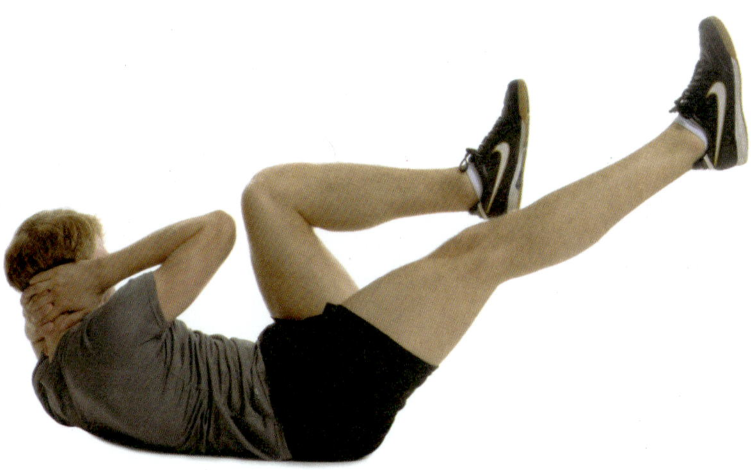

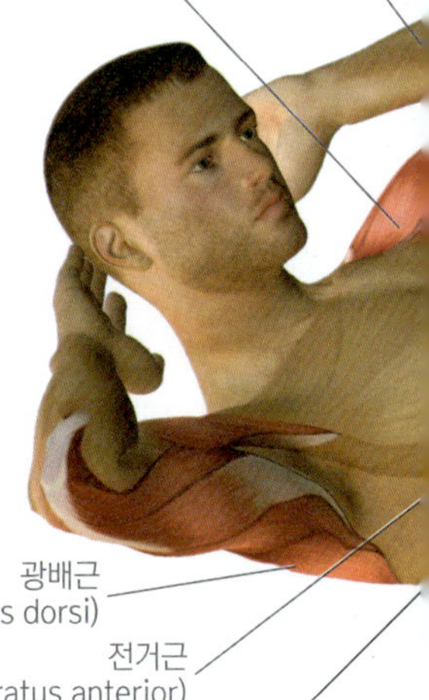

방법 HOW TO DO IT

1 양 손으로 머리 뒤를 감싸고, 다리를 들어 테이블 탑 자세를 취한다. 이렇게 하면 넓적다리와 종아리가 90°를 형성한다.

2 몸통을 말아 올려서 오른쪽 팔꿈치가 왼쪽 무릎에 닿게 하고 오른쪽 다리를 정면으로 뻗는다. 견갑골을 당겨서 바닥과 떨어뜨리고 늑골과 복사근을 비튼다고 상상한다.

3 반대쪽으로 바꾼다. 순서를 6회 반복한다.

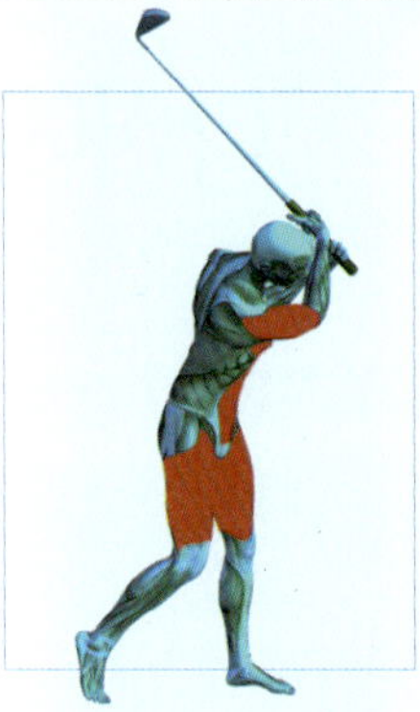

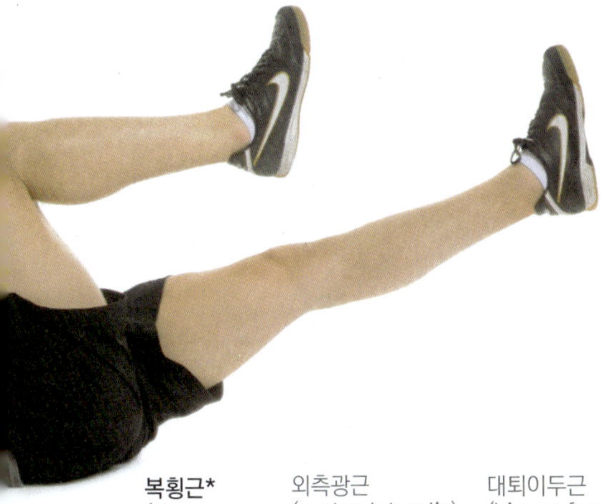

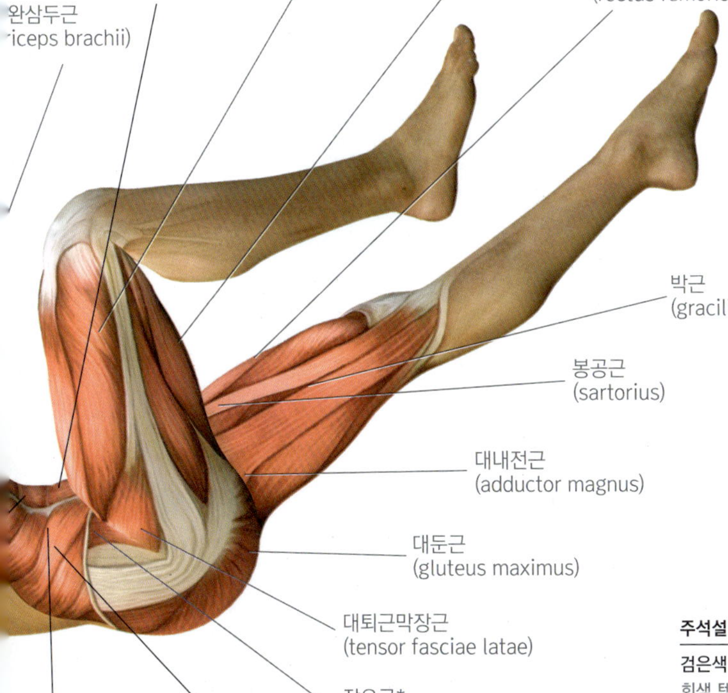

주요 대상
- 복직근
- 복횡근
- 외복사근
- 내복사근

주요 운동 목적
- 몸통 안정근
- 복직근

주의사항
- 손으로 잡아당기지 않도록 한다.
- 턱을 가슴 쪽으로 당기지 않도록 한다.
- 어깨 보다 팔꿈치를 빨리 움직이지 않도록 주의한다.
- 등을 과도하게 굽히지 않는다.

자세 완성하기
- 목을 길게 뺀다.
- 턱을 들어올려 가슴과 멀리 떨어지게 한다.
- 양쪽 힙을 바닥에서 안정적으로 유지한다.

주석설명

검은색 텍스트는 강화 근육을 나타낸다.
회색 텍스트는 스트레칭 근육을 나타낸다.
이탤릭체 텍스트는 힘줄과 인대를 나타낸다.
........*는 심부근육을 나타낸다.

다이애그널 리치 DIAGONAL REACH

중급

다이애그널 리치는 간단하지만 효과적인 운동이다. 팔을 한쪽 방향으로 더 멀리 높은 각도로 뻗으며 반대쪽 발을 들어올리면 난이도를 높일 수 있다.

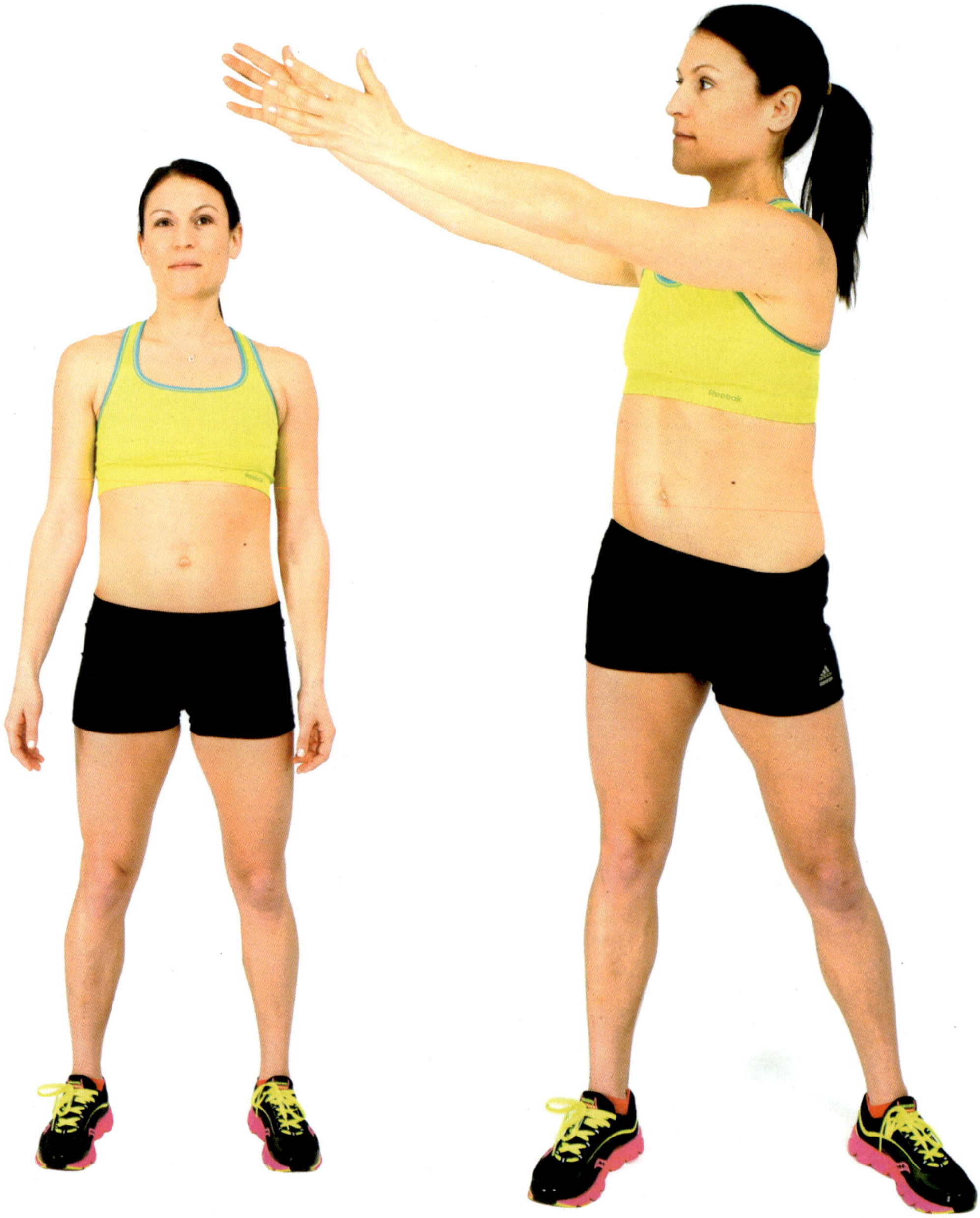

방법 HOW TO DO IT

1 발을 골반 너비로 벌리고 양 팔은 옆으로 내린 채 선다.

2 양 팔을 오른쪽 위로 올려서 대각선을 형성하게 한다. 시선을 따라 손을 움직인다. 처음 자세로 돌아온다.

3 왼쪽으로 반복한다. 12회 수행한다.

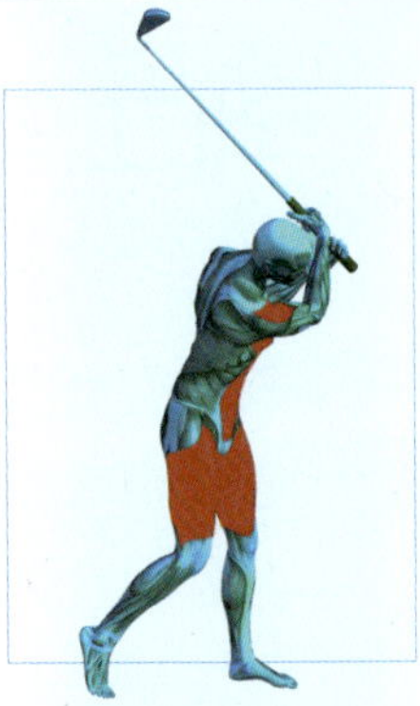

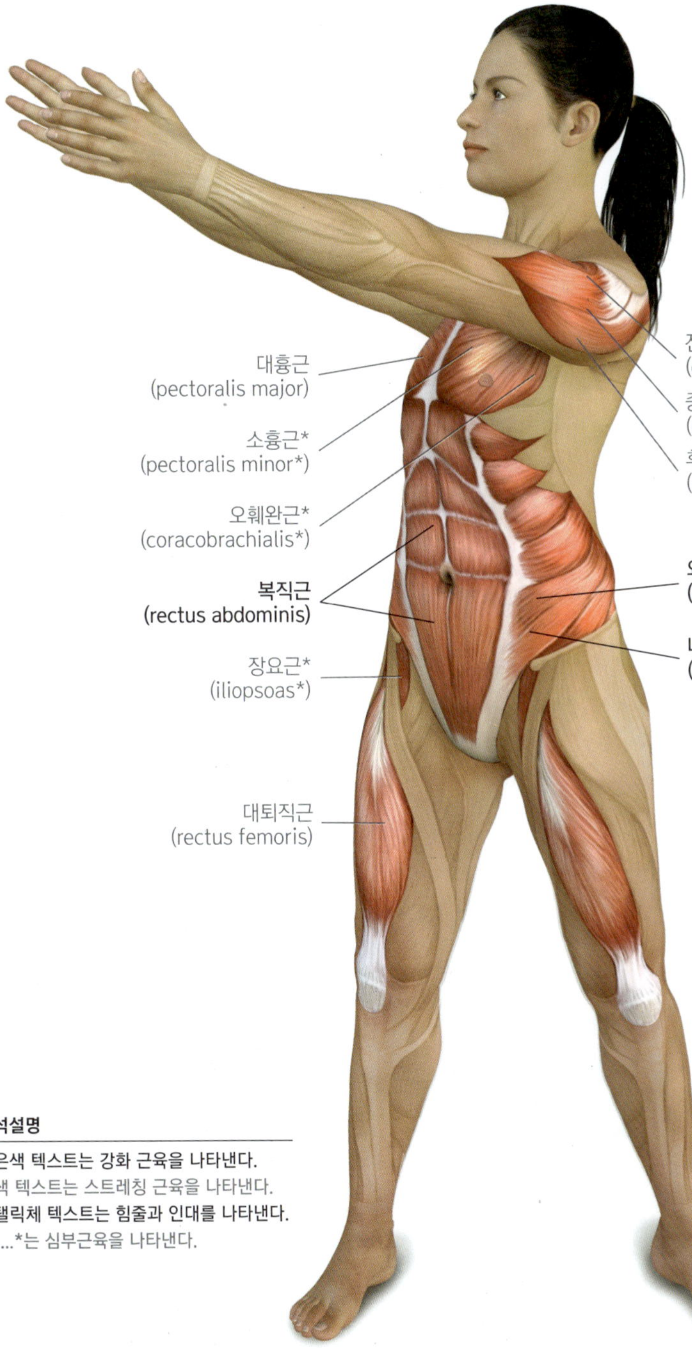

주요 대상
- 복직근
- 내복사근*
- 외복사근

주요 운동 목적
- 비트는데 사용하는 근육을 강화하며 탄력 있게 만든다.

주의사항
- 골반을 비틀지 않도록 한다.
- 팔을 들어 올리거나 내릴 때 목의 긴장에 주의한다.

자세 완성하기
- 복근을 활용한다.
- 골반은 전방을 향해 있도록 한다.

주석설명

검은색 텍스트는 강화 근육을 나타낸다.
회색 텍스트는 스트레칭 근육을 나타낸다.
이탤릭체 텍스트는 힘줄과 인대를 나타낸다.
........*는 심부근육을 나타낸다.

레그 익스텐션 체어 딥 LEG EXTENSION CHAIR DIP

중급

레그 익스텐션 체어 딥은 삼두근과 들어올린 다리의 사두근을 위한 좋은 운동이다. 또한 이러한 운동을 수행할 때 필요한 코어 근육도 활용하게 된다.

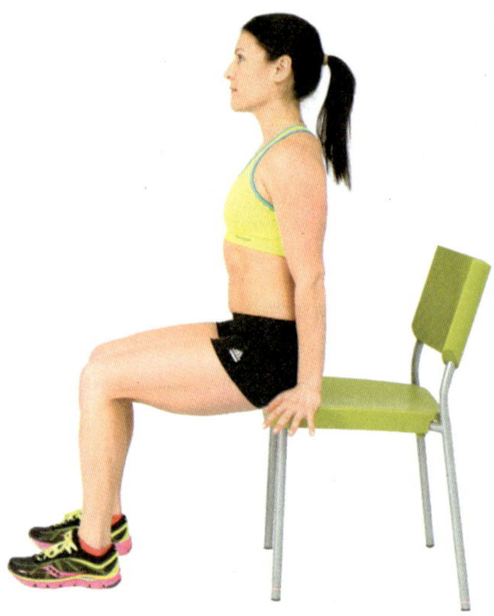

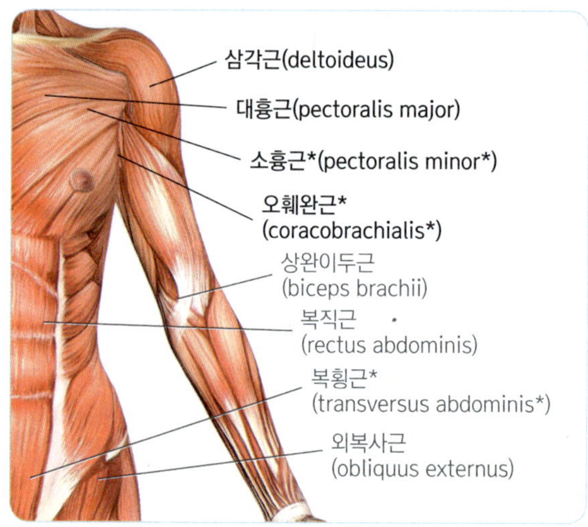

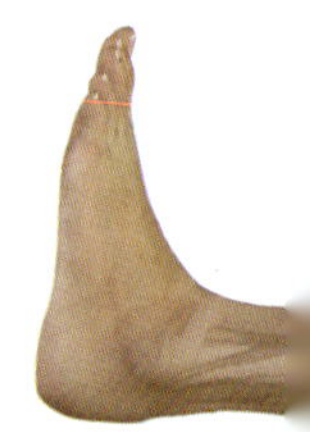

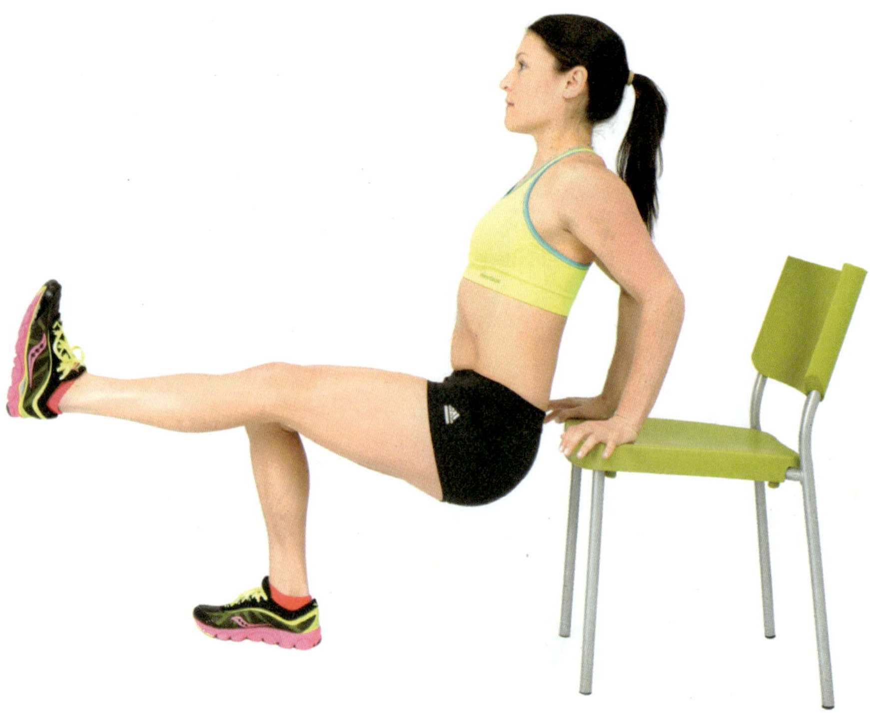

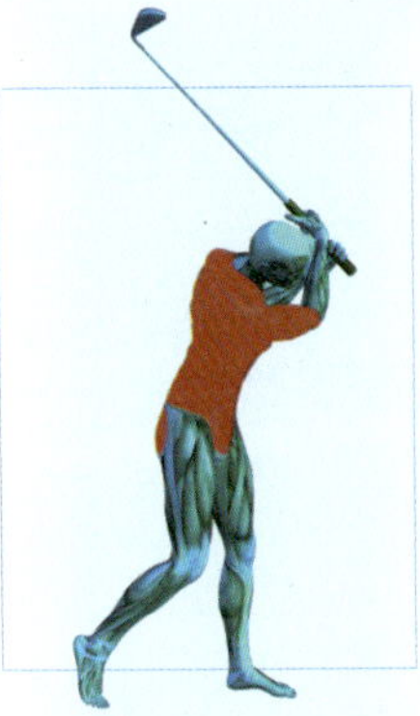

방법 HOW TO DO IT

1 손바닥을 의자에 대고 의자 맨 가장자리에 앉는다. 등은 곧게 하고 무릎은 구부려 90°를 형성한다.

2 천천히 조심스럽게 복근을 활용하고, 손바닥으로 의자를 밀어 엉덩이를 전방으로 이동하고 약간 낮추어 더 이상 의자에 의존하지 않도록 한다.

3 팔을 약간 굽히고 왼쪽 다리를 펴서 직선을 만든다.

4 발을 바닥에 다시 내려 놓는다. 반대쪽에서 반복하며, 한쪽 당 10회까지 반복한다. 자세를 풀고 처음 자세로 돌아간다.

주요 대상
- 대흉근
- 소흉근*
- 오훼완근*
- 삼각근
- 삼각근

주요 운동 목적
- 균형을 향상시킨다
- 다리와 삼두근을 강화시킨다.

주의사항
- 등을 뒤로 젖히거나 앞으로 숙이지 않는다.

자세 완성하기
- 지지하는 발은 바닥에 고정되도록 한다.

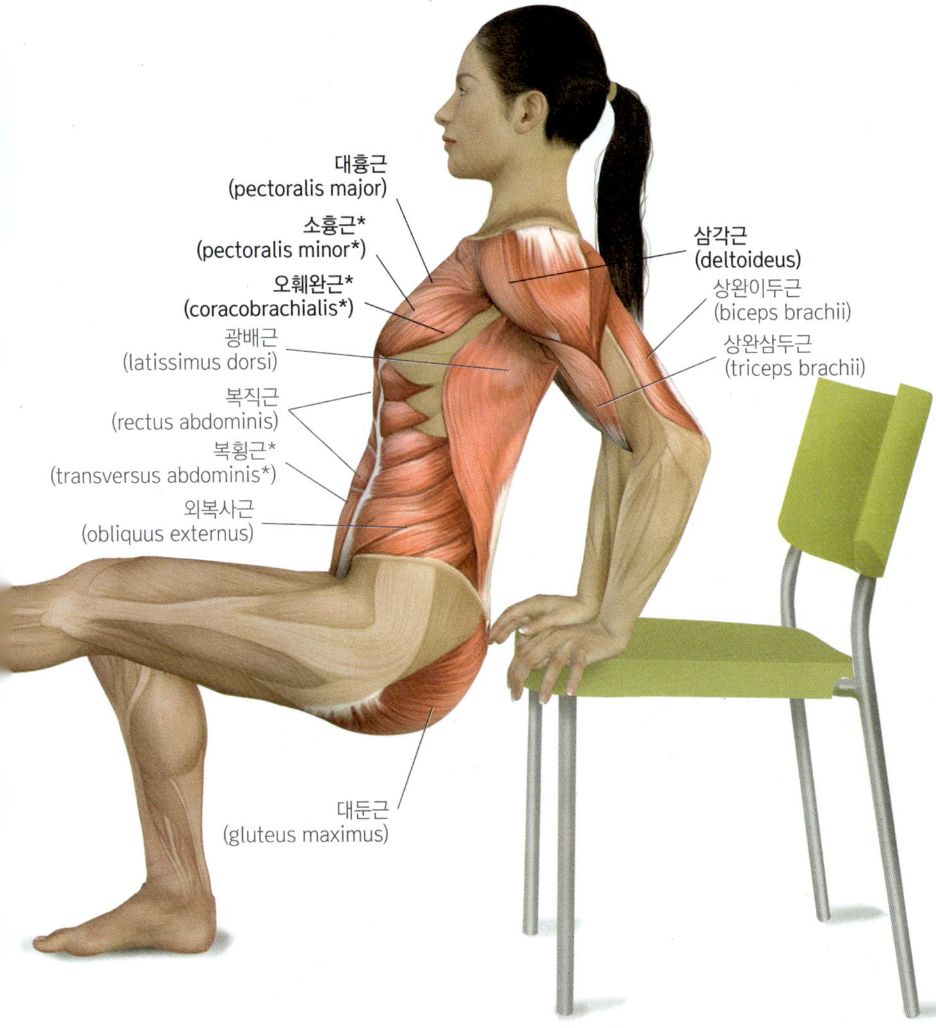

주석설명

검은색 텍스트는 강화 근육을 나타낸다.
회색 텍스트는 스트레칭 근육을 나타낸다.
이탤릭체 텍스트는 힘줄과 인대를 나타낸다.
........*는 심부근육을 나타낸다.

플랭크 PLANK

고급

플랭크 운동은 안정근 강화뿐만 아니라 복부와 허리의 지구력 증진에도 좋은 운동이다. 이러한 동작은 코어 근력을 많이 필요로 하는 운동인 푸쉬 업을 위한 근력 강화에도 좋다.

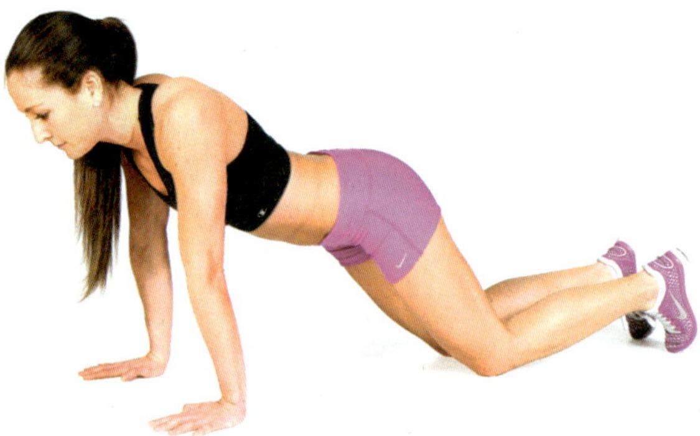

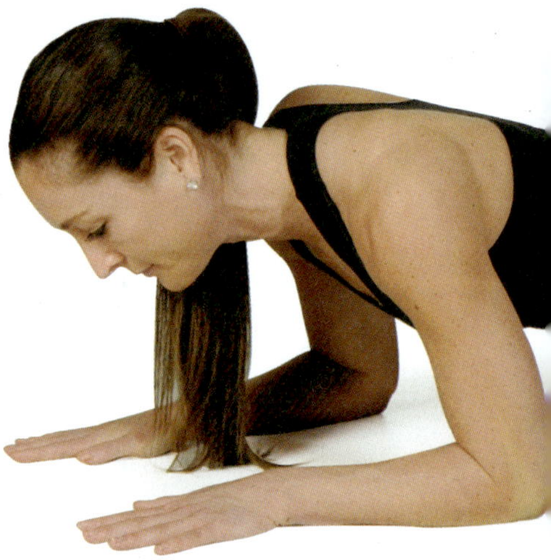

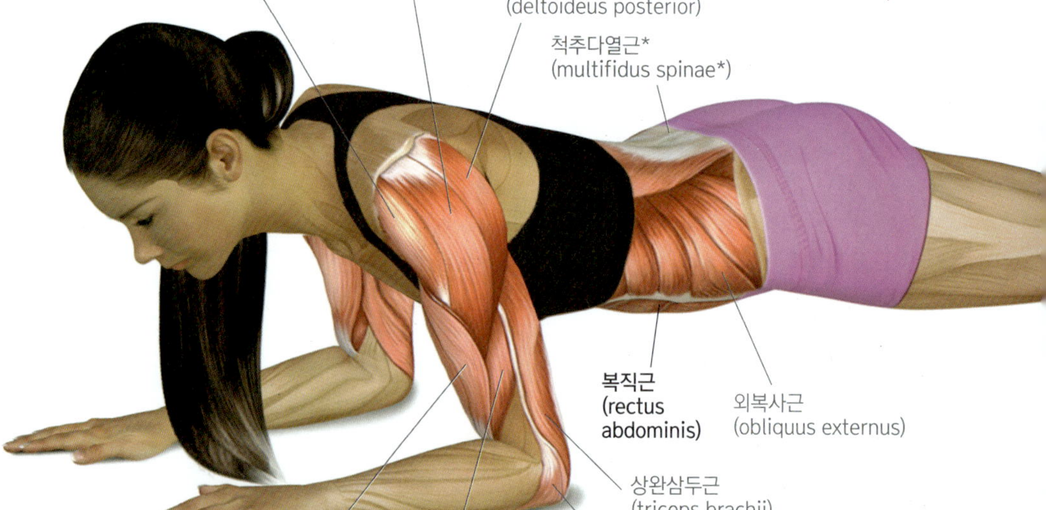

방법 HOW TO DO IT

1 양손은 뻗어서 바닥에 대고 양 다리는 무릎을 바닥에 댄 채 몸을 지탱한다.

2 양 팔을 서로 평행하게 해서 팔뚝을 바닥에 댄 다음, 양 무릎을 들어올려 팔과 일직선이 될 때까지 다리를 길게 뻗는다.

3 30초 동안 플랭크 자세를 유지한다 (120초까지 늘려 나간다).

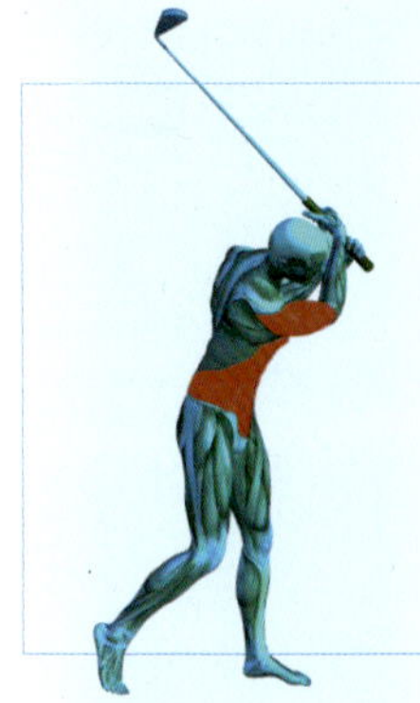

주요 대상
- 복직근
- 척추기립근
- 복사근

주요 운동 목적
- 전체 코어를 강화한다.

주의사항
- 자세를 너무 높게 형성하지 않도록 한다. 코어 근육에 힘이 오히려 덜 들어가기 때문이다.

자세 완성하기
- 복근을 팽팽하게 하고 몸을 직선이 되게 한다.

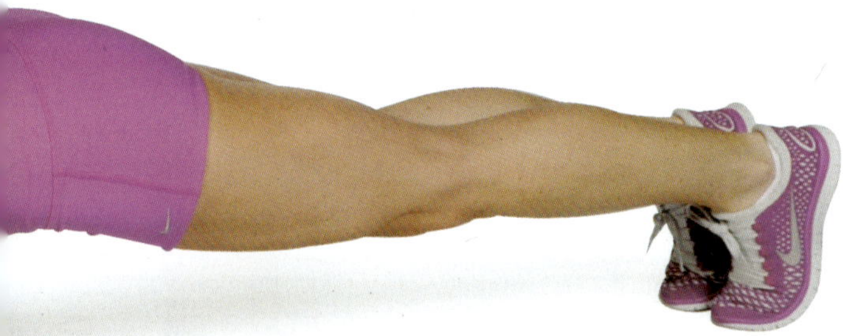

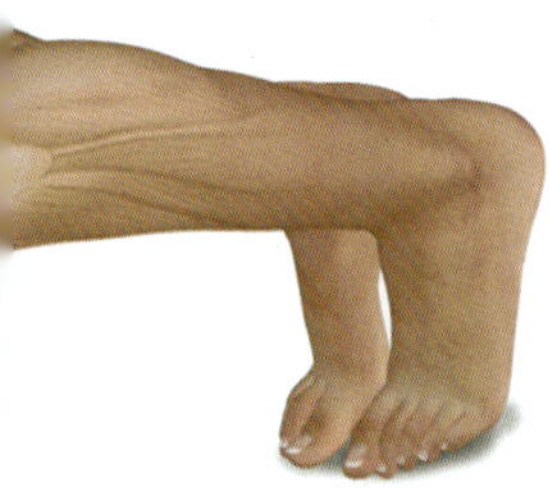

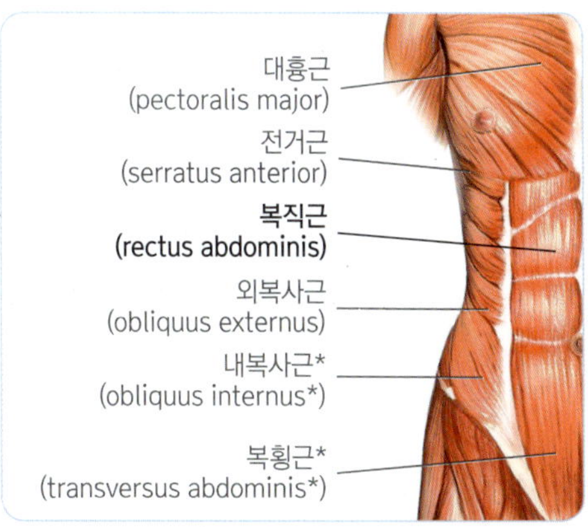

주석설명

검은색 텍스트는 강화 근육을 나타낸다.
회색 텍스트는 스트레칭 근육을 나타낸다.
이탤릭체 텍스트는 힘줄과 인대를 나타낸다.
........*는 심부근육을 나타낸다.

우드찹 WOODCHOP

고급

우드찹 운동에는 여기서 설명하는 낮은 곳에서 높은 곳으로의 동작, 높은 곳에서 낮은 곳으로의 동작 및 심지어 반대편 다리를 들어올린 채 무릎을 구부리는 것과 같은 다양한 버전이 있다. 케이블 머신을 이용하고자 하지 않을 경우에는 메디신 볼, 케틀벨 또는 묵직한 플레이트를 사용할 수 있다.

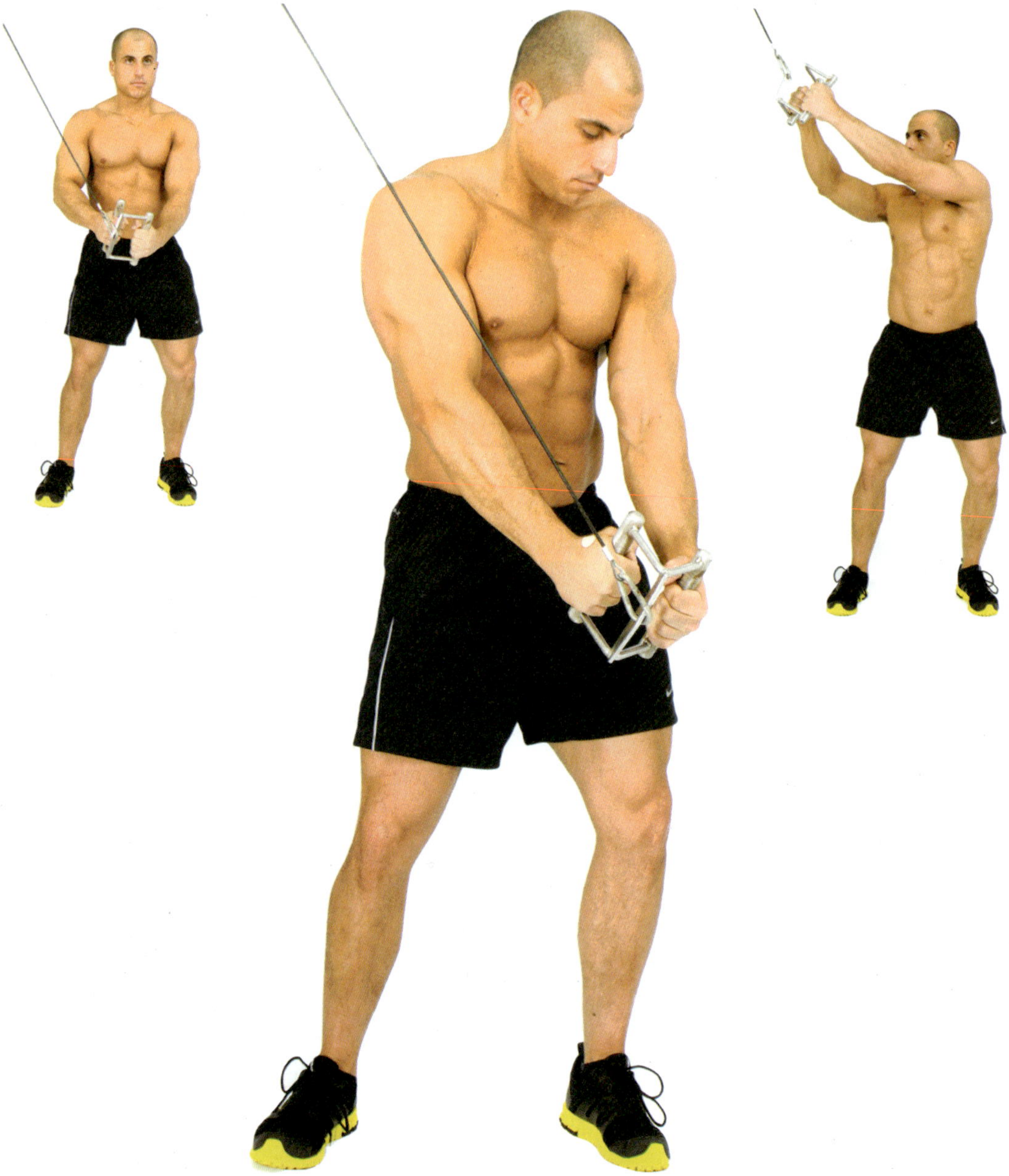

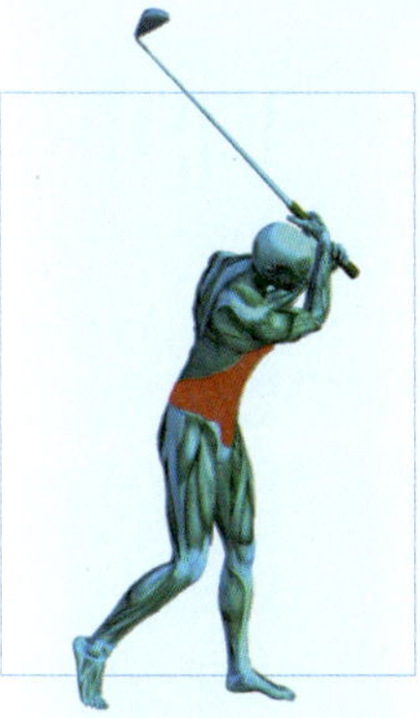

방법 HOW TO DO IT

1 양 발을 골반 너비보다 약간 더 넓게 벌리고 웨이트 머신을 오른쪽에 둔 채 선다. 양손으로 케이블의 핸들을 잡는다. 다리는 약간 굽힐 수 있다.

2 천천히 부드럽게 코어를 회전하고 팔을 오른쪽 상단과 대각선이 되게 케이블 머신 방향으로 들어올린다.

3 제어된 '초핑(chopping)' 동작으로 팔을 다시 대각선으로 이동시켜 처음 자세로 돌아온 다음 반대쪽으로 내려서 코어를 기계와 떨어진 상태로 회전시킨다.

4 10회 반복한다. 그런 다음 다른 쪽으로 바꾸어 반복한다.

주요 대상
- 외복사근
- 내복사근*

주요 운동 목적
- 팔과 복사근을 강화 및 탄력 있게 만든다.
- 지구력을 향상시킨다.

주의사항
- 팔을 너무 높게 들어 코어를 제어할 수 없게 되거나 등이 젖혀지는 일이 발생하지 않도록 한다.

자세 완성하기
- 저항 밴드를 이용하여 이 운동을 수행할 수도 있다. 저항 밴드 한쪽은 발 아래 고정시키고 다른 한쪽을 양 손으로 잡고 반대 방향으로 비튼다.

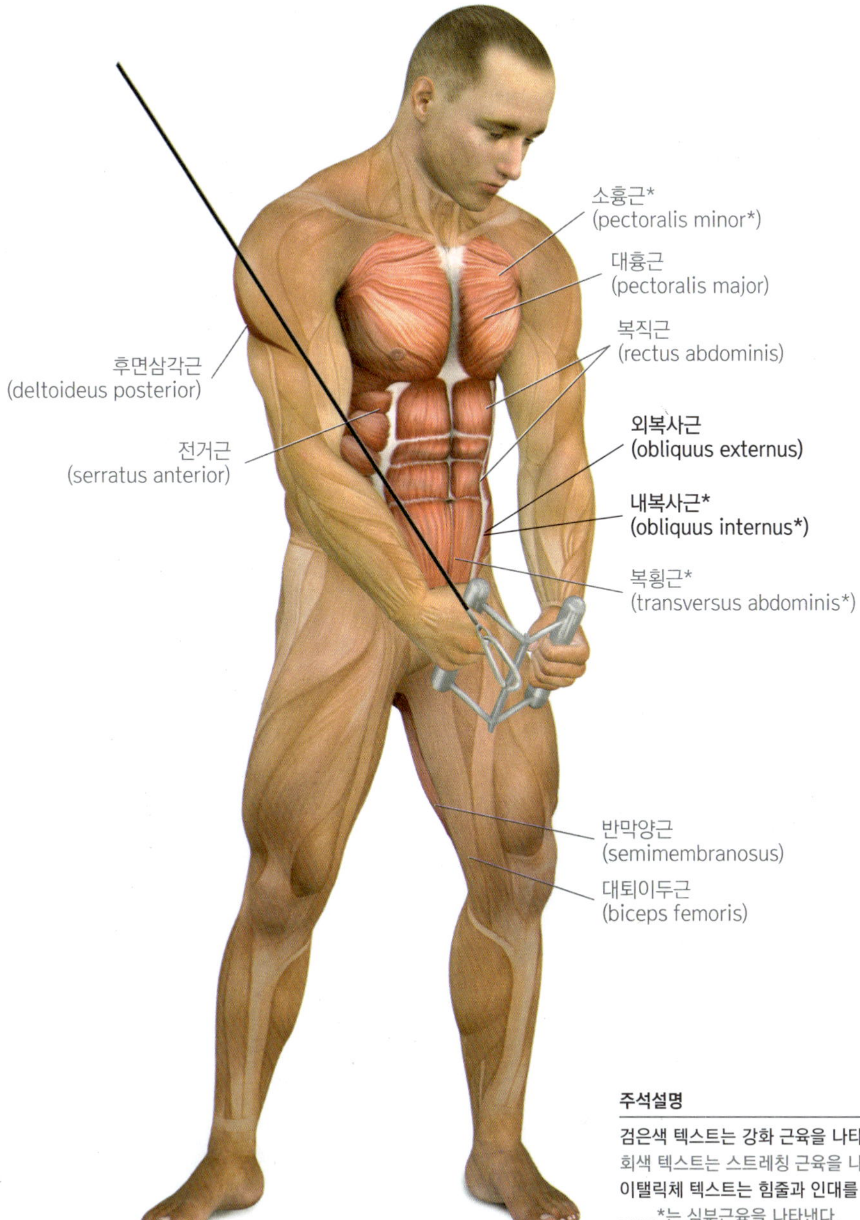

주석설명

검은색 텍스트는 강화 근육을 나타낸다.
회색 텍스트는 스트레칭 근육을 나타낸다.
이탤릭체 텍스트는 힘줄과 인대를 나타낸다.
........*는 심부근육을 나타낸다.

니이 플렉션 볼 스로우 KNEE-FLEXION BALL THROW

중급

니이 플렉션 볼 스로우는 파트너가 필요한 운동이다 (그렇지 않을 경우, 쫓아가고 가져오는 일을 많이 해야 한다 – 그럴만한 공간이 있다면 나쁠 것도 없다). 주요 기능은 회전 민첩성과 상체 동작 범위의 향상이다.

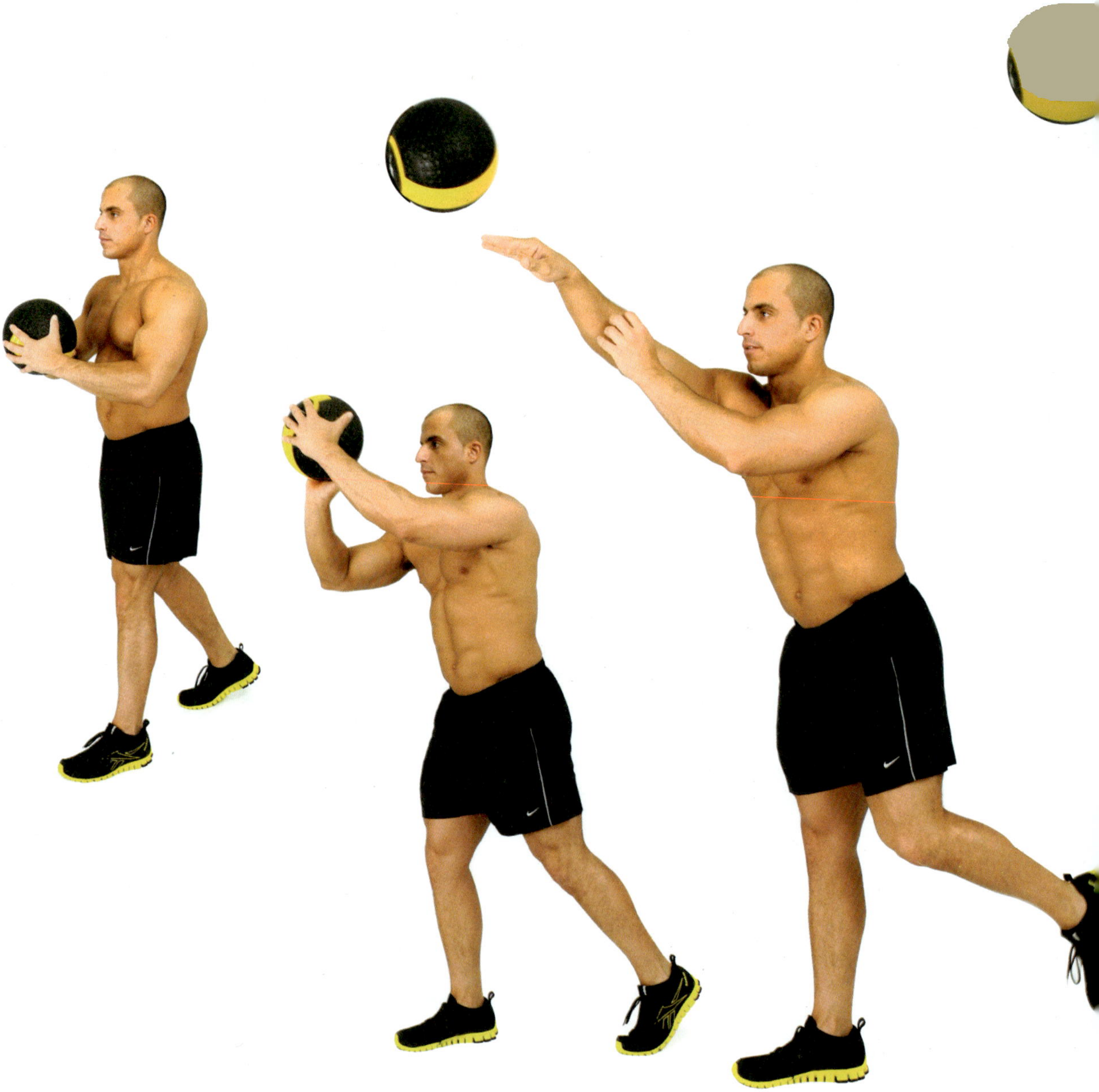

방법 HOW TO DO IT

1 무거운 메디신 볼을 가슴 정면에서 잡고 있는다. 준비 동작으로 몇 걸음 앞으로 걸어갈 수 있다.

2 왼쪽 발을 뒤로 가져가서 볼을 던질 준비를 하고 발꿈치를 바닥에서 뗀다. 몸통을 안정되게 유지하고 오른쪽 어깨 위로 올 때까지 볼을 들어올린다.

3 뒤 발의 무릎을 굽혀 바닥을 치고 올라가 볼을 앞으로 던진다.

4 볼을 다시 잡는다(그렇지 않을 경우에는 누군가가 토스해주어야 한다). 반대 쪽에서 반복한다. 던지기를 10회 수행한다.

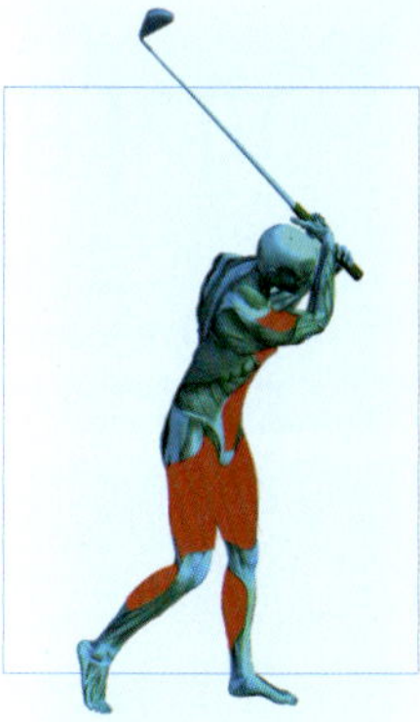

주요 대상
- 대퇴직근
- 외측광근
- 중간광근*
- 내측광근
- 복직근
- 대둔근
- 중둔근*
- 소둔근*
- 내복사근*
- 외복사근
- 척추기립근*

주요 운동 목적
- 조정력, 코어 회전 안정성 및 상체 동작 범위를 향상시킨다.
- 코어를 강화 및 안정화시킨다.

주의사항
- 몸통을 어느 쪽으로든 너무 비틀지 않도록 한다.

자세 완성하기
- 던질 때 복근을 활용한다.

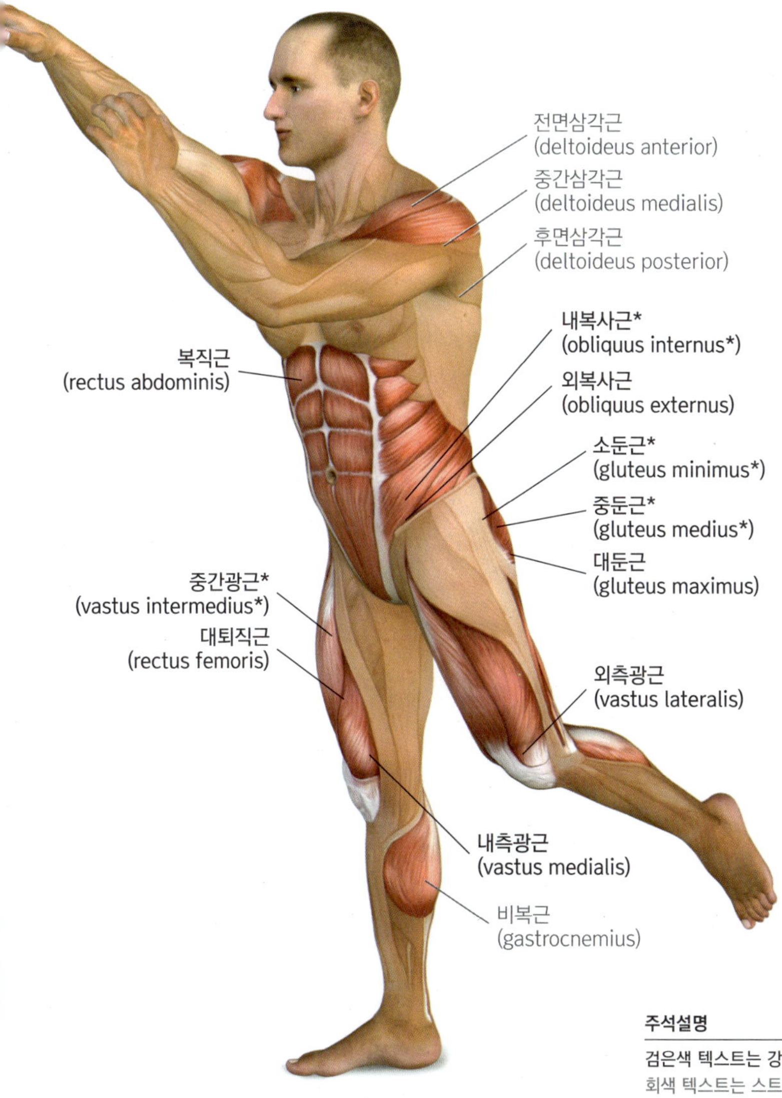

주석설명

검은색 텍스트는 강화 근육을 나타낸다.
회색 텍스트는 스트레칭 근육을 나타낸다.
이탤릭체 텍스트는 힘줄과 인대를 나타낸다.
........*는 심부근육을 나타낸다.

피겨 8 FIGURE 8

고급

피겨 8은 어깨, 코어, 넓적다리, 등 윗부분, 둔근 및 삼각근을 포함하여 다양한 근육을 대상으로 하는 간단하지만 종합적인 운동이다. 힙의 안정성을 높이고 몸 전체에 걸쳐 균형을 향상시킨다.

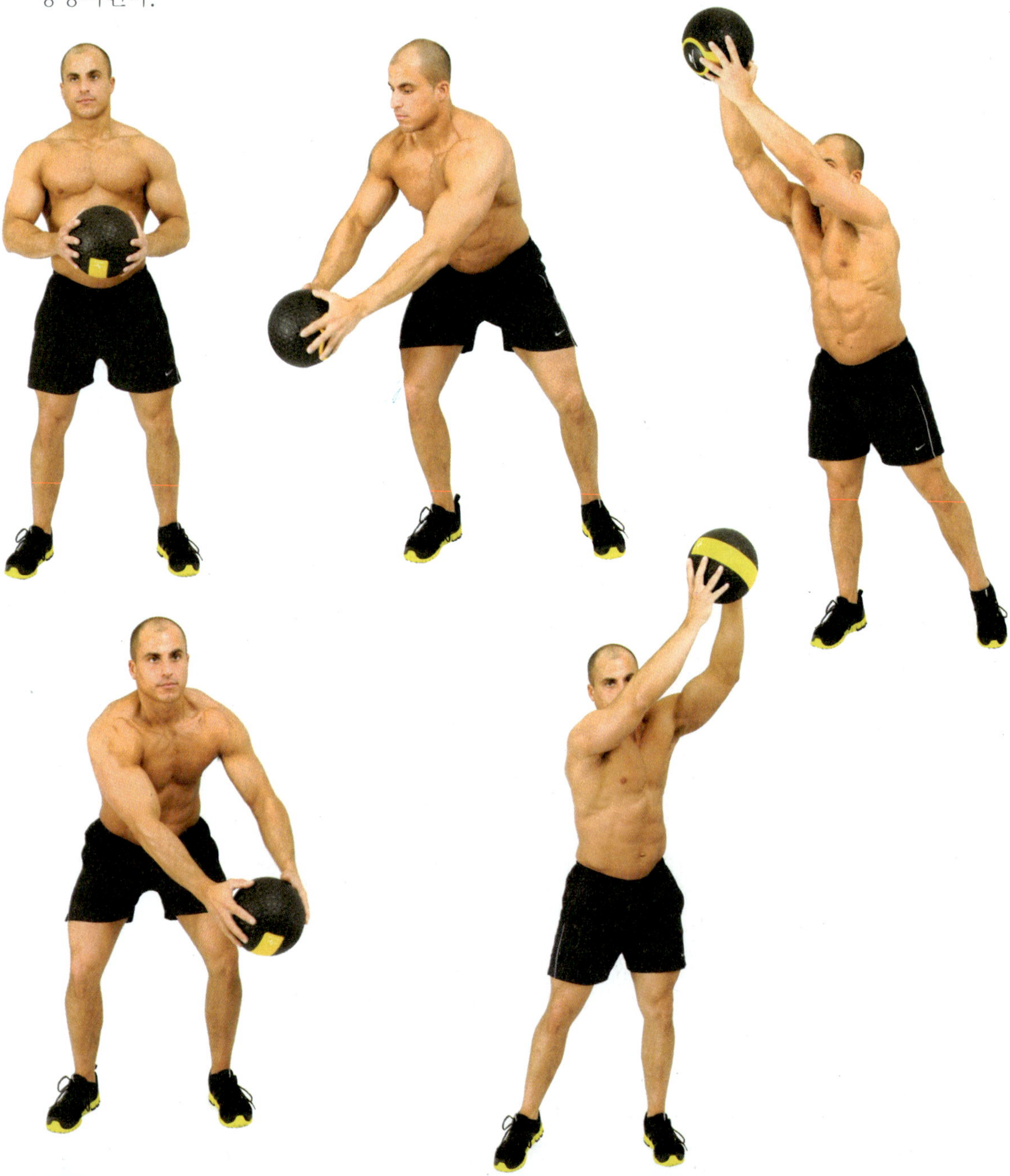

방법 HOW TO DO IT

1 발을 골반 너비로 벌리거나 약간 더 벌린 채 선다. 양손으로 메디신 볼을 잡고 몸통 정면에 가져간다.

2 체중을 오른쪽으로 이동한다. 부드럽고 제어된 동작으로 양팔을 뻗어서 메디신 볼이 몸의 우측 아래를 향하게 한다.

3 체중을 오른쪽으로 계속 이동하여 몸의 우측 상단을 향해 볼을 올릴 때 원할 경우 오른쪽 발꿈치가 바닥에서 떨어지게 한다.

4 피겨 8 동작에서, 볼을 몸의 왼쪽 하단을 향해 대각선으로 가져간 다음에 체중을 왼쪽 다리로 이동할 때 볼을 좌측 상단으로 높이 가져간다.

5 이 방향에서 5회 반복한다. 그 다음에는 방향을 바꾸어 반복한다.

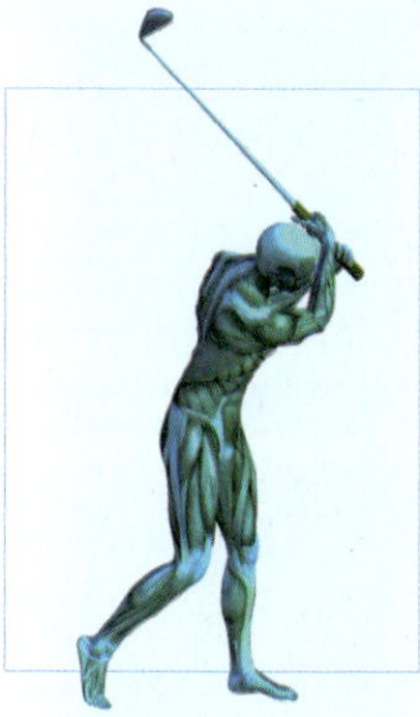

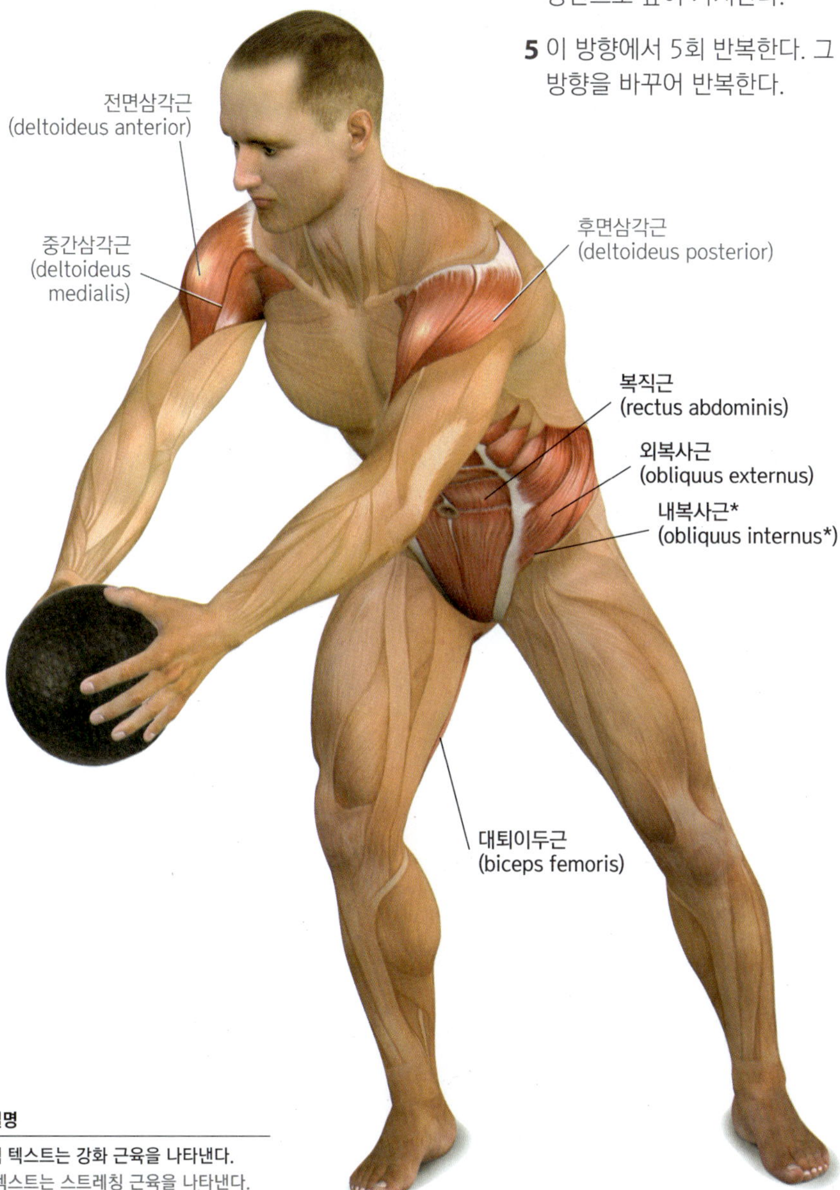

주요 대상
- 복직근
- 외복사근
- 내복사근*
- 대퇴이두근

주요 운동 목적
- 조정력, 유연성 및 가동범위를 향상시킨다.
- 코어 및 팔 근육을 강화하고 탄력 있게 만든다.

주의사항
- 목을 삐지 않도록 조심한다.
- 어깨를 젖히거나 숙이지 않는다.

자세 완성하기
- 코어 근육을 활용하고 복부를 안쪽으로 당긴다.

석설명

은색 텍스트는 강화 근육을 나타낸다.
색 텍스트는 스트레칭 근육을 나타낸다.
탤릭체 텍스트는 힘줄과 인대를 나타낸다.
.....*는 심부근육을 나타낸다.

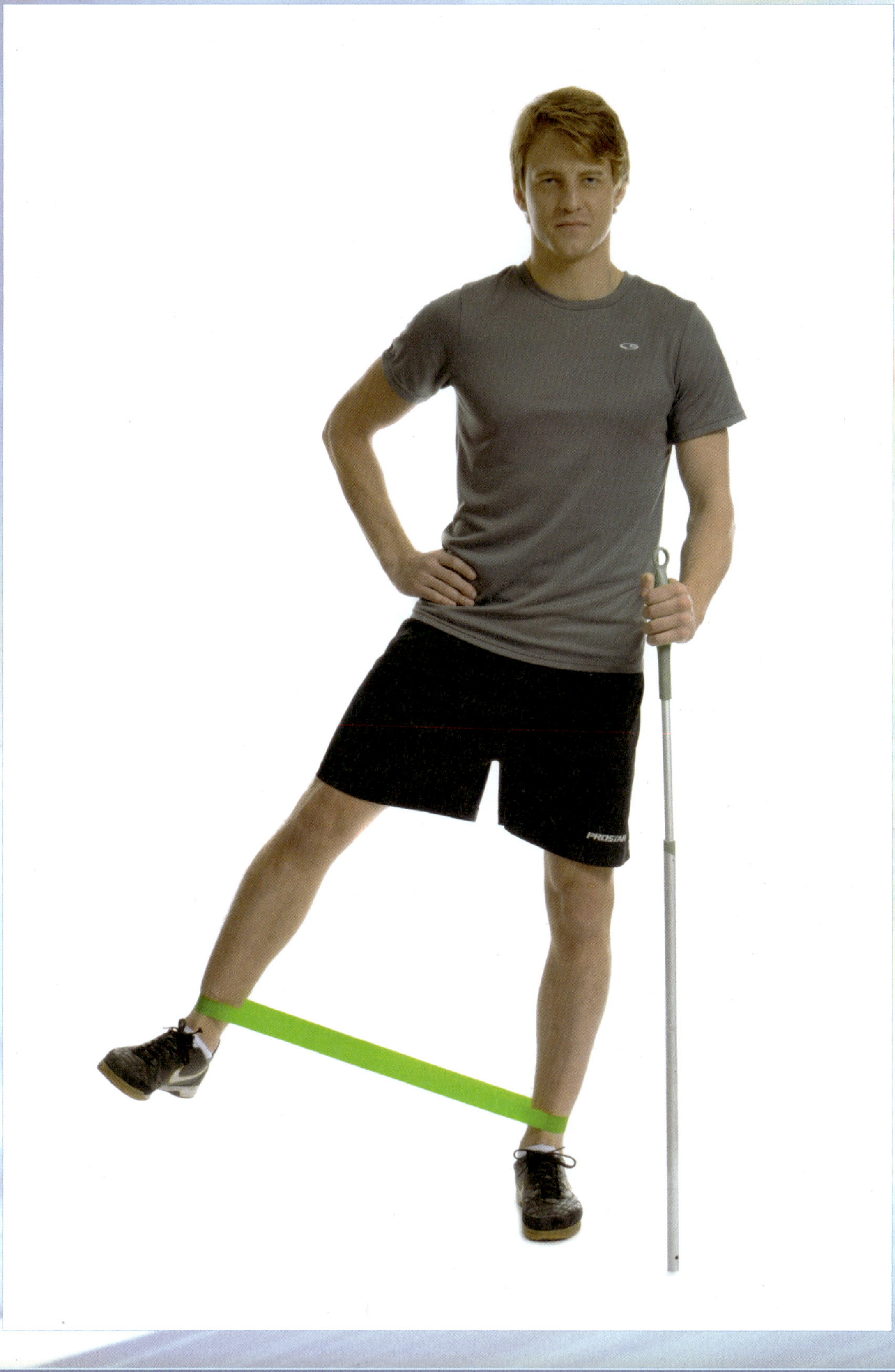
PROSTAR

둔근
GLUTES

고관절 근육, 특히 둔근은 하체를 강화하는 데 도움이 되며, 대퇴부 동작을 제어하여 무릎 안정성에 기여한다. 고관절 근육은 다운스윙 동안 힘을 주는데 중요하다. 발목과 더불어 둔근은 특히 지면이 고르지 않은 곳에 있을 경우, 균형을 이루는데 큰 역할을 하기도 한다. 프로그램의 주요 구성요소는 안정화, 강화 및 근력 개발이다. 골프 맞춤 훈련 측면에서 최선의 연습은 스포츠에서 실제 수행되는 동작과 유사하게 하는 것이다. 이것은 이 책에 수록된 동작들이 선정된 큰 기준이다.

피존 스트레칭 PIGEON STRETCH

스트레칭

피존 스트레칭은 대둔근과 그 위에 있는 중둔근 및 소둔근을 스트레칭 하는 것으로 둔근의 근막 이완을 촉진한다.

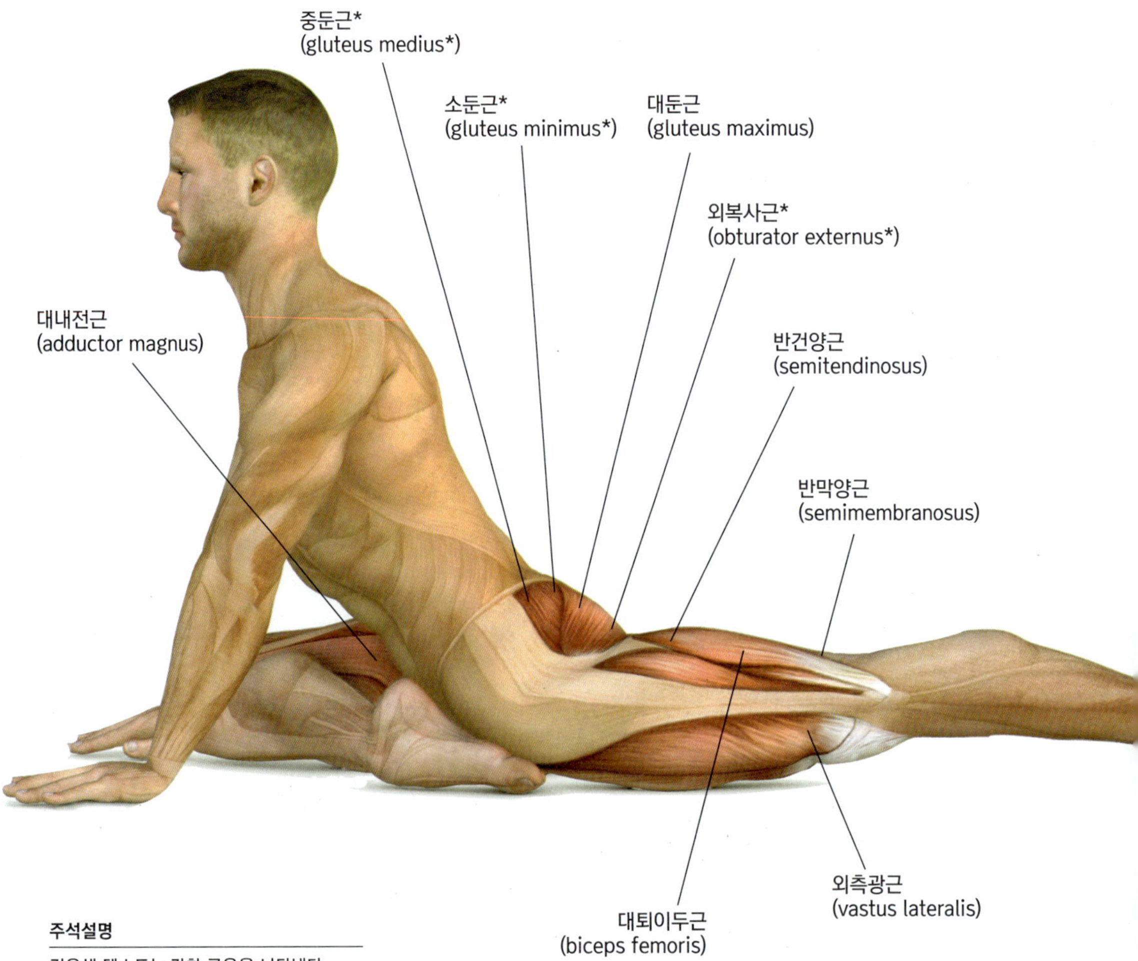

주석설명

검은색 텍스트는 강화 근육을 나타낸다.
회색 텍스트는 스트레칭 근육을 나타낸다.
이탤릭체 텍스트는 힘줄과 인대를 나타낸다.
........*는 심부근육을 나타낸다.

방법 HOW TO DO IT

1 체중의 일부를 지탱한 채 엉덩이를 발꿈치 위에 가볍게 올려놓고 팔은 양 옆으로 두고 무릎을 꿇는다.

2 뒤쪽 바닥을 따라 왼쪽 다리를 펴서 곧게 하고, 오른쪽 무릎을 포함한 몸과 그 다리가 나란히 평행이 되게 한다. 이때 오른쪽 무릎은 똑바로 정면을 향해 있어야 한다.

3 팔을 앞으로 이동하여 약간 오른쪽 무릎 앞쪽에 둔다. 손은 어깨 너비로 벌리고 손바닥을 펴서 바닥에 대고 지탱한다.

4 나머지 몸 전체는 나란하게 유지한 채 오른쪽 발꿈치를 왼쪽으로 몇 인치 옮겨서 몸의 코어와 교차시킨다.

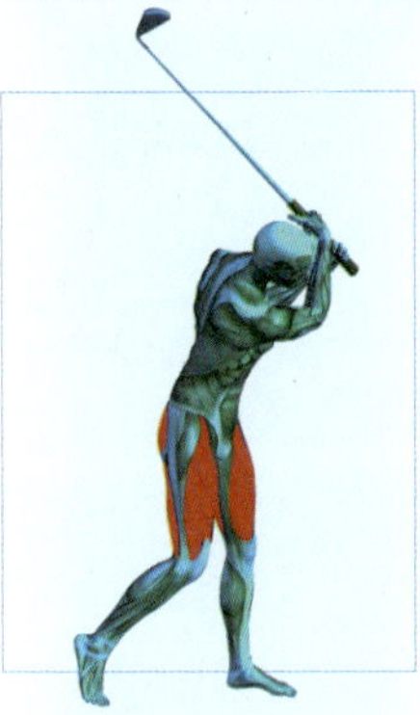

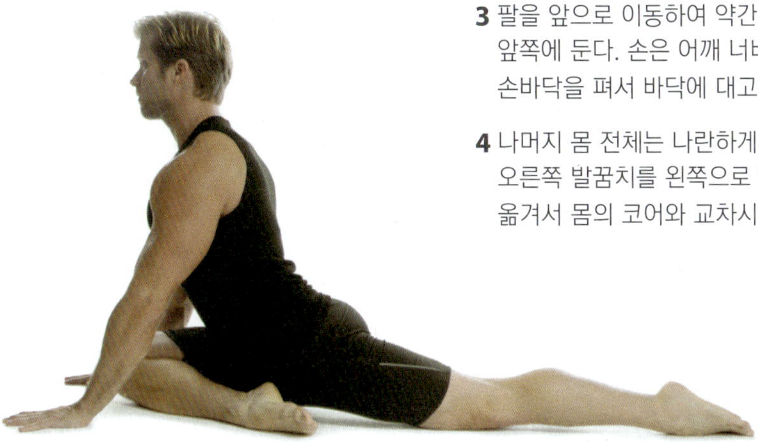

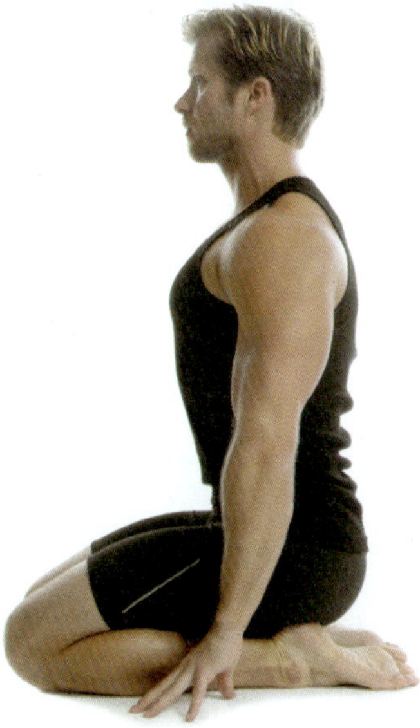

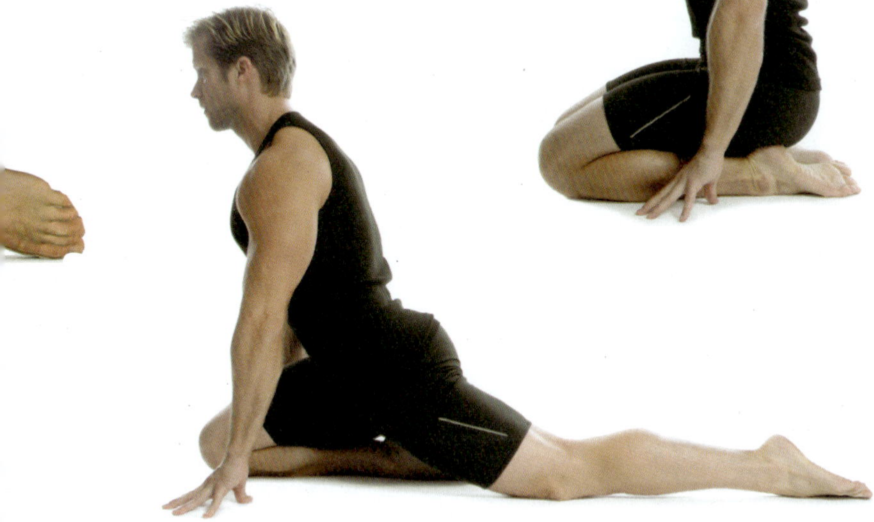

주요 대상
- 장내전근
- 대내전근
- 단내전근
- 박근
- 치골근
- 외폐쇄근
- 대퇴직근
- 외측광근
- 중간광근
- 내측광근
- 대퇴이두근
- 반건양근
- 반막양근
- 대둔근
- 중둔근
- 소둔근
- 장요근

주요 운동 목적
- 둔근 부위
- 내전근 근육
- 햄스트링
- 대퇴사두근

주의사항
- 팔꿈치를 너무 펴지 않도록 한다.

자세 완성하기
- 팔꿈치를 약간 굽힌 상태로 유지한다.
- 굽힌 다리 쪽으로 몸을 기댄다.

누워서 하는 피겨 4 LYING-DOWN FIGURE 4

스트레칭

피겨 4는 대둔근과 같은 엉덩이 주요 근육 뿐만 아니라 더 작은 중둔근 및 소둔근의 유연성까지도 향상시킨다. 이러한 근육은 기동성을 위해서 가장 중요한 근육에 속한다. 따라서 유연하게 늘어나 있는 상태로 유지하는 것이 중요하다.

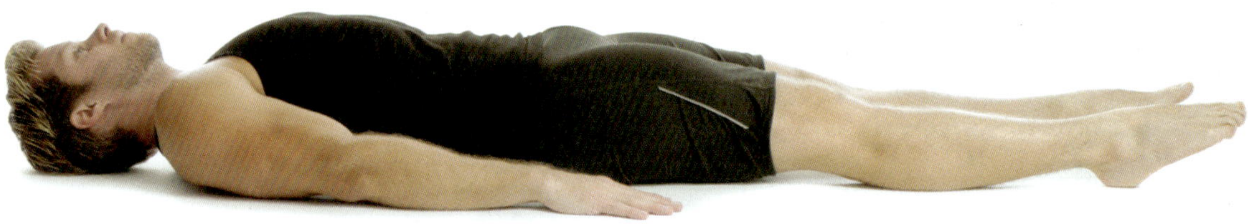

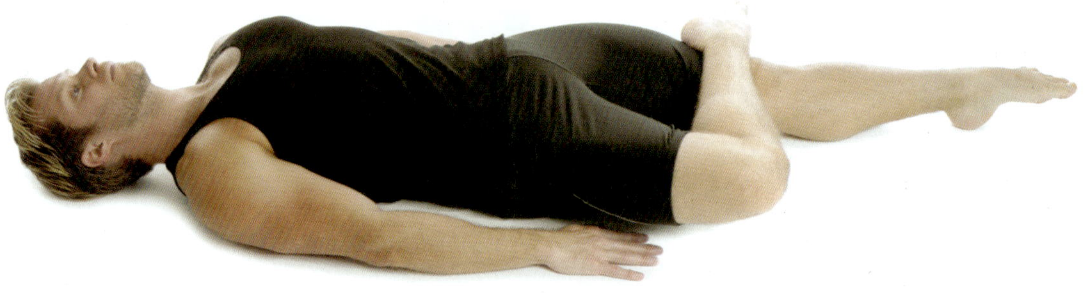

주석설명

검은색 텍스트는 강화 근육을 나타낸다.
회색 텍스트는 스트레칭 근육을 나타낸다.
이탤릭체 텍스트는 힘줄과 인대를 나타낸다.
........*는 심부근육을 나타낸다.

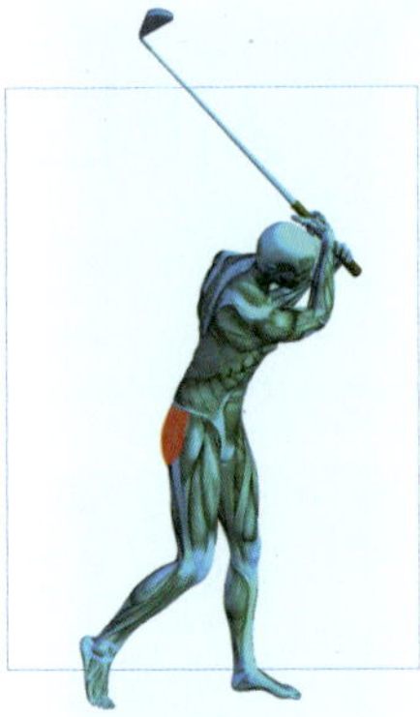

방법 HOW TO DO IT

1 다리를 뻗은 채로 등을 대고 눕는다.

2 발끝을 뾰족하게 한다. 오른쪽 무릎을 굽힌 채 바깥쪽으로 회전시켜 오른쪽 발목을 왼쪽 무릎 바로 위 넓적다리에 얹어서 숫자 4를 만든다.

3 왼쪽 다리를 굽힌 상태에서 왼쪽 넓적다리 뒤를 잡을 때에는 양 다리(여전히 피겨 4 자세로)를 가슴 안 쪽으로 당긴다.

4 오른쪽 팔꿈치를 오른쪽 넓적다리 안쪽으로 밀고 오른쪽 다리를 약간 바깥쪽으로 회전시켜서 스트레칭 강도를 높인다.

5 처음 자세로 돌아와서 다리를 바꿔 반복한다.

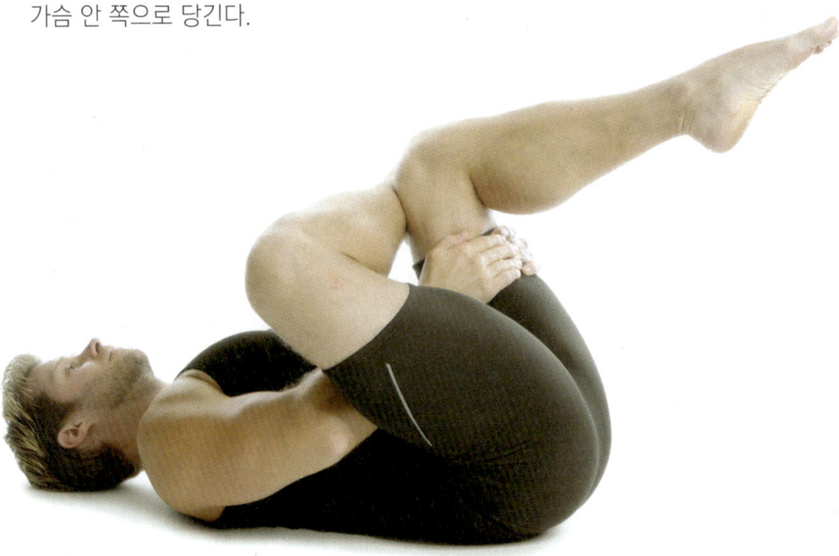

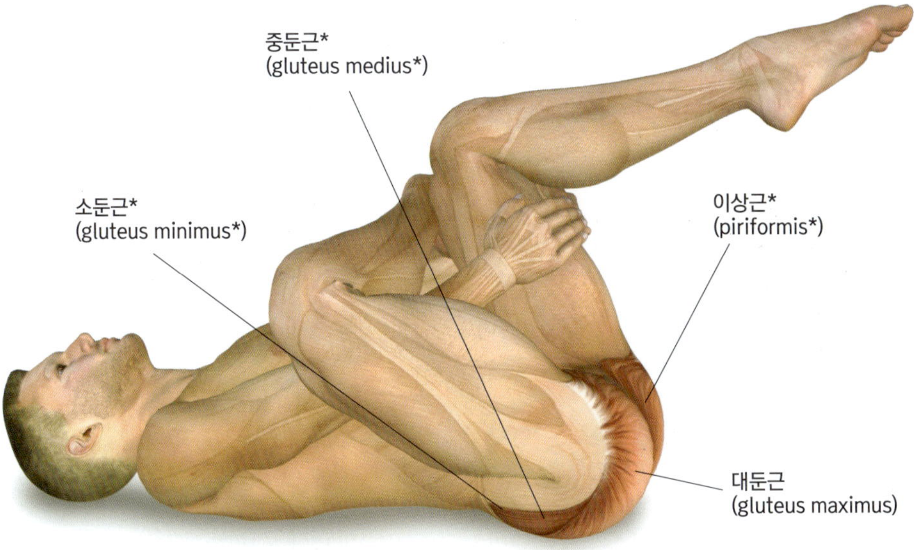

주요 대상
- 대둔근
- 중둔근
- 소둔근
- 이상근

주요 운동 목적
- 둔근부위에 이완

주의사항
- 하체를 비틀지 않도록 한다. 대신, 엉덩이를 반듯하게 유지한다.

자세 완성하기
- 머리와 견갑골은 바닥에 놓는다.

시티드 레그 크레이들 SEATED LEG CRADLE

스트레칭

시티드 레그 크레이들 (또는 요가에서 불리듯이 “베이비 크레이들 포즈”)은 초보자가 담요나 블록의 도움 하에 수행할 수 있는 훌륭한 고관절 가동성 운동이다. 둔근 및 상부 햄스트링을 위해 훌륭한 스트레칭이다.

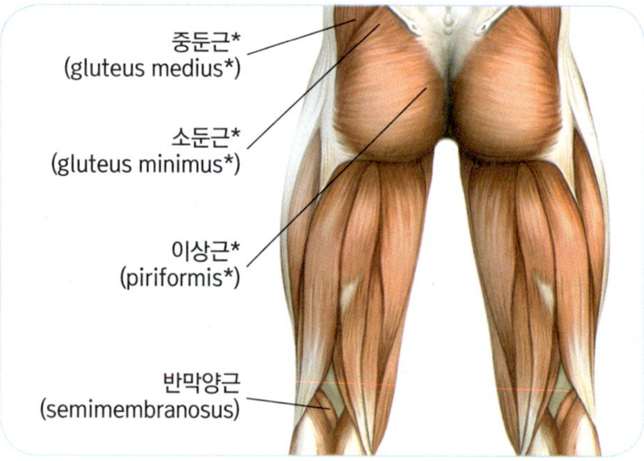

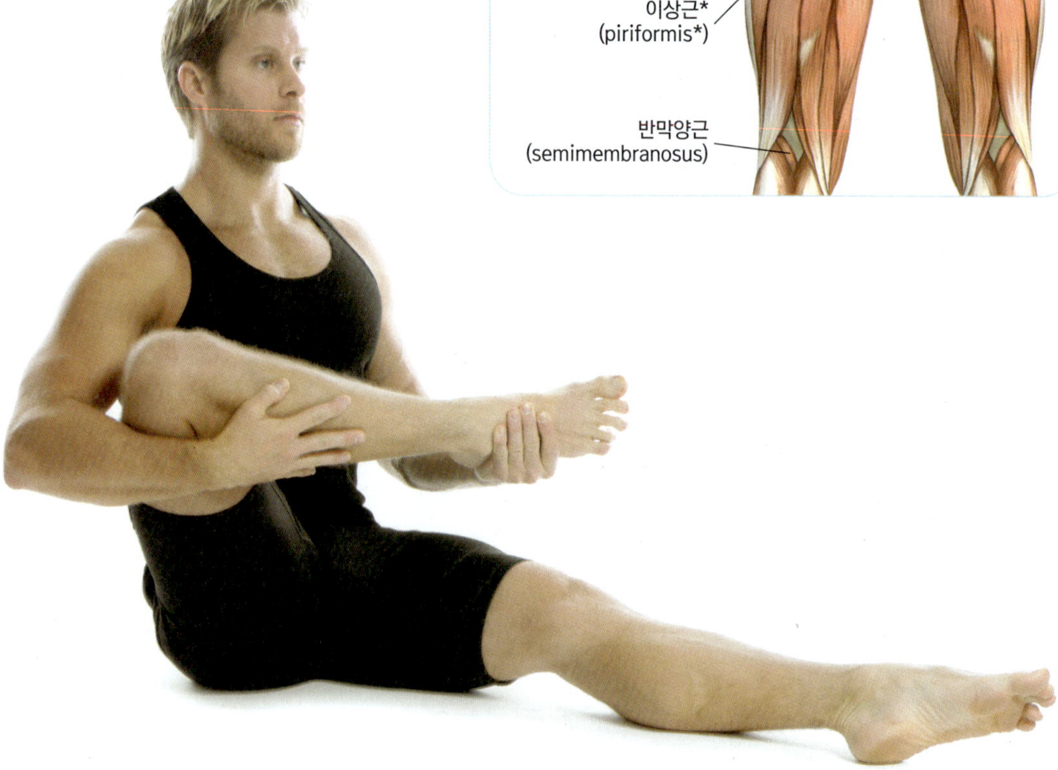

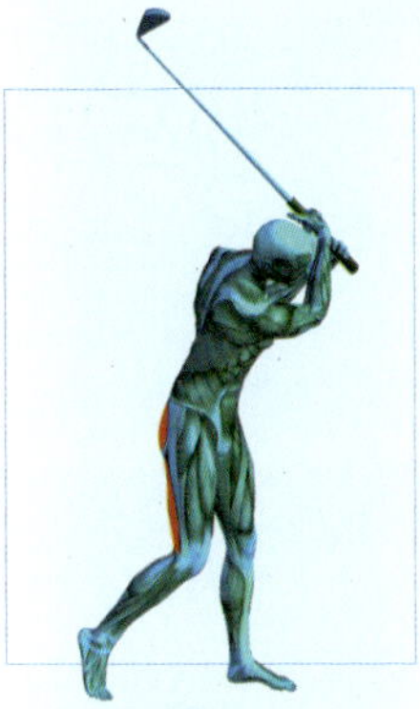

방법 HOW TO DO IT

1 다리를 정면으로 뻗은 채 바닥에 앉는다.

2 오른쪽 무릎을 굽히고 오른손으로 종아리를 잡는다. 마치 아기를 안은 것처럼 들어올린 발을 왼손으로 지탱하여 껴안는다. 발꿈치는 가슴과 약 12인치 떨어지게 한다.

3 다리를 바꾸어 반복한다.

주요 대상
- 대퇴이두근
- 반건양근
- 반막양근
- 대둔근
- 중둔근
- 소둔근
- 이상근

주요 운동 목적
- 상부 햄스트링
- 둔근부위에 이완

주의사항
- 호흡을 멈추지 않도록 한다.

자세 완성하기
- 가슴은 들어올린 채로 유지한다.
- 둔근에 힘을 주고 버틴다.

주석설명

검은색 텍스트는 강화 근육을 나타낸다.
회색 텍스트는 스트레칭 근육을 나타낸다.
이탤릭체 텍스트는 힘줄과 인대를 나타낸다.
........*는 심부근육을 나타낸다.

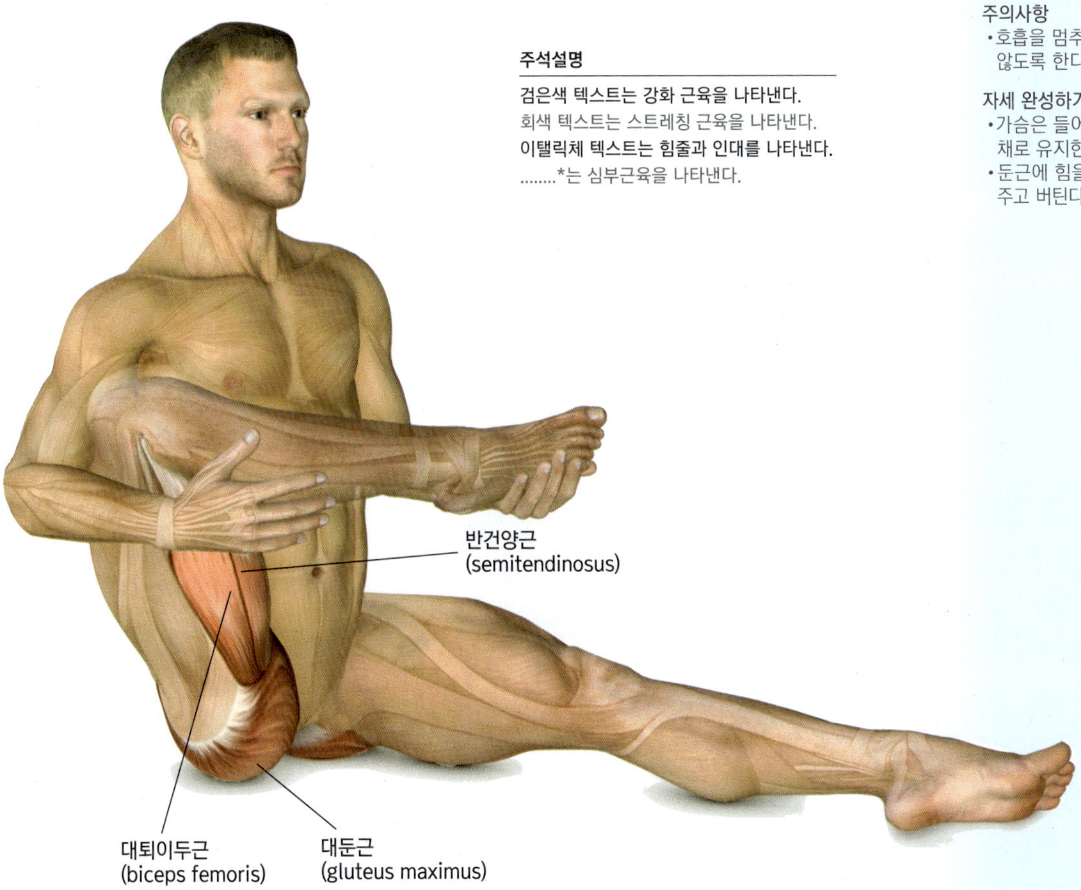

밴드 이용 힙 익스텐션 HIP EXTENSION WITH BAND

중급

밴드를 이용한 힙 익스텐션은 둔근 및 햄스트링에 중점을 둔다. 특히, 둔근을 구성하는 3가지 근육, 소둔근, 중둔근 및 대둔근의 근력을 증진시킨다.

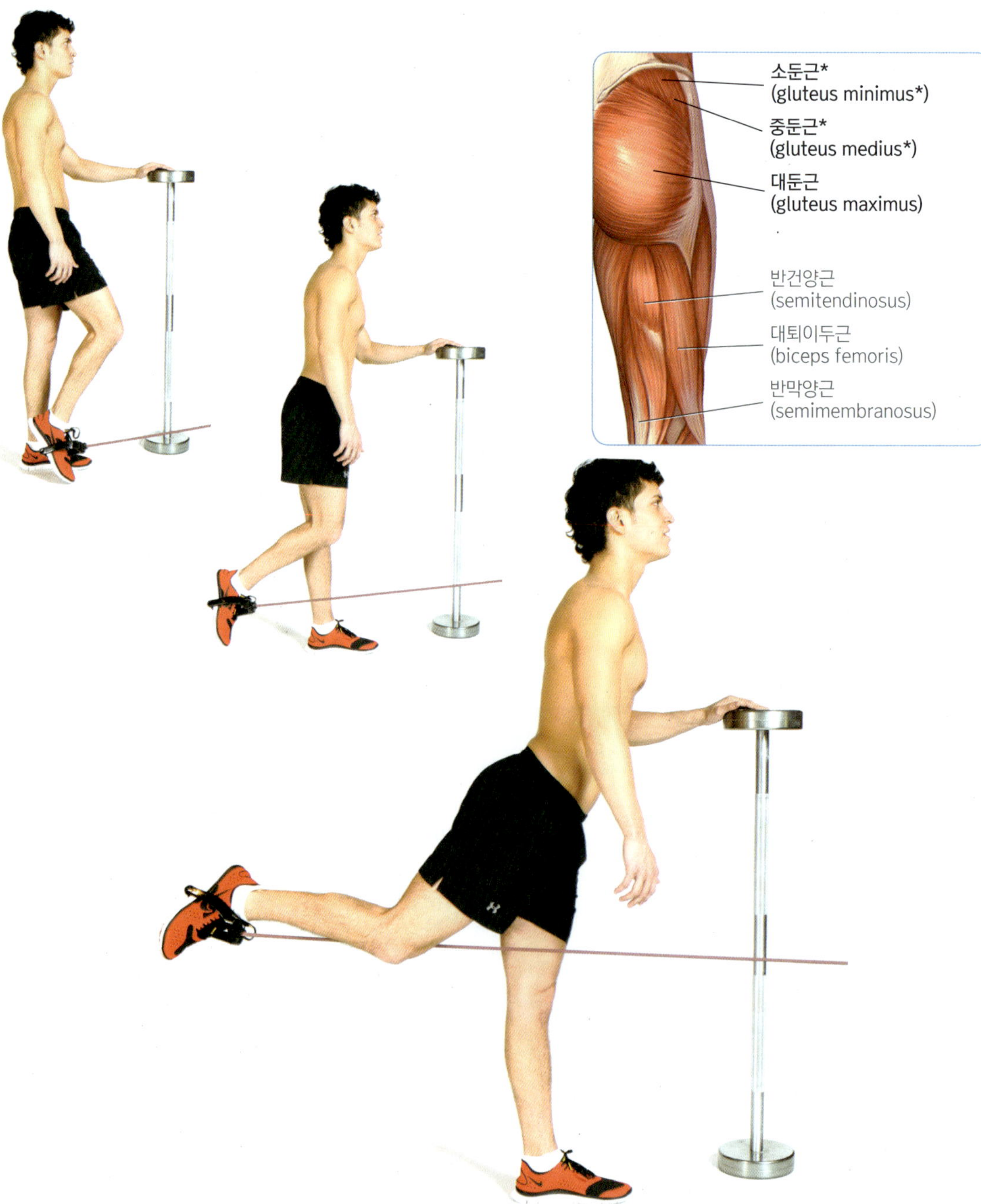

방법 HOW TO DO IT

1 밴드의 한쪽 끝을 포스트의 하단에 걸고 다른 한쪽 끝을 오른쪽 발목 또는 발 주변에 감싼다.

2 포스트를 마주하고 서서 포스트의 상단 둥그런 부위를 잡고 지탱한다.

3 똑바른 자세를 유지한 채 오른쪽 다리를 최대한 뒤로 멀리 곧게 뻗는다. 10-12회 반복한 다음에 다리를 교체한다.

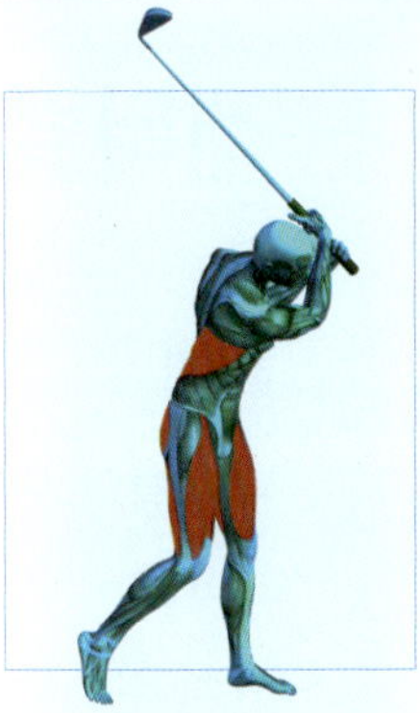

주요 대상
- 소둔근
- 중둔근
- 대둔근

주요 운동 목적
- 대둔근
- 햄스트링

주의사항
- 지나치게 차는 동작을 하지 않는다.

자세 완성하기
- 동작 내내 자세를 곧게 세운다.

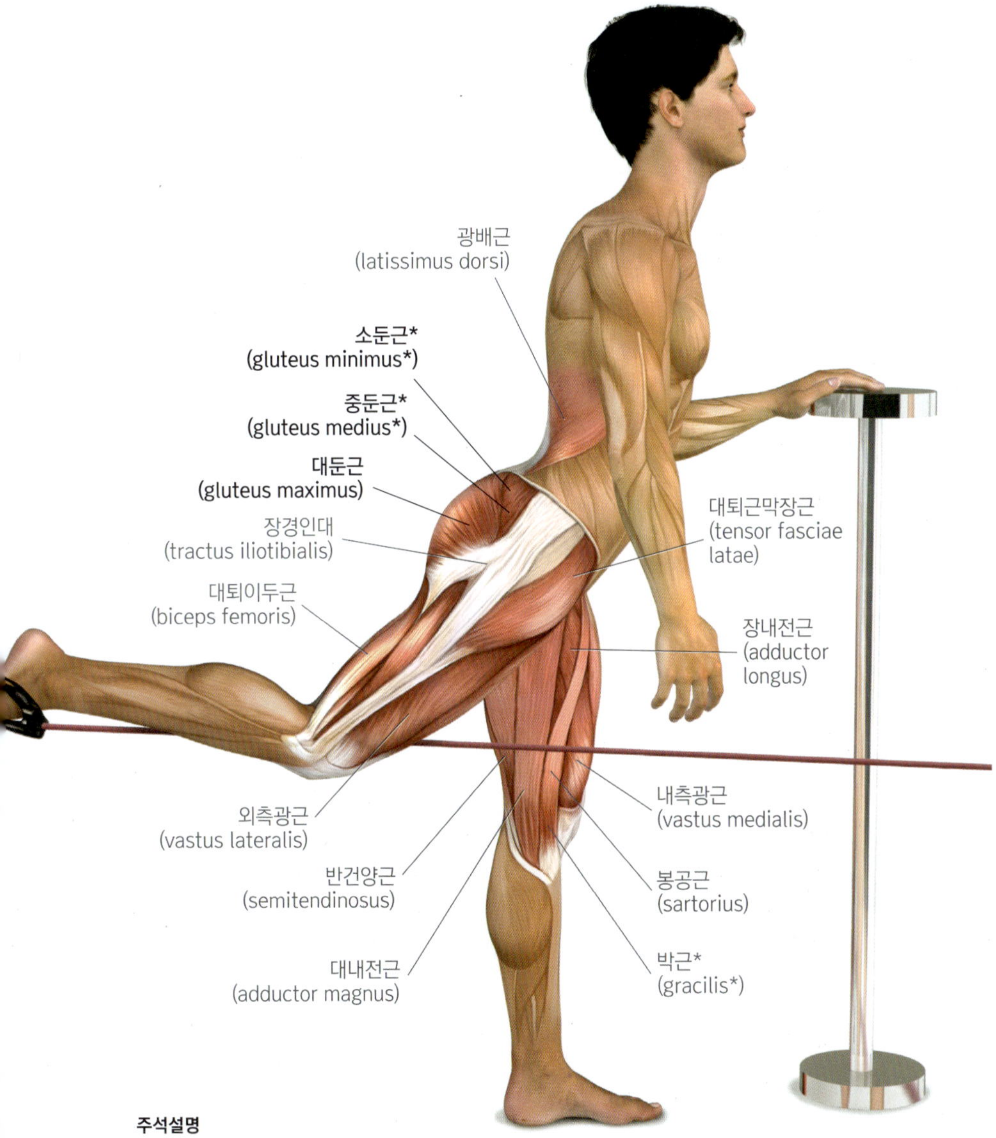

주석설명

검은색 텍스트는 강화 근육을 나타낸다.
회색 텍스트는 스트레칭 근육을 나타낸다.
이탤릭체 텍스트는 힘줄과 인대를 나타낸다.
........*는 심부근육을 나타낸다.

래터럴 바운딩 LATERAL BOUNDING

초보자

래터럴 바운딩은 사두근, 햄스트링, 둔근 및 종아리를 포함한 여러 부위를 대상으로 한다. 주요 목적은 측면 동작을 빠르게 실행할 수 있게 하는 것이다. 한쪽으로 점프를 한 다음에 다른 쪽으로 바꾸어 점프한다. 또한, 메디신 볼을 이용하여 난이도를 높일 수 있다.

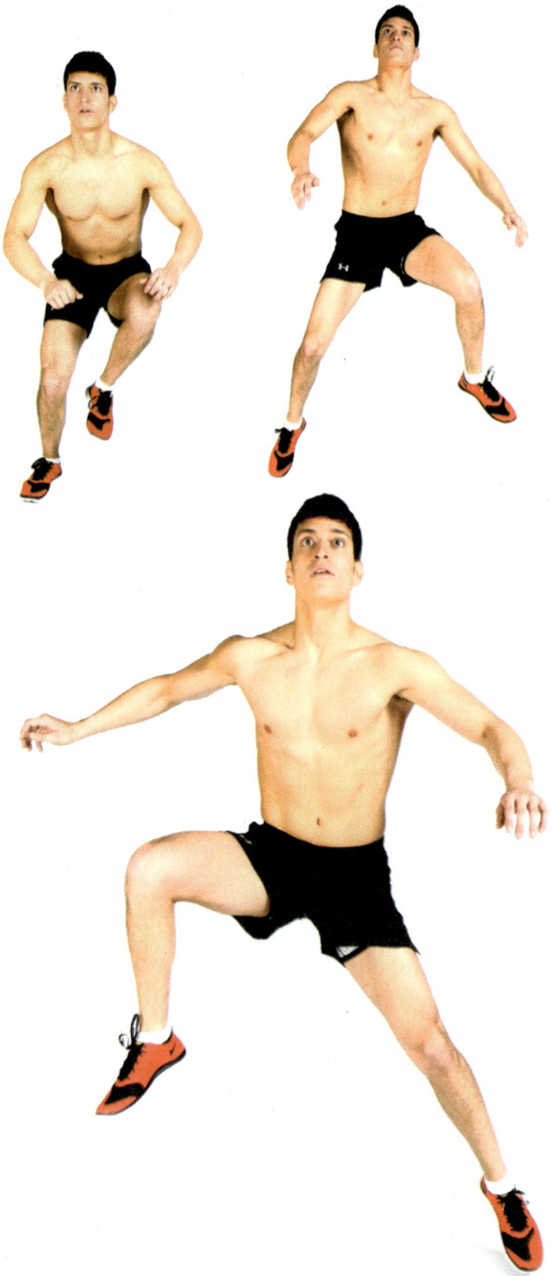

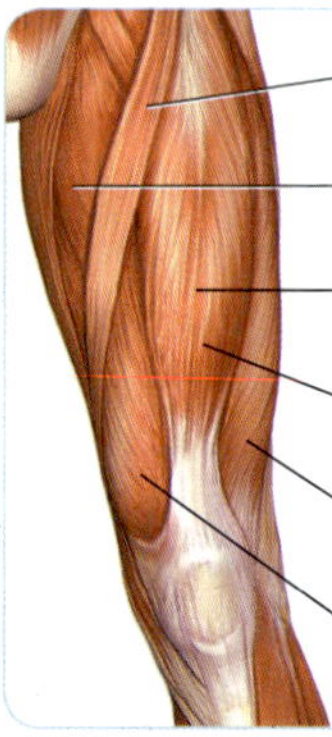

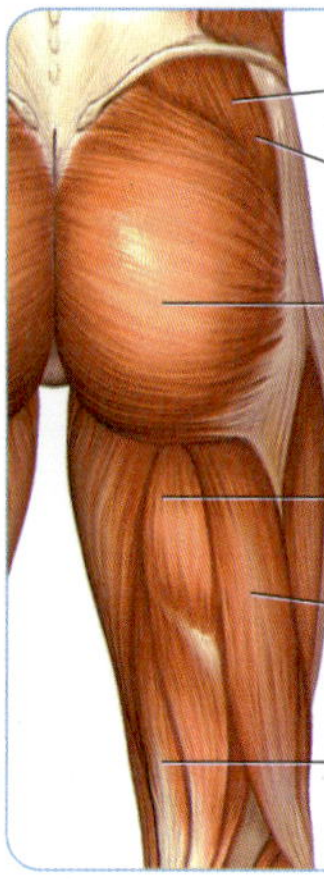

방법 HOW TO DO IT

1 쿼터 스쿼트 자세로 출발한 후 오른쪽 발을 왼쪽으로 최대한 멀리 그리고 높게 튀어 오르게 한다.

2 왼발로 내려와야 한다.

3 그 다음에는, 왼쪽 발을 떼어 오른쪽으로 최대한 멀리 그리고 높게 튀어 오르게 한다. 한쪽 당 15회 반복한다.

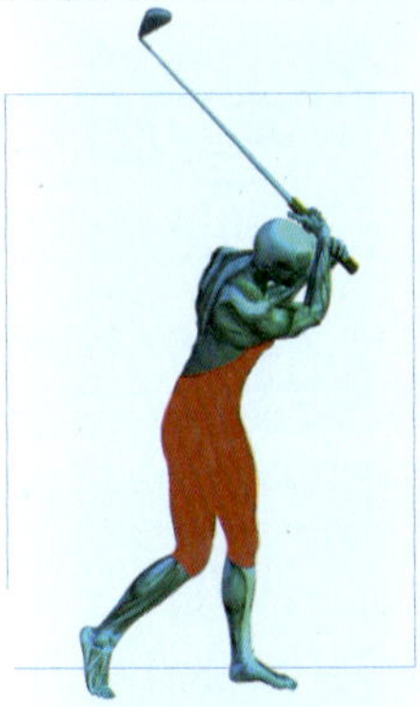

주요 대상
- 중간광근
- 외측광근
- 내측광근
- 대퇴직근

주요 운동 목적
- 대퇴사두근
- 햄스트링
- 대둔근
- 종아리

주의사항
- 무릎이 발끝보다 앞으로 넘어가지 않도록 한다.

자세 완성하기
- 동작 내내 코어를 타이트하게 유지해야 한다.

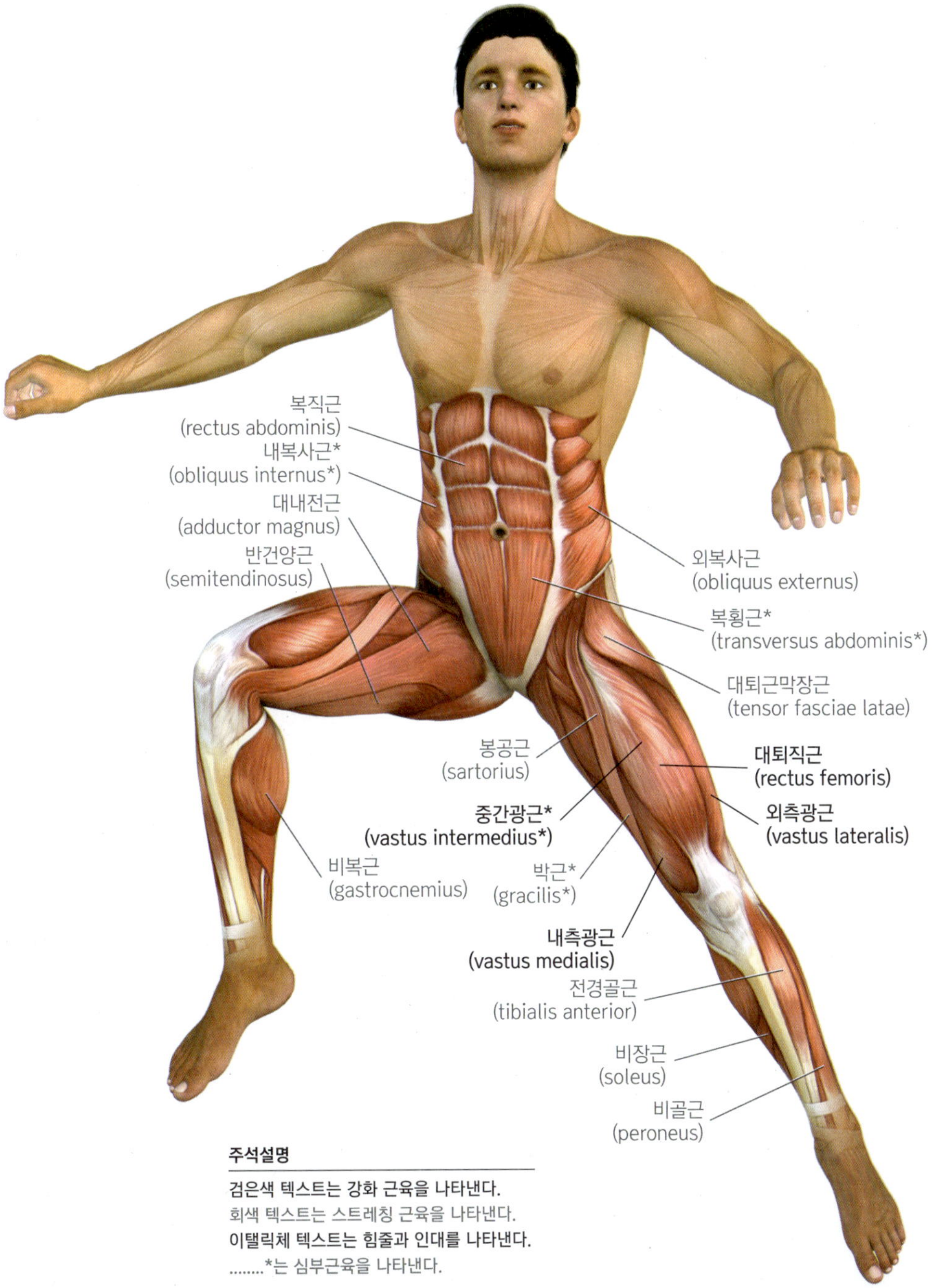

주석설명

검은색 텍스트는 강화 근육을 나타낸다.
회색 텍스트는 스트레칭 근육을 나타낸다.
이탤릭체 텍스트는 힘줄과 인대를 나타낸다.
........*는 심부근육을 나타낸다.

힐 비트 HEEL BEAT

고급

힐 비트는 복근, 내부 대퇴사두근 및 둔근을 사용하여 단단한 엉덩이를 만들어주는 효과적인 필라테스 운동이다. 이것은 매트 위에서 할 수 있는 최고의 둔근 운동 가운데 하나이다. 중요하게 기억해야 할 점은 복근을 바짝 조이고 등을 따라 그리고 다리 뒤 아래로 길게 내려감으로써 허리 아래쪽을 보호해야 한다는 것이다.

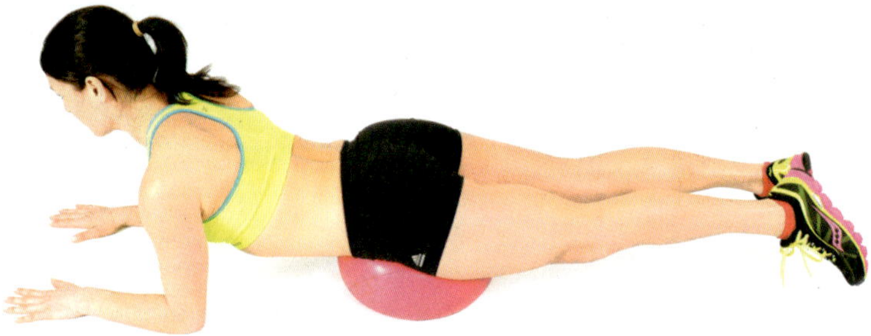

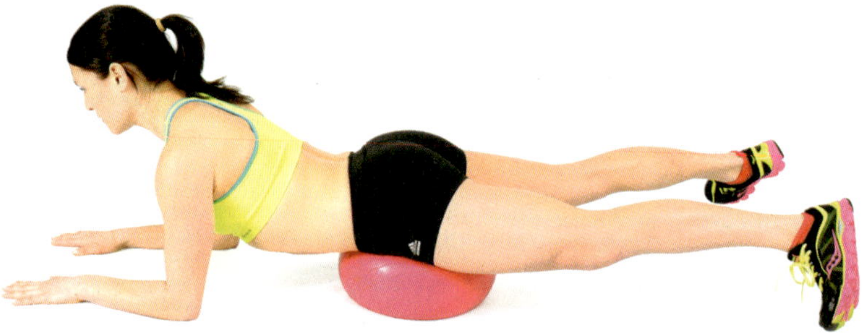

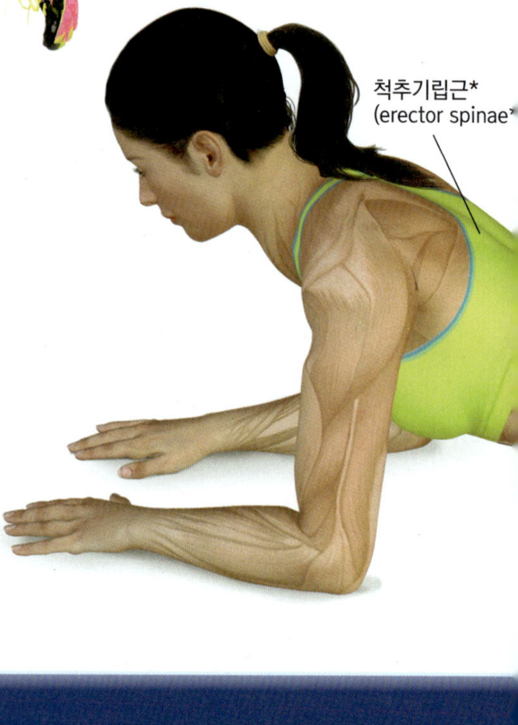

주석설명

검은색 텍스트는 강화 근육을 나타낸다.
회색 텍스트는 스트레칭 근육을 나타낸다.
이탤릭체 텍스트는 힘줄과 인대를 나타낸다.
........*는 심부근육을 나타낸다.

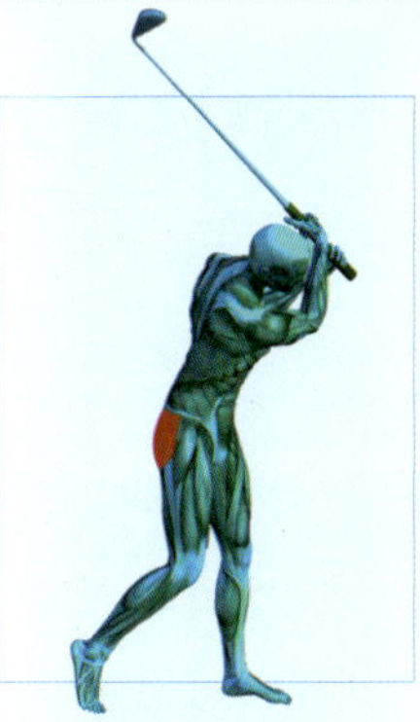

방법 HOW TO DO IT

1 팔뚝을 바닥에 대고 엎드린다. 작은 스위스 볼의 위에 골반을 올려놓는다. 다리를 뒤로 뻗는다.

2 다리를 힙의 위에서부터 바깥쪽으로 회전한다.

3 배꼽을 척추 쪽으로 당겨서 치골로 볼을 누른다. 다리를 길게 들어 올려 매트와 떨어지게 한다.

4 발꿈치를 서로 모은 다음 빨리 그러나 제어된 동작으로 떨어트린다.

5 발꿈치를 8을 셀 동안 서로 부딪힌다. 쉬었다가 다시 한다. 6회 반복한다.

주요 대상
- 대둔근
- 중둔근*
- 소둔근*
- 척추기립근*
- 봉공근
- 치골근*
- 장요근*

주요 운동 목적
- 코어를 안정시킨다.
- 복근을 탄력 있게 만든다.
- 조정력을 향상시킨다.

주의사항
- 어깨를 숙이지 않도록 한다.

자세 완성하기
- 어깨를 아래쪽과 등쪽을 향해 누른다.

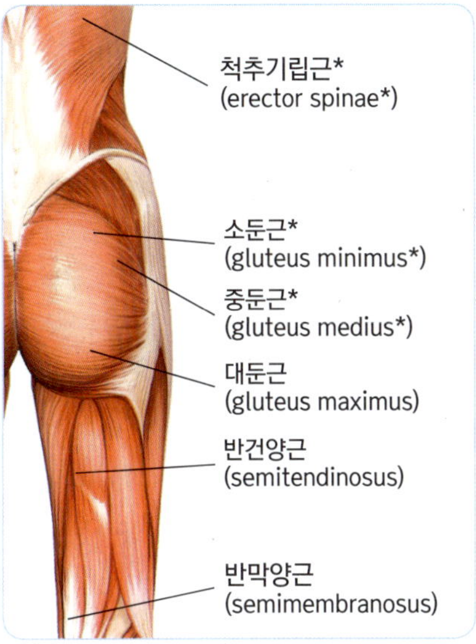

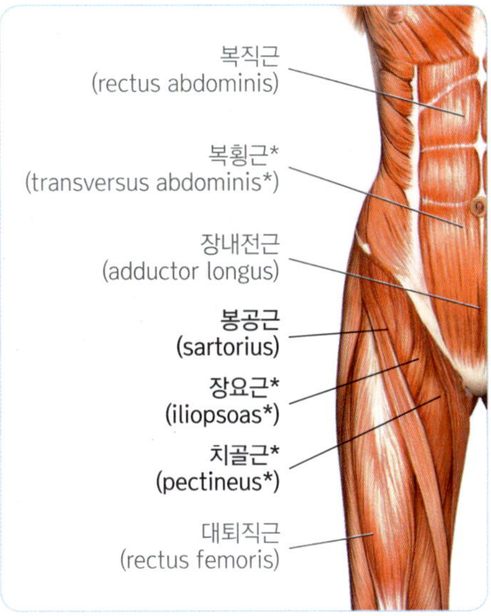

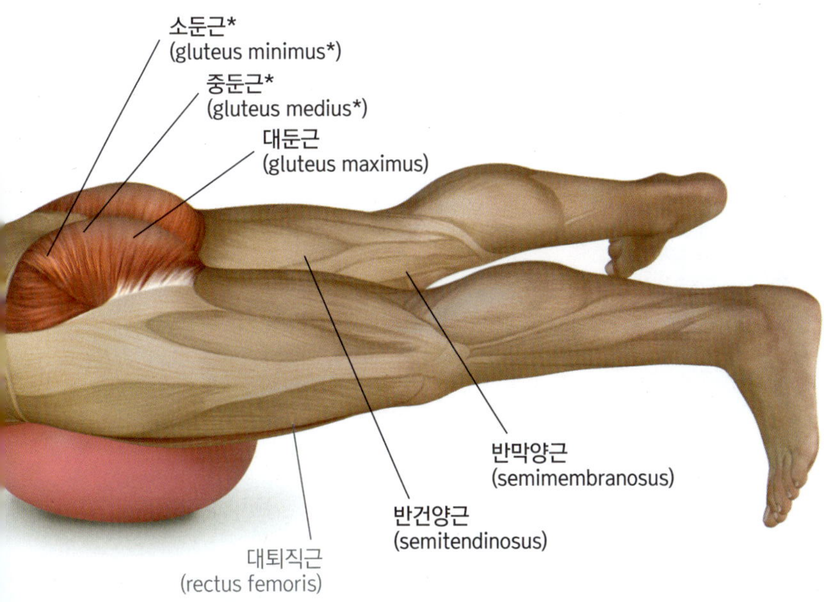

이상근 브릿지 PIRIFORMIS BRIDGE

초보자

많은 기능적 운동과 마찬가지로, 이상근 브릿지 또한 2개의 고전적 운동을 하나로 결합한 것이다 – 이 경우에서는 이상근(또는 앙와위) 스트레칭과 고전적인 브리지의 결합이다. 결과적으로 복근, 햄스트링 및 대퇴사두근을 활용하는 동시에 엉덩이의 심부 이상근을 스트레칭하는 운동이다.

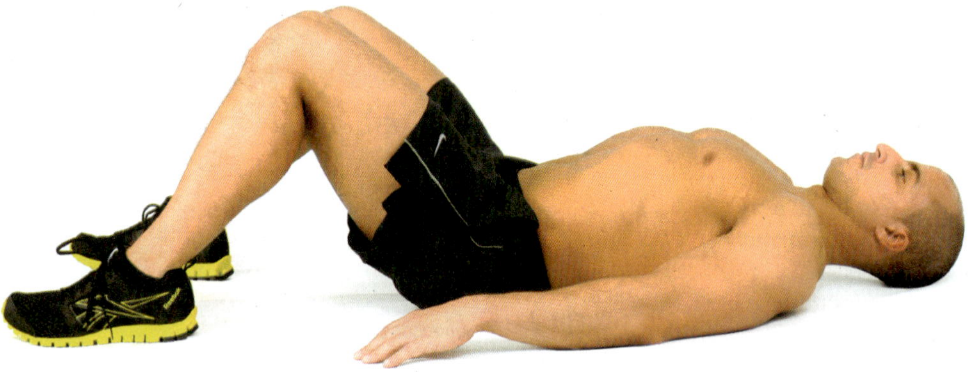

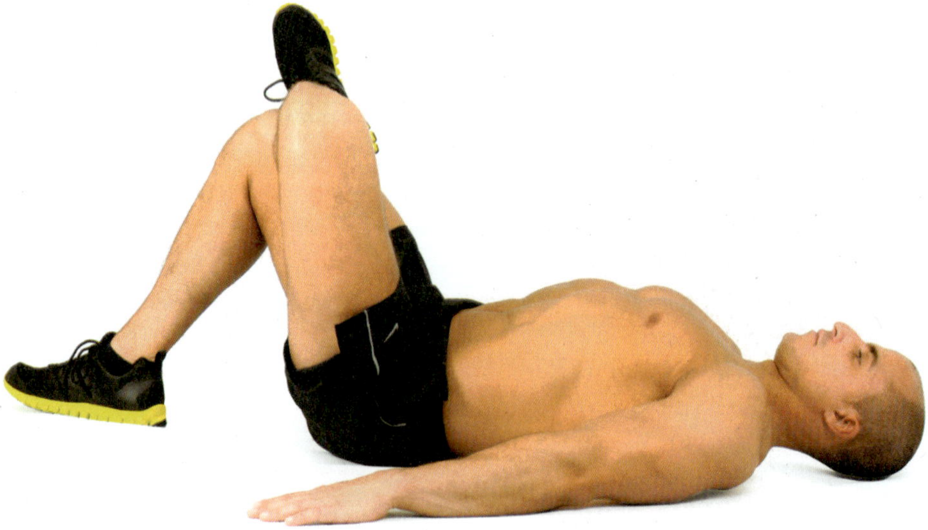

방법 HOW TO DO IT

1 등을 대고 누워서 팔을 양 옆으로 몸과 나란하게 뻗는다. 발을 바닥에 댄 채 무릎을 구부린다.

2 몸의 나머지는 그대로 유지한 채 왼발을 올려서 발목을 오른쪽 무릎에 얹는다.

3 손바닥으로 바닥을 밀고 복근을 활용하여 몸을 일으킨다. 어깨부터 무릎까지 몸은 대각선을 이루어야 한다.

4 천천히 조심스럽게 처음 자세로 돌아간다. 다리를 교체하여 반복한다. 한쪽 당 5회 반복한다.

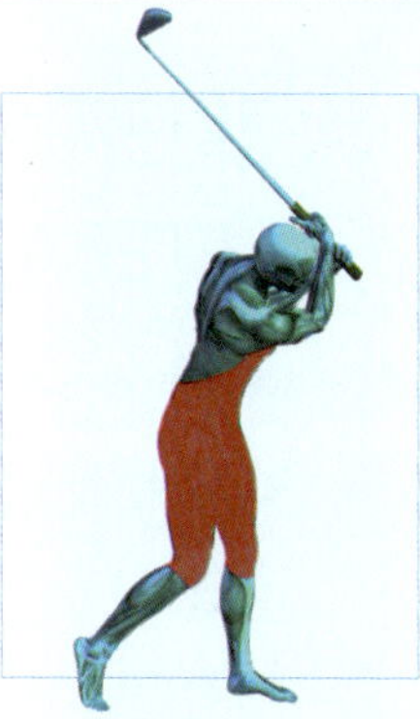

주요 대상
- 대둔근
- 중둔근*
- 소둔근*
- 대퇴이두근
- 반건양근
- 반막양근
- 대퇴직근
- 외측광근
- 중간광근*
- 내측광근

주요 운동 목적
- 이상근을 스트레칭한다.
- 대퇴사두근, 햄스트링 및 둔근을 강화한다.

주의사항
- 목을 뻣뻣하게 하지 않도록 한다.
- 어깨를 귀 쪽을 향해 들어 올리지 않도록 한다.

자세 완성하기
- 몸을 들어올리고 내릴 때 엉덩이를 수축시킨다.
- 배꼽을 척추쪽으로 끌어당긴다.
- 어깨를 아래쪽과 등쪽을 향해 누른다.

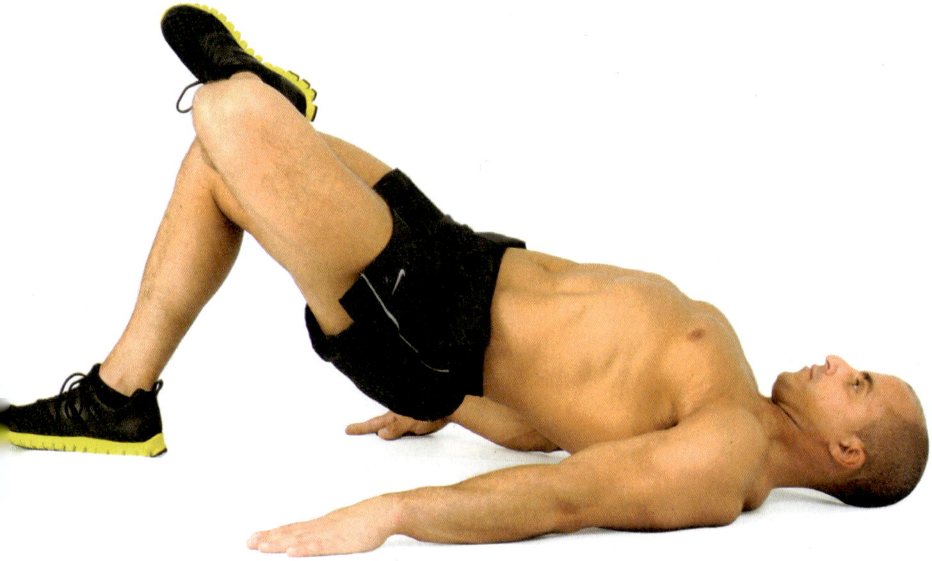

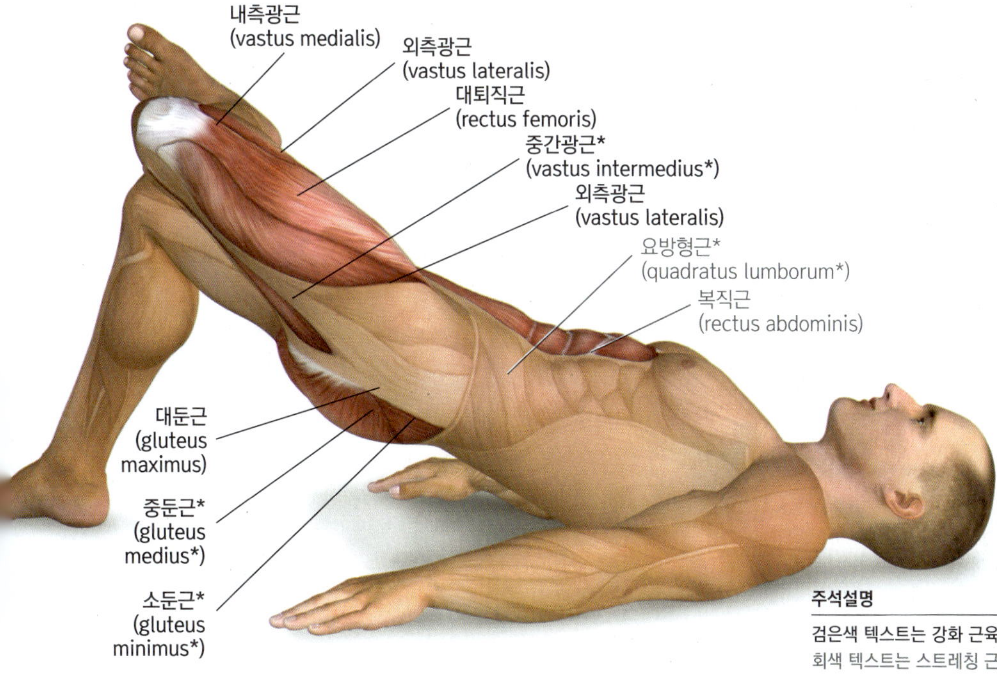

주석설명

검은색 텍스트는 강화 근육을 나타낸다.
회색 텍스트는 스트레칭 근육을 나타낸다.
이탤릭체 텍스트는 힘줄과 인대를 나타낸다.
........*는 심부근육을 나타낸다.

래터럴 익스텐션 래터럴 런지
LATERAL EXTENSION LATERAL LUNGE

초보자

이것은 내전근이 결리는 사람들에게 좋은 운동이지만 잘못하기 쉬운 운동이다. 많은 사람들은 왼쪽 또는 오른쪽으로 걸어가고 발끝보다 무릎이 앞으로 나가게 하는 실수를 저지른다. 무릎이 약간 앞으로 나갈 수는 있지만 발꿈치는 항상 바닥에 고정되어 있어야 한다.

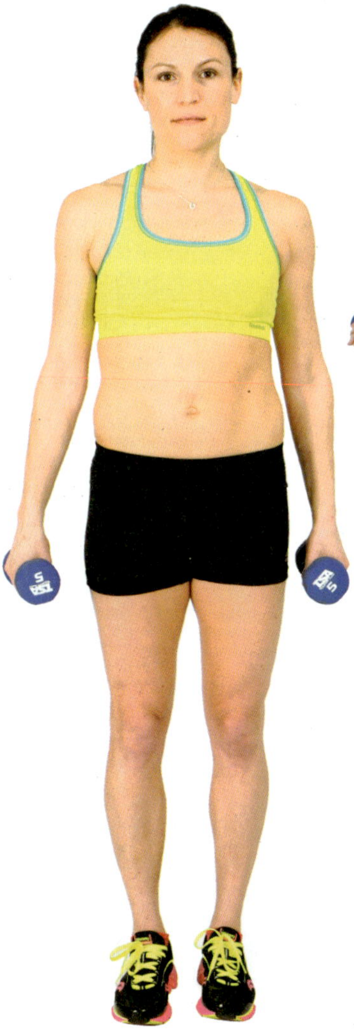

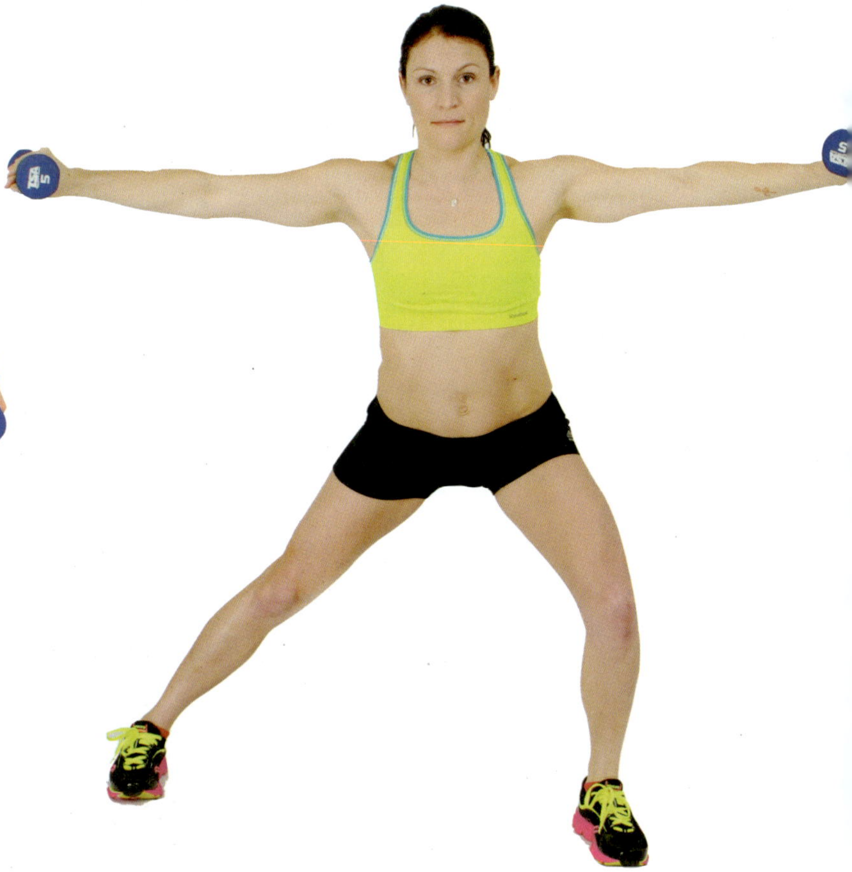

방법 HOW TO DO IT

1 발은 골반 너비로 벌리고 각 팔은 덤벨을 잡은 채 양 옆으로 몸과 나란하게 내린 채 선다.

2 왼쪽으로 큰 걸음을 내디딘 다음에 왼쪽 무릎을 굽혀서 사이드 런지 자세를 취한다. 동시에 양 팔을 올려 일직선을 형성하고 바닥과 평행이 되게 한다.

3 부드럽고 조심스럽게 처음 자세로 돌아온다.

4 반대쪽에서 반복하고 교대로 최대 10회 반복한다.

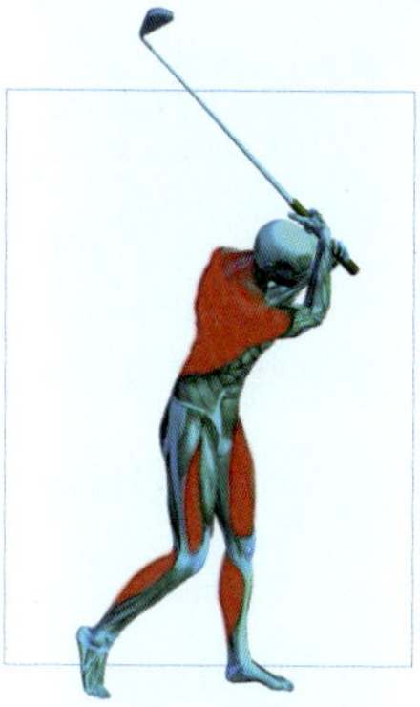

주요 대상
- 승모근
- 능형근*
- 소둔근*
- 중둔근*
- 대둔근
- 중간삼각근

주요 운동 목적
- 어깨와 다리를 강화하고 탄력 있게 만든다.

주의사항
- 팔을 올린 자세에서 한 팔을 다른 팔 앞에 두지 않는다.

자세 완성하기
- 옆으로 런지하면서 몸통은 전방을 향하게 한다.
- 복근을 안쪽으로 당긴다.

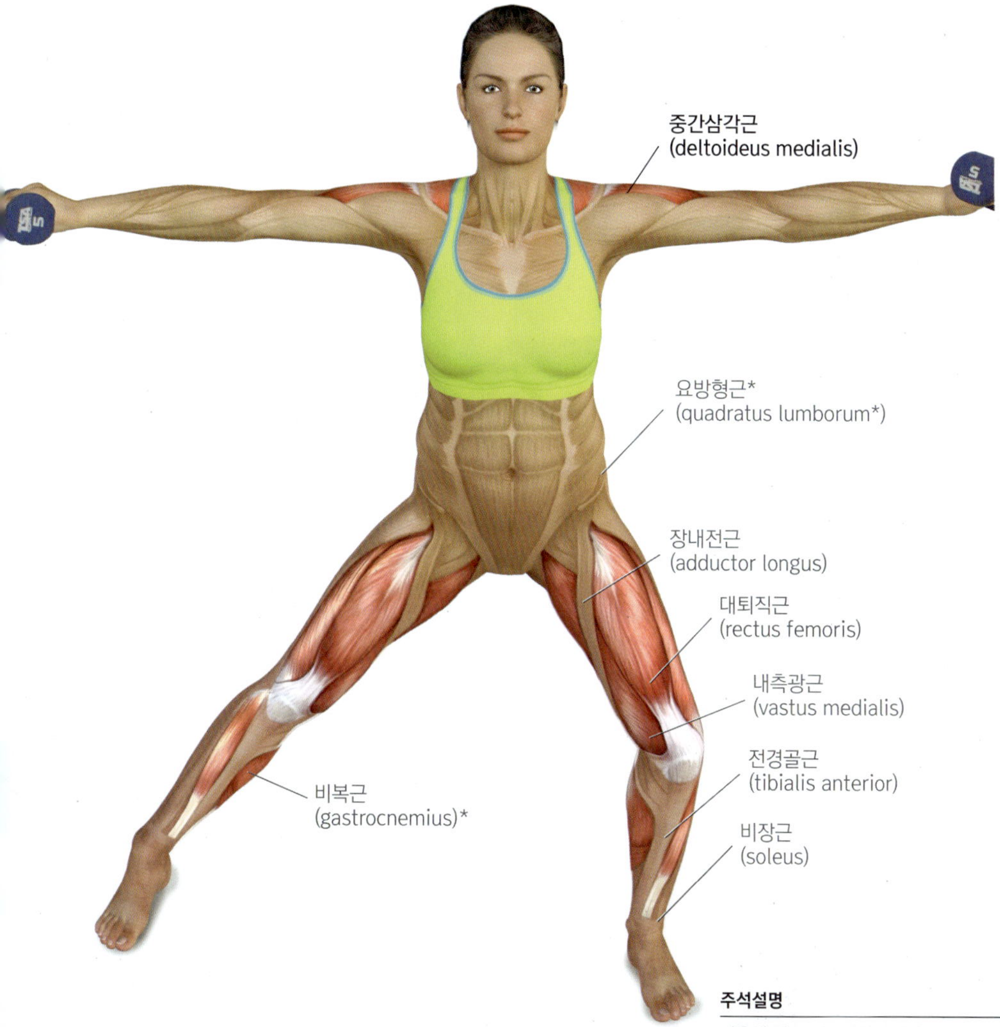

주석설명

검은색 텍스트는 강화 근육을 나타낸다.
회색 텍스트는 스트레칭 근육을 나타낸다.
이탤릭체 텍스트는 힘줄과 인대를 나타낸다.
........*는 심부근육을 나타낸다.

니이 투 체스트 허그 KNEE-TO-CHEST HUG

초보자

이 스트레칭을 하려고 침대에서 일어날 필요가 없다. 편히 누워있을 때면 언제라도 이러한 스트레칭을 할 수 있다. 큰 수고 없이 중력의 힘으로 등, 힙 및 내전근 근육을 스트레칭할 수 있다.

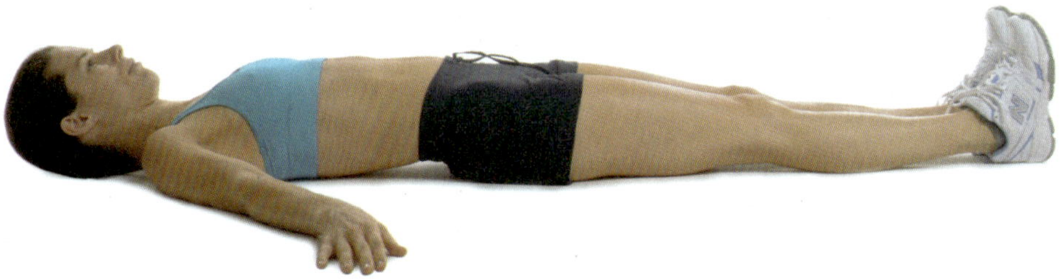

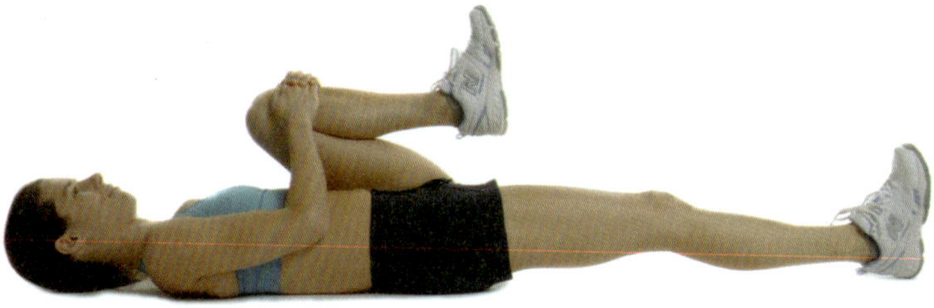

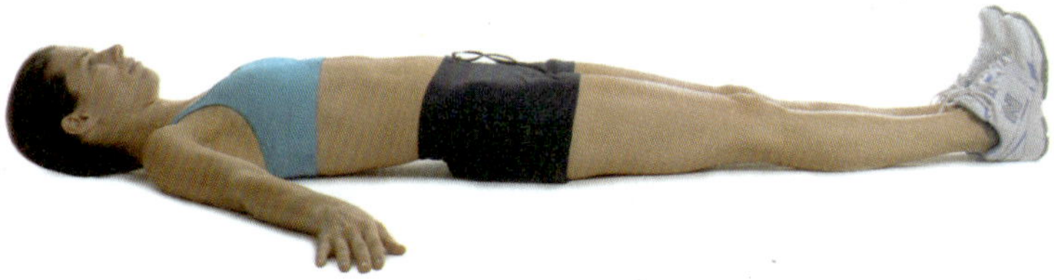

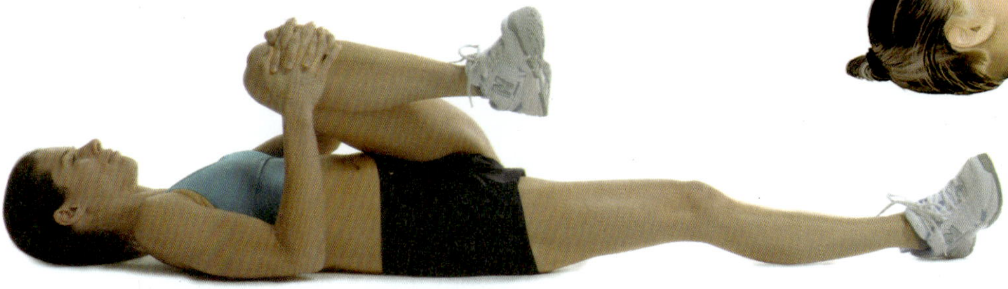

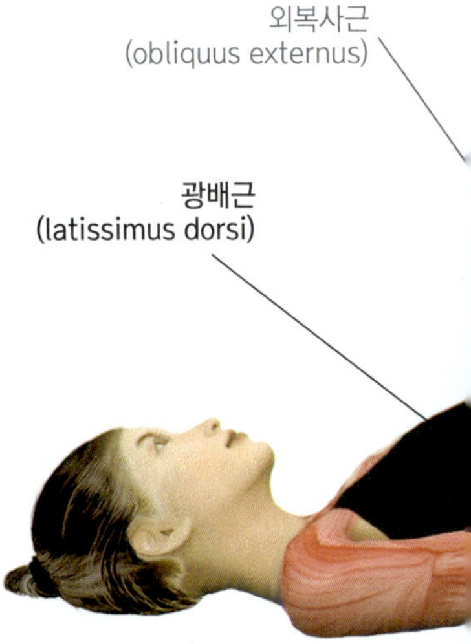

방법 HOW TO DO IT

1 다리를 함께 모으고 팔을 바깥쪽으로 뻗은 채 위를 보고 눕는다.

2 오른쪽 무릎을 굽혀 발을 몸의 중앙선으로 오게 하고 양손으로 무릎을 움켜잡는다. 15초간 이 자세를 유지한다.

3 처음 자세로 돌아온다.

4 다시, 양손으로 무릎을 움켜잡고 오른쪽 무릎을 굽힌다. 하지만, 이 때 오른쪽 다리를 왼쪽으로 회전시켜 오른쪽 다리의 옆쪽이 가슴을 향하게 한다.

5 15초간 이 자세를 유지한 다음에 처음 자세로 돌아온다. 왼쪽 다리를 굽힌 채로 전체 순서를 반복한다.

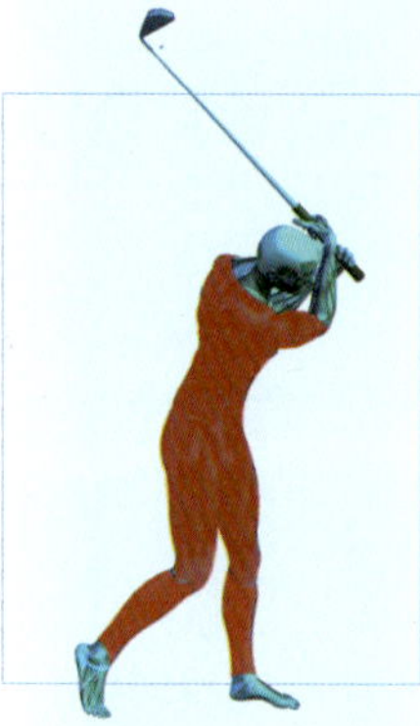

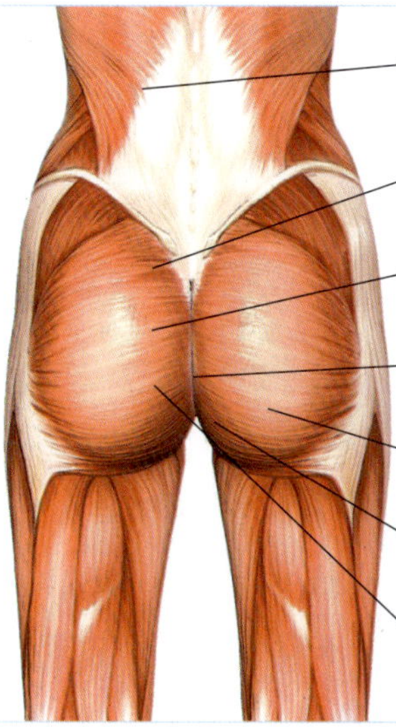

주요 대상
- 척추기립근
- 광배근
- 대둔근
- 소둔근
- 이상근
- 상쌍자근
- 하쌍자근
- 외폐쇄근
- 내폐쇄근
- 대퇴방형근

주요 운동 목적
- 광배근
- 대둔근

주의사항
- 바닥에서 엉덩이를 들지 않도록 한다.

자세 완성하기
- 척추를 중립으로 유지한다.

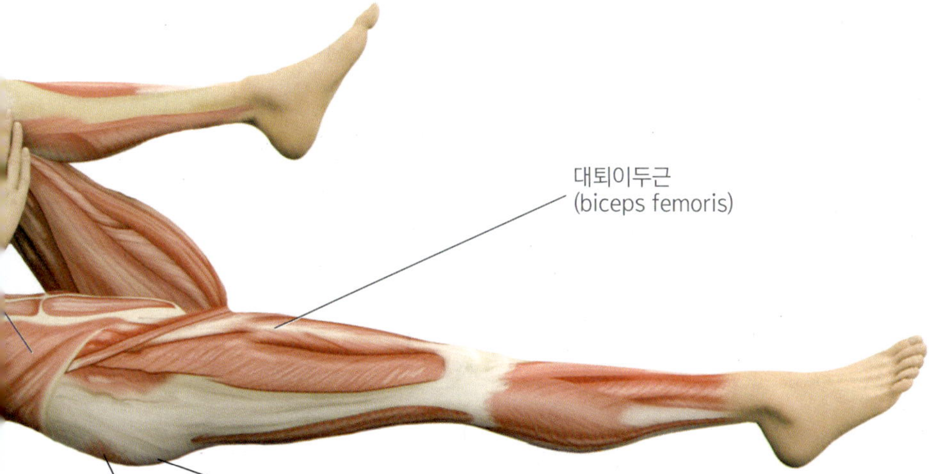

주석설명

검은색 텍스트는 강화 근육을 나타낸다.
회색 텍스트는 스트레칭 근육을 나타낸다.
이탤릭체 텍스트는 힘줄과 인대를 나타낸다.
........*는 심부근육을 나타낸다.

힙 외전 및 내전 HIP ABDUCTION AND ADDUCTION

중급

발목 주변에 저항 밴드를 이용하는 힙 외전 운동은 둔근 주변의 힘을 증진시킨다. 둔근이 "화끈거리는" 느낌이 들 것이다. 저항 밴드 때문에 근육에 대한 부하가 증가하고 근력 향상이 촉진된다.

엉덩이의 모음 동작을 위해서는 넓적다리 기계를 사용하거나; 발목 웨이트를 사용하거나; 또는 여기 설명과 같이 로우 풀리 이너의 정면에 선다.

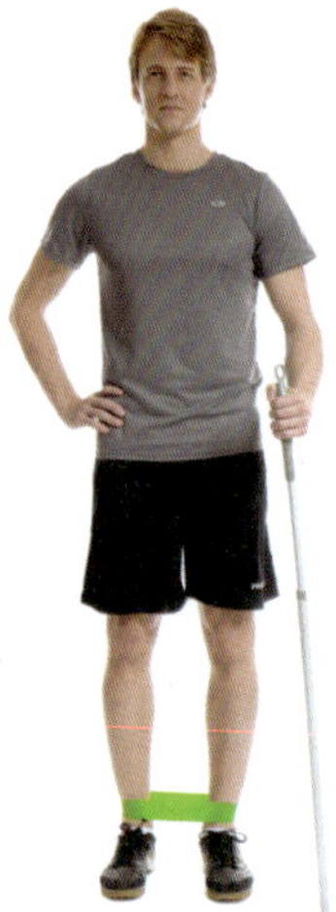

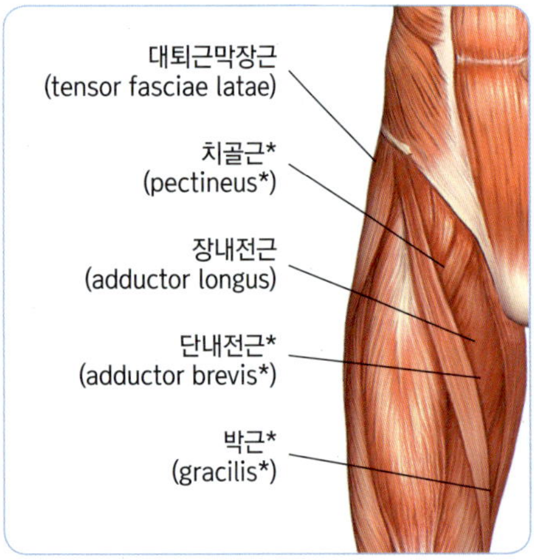

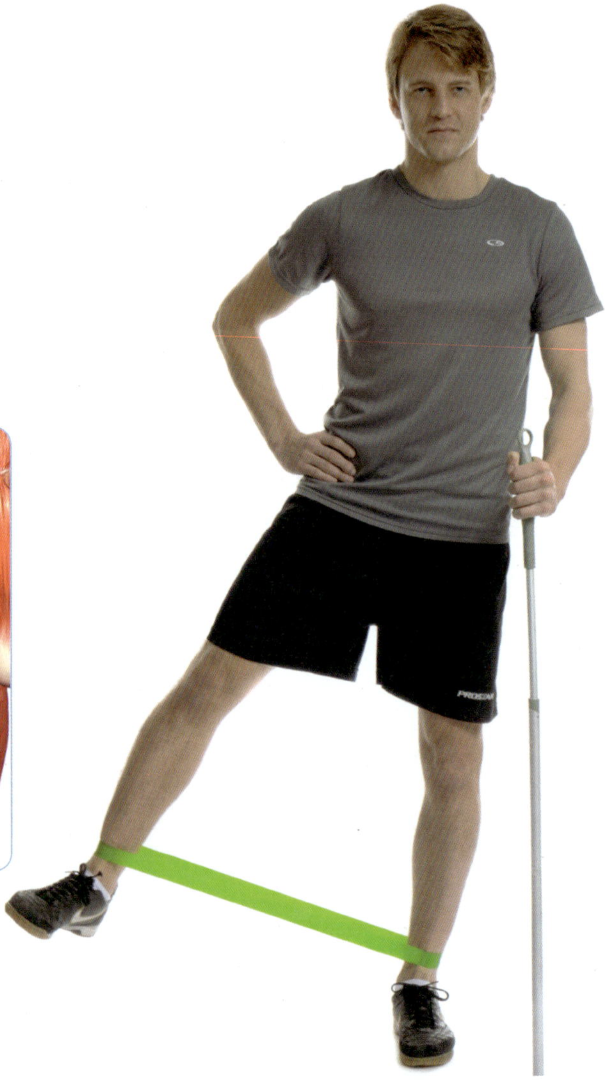

주석설명

검은색 텍스트는 강화 근육을 나타낸다.
회색 텍스트는 스트레칭 근육을 나타낸다.
이탤릭체 텍스트는 힘줄과 인대를 나타낸다.
........*는 심부근육을 나타낸다.

방법 HOW TO DO IT

1 발을 어깨 너비로 벌리고 저항 밴드를 발목 주변에 연결한 채 선다. 골반을 약간 앞으로 밀고 가슴을 들며 어깨를 아래 뒤쪽으로 낮춘다. 왼손으로 대걸레 자루나 의자 등과 같은 지지대를 잡는다.

2 등과 무릎은 전방을 향한 채 곧게 하고 오른쪽 발을 오른쪽으로 움직여서 몸체와 멀어지게 한다. 2초간 머무르고 10회 반복한다. 처음 자세로 돌아온다.

1 등과 무릎은 전방을 향한 채 곧게 하고 왼쪽 발을 오른쪽으로 움직여서 몸을 가로지른다. 2초간 머무르고 10회 반복한다.

2 처음 자세로 돌아와서 반대쪽으로 전체 순서를 반복한다.

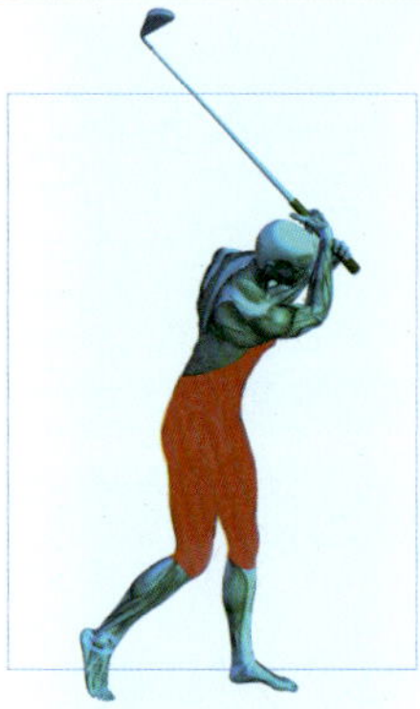

주요 대상
- 장내전근
- 대내전근
- 단내전근
- 박근
- 치골근
- 외폐쇄근
- 소둔근
- 대퇴근막장근
- 대둔근

주요 운동 목적
- 힙 외전근
- 힙 내전근

주의사항
- 발을 옆으로 그리고 안쪽으로 이동할 때 이동하는 발이 바닥에 닿지 않도록 한다.

자세 완성하기
- 다리를 이동할 때 넓적다리 측면 근육을 팽팽하게 한다.

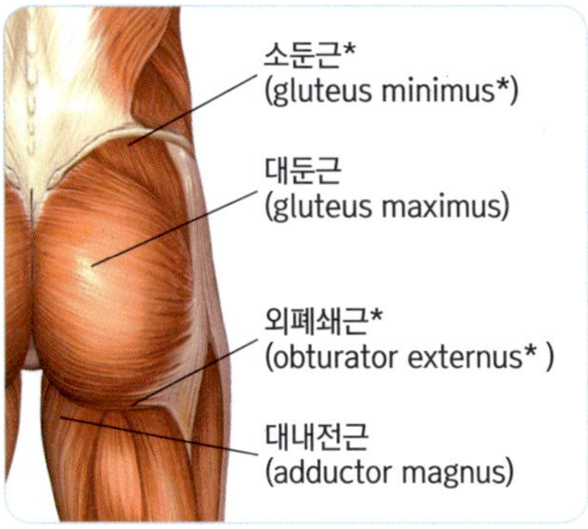

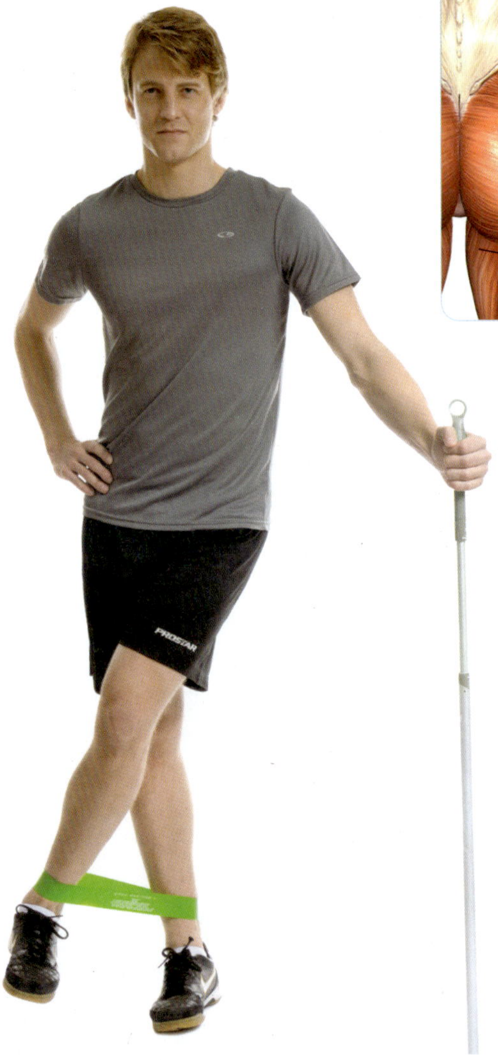

주석설명

검은색 텍스트는 강화 근육을 나타낸다.
회색 텍스트는 스트레칭 근육을 나타낸다.
이탤릭체 텍스트는 힘줄과 인대를 나타낸다.
........*는 심부근육을 나타낸다.

스위밍 SWIMMING

중급

이 운동을 처음 할 때에는 바닥에서 멀어진다는 느낌이 들지 않을 것이다. 몸을 들어 올리려고 시도하고 등 아래쪽에서 크런치를 느낀다면 너무 멀리 떨어졌다는 의미이다. 머리 및 발끝의 상단을 들어올리는 것과 밖으로 뻗는 것 사이에서 균형을 찾아야 한다.

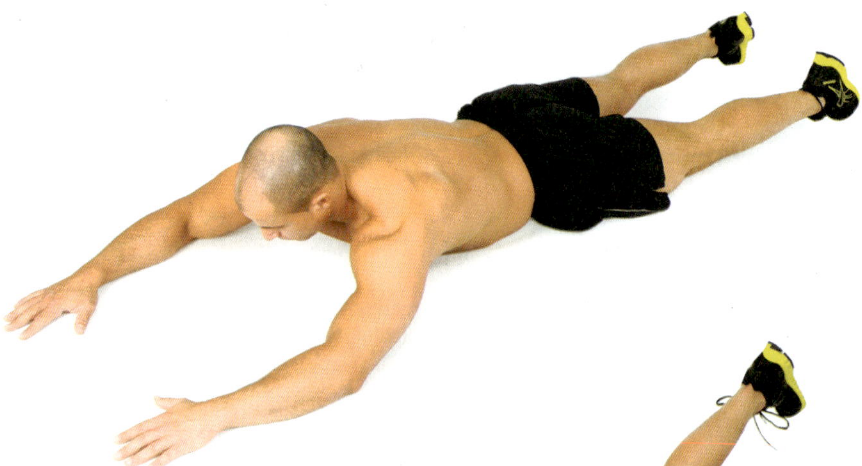

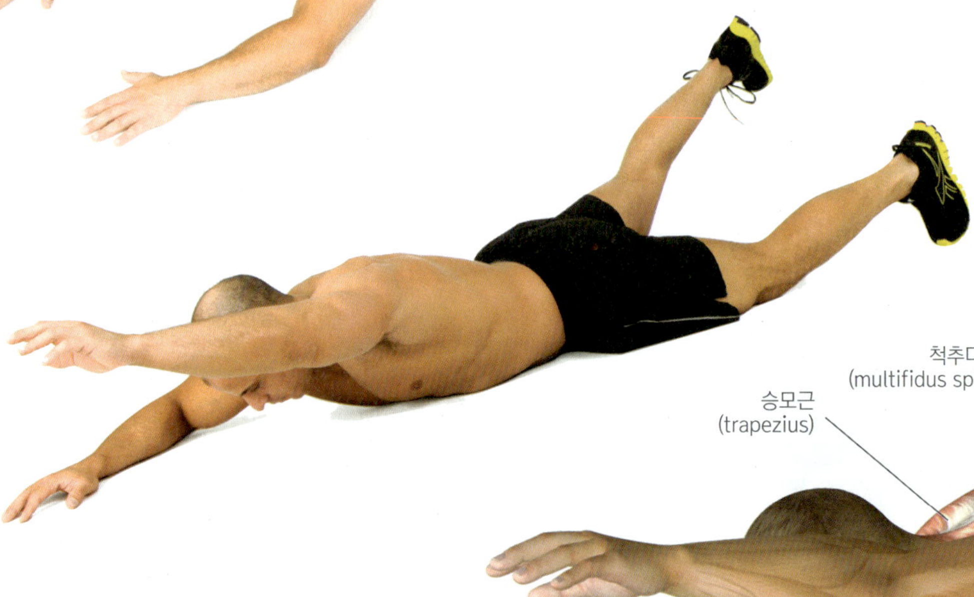

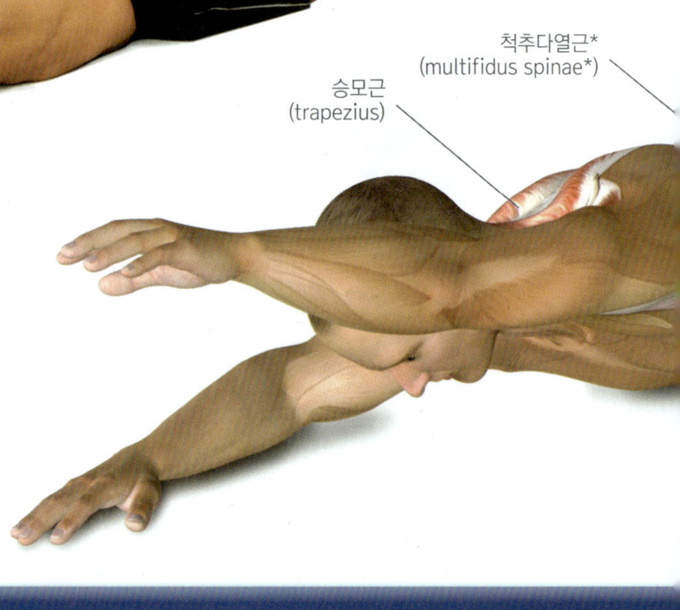

방법 HOW TO DO IT

1 다리를 골반 너비로 벌린 채 배를 대고 눕는다. 바닥에서 팔을 귀 옆으로 뻗는다. 골반기저근을 활용하고 배꼽을 척추 쪽으로 당긴다.

2 오른쪽 팔과 왼쪽 다리를 동시에 든다. 머리를 바닥으로부터 약간 들어올린다.

3 사지를 뻗은 자세를 유지한 채, 팔과 다리를 처음 자세로 낮춘다.

4 반대쪽에서 반복한다. 8회 반복한다.

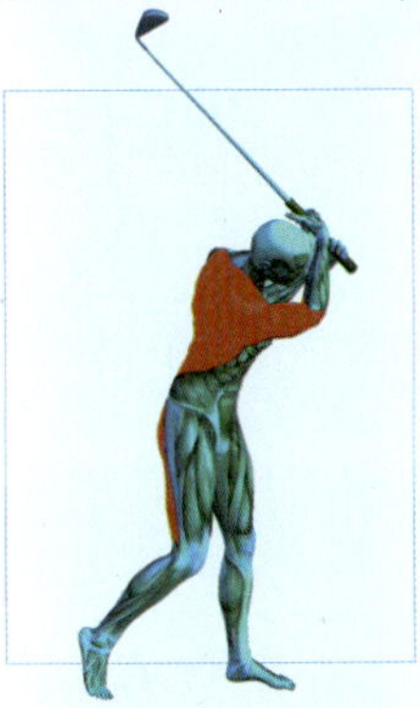

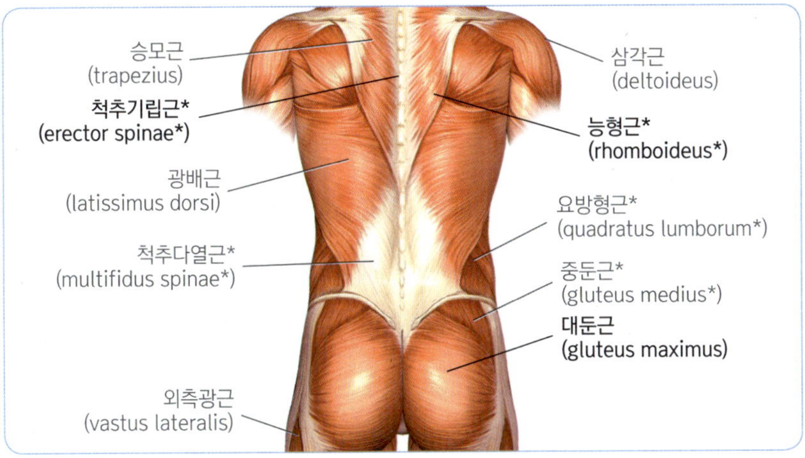

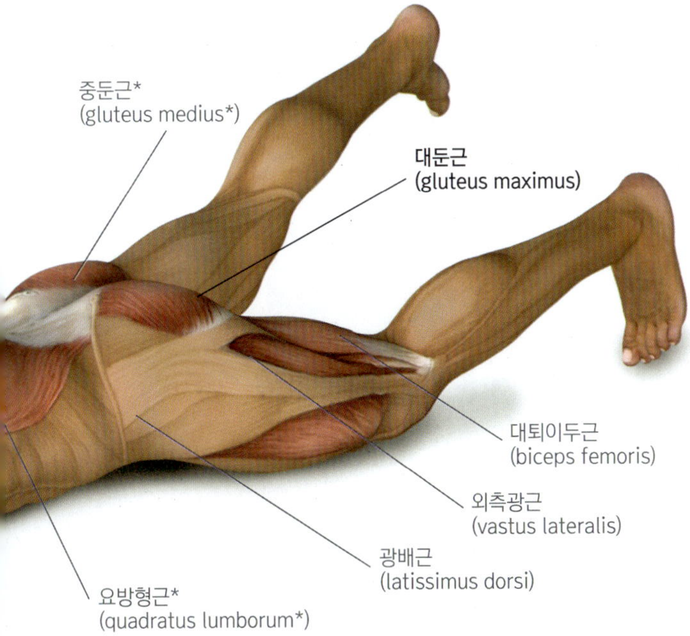

주요 대상
- 능형근*
- 대둔근
- 척추기립근*

주요 운동 목적
- 코어를 안정시킨다.
- 복근을 탄력 있게 만든다.
- 대둔근과 척추신전근을 강화시킨다.

주의사항
- 목을 뻣뻣하게 하지 않도록 한다.
- 어깨를 귀 쪽으로 들어 올리지 않도록 한다.

자세 완성하기
- 팔과 다리를 들어올릴 때 등 위쪽을 편다.
- 사지를 반대 방향으로 최대한 뻗는다.
- 둔근을 꽉 조인 채로 유지한다.

주석설명

검은색 텍스트는 강화 근육을 나타낸다.
회색 텍스트는 스트레칭 근육을 나타낸다.
이탤릭체 텍스트는 힘줄과 인대를 나타낸다.
........*는 심부근육을 나타낸다.

래터럴 밴드 사이드 스텝 LATERAL BAND SIDE STEPS

초보자

래터럴 밴드 사이드 스텝 운동은 처음에는 생소해 보이지만, 힙 안정성을 개선하고 힙, 특히 둔근을 강화하며 무릎 관절의 안정성을 높일 수 있는 완벽한 방법이다. 결국 전신 메커니즘과 동작 효율성을 향상시키게 된다.

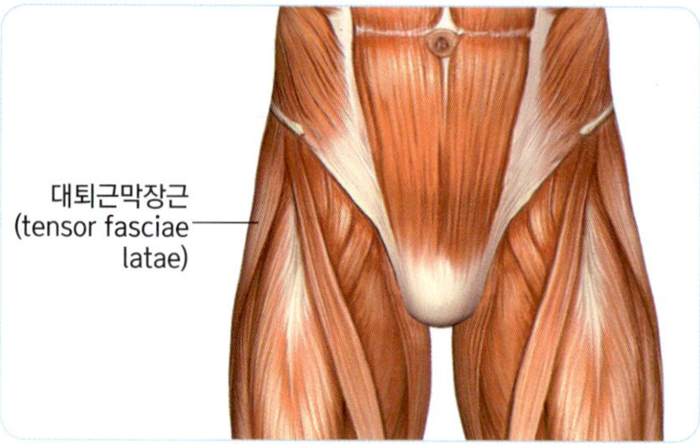

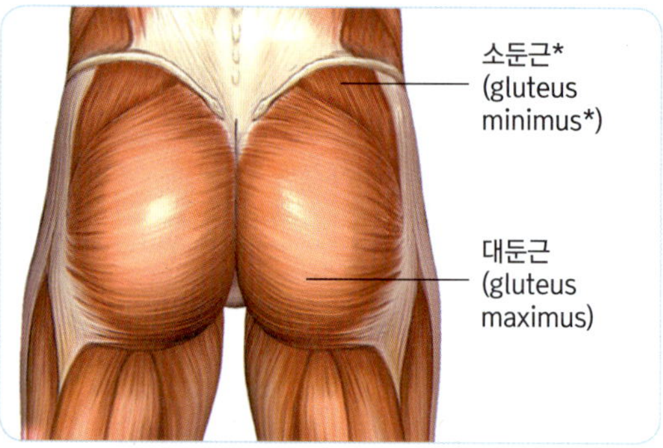

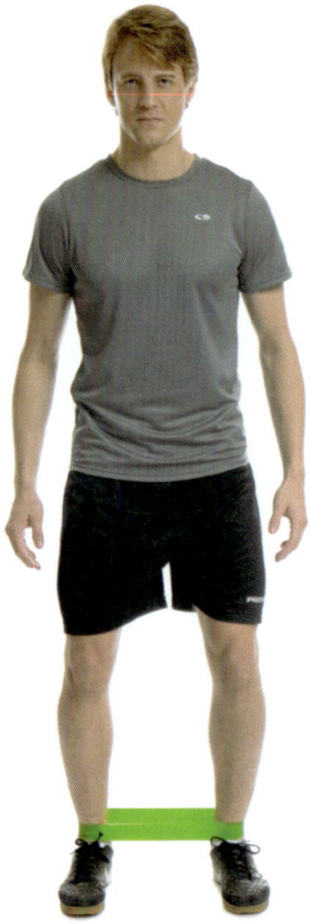

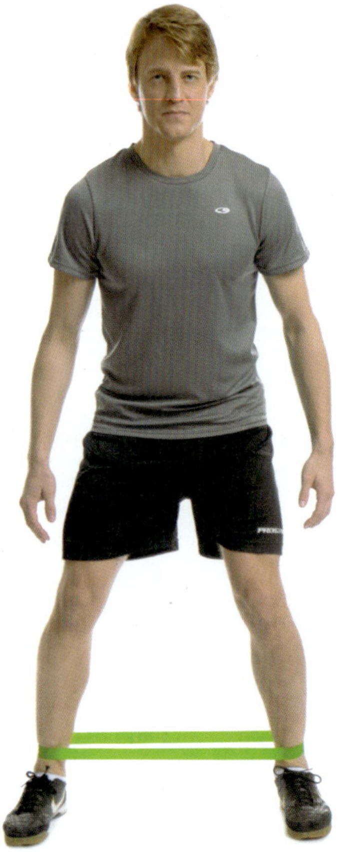

방법 HOW TO DO IT

1 발을 어깨 너비로 벌리고 저항 밴드를 발목 주위에 연결한 채 선다. 골반은 약간 앞쪽으로 밀고 가슴은 올리며 어깨는 아래 뒤쪽으로 낮춘다.

2 힙은 올리고, 어깨는 뒤로 유지한 채 손은 힙에 두고, 무릎을 약간 굽히고 자세를 높게 한 상태에서 최대한 멀리 옆으로 걷는다.

3 천천히 조심스럽게 움직여서 반대편 발을 안쪽으로 가져와 다른 발과 만나게 한다.

4 옆으로 걷는 것을 반복적으로 8-12회에 걸쳐 1-3세트 실시한 다음, 반대 방향에서 반복한다.

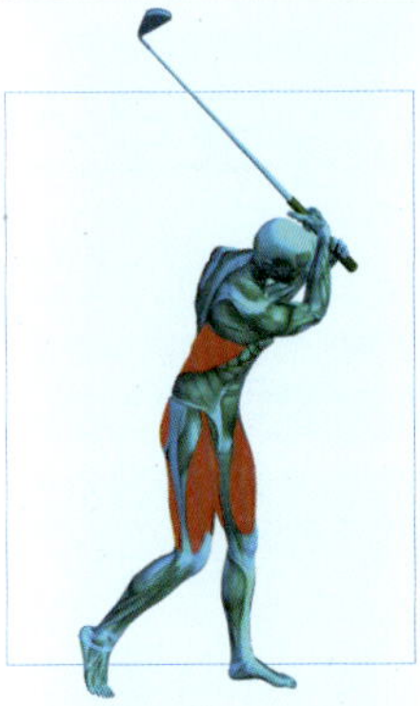

주요 대상
- 소둔근*
- 대퇴근막장근
- 대둔근

주요 운동 목적
- 힙 내전근

주의사항
- 몸통을 한쪽으로 치우치지 않게 한다.

자세 완성하기
- 다리를 이동할 때 넓적다리 및 힙 옆의 근육을 팽팽하게 한다.

주석설명

검은색 텍스트는 강화 근육을 나타낸다.
회색 텍스트는 스트레칭 근육을 나타낸다.
이탤릭체 텍스트는 힘줄과 인대를 나타낸다.
........*는 심부근육을 나타낸다.

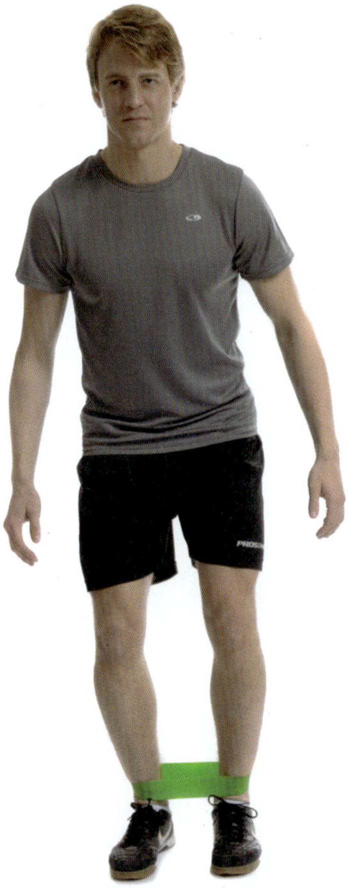

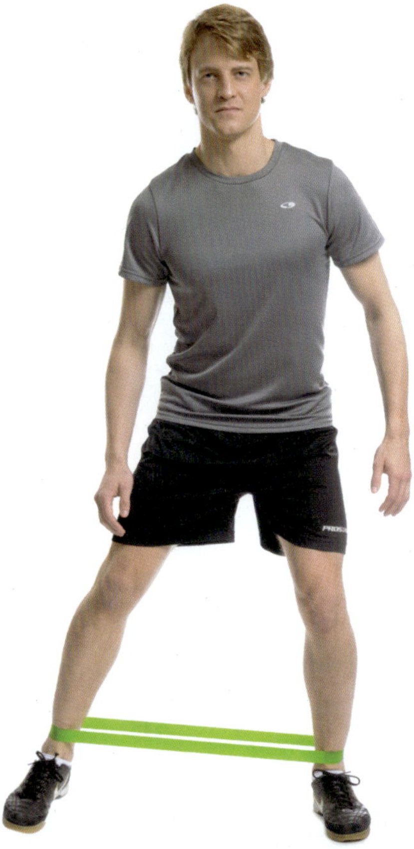

크로스오버 스텝 CROSSOVER STEPS

초보자

힙 내전 운동 (199페이지)와 마찬가지로, 이 운동 역시 발목 웨이트를 이용해서 할 수 있다. 주로 내부 내전근 그룹의 근육에 작용하며, 엉덩이 통증이 심한 사람은 하지 말아야 한다.

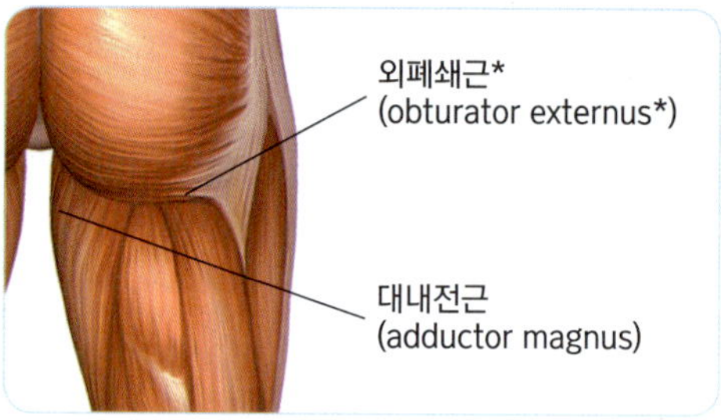

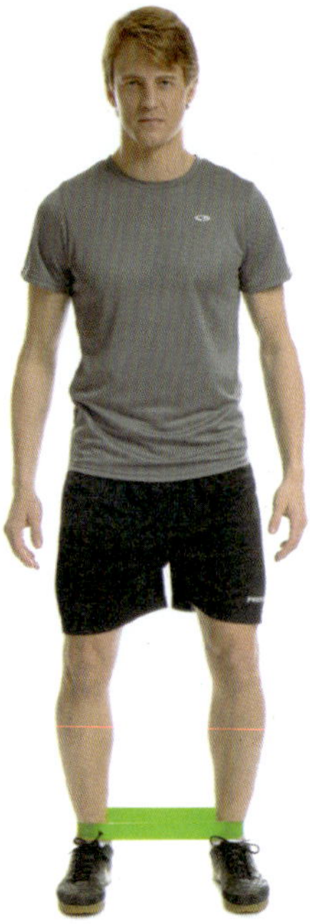

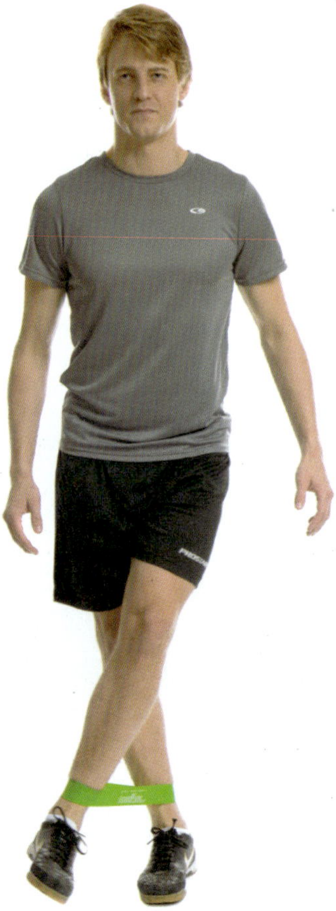

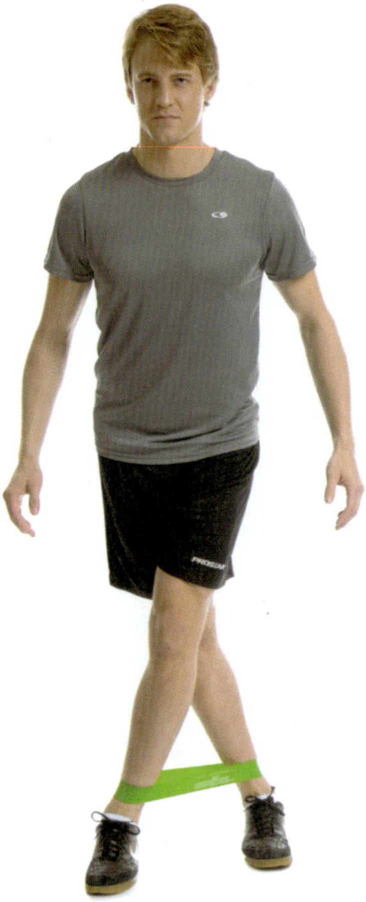

방법 HOW TO DO IT

1 발을 어깨너비로 벌리고 저항 밴드를 발목 주위에 연결한 채 선다. 골반은 약간 앞쪽으로 밀고 가슴은 올리며 어깨는 아래 뒤쪽으로 낮춘다.

2 밴드가 적당하게 팽팽해질 때까지 왼쪽 발을 앞으로 내디딘다. 그런 다음, 오른쪽 발 너머로 왼쪽 발을 교차시킨다.

3 다음에, 오른쪽 발을 왼쪽 앞으로 내디딘다.

4 처음 자세로 돌아온 다음, 반대 방향으로 오른쪽 발과 왼쪽 발을 교차시킨다.

5 각 방향으로 총 3회 동안 모든 움직임을 반복한다.

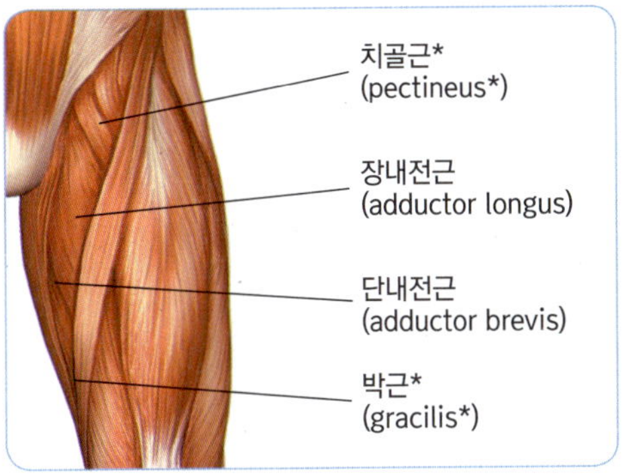

주석설명

검은색 텍스트는 강화 근육을 나타낸다.
회색 텍스트는 스트레칭 근육을 나타낸다.
이탤릭체 텍스트는 힘줄과 인대를 나타낸다.
........*는 심부근육을 나타낸다.

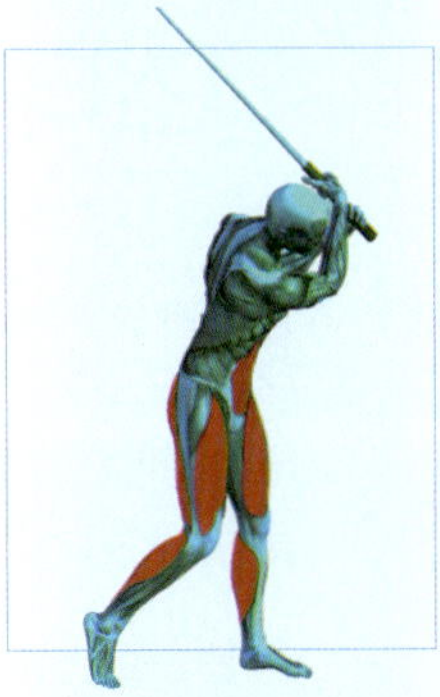

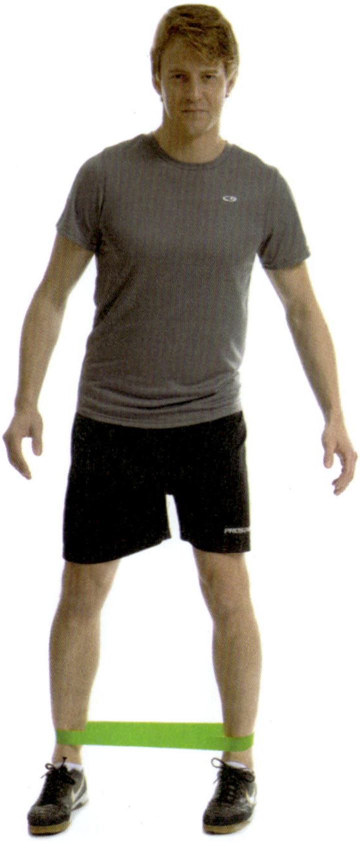

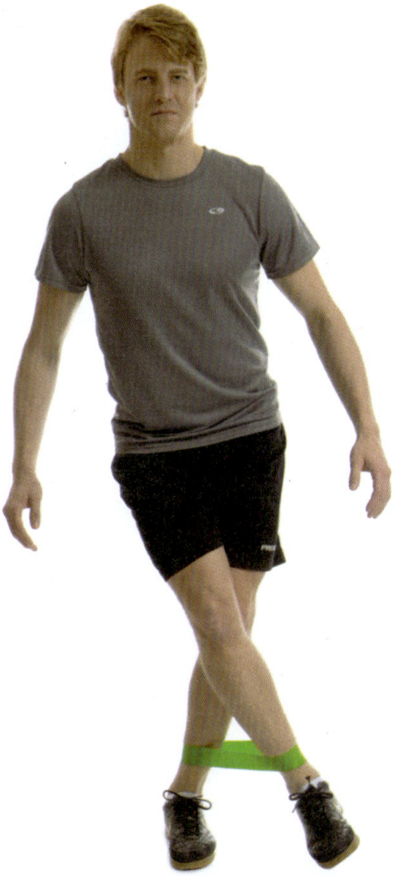

주요 대상
- 장내전근
- 대내전근
- 단내전근*
- 박근
- 치골근
- 외폐쇄근

주요 운동 목적
- 힙 내전근

주의사항
- 몸통을 회전하지 않도록 한다.

자세 완성하기
- 이동하는 발의 발끝을 정강이로 쪽으로 구부린다.
- 힙을 펴고 앞으로 향하게 한다.
- 균형을 유지할 수 있는 속도로 움직인다.

앱스터클 챌린지 OBSTACLE CHALLENGE

중급

앱스터클 챌린지는 둔근, 대퇴사두근, 햄스트링 및 종아리에 효과가 있다. 이 운동을 하면 측면 동작을 빨리 할 수 있다. 한 방향으로 몇 번의 점프를 한 다음에 다른 방향으로 바꾸는 것은 이 운동의 쉬운 버전이다. 한편, 더 많거나 더 큰 원뿔을 추가함으로써 난이도를 높일 수도 있다.

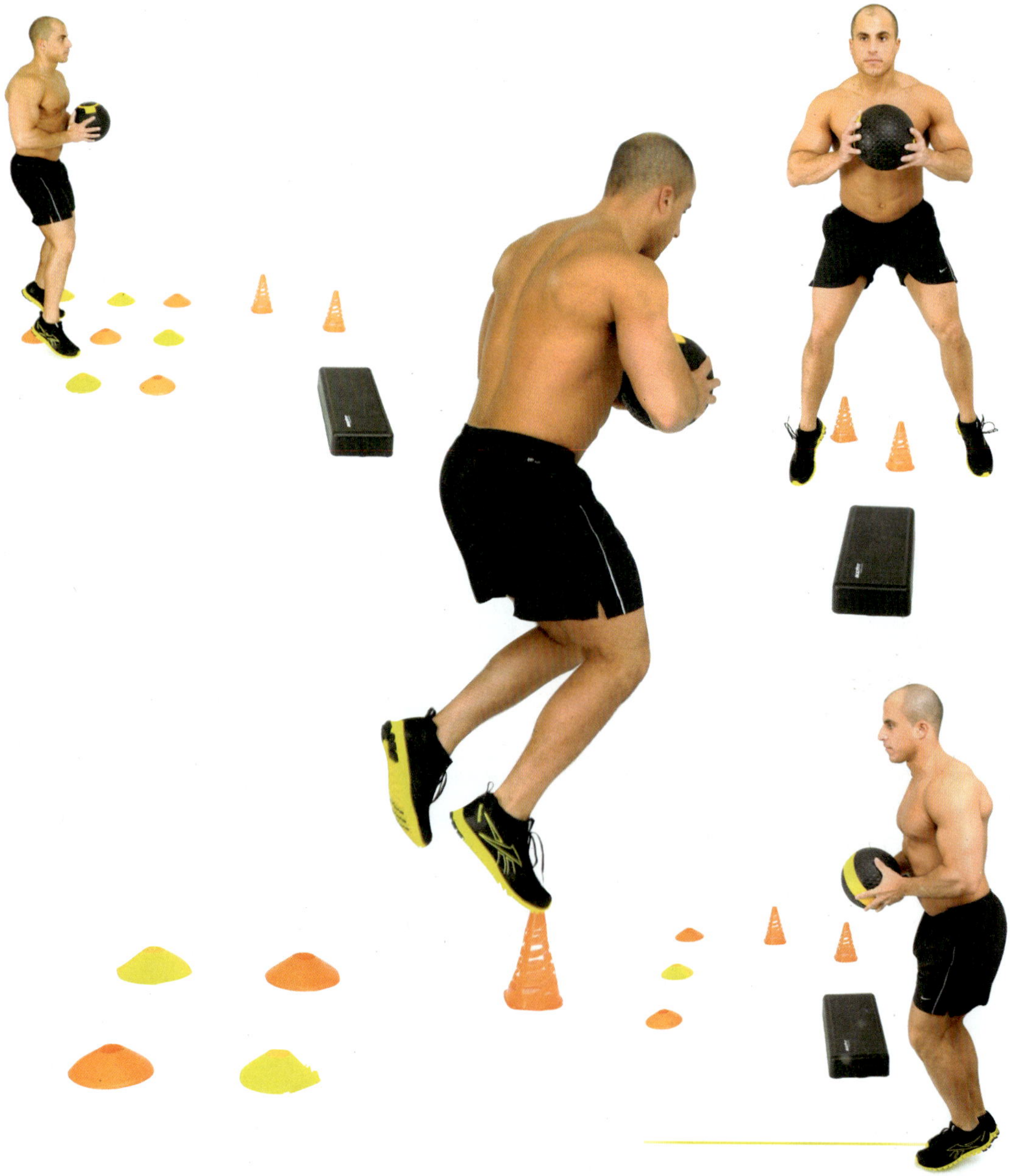

방법 HOW TO DO IT

1 그림과 같이 몇 개의 원뿔, 더 짧은 물체 및 계단을 바닥에 설치한다. 메디신 볼을 가슴 앞에서 든다.

2 한쪽 구석에서 다른 쪽 구석으로 대각선 방향으로 이동할 때 물체 사이에서 점프한다.

3 원뿔마다 점프한다.

4 볼을 계속 잡은 채, 계단 위로 점프한다.

5 계단으로부터 코스 처음으로 뛰어 돌아온다. 다시 시작하여 최대 10회 코스를 돈다.

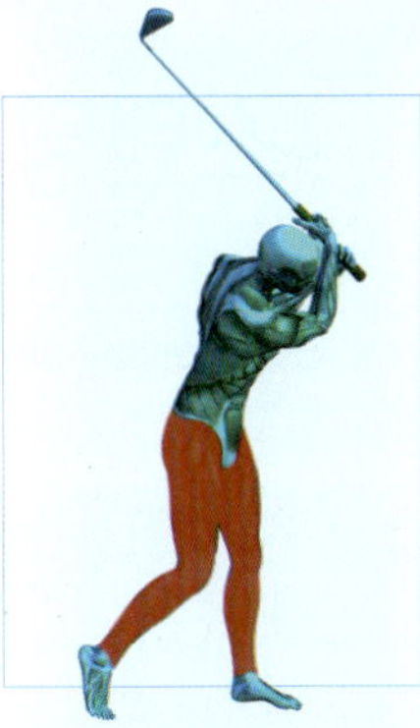

주요 대상
- 대퇴직근
- 외측광근
- 중간광근*
- 내측광근

주요 운동 목적
- 민첩성과 유연성을 향상시킨다.
- 코어를 안정화시킨다.

주의사항
- 목을 비틀지 않는다.

자세 완성하기
- 메디신 볼을 가슴 정 중앙에 위치시킨다.

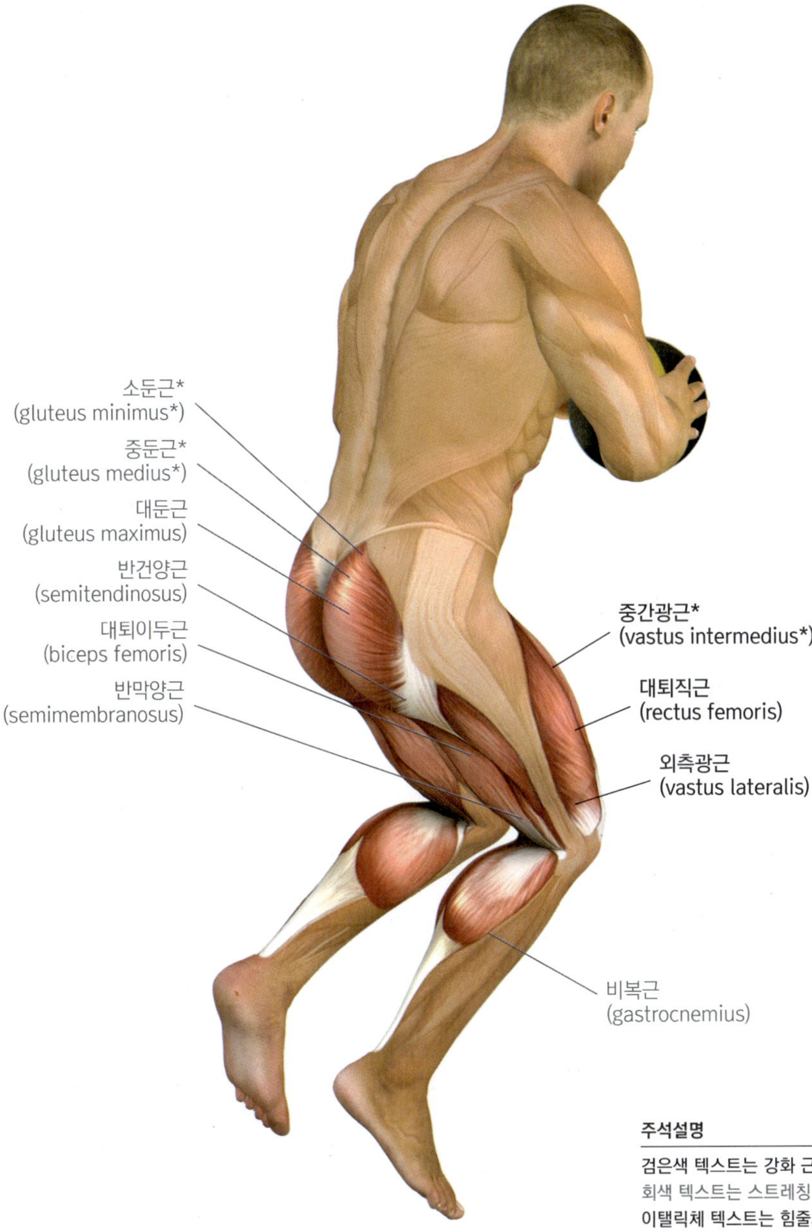

주석설명

검은색 텍스트는 강화 근육을 나타낸다.
회색 텍스트는 스트레칭 근육을 나타낸다.
이탤릭체 텍스트는 힘줄과 인대를 나타낸다.
........*는 심부근육을 나타낸다.

스탠딩 니이 크런치 STANDING KNEE CRUNCH

중급

복근을 만들려면, 늑골부터 관골까지 위장 옆을 따라 아래로 형성되어 있는 근육인 복사근을 운동해야 한다.

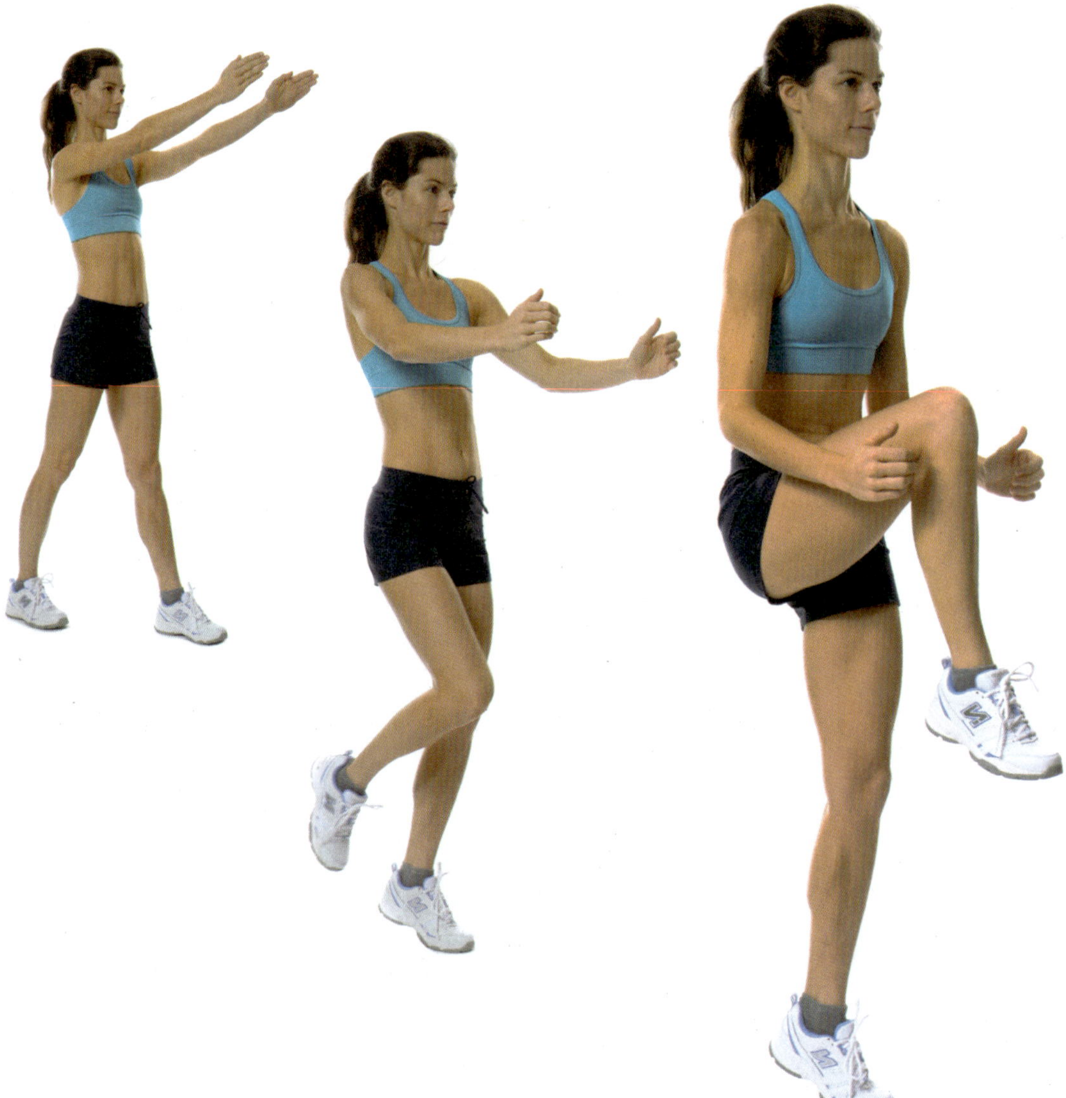

방법 HOW TO DO IT

1 왼발을 오른쪽 정면으로 둔 채 서 있는 자세에서, 양손은 팔을 곧게 하여 천장을 향해 위로 뻗는다.

2 체중을 왼발로 이동하고, 오른쪽 무릎을 힙 높이까지 든다. 동시에 왼쪽 다리의 발끝에 체중을 실은 상태에서, 양 팔꿈치를 옆으로 내리고 손은 주먹을 쥔다. 이렇게 하면 크런치가 만들어진다.

3 꼭대기 동작에서 잠깐 멈춘 다음 처음 자세로 돌아간다. 오른쪽 다리를 세운 상태로 이 순서를 반복한다. 다리마다 10회씩 반복한다.

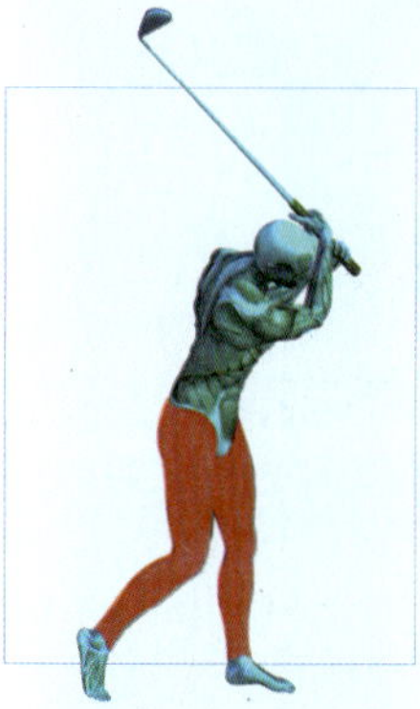

주석설명

검은색 텍스트는 강화 근육을 나타낸다.
회색 텍스트는 스트레칭 근육을 나타낸다.
이탤릭체 텍스트는 힘줄과 인대를 나타낸다.
........*는 심부근육을 나타낸다.

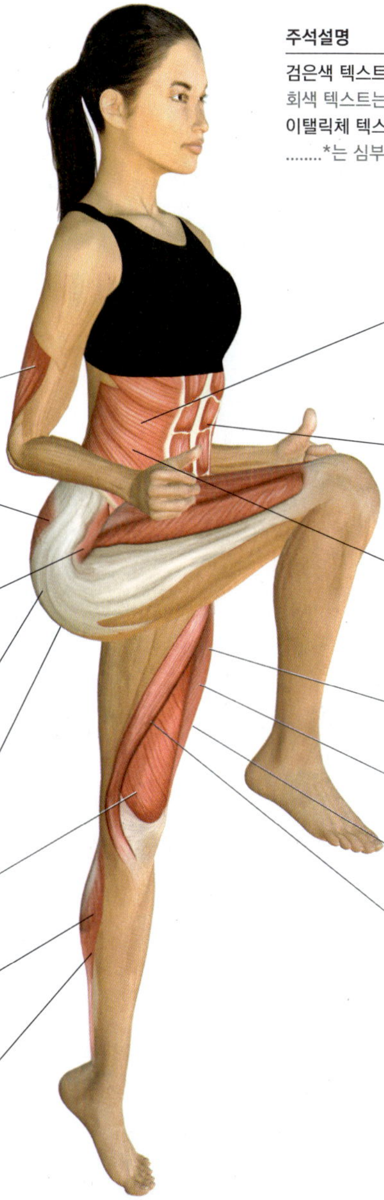

주요 대상
- 복직근
- 내복사근
- 외복사근
- 복횡근
- 대둔근
- 중둔근
- 대퇴근막장근
- 이상근
- 장요근
- 비복근
- 비장근

주요 운동 목적
- 골반 및 코어 안정근
- 복직근
- 대둔근, 중둔근
- 종아리

주의사항
- 다리를 교체할 때 앞으로 숙이지 않도록 한다.

자세 완성하기
- 발끝에 지탱하여 올라오면서 서있는 다리를 곧게 유지한다.
- 크런치를 위해 팔을 아래로 내릴 때에는 어깨를 편안하게 한다.
- 올라간 다리의 발끝을 굽힌다.

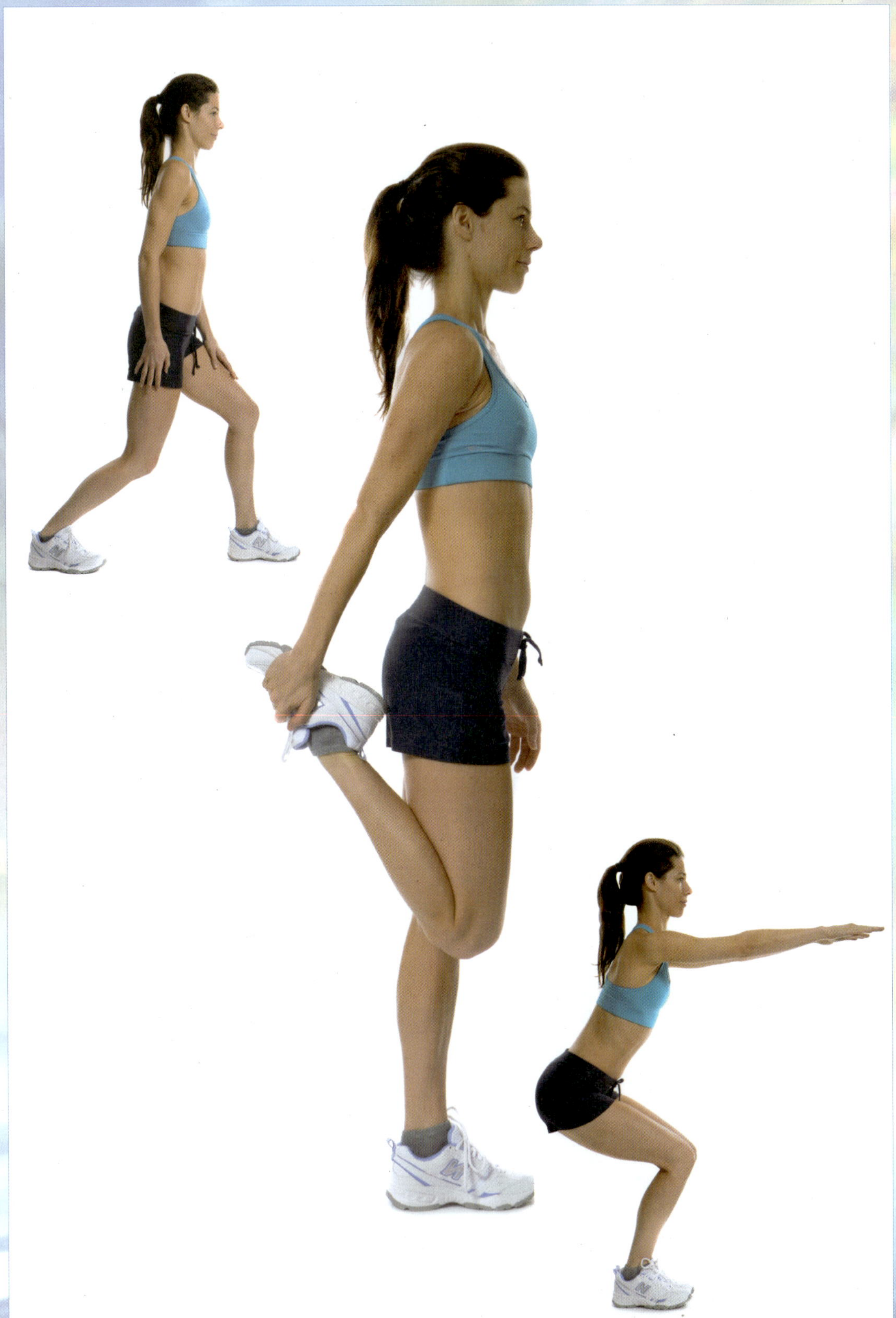

골프 운동
GOLF WORKOUTS

이 책에 나와있는 스트레칭 및 강화 운동을 경험하고 적절하게 실행에 옮겼다면, 다음 단계는 이러한 운동들을 합쳐서 하는 것이다. 다음에 제시되는 순서는 목표로 한 또는 전체적인 강화 운동뿐만 아니라 골프 훈련 준비 운동과 몸 풀기 운동을 수행하기 위해 이러한 운동들을 결합할 수 있는 여러 가지 방법의 예시일 뿐이다. 이러한 순서는 각 개인의 고유한 체력 수준이나 관심 분야에 부합하는 유연한 프레임워크를 제공한다. 이들 가운데 특정 운동을 피하고 싶으면 비슷한 장점을 제공하는 다른 운동으로 대체하면 된다. 여기서 제시된 운동을 기존 훈련 일정에 추가하여 잠깐씩 시도해보고, 자신만의 스트레칭 루틴과 강화 및 안정성 운동을 만들어서 개인 목표에 맞추도록 한다.

스트레칭
STRETCHES

스트레칭을 일상화하면 심신을 위해 좋다. 스트레칭을 계속 하면 근육이 완화되고, 근육 조정력이 향상되고, 에너지가 많아지며, 스트레스가 줄어든다. 스트레칭은 골퍼들 사이에서 공통적인 질환인 관절 통증과 요통에도 효과적일 수 있다.

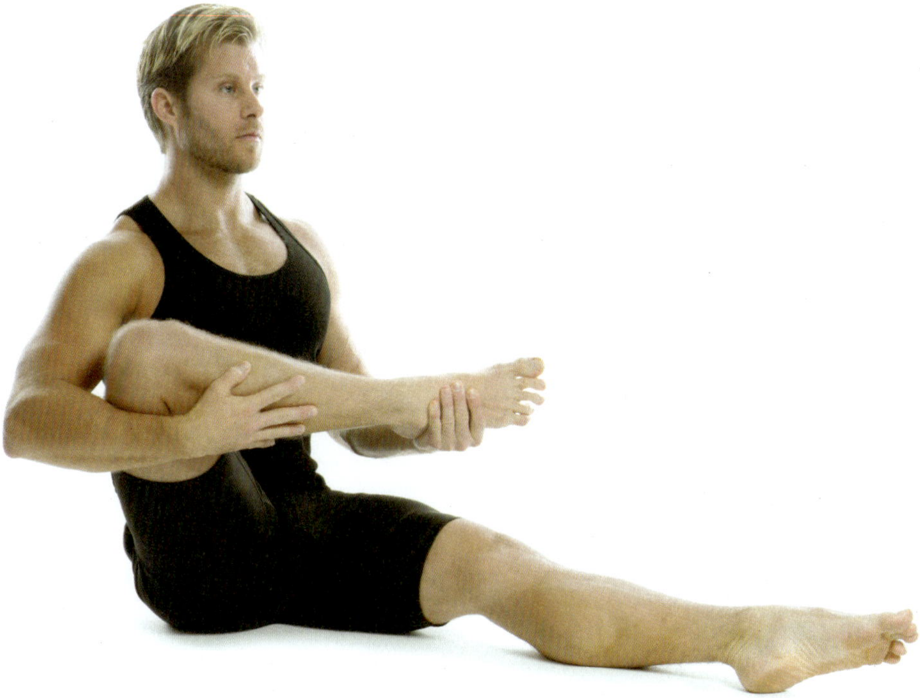

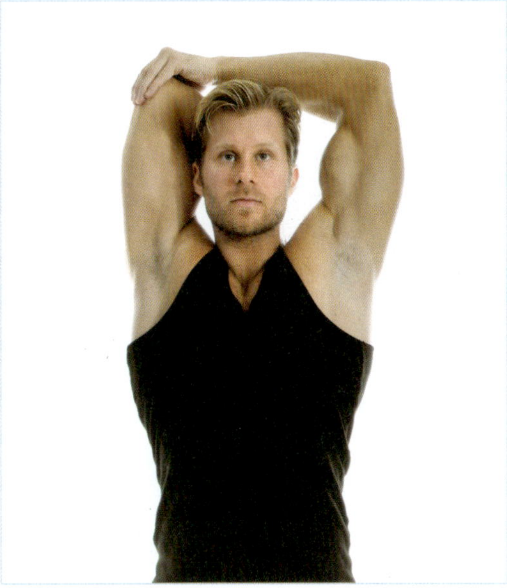

삼두근 스트레칭 Triceps Stretch
페이지 36

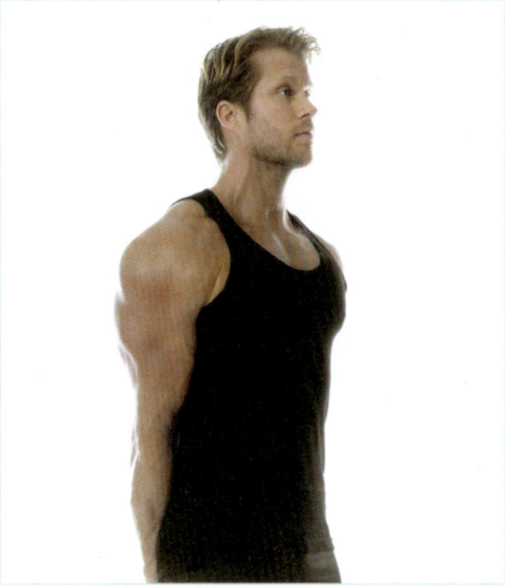

이두근 스트레칭 Biceps Stretch
페이지 38

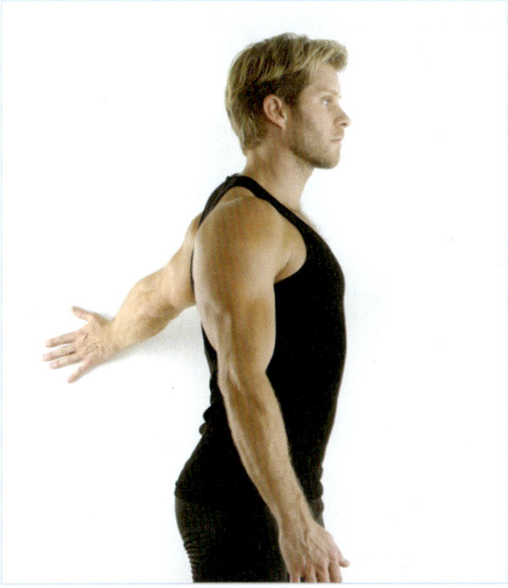

벽 이용 가슴 스트레칭
Wall-Assisted Chest Stretch
페이지 40

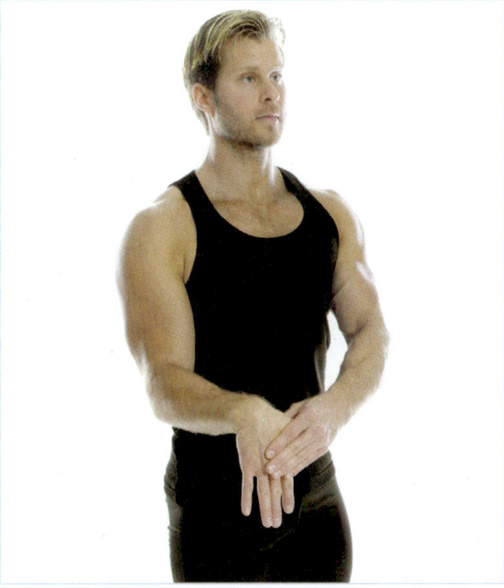

팔목 굽히기 Wrist Flexion
페이지 44

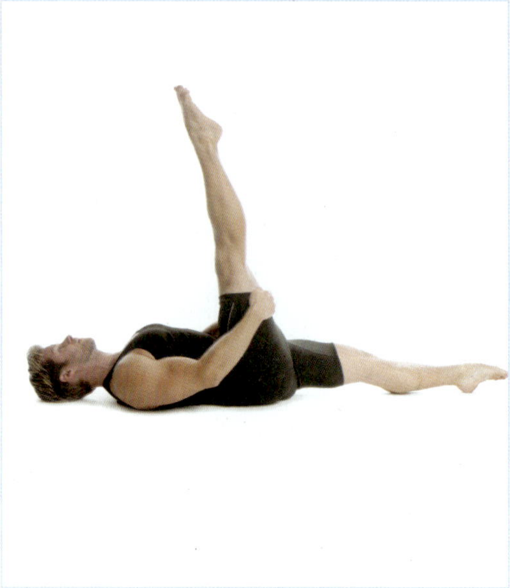

유니래터럴 레그 스트레칭
Unilateral Leg Stretch
페이지 102

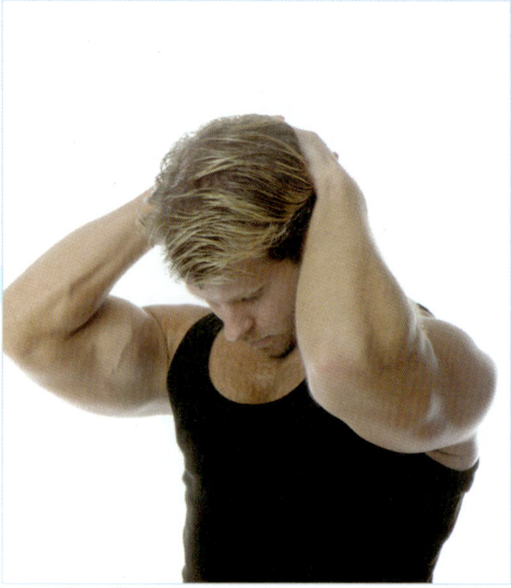

목 스트레칭 Neck Stretches
페이지 64

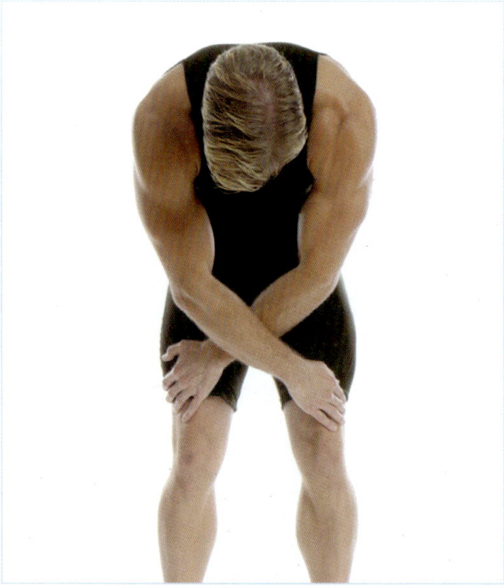

스탠딩 백 롤 Standing Back Roll
페이지 66

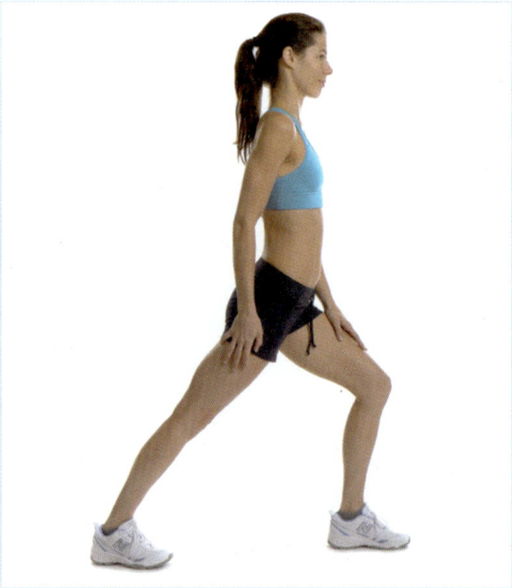

비복근 스트레칭 Gastrocnemius Stretch
페이지 106

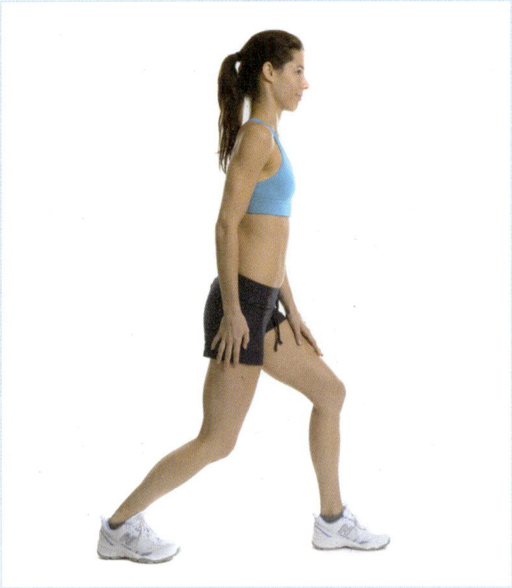

비장근 스트레칭 Soleus Stretch
페이지 108

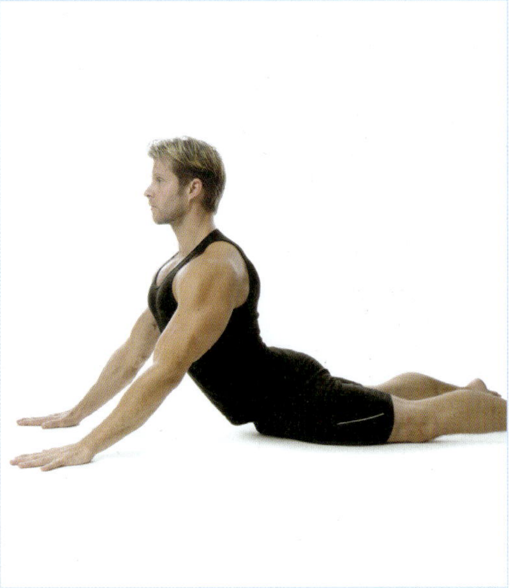

코브라 Cobra
페이지 144

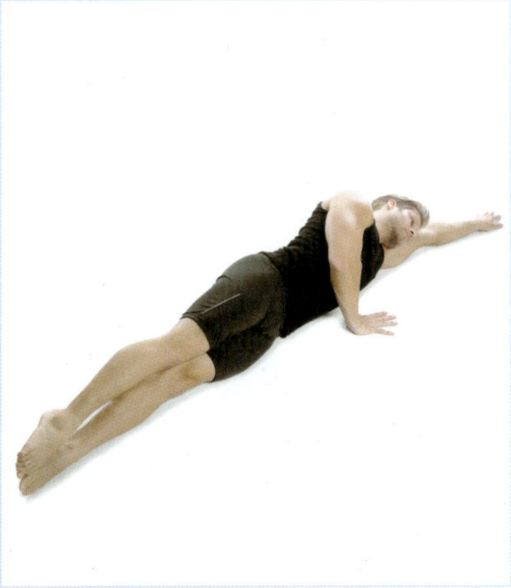

사이드 라잉 니이 벤드 Side-Lying Knee Bend
페이지 94

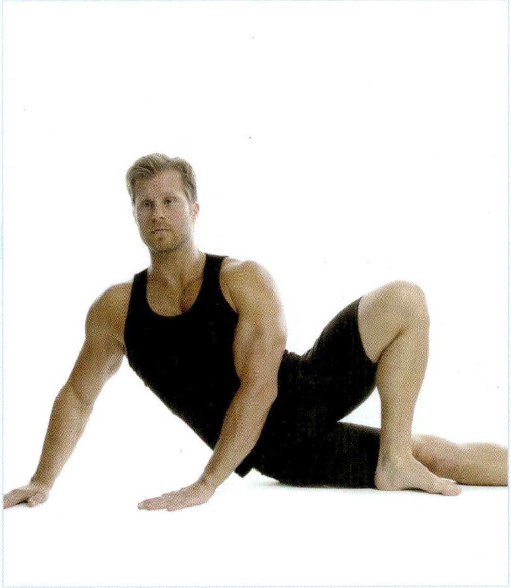

사이드 라잉 립 스트레칭 Side-Lying Rib Stretch
페이지 146

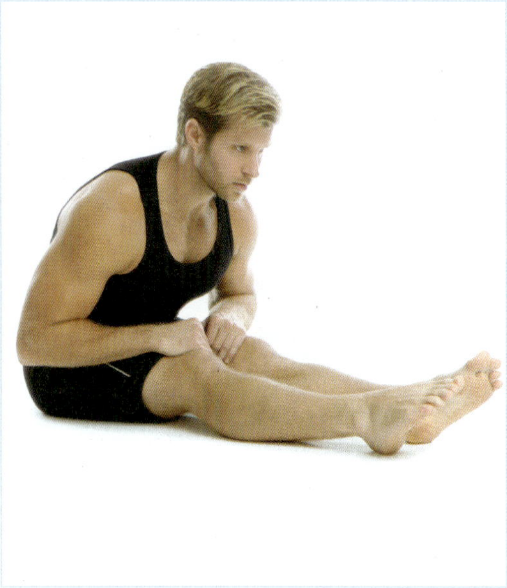

바이래터럴 시티드 포워드벤드
Bilateral Seated Forward Bend
페이지 104

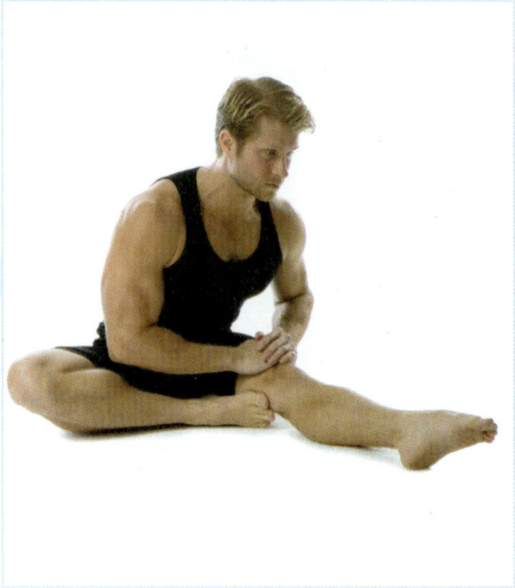

유니래터럴 시티드 포워드벤드
Unilateral Seated Forward Bend
페이지 100

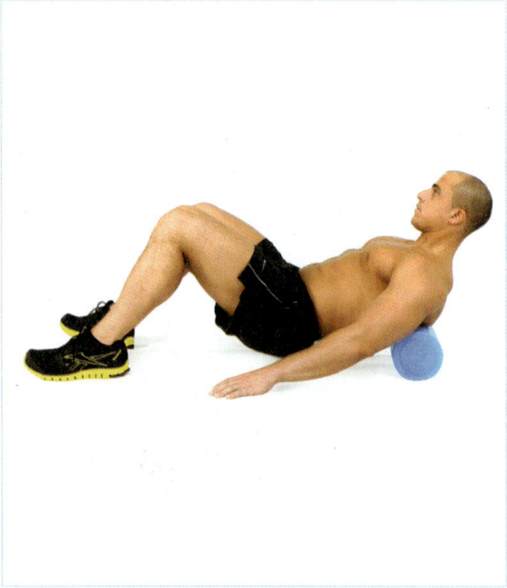

백 롤 Back Roll
페이지 82

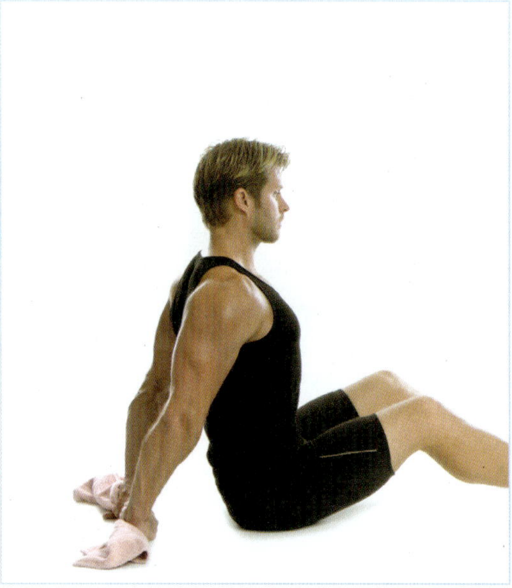

정면 삼각근 수건 스트레칭
Front Deltoid Towel Stretch
페이지 42

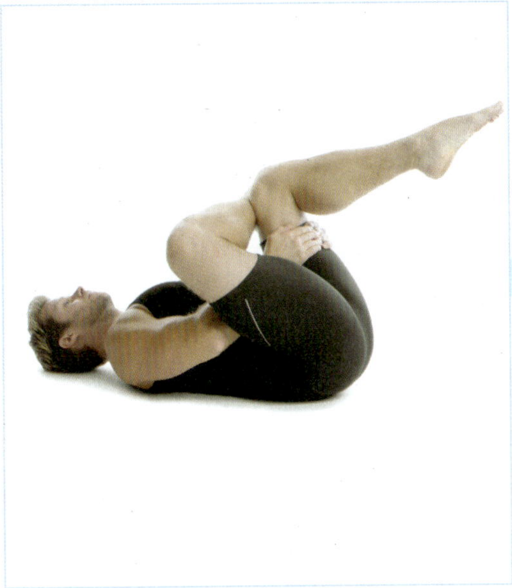

라잉 다운 피겨 4 Lying Down Figure 4
페이지 182

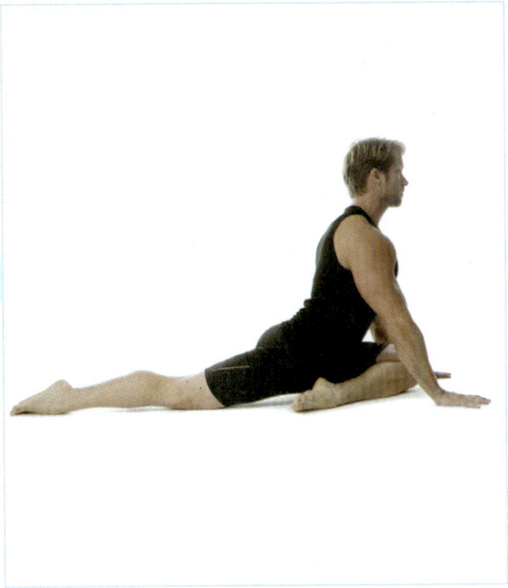

피존 스트레칭 Pigeon Stretch
페이지 180

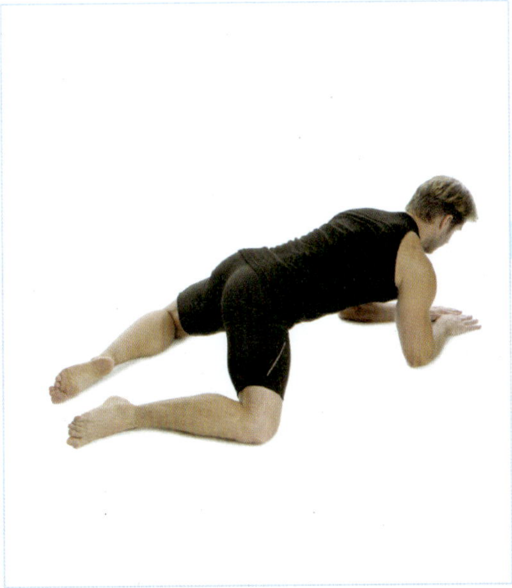

개구리 스트래들 Frog Straddle
페이지 98

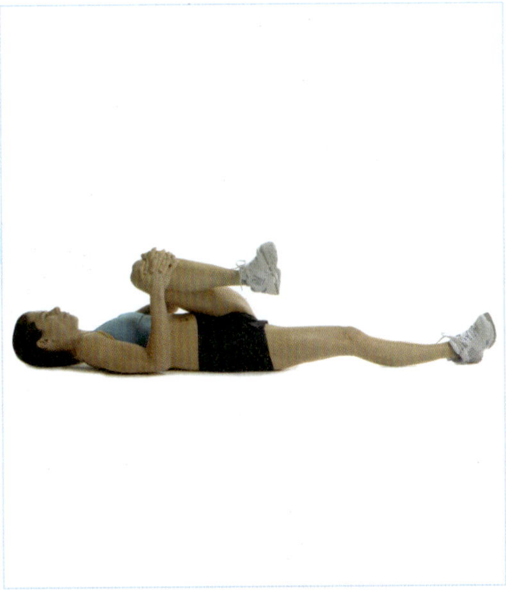

니이 투 체스트 허그 Knee to Chest Hug
페이지 196

파(PAR) 운동
PAR WORKOUTS

이 운동은 초보자를 대상으로 한다. 1주일에 3번 운동하고 사이 사이에 적어도 하루를 쉰다. 한 번 운동할 때마다 30분은 할애해야 한다. 그룹을 지어 운동한다. 각 운동마다 9번 반복을 한 세트로 하고 각 운동 사이에 1분을 쉰다. 이 프로그램은 6주간 진행되며 주당 2 세트를 추가한다.

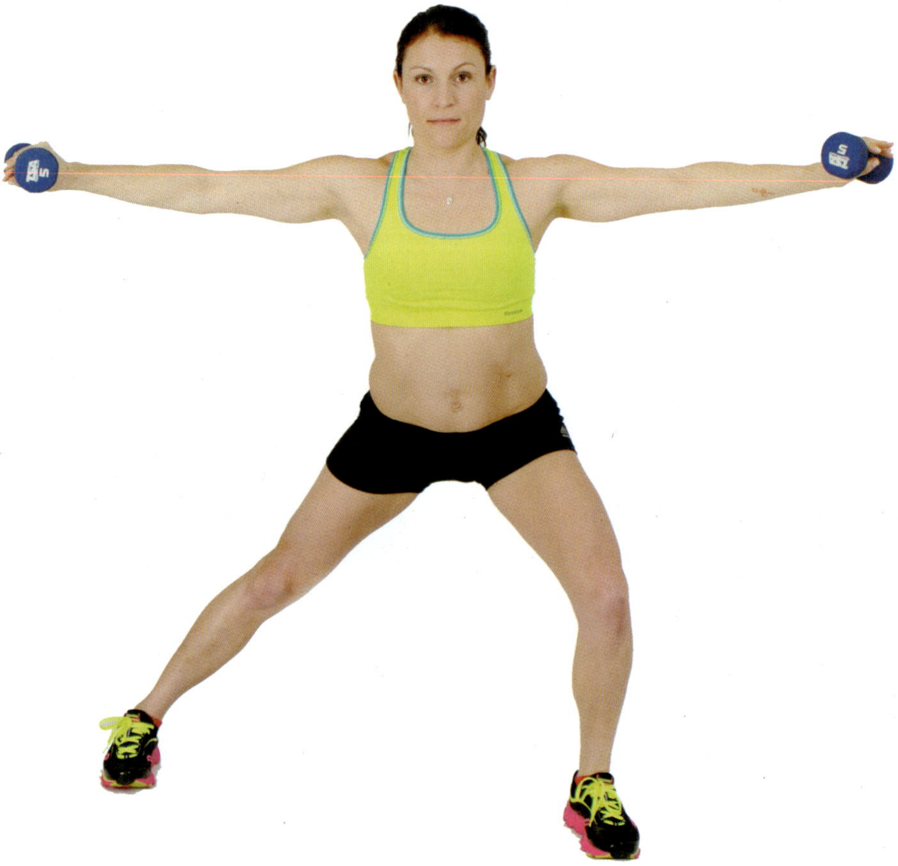

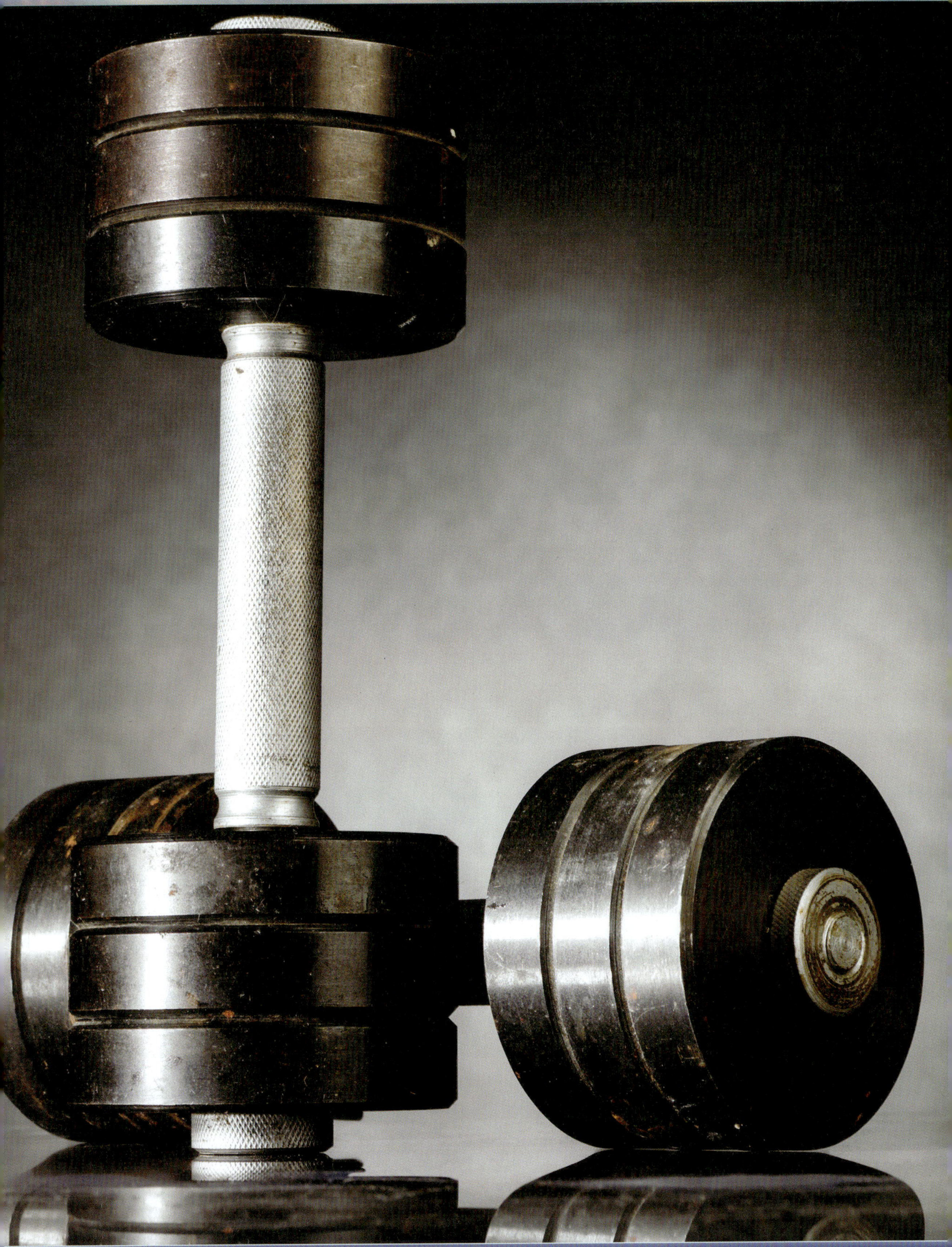

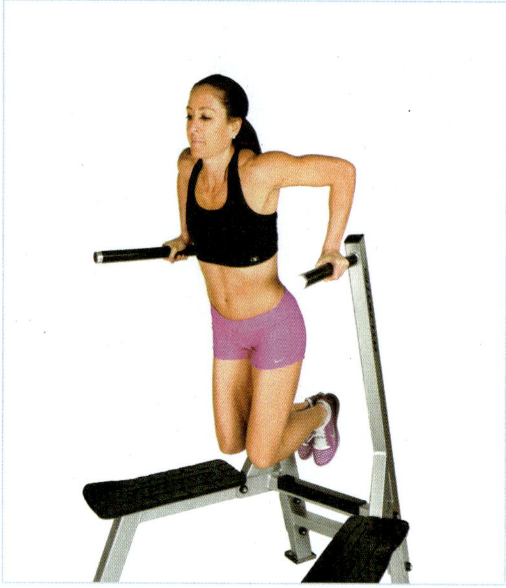

딥스 Dips
페이지 46

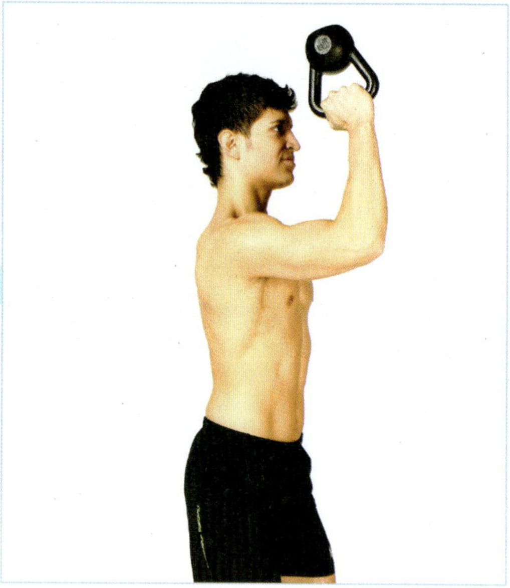

바텀즈 업 케틀벨 클린
Bottoms-up Kettlebell Clean
페이지 48

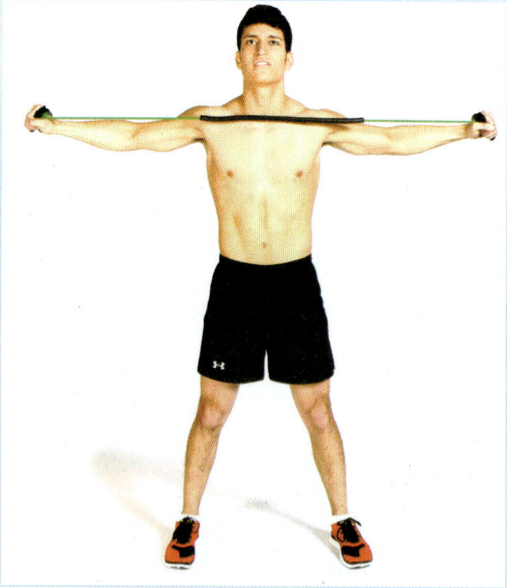

밴드 풀 어파트 Band Pull-apart
페이지 50

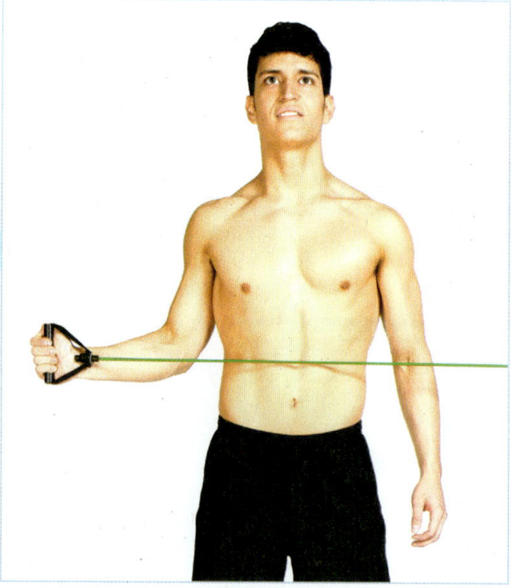

밴드를 이용한 외회전 운동
External Rotation with Band
페이지 52

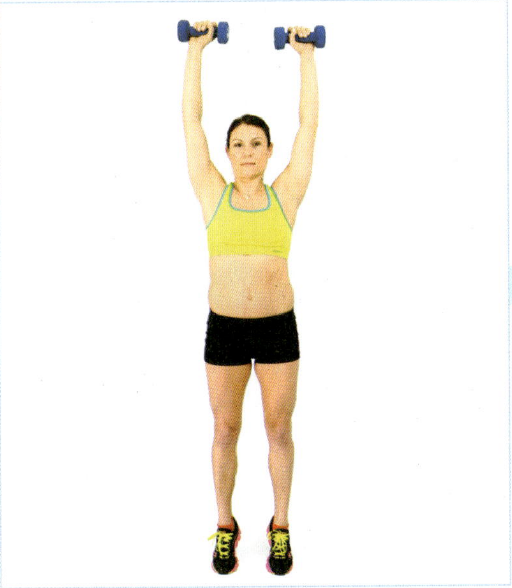

오버헤드 프레스와 함께 뒤꿈치 들기
Heel Raise with Overhead Press
페이지 54

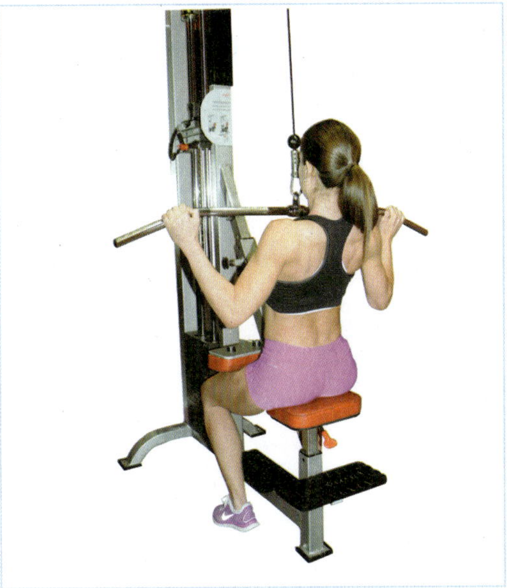

랫 풀다운 Lat Pulldowns
페이지 70

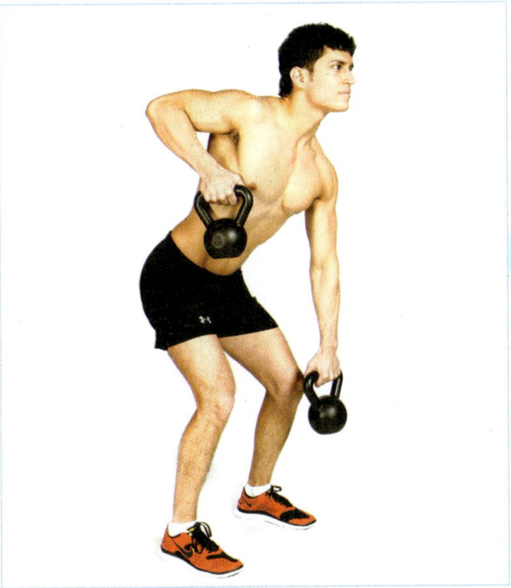

얼터네이팅 케틀벨 로우
Alternating Kettlebell Row
페이지 72

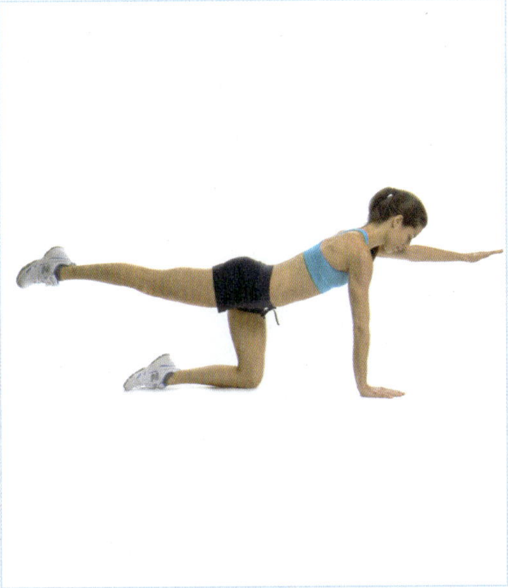

쿼드롭트 레그 리프트
Quadruped Leg Lift
페이지 84

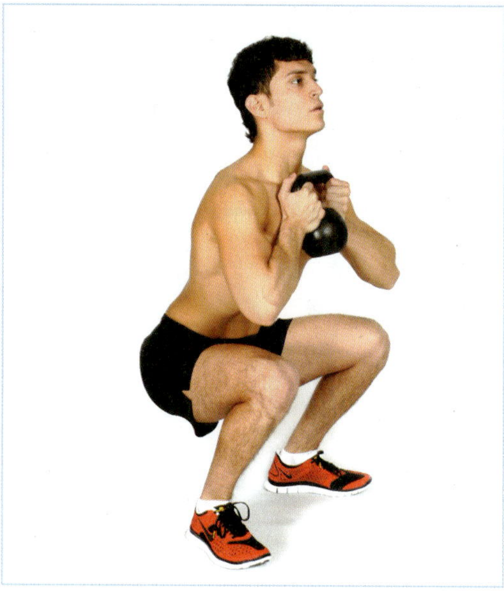

고블릿 스쿼트 Goblet Squat
페이지 110

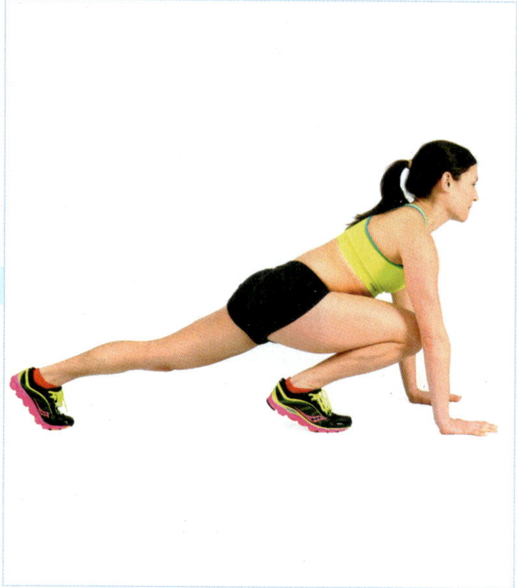

마운틴 클라이머 Mountain Climber
페이지 120

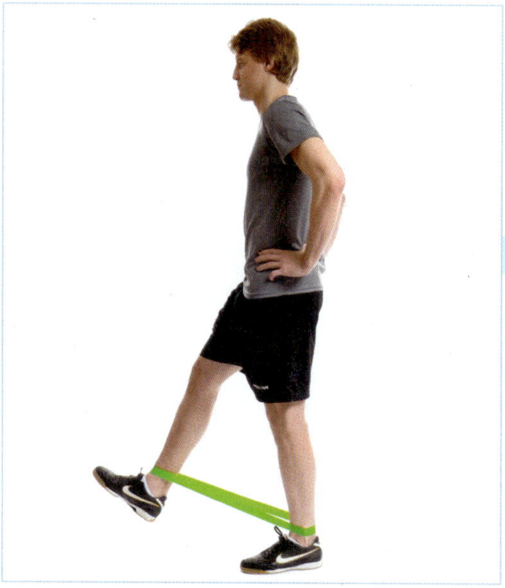

힙 익스텐션 앤 플렉션
Hip Extension and Flexion
페이지 126

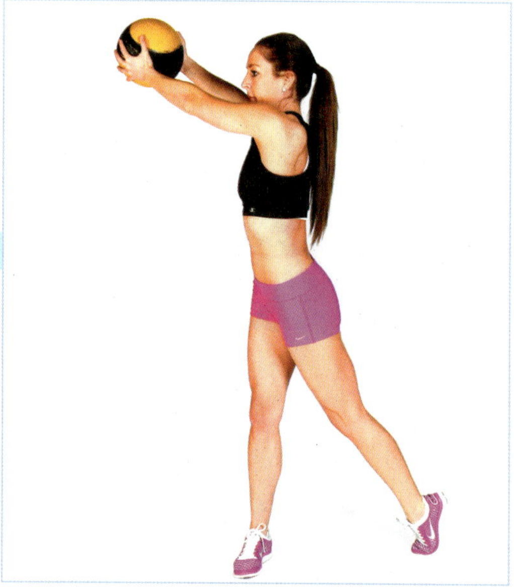

메디신 볼 우드 찹
Medicine Ball Woodchop
페이지 152

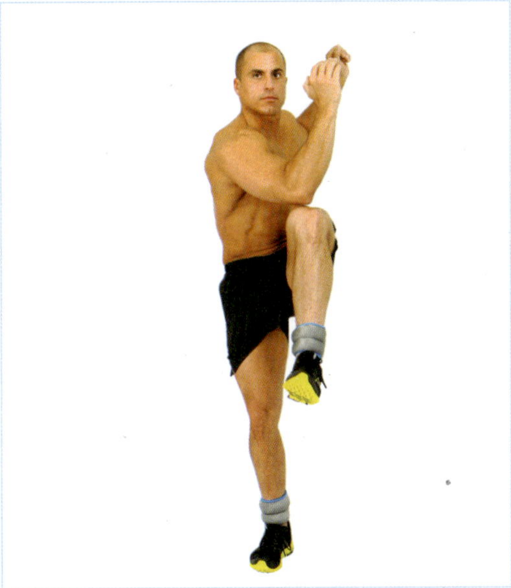

트위스팅 니이 레이즈 Twisting Knee Raise
페이지 160

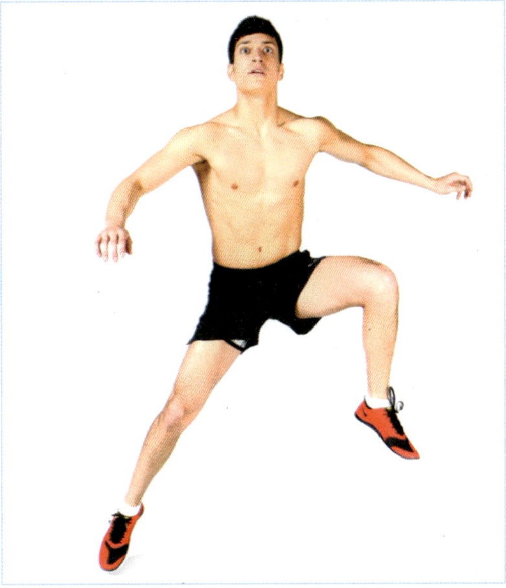

래터럴 바운딩 Lateral Bounding
페이지 188

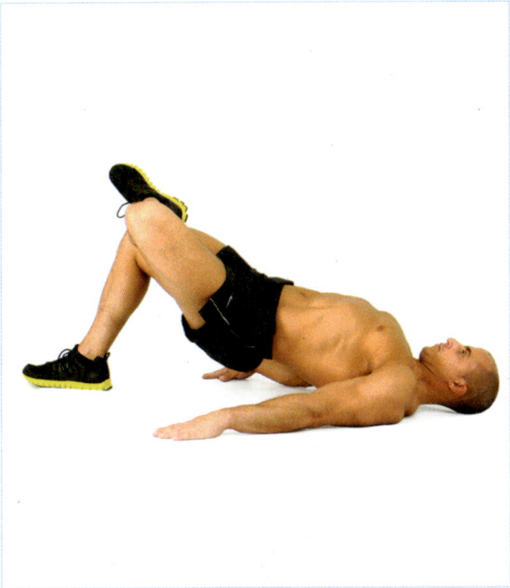

이상근 브릿지 Piriformis Bridge
페이지 192

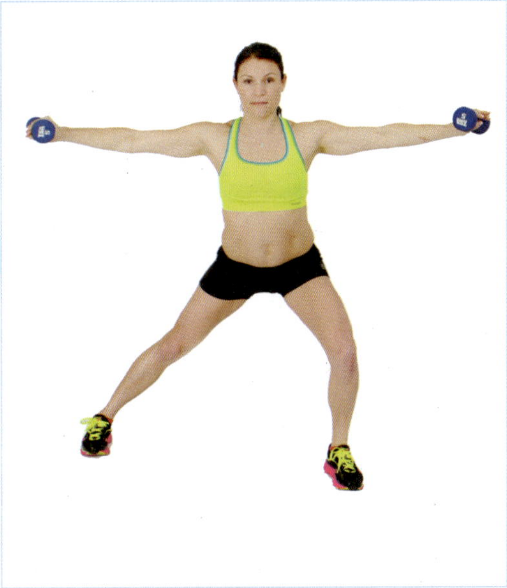

래터럴 익스텐션 래터럴 런지
Lateral Extension Lateral Lunge
페이지 194

버디 운동
BIRDIE WORKOUTS

"파" 프로그램을 끝내면 이 중급 운동으로 옮겨갈 수 있다. 주당 3회 운동하고 각 운동 사이에 적어도 하루를 쉰다. 각 운동에 45분을 할애해야 한다. 그룹을 지어 운동한다. 각 운동마다 18번 반복을 한 세트로 하고 각 운동 사이에 1분을 쉰다. 이 프로그램은 6주간 진행한다.

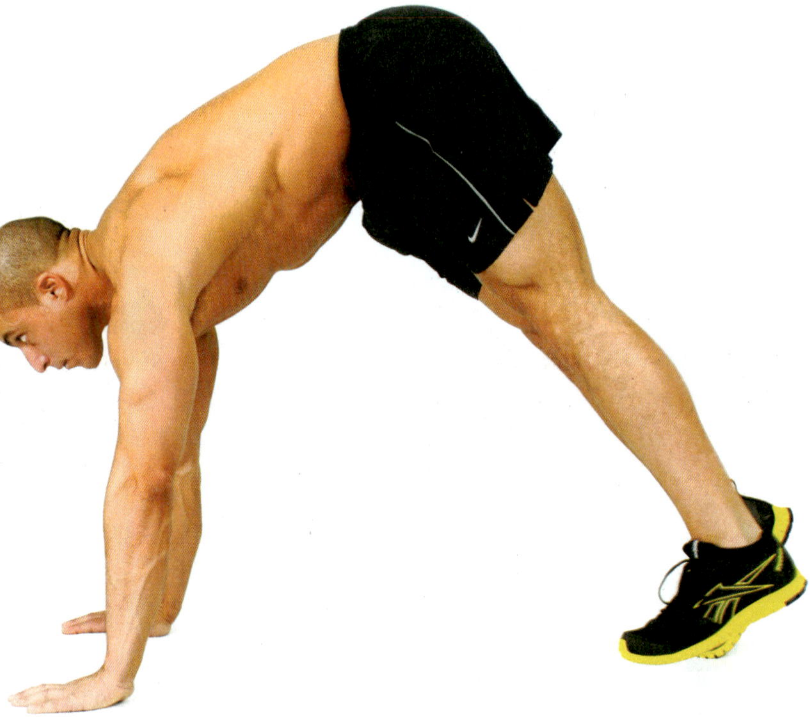

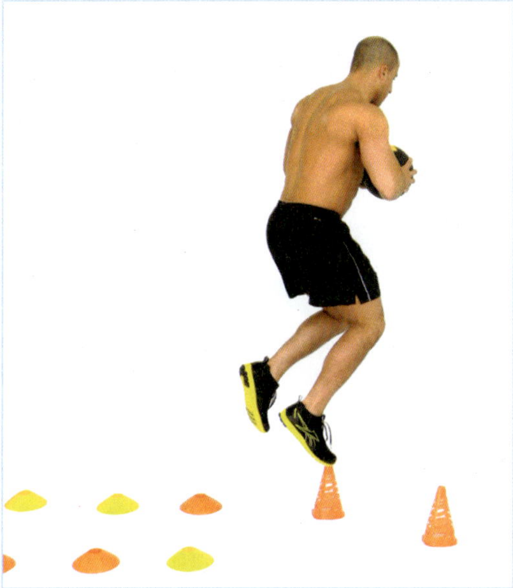

앱스터클 챌린지 Obstacle Challenge
페이지 206

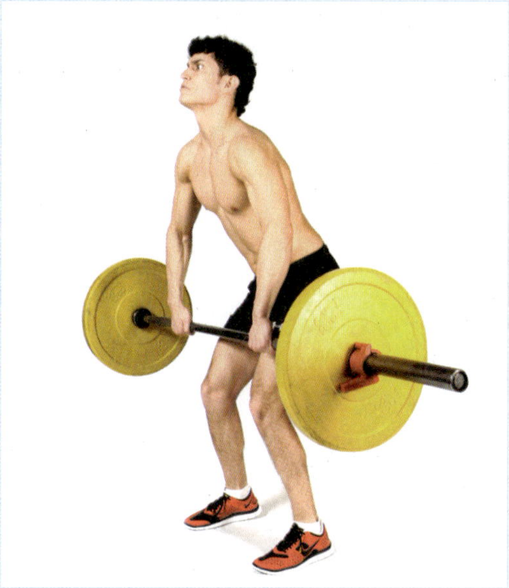

바벨 파워 클린 Barbell Power Clean
페이지 78

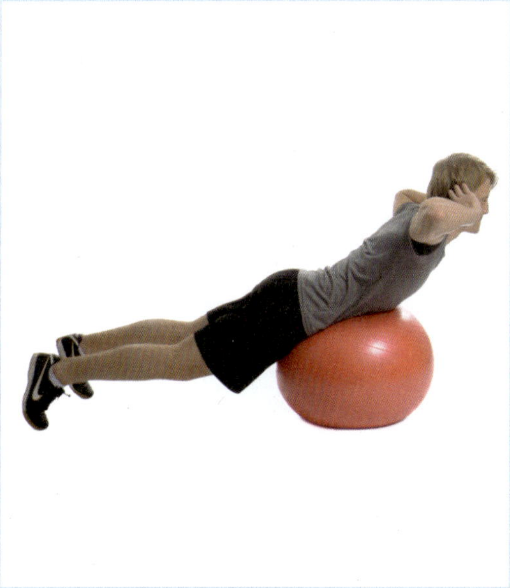

스위스 볼 익스텐션 Swiss Ball Extension
페이지 86

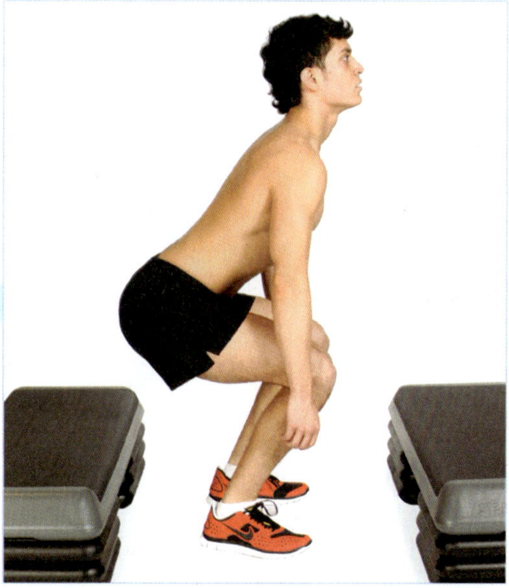

뎁스 점프 Depth Jumps
페이지 112

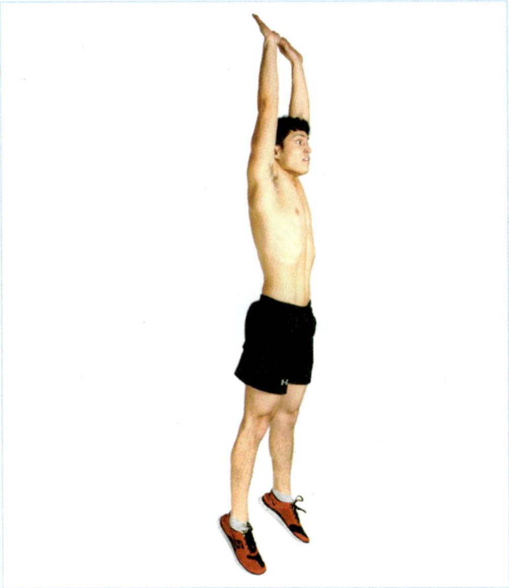

버피 Burpees
페이지 114

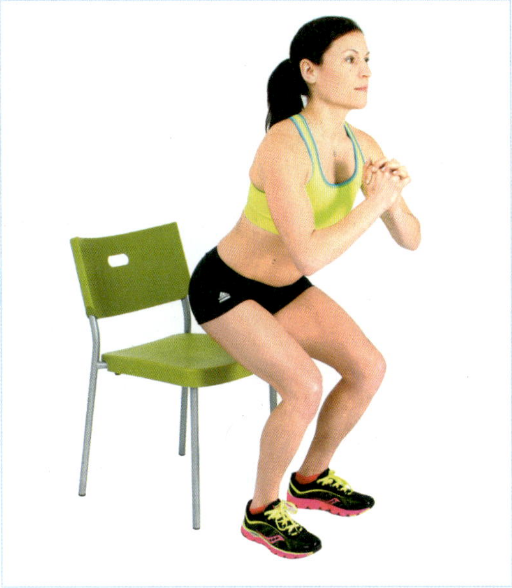

의자 스쿼트 Chair Squat
페이지 118

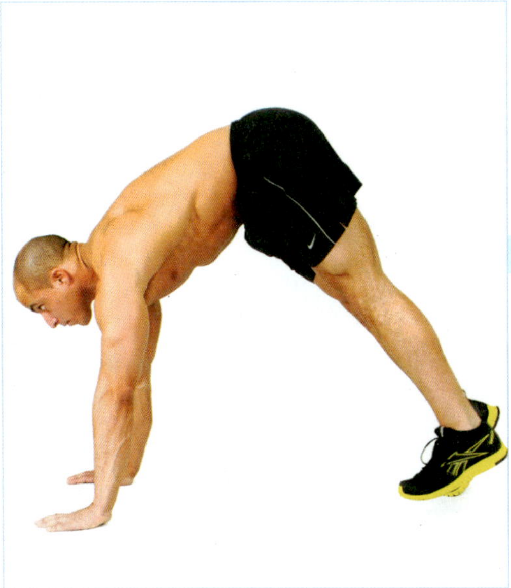

푸쉬 업 걷기 Push-up Walkout
페이지 156

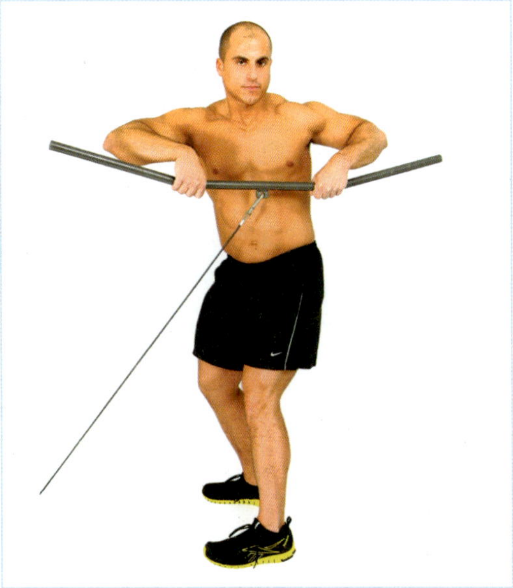

트위스팅 리프트 Twisting Lift
페이지 162

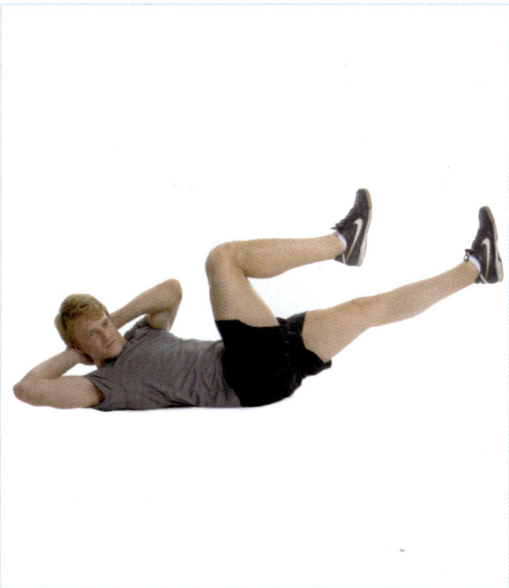

크로스오버 크런치 Crossover Crunch
페이지 164

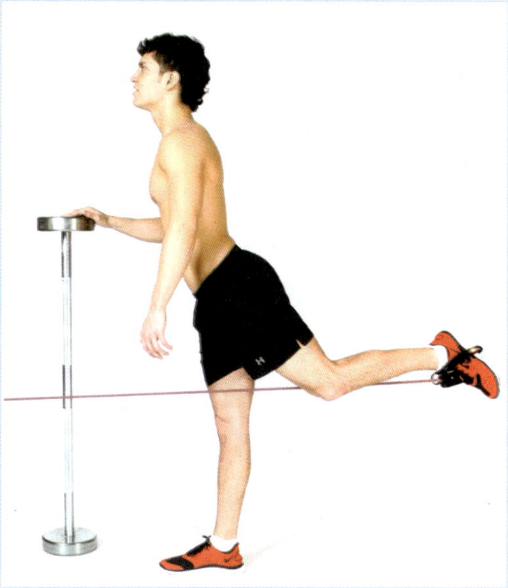

밴드 이용 힙 익스텐션
Hip Extension with Band
페이지 186

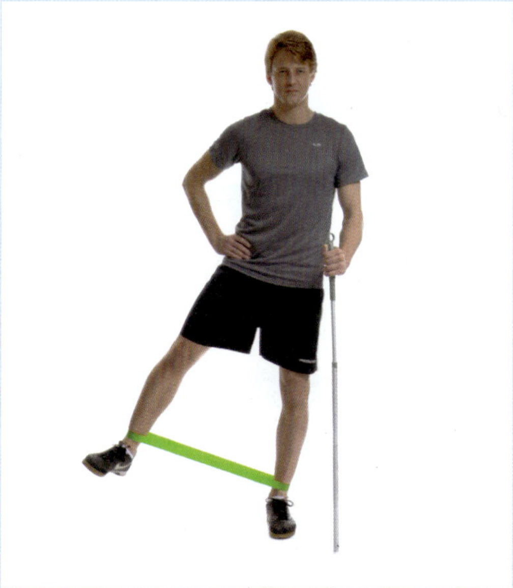

힙 외전 및 내전
Hip Abduction and Adduction
페이지 198

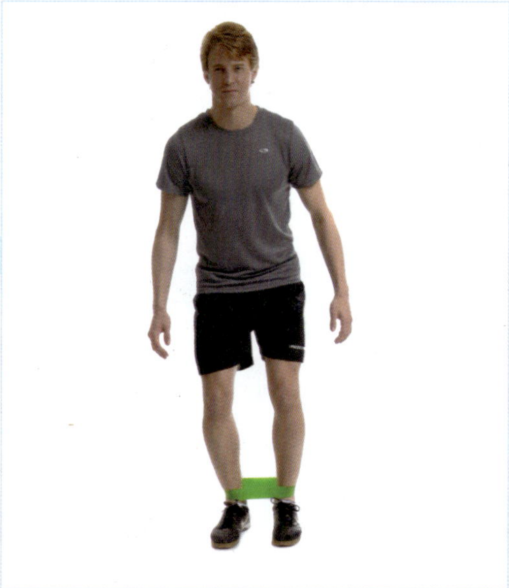

사이드 스텝 Side Steps
페이지 202

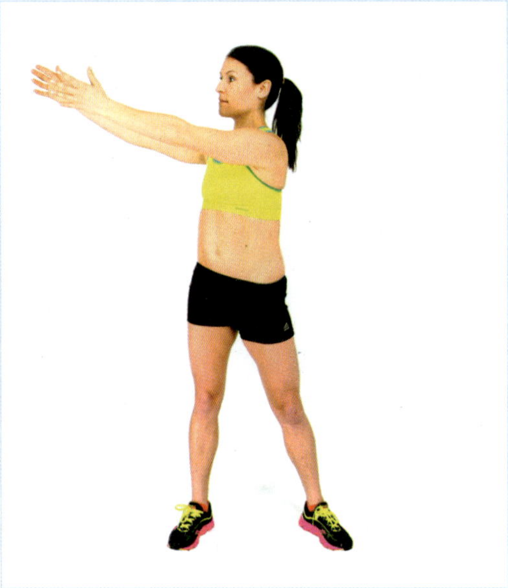

다이애그널 리치 Diagonal Reach
페이지 166

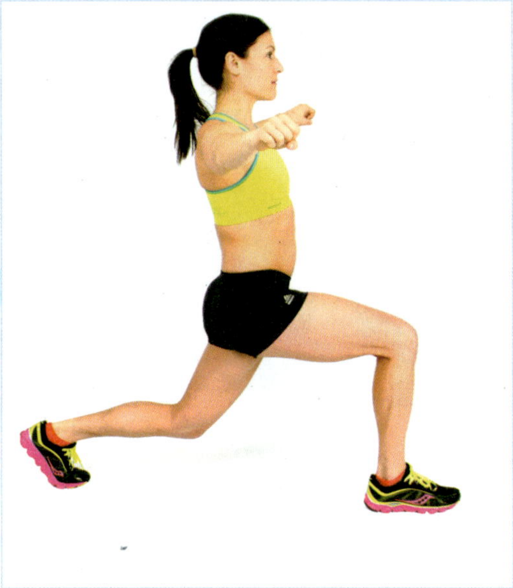

래터럴 익스텐션 리버스 런지
Lateral Extension Reverse Lunge
페이지 128

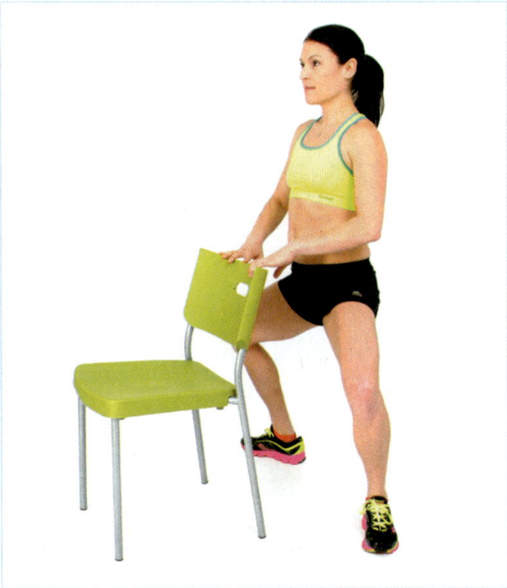

의자 플리에 Chair Plié
페이지 130

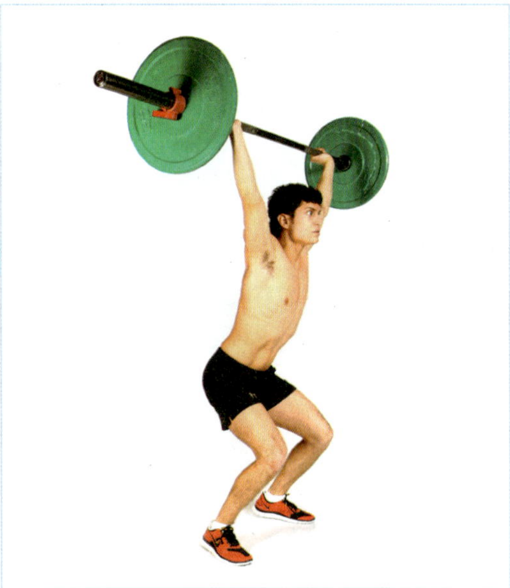

바벨 스쿼트 Barbell Squat
페이지 132

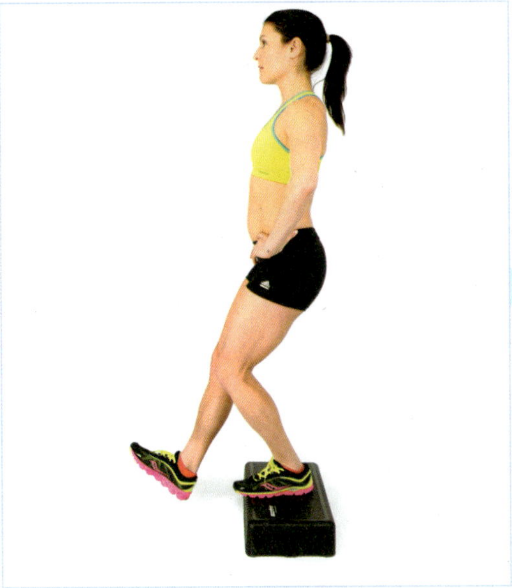

한 다리 스텝 다운
One-legged Step-down
페이지 138

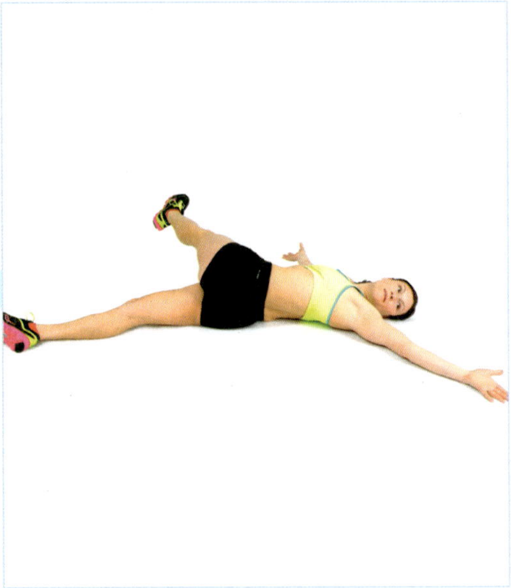

풀 바디 롤 Full Body Roll
페이지 80

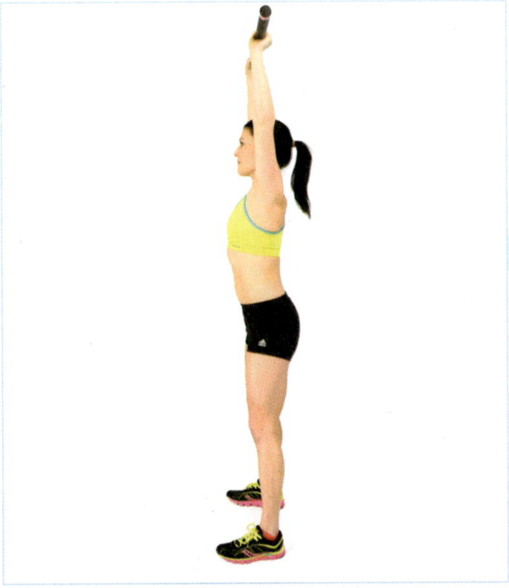

클린 앤 리프트 Clean and Lift
페이지 88

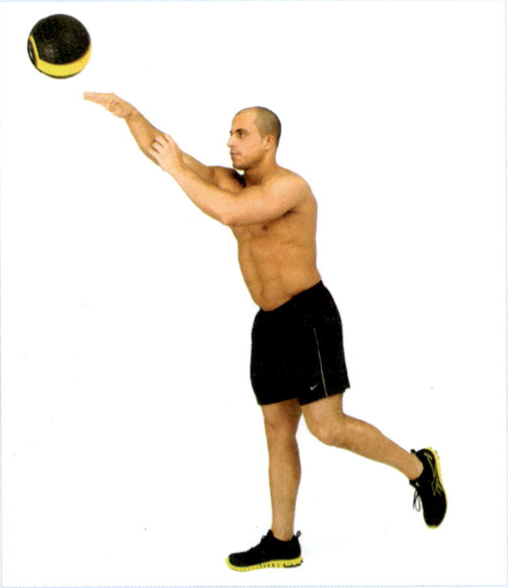

니이 플렉션 볼 스로우
Knee Flexion Ball Throw
페이지 174

이글 운동
EAGLE WORKOUTS

"버디" 프로그램을 끝내면 이 고급 운동으로 옮겨갈 수 있다. 주당 3회 운동하고 각 운동 사이에 적어도 하루를 쉰다. 각 운동에 1시간을 할애해야 한다. 그룹을 지어 운동한다. 각 운동마다 18번 반복을 한 세트로 하고 각 운동 사이에 45초 동안 그리고 각 세트 사이에 3분 동안 쉰다.

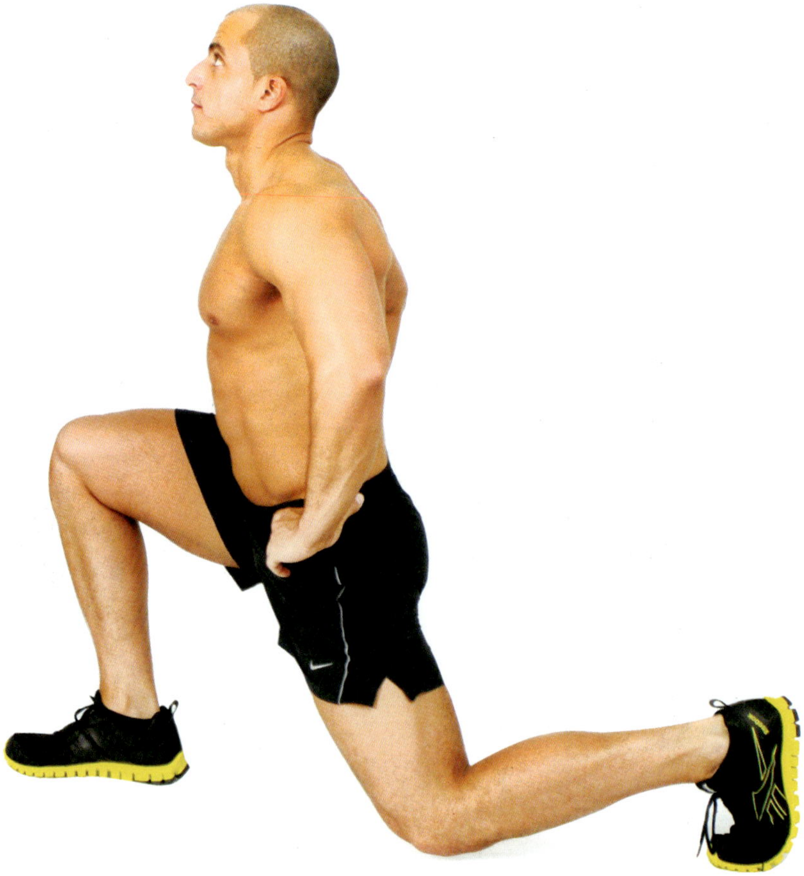

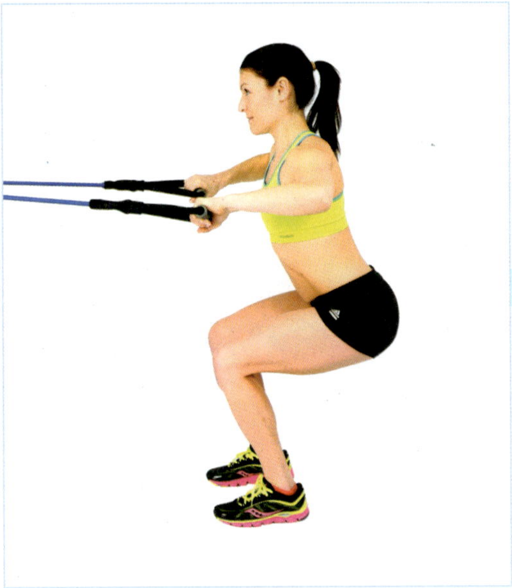

스쿼트 앤 로우 Squat and Row
페이지 56

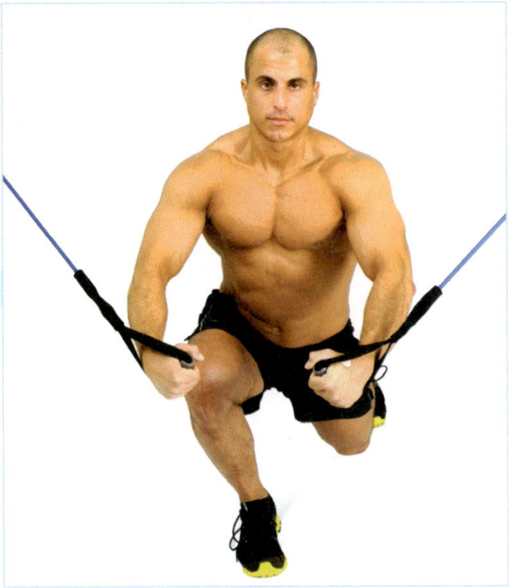

체스트 프레스와 함께 리버스 런지
Reverse Lunge with Chest Press
페이지 58

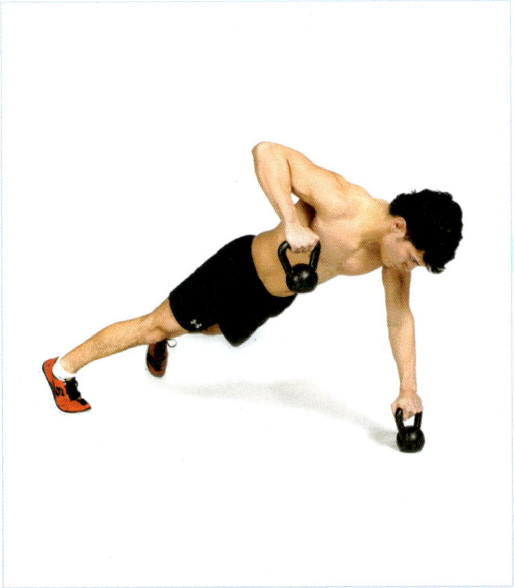

얼터네이팅 레니게이드 로우
Alternating Renegade Row
페이지 74

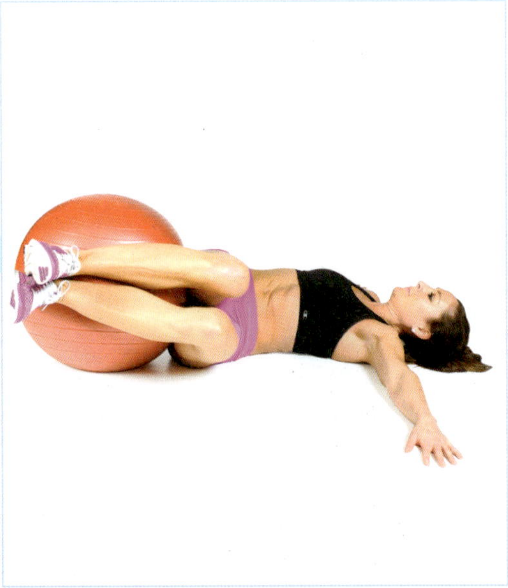

스위스 볼 힙 크로스오버
Swiss Ball Hip Crossover
페이지 76

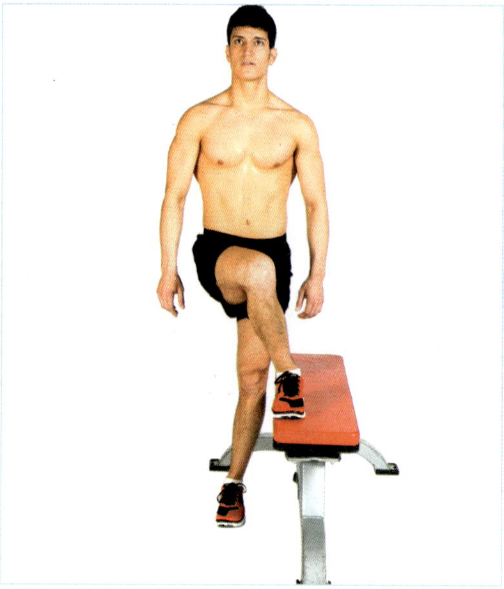

크로스오버 셋업 Crossover Stepup
페이지 116

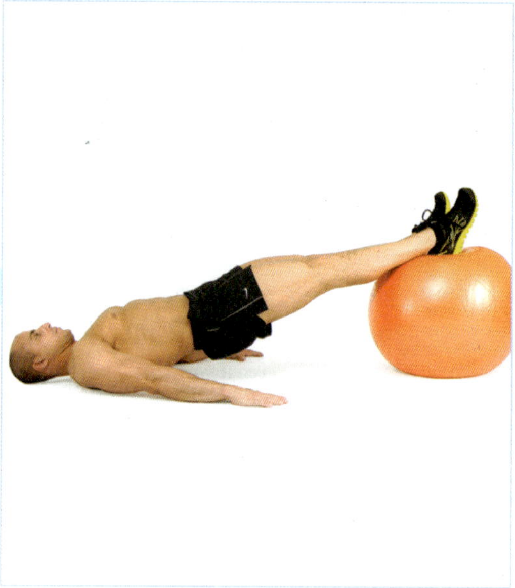

스위스 볼 브릿징 레이즈
Swiss Ball Bridging Raise
페이지 122

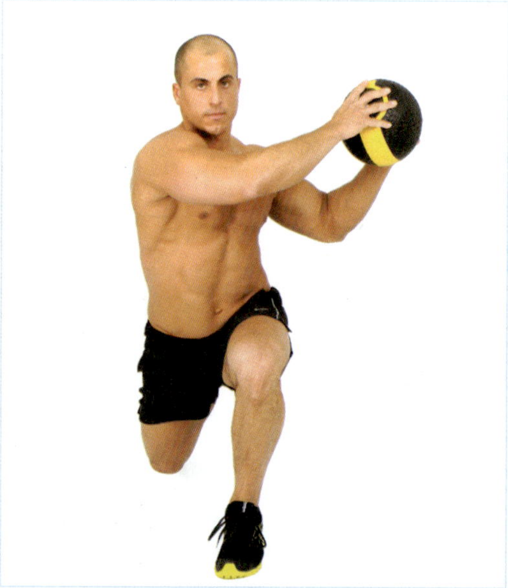

리치 앤 트위스트 워킹 런지
Reach-and-Twist Walking Lunge
페이지 140

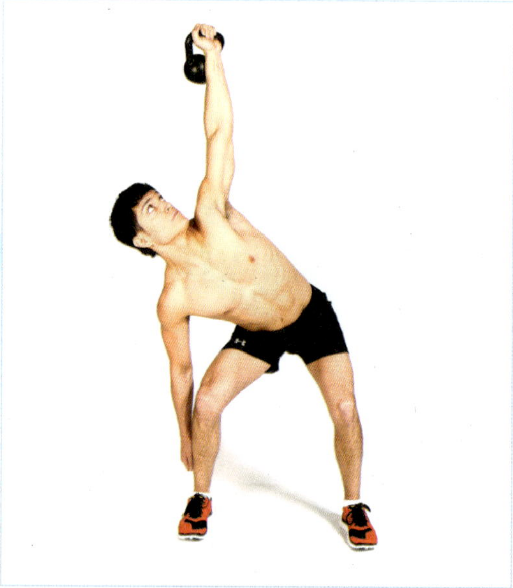

어드밴스드 케틀벨 윈드밀
Advanced Kettlebell Windmill
페이지 148

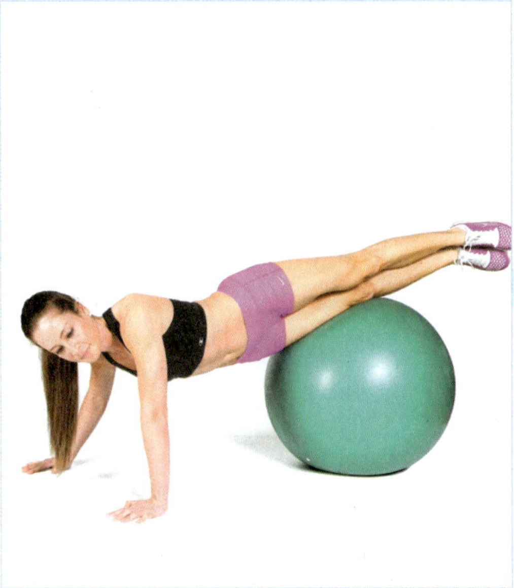

스키어 Skier
페이지 150

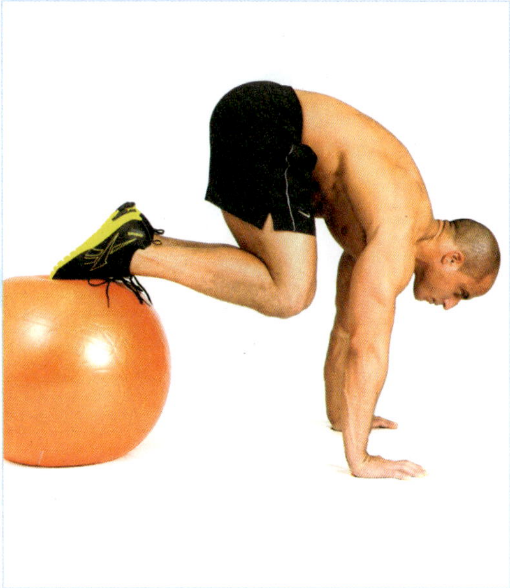

스위스 볼 잭나이프 Swiss Ball Jack Knife
페이지 154

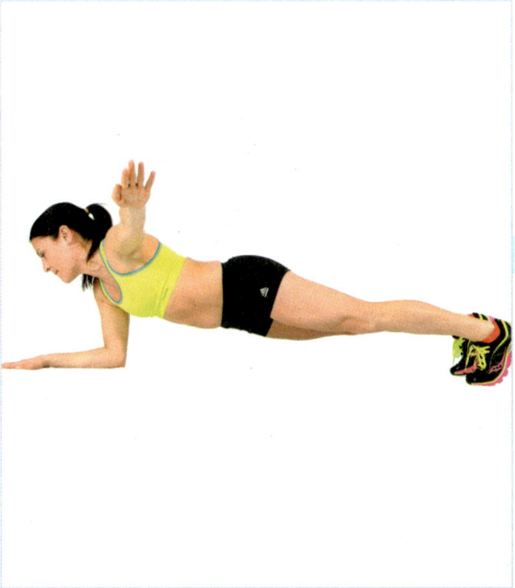

암 리치 플랭크 Arm-Reach Plank
페이지 158

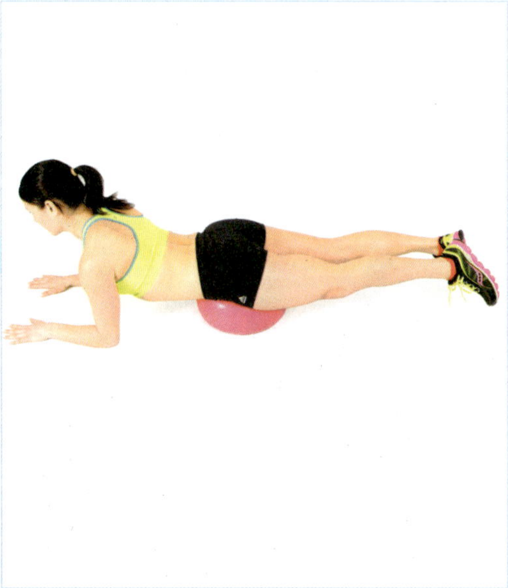

힐 비트 Heel Beats
페이지 190

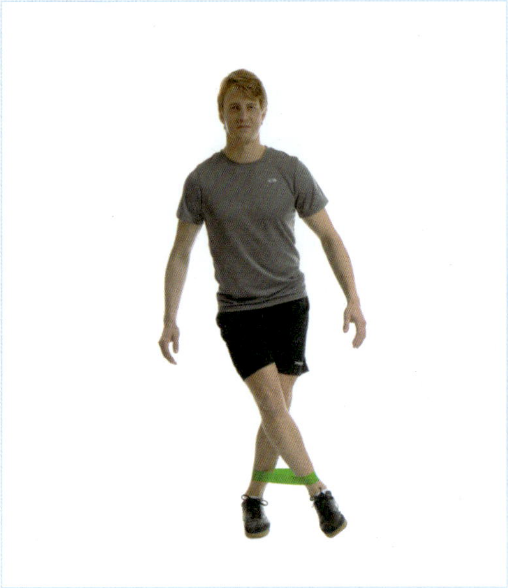

크로스오버 스텝 Crossover Steps
페이지 204

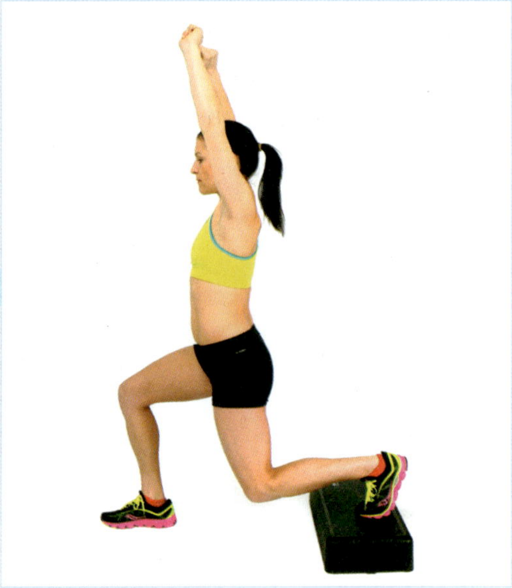

오버헤드 프레스와 함께 스플릿 스쿼트
Split Squat with Overhead Press
페이지 134

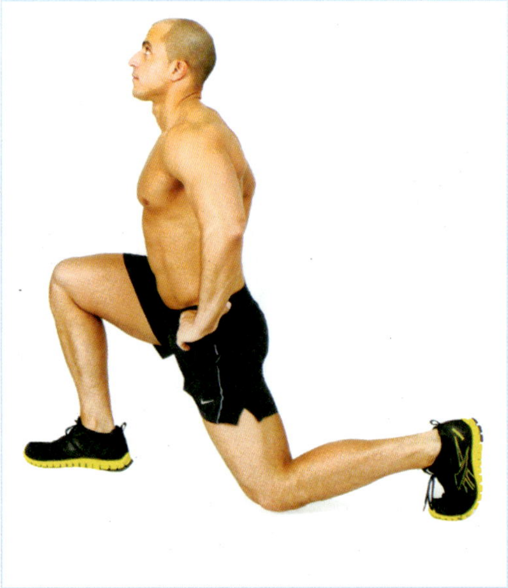

점핑 런지 Jumping Lunge
페이지 136

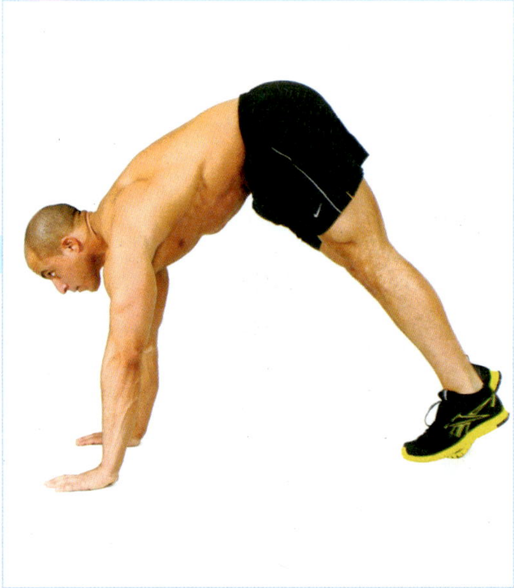

푸쉬 업 걷기 Push-up Walkout
페이지 156

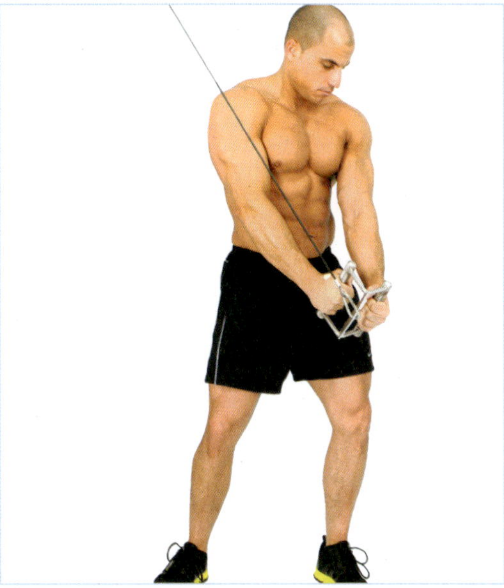

우드 찹 Woodchop
페이지 172

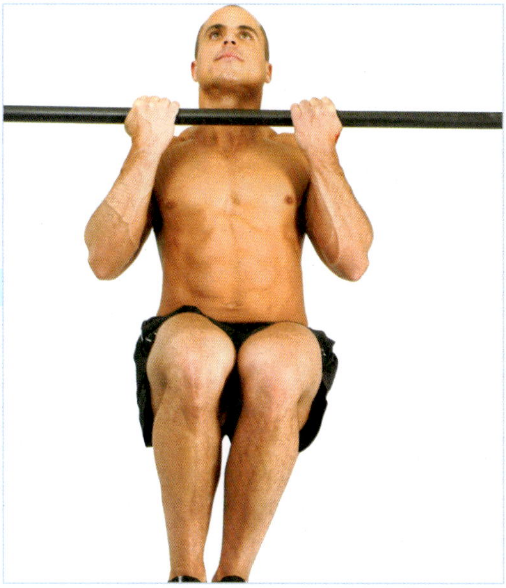

다리를 들고 매달린 채 턱걸이 하기
Chin-up with Hanging Leg Raise
페이지 60

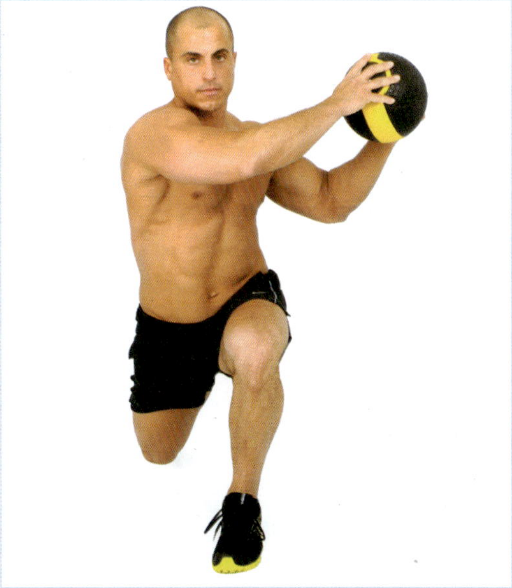

리치 앤 트위스트 워킹 런지
Reach-and-Twist Walking Lunge
페이지 140

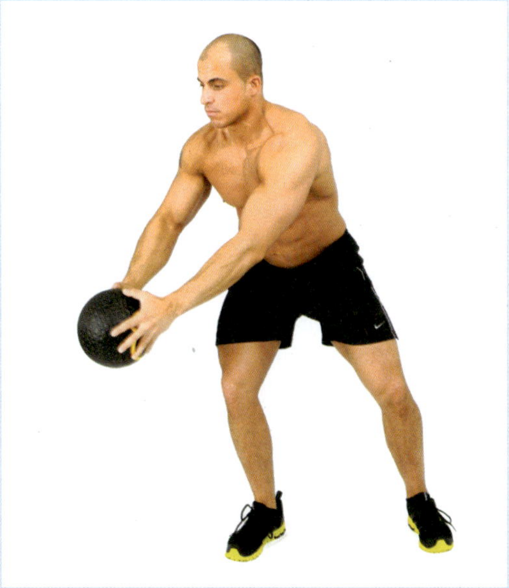

피겨 8 Figure 8
페이지 176

용어집 GLOSSARY

일반 용어 GENERAL TERMS

외전(abduction): 몸에서 멀어지는 동작.

내전(adduction): 몸 쪽으로 향하는 동작.

에어로빅 스텝(aerobic step): 종아리 근육을 효과적으로 작동시킬 수 있는 심혈관 운동을 위해 고안된 것으로 조정 가능한 수직면(riser)이 있는 휴대용 계단 또는 플랫폼.

전면(anterior): 앞에 위치한.

길항근(antagonist muscle): 작용근과 반대로 작동하는 근육. 대부분의 근육은 하나의 근육이 수축할 때 나머지 근육은 팽창하는 적대적 짝으로 작동한다. 예를 들어, 상완이두근이 수축할 때 상완삼두근은 이완된다.

심혈관 운동(cardiovascular exercise): 심박수를 증가시켜 영양이 풍부한 혈액과 산소를 근육에 공급하는 운동.

코어(core): 척추에 가까이 있으면서 전신을 구조적으로 지탱하는 심부 근육 층을 말한다. 코어는 대(major) 코어와 소(minor) 코어처럼 두 그룹으로 나뉜다. 대 코어는 몸통에 있는 것으로 배꼽 부위와 등 중간 및 아래가 포함된다. 이 부위는 골반기저근(항문거근, 치골미골근, 장미골근, 치골직장근 및 미골근), 복근(복직근, 복횡근, 외복사근 및 내복사근), 척추신전근(척추다열근, 척추기립근, 판상근, 등최장근 및 반가시근) 및 가로막을 포함한다. 소 코어 근육에는 광배근, 대둔근 및 승모근이 포함된다. 소 코어 근육은 신체가 활동 또는 동작하는 과정에서 추가 안정성을 필요로 할 때 주요 근육을 지원한다.

크런치(crunch): 손을 머리 뒤에 두고 무릎은 구부린 채 등을 대고 누워있는 동안 어깨를 골반 쪽으로 굽혀야 하는 일반적인 복근 운동

웅크리다(curl): "컬링" 동작으로 웨이트가 호를 통과해야 하는, 일반적으로 상완이두근을 대상으로 하는 운동 동작이다.

바로 들어올리기(deadlift): 안정된 벤트 오버 자세에서 덤벨과 같은 웨이트를 바닥으로부터 들어올려야 하는 운동 동작이다.

덤벨(dumbbell): 플레이트가 장착되어 있는 짧은 바로 구성된 기본 장비. 운동하는 동안 한 손 또는 양손으로 바벨을 사용할 수 있다. 대부분의 체육관은 웨이트 플레이트가 용접되어 있고 플레이트에 파운드 표시가 되어있는 덤벨을 제공한다. 그러나 대다수 가정용 덤벨의 경우에는 플레이트 탈착이 가능하여 무게를 조정할 수 있다.

펴기(extension, 뻗기): 곧게 하는 행위.

신근(extensor muscle): 몸의 일부를 뻗는데 기여하는 근육.

구부리기(flexion): 관절을 굽히는 것.

굴근(flexor muscle): 팔꿈치에서 팔을 굽히거나 넓적다리를 배쪽으로 들어올릴 때처럼 두 뼈 사이의 각도를 줄여주는 근육

폼 롤러(foam roller): 스트레칭, 강화, 밸런스 훈련, 안정성 훈련 및 자기 마사지를 위해 사용할 수 있는 다양한 크기, 소재 및 밀도의 튜브

보행 주기(gait cycle): 몸을 앞으로 나아가게 하는 다리의 리드미컬한 교차 동작 또는 달리거나 걷는 방법.

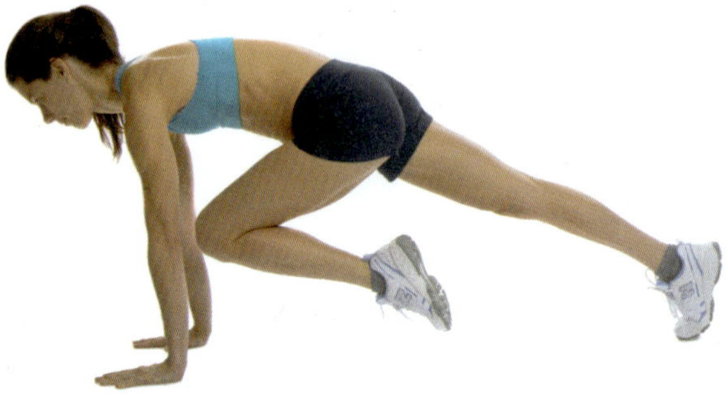

햄스트링(hamstrings): 무릎을 구부리거나 힙을 펴는데 사용되는 후방 넓적다리의 3가지 근육(반건양근, 반막양근 및 대퇴이두근).

(가벼운) 아령(hand weight): 웨이트 훈련 및 탄력 운동(toning)에 자주 사용되는 다양한 프리 웨이트. 작은 아령은 일반적으로 덤벨 모양으로 형성되는 주철이며 때로는 고무나 네오프렌으로 주조된다.

장경인대(ITB)[iliotibial band (ITB)]: 다리 바깥쪽 아래로 흐르는 섬유 조직으로 된 두꺼운 인대로서, 힙에서 시작하여 무릎 관절 바로 아래 경골 바깥쪽으로 뻗어있다. 이 인대는 여러 넓적다리 근육과 함께 기능하여 무릎 관절 바깥쪽을 안정시킨다.

외측(lateral): 바깥에 위치하거나 바깥쪽으로 뻗어있는.

내측(medial): 중앙에 위치하거나 중앙 쪽으로 뻗어있는.

메디신 볼(medicine ball): 웨이트 훈련 및 토닝에서 사용되는 묵직한 볼.

중립 위치 (척추)[neutral position (spine)]: S자 모양을 닮은 척추 자세로 옆에서 볼 때 등 아래쪽에서 안쪽으로 굽은 곡선 모양이다.

후방(posterior): 뒤에 위치한.

압박(press): 웨이트나 다른 저항을 몸에서 떼어놓기 위해 요구되는 운동 동작.

1차 근육(primary muscle): 특정 활동 동안 활성화되는 주요 근육 가운데 하나.

내전(pronation): 안쪽으로 회전하는 것. 내전 발은 발뒤꿈치 뼈가 안쪽으로 굽고 발등(arch)이 가라앉는 경향을 보이는 발을 말한다. 외전의 반대말이다.

사두근(quadriceps): 대퇴직근, 중간광근, 외측광근 및 내측광근 등 넓적다리 정면에 있는 4개의 지배적인 근육을 포함하는 커다란 근육 그룹 (전체 이름: 대퇴사두근). 무릎의 커다란 신근으로, 대퇴 근육의 정면과 양 옆을 덮는 커다란 살집을 형성한다.

가동범위(range of motion): 관절이 굽힌 자세와 뻗친 자세간 이동할 수 있는 거리 및 방향.

저항 밴드(resistance band): 근력 훈련에 사용되는 것으로 저항력을 제공하는 고무 튜브 또는 편평한 밴드 장치. "피트니스 밴드", "세라 밴드", "다이나 밴드", "스트레칭 밴드" 및 "운동 밴드"로도 불린다.

회전근(rotator muscle): 힙이나 어깨처럼 관절 회전을 돕는 근육 그룹 가운데 하나.

어깨뼈(scapula): 등 중간부터 등 윗부분까지 뼈의 돌출부로서 "견갑골"이라고도 한다.

2차 근육(secondary muscle): 특정 활동 중 활성화되는 근육으로서 보통 1차 근육을 지원하기 위해 작동한다.

스쿼트(squat): 몸통 및 수반되는 웨이트를 낮추기 위해 힙을 뒤로 이동하고 무릎과 힙을 굽힌 다음 똑바른 자세로 돌아가는 운동 동작. 스쿼트는 주로 넓적다리, 힙, 엉덩이 및 햄스트링의 근육을 대상으로 한다.

외전(supination): 바깥쪽으로 회전하는 것. 달릴 때, 외전은 땅에 디딘 후 발의 안쪽 회전이 불충분한 것이다. 이는 발에 스트레스를 주어 장경인대 증후군, 아킬레스 건염 또는 족저근막염을 발생시킬 수 있다. "과내전"이라고도 한다.

스위스 볼(swiss ball): 웨이트 훈련, 물리 치료, 균형 훈련 및 기타 운동 요법을 위해 사용되는 직경이 약 18-30인치인 연성의 팽창식 PVC 볼. "밸런스 볼", "피트니스 볼", "안정성 볼", "운동 볼", "짐 볼", "피지오 볼", "테라피 볼" 등으로도 불린다.

워밍 업(warm-up): 보다 강렬한 운동을 위해 몸을 준비시키는 짧은 시간 동안의 가벼운 운동 형태.

웨이트(weight): 플레이트 또는 웨이트 스택, 또는 바 또는 덤벨에 기재되어 있는 실제 파운드를 가리킨다.

라틴 용어 LATIN TERMS

다음 용어집은 인체 근육을 묘사하는데 사용되는 라틴 과학 용어를 설명한다. 특정 단어는 그리스어로부터 파생된 것으로, 해당되는 경우에 표시된다..

가슴 CHEST

오훼완근(coracobrachialis): '까마귀'를 뜻하는 그리스어 korakoeides와 '팔'을 뜻하는 brachium

흉근(대 및 소)[pectoralis (major and minor)]: '가슴'을 뜻하는 pectus

복부 Abdomen

외복사근(obliquus externus): '비스듬한'을 뜻하는 obliquus와 '바깥'을 뜻하는 externus

내복사근(obliquus internus): '비스듬한'을 뜻하는 obliquus와 '내부'를 뜻하는 internus

복직근(rectus abdominis): '곧은, 똑바른'을 뜻하는 rego와 '배'를 뜻하는 abdomen

전거근(serratus anterior): '톱'을 뜻하는 serra와 '앞'을 뜻하는 ante

복횡근(transversus abdominis): '가로질러'를 뜻하는 transversus와 '배'를 뜻하는 abdomen

목 NECK

사각근(scalenus): '부등'을 뜻하는 그리스어 skalenos

반가시근(semispinalis): '절반'을 뜻하는 semi와 '척추'를 뜻하는 spinae

판상근(splenius): '플래스터, 패치'를 뜻하는 그리스어 splenion

흉쇄유돌근(sternocleidomastoideus): '가슴'을 뜻하는 그리스어 sermon, '열쇠'를 뜻하는 그리스어 kleis 및 '가슴 같은'을 뜻하는 그리스어 mastoeides

등 BACK

척추기립근(erector spinae): '똑바른'을 뜻하는 erectus와 '가시'를 뜻하는 spina

광배근(latissimus dorsi): '넓은'을 뜻하는 latus와 '등'을 뜻하는 dorsum

척추다열근(multifidus spinae): '여러 개로 자르다'를 뜻하는 multifidi와 '척추'를 뜻하는 spinae

요방형근(quadratus lumborum): '정사각형, 직사각형'을 뜻하는 quadratus와 '둔부'를 뜻하는 lumbus

능형근(rhomboideus): '돌다'를 뜻하는 그리스어 rhembesthai

승모근(trapezius): '작은 테이블'을 뜻하는 그리스어 trapezion

어깨 SHOULDERS

삼각근(전면, 중간 및 후면)[deltoideus (anterior, medial, and posterior)]: '삼각형 모양'을 뜻하는 그리스어 deltoeides

극하근(infraspinatus): '아래'를 뜻하는 infra와 '가시'를 뜻하는 spina

견갑거근(levator scapulae): '올리다'를 뜻하는 levare와 '어깨[뼈]'를 뜻하는 scapulae

견갑하근(subscapularis): '하위'를 뜻하는 sub와 '어깨[뼈]'를 뜻하는 scapulae

극상근(supraspinatus): '위'를 뜻하는 supra와 '가시'를 뜻하는 spina

원근(대 및 소)[teres (major and minor)]: '둥근'을 뜻하는 teres

상완 UPPER ARM

상완이두근(biceps brachii): '머리가 두 개인'을 뜻하는 biceps와 '팔'을 뜻하는 brachium

상완신근(brachialis): '팔'을 뜻하는 brachium

상완삼두근(triceps brachii): '머리가 세 개인'을 뜻하는 triceps와 '팔'을 뜻하는 brachium

하완 LOWER ARM

주근(anconeus): '팔꿈치'를 뜻하는 그리스어 anconad

상완요골근(brachioradialis): '팔'을 뜻하는 brachium과 '요골'을 뜻하는 radius

요측수근신근(extensor carpi radialis): '뻗다'를 뜻하는 extendere, '팔목'을 뜻하는 그리스어 karpos 및 '요골'을 뜻하는 radius

지신근(extensor digitorum): '뻗다'를 뜻하는 extendere와 '손가락, 발가락'을 뜻하는 digitus

장무지수근굴근(flexor carpi pollicis longus): '구부리다'를 뜻하는 flectere, '팔목'을 뜻하는 그리스어 karpos, '엄지손가락'을 뜻하는 pollicis 및 '길다'를 뜻하는 longus

요측수근굴근(flexor carpi radialis): '구부리다'를

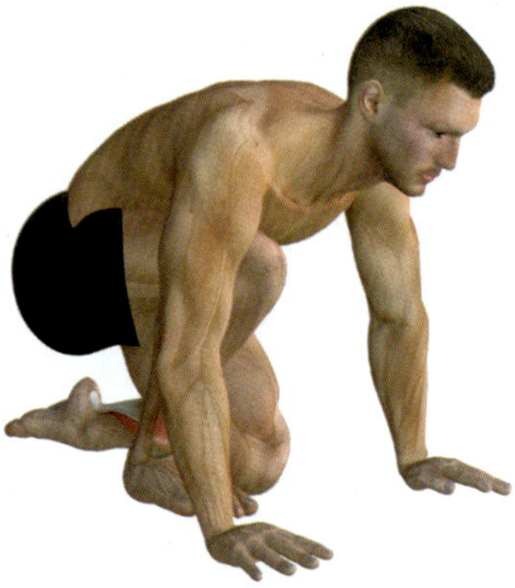

뜻하는 flectere, '팔목'을 뜻하는 그리스어 karpos 및 '요골'을 뜻하는 ulnaris

척측수근굴근(flexor carpi ulnaris): '구부리다'를 뜻하는 flectere, '팔목'을 뜻하는 그리스어 karpos 및 '팔뚝'을 뜻하는 ulnaris

지굴근(flexor digitorum): '구부리다'를 뜻하는 flectere와 '손가락, 발가락'을 뜻하는 digitus

장장근(palmaris longus): '손바닥'을 뜻하는 palmaris와 '길다'를 뜻하는 longus

원회내근(pronator teres): '회전하다'를 뜻하는 pronate와 '둥근'을 뜻하는 teres

힙 HIPS

쌍자근(하 및 상)[gemellus (inferior and superior)]: '쌍'을 뜻하는 geminus

대둔근(gluteus maximus): '엉덩이'를 뜻하는 그리스어 gloutos와 '가장 큰'을 뜻하는 maxiums

중둔근(gluteus medius): '엉덩이'를 뜻하는 그리스어 gloutos와 '중간'을 뜻하는 medialis

소둔근(gluteus minimus): '엉덩이'를 뜻하는 그리스어 gloutos와 '가장 작은'을 뜻하는 minimus

장요근(iliopsoas): '사타구니'를 뜻하는 ilium과 '사타구니 근육'을 뜻하는 그리스어 psoa

외폐쇄근(obturator externus): '차단하다'를 뜻하는 obturare와 '바깥'을 뜻하는 externus

내폐쇄근(obturator internus): '차단하다'를 뜻하는 obturare와 '내부'를 뜻하는 internus

치골근(pectineus): '빗'을 뜻하는 pectin

이상근(piriformis): '배'를 뜻하는 pirum과 '모양'을 뜻하는 forma

대퇴방형근(quadratus femoris): '정사각형, 직사각형'을 뜻하는 quadratus와 '넓적다리'를 뜻하는 femur

상퇴(허벅지) UPPER LEG

장내전근(adductor longus): '수축하다'를 뜻하는 adducere와 '길다'를 뜻하는 longus

대내전근(adductor magnus): '수축하다'를 뜻하는 adducere와 '크다'를 뜻하는 magnus

대퇴이두근(biceps femoris): '머리가 두 개인'을 뜻하는 biceps와 '넓적다리'를 뜻하는 femur

박근(gracilis): '가는, 호리호리한'을 뜻하는 gracilis

대퇴직근(rectus femoris): '곧은, 똑바른'을 뜻하는 rego와 '넓적다리'를 뜻하는 femur'

봉공근(sartorius): '덧대다'와 '수리하다'를 뜻하는 sarcio

반막양근(semimembranosus): '절반'을 뜻하는 semi와 '사지'를 뜻하는 membrum

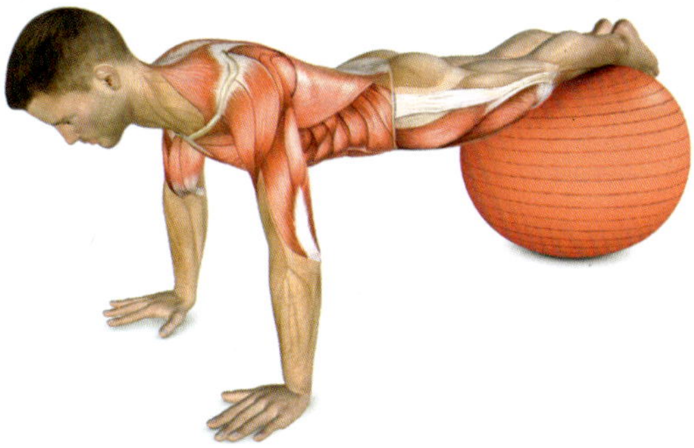

반건양근(semitendinosus): '절반'을 뜻하는 semi와 '힘줄'을 뜻하는 tendo

대퇴근막장근(tensor fasciae latae): '스트레치하다'를 뜻하는 tenere, '밴드'를 뜻하는 fasciae와 '눕혀진'을 뜻하는 latae

중간광근(vastus intermedius): '무한한, 커다란'을 뜻하는 vastus와 '사이'를 뜻하는 intermedius

외측광근(vastus lateralis): '무한한, 커다란'을 뜻하는 vastus와 '옆'을 뜻하는 lateralis

내측광근(vastus medialis): '무한한, 커다란'을 뜻하는 vastus와 '중간'을 뜻하는 medialis

하퇴 LOWER LEG

소지내전근(adductor digiti minimi): '수축하다'를 뜻하는 adducere, '손가락, 발가락'을 뜻하는 digitus와 '가장 작은'을 뜻하는 minimum

무지내전근(adductor hallucis): '수축하다'를 뜻하는 adducere와 '엄지발가락'을 뜻하는 hallex

장지신근(extensor digitorum longus): '뻗다'를 뜻하는 extendere, '손가락, 발가락'을 뜻하는 digitus와 '길다'를 뜻하는 longus

장무지내전근(extensor hallucis longus): '뻗다'를 뜻하는 extendere, '엄지발가락'을 뜻하는 hallex와 '길다'를 뜻하는 longus

장지굴근(flexor digitorum longus): '구부리다'를 뜻하는 flectere, '손가락, 발가락'을 뜻하는 digitus와 '길다'를 뜻하는 longus

장무지굴근(flexor hallucis longus): '구부리다'를 뜻하는 flectere, '엄지발가락'을 뜻하는 hallex와 '길다'를 뜻하는 longus

비복근(gastrocnemius): '[다리] 종아리'를 뜻하는 그리스어 gastroknemia

비골근(peroneus): '종아리의'를 뜻하는 peronei

족저근(plantaris): '발바닥'을 뜻하는 planta

비장근(soleus): '샌들'을 뜻하는 solea

전경골근(tibialis anterior): '정강이뼈'를 뜻하는 tibia와 '앞'을 뜻하는 ante

후경골근(tibialis posterior): '정강이뼈'를 뜻하는 tibia와 '뒤'를 뜻하는 posterus

출판사 및 자료제공자 소개 CREDITS

Moseley Road Inc.
Main StreetNew York 10533

사장: Sean Moore
제작 및 아트 감독: Adam Moore
사진사: Jonathan Conklin Photography, Inc.
일러스트레이터: Hector Aiza/3D Labz Animation India (www.3dlabz.com)
사진 제공자 명단
All photographs by Jonathan Conklin except the following: background image by fotomak/Shutterstock; 10 Samot/Shutterstock.; 8-9 Linda Bucklin/Shutterstock.; 12 Patrick Foto/Shutterstock.; blue golf anatomy image throughout Linda Bucklin/Shutterstock.; 13 Spotmatik/Shutterstock.; 14 Pincasso/Shutterstock.; 15 Ken Schulze/Shutterstock.; 16 David Unger/Shutterstock.; 17 Rob Byron/Shutterstock.; 18 khmporn tongphay/Shutterstock.; 19 aastock/Shutterstock.; 20 Pincasso/Shutterstock.; 21 Kzenon/Shutterstock.; 22 Warren Goldswain/Shutterstock.; 23ml CLIPAREA I Custom Media/Shutterstock.; 23br Nejron Photo/Shutterstock.; 24tr rj lerich/Shutterstock.; 25 Pressmaster/Shutterstock.; 26 Elena Schweitzer/Shutterstock.; 27 L.E.MORMILE/Shutterstock.; 28 Tony Bowler/Shutterstock.; 29-33b Sebastian Kaulitz/Shutterstock.; 29-33t Linda Bucklin/Shutterstock.; 29-33b Sebastian Kaulitz/Shutterstock.; 217 icsnaps/Shutterstock.; 229 Sergey Peterman/Shutterstock.;